住院医师规范化培训丛书

头颈部影像诊断基础
颈部卷

○ **总主编** 陶晓峰　鲜军舫　程敬亮　王振常

○ **主　编** 罗德红　张水兴　韩志江

○ **副主编** 潘　初　李亚军　文　戈　黄文亭

人民卫生出版社
·北京·

图书在版编目(CIP)数据

头颈部影像诊断基础. 颈部卷/罗德红,张水兴,韩志江主编. —北京:人民卫生出版社,2022.1
(住院医师规范化培训丛书)
ISBN 978-7-117-32052-8

Ⅰ.①头⋯ Ⅱ.①罗⋯②张⋯③韩⋯ Ⅲ.①头部-疾病-影像诊断-技术培训-教材②颈-疾病-影像诊断-技术培训-教材③眼神经-影像诊断-技术培训-教材 Ⅳ.①R651.04②R653.04③R322.85

中国版本图书馆 CIP 数据核字(2021)第 189655 号

人卫智网	www.ipmph.com	医学教育、学术、考试、健康,购书智慧智能综合服务平台
人卫官网	www.pmph.com	人卫官方资讯发布平台

头颈部影像诊断基础　颈部卷
Toujingbu Yingxiang Zhenduan Jichu
Jingbu Juan

主　编:罗德红　张水兴　韩志江
出版发行:人民卫生出版社(中继线 010-59780011)
地　　址:北京市朝阳区潘家园南里 19 号
邮　　编:100021
E - mail:pmph @ pmph. com
购书热线:010-59787592　010-59787584　010-65264830
印　　刷:人卫印务(北京)有限公司
经　　销:新华书店
开　　本:787×1092　1/16　印张:25
字　　数:640 千字
版　　次:2022 年 1 月第 1 版
印　　次:2022 年 1 月第 1 次印刷
标准书号:ISBN 978-7-117-32052-8
定　　价:118.00 元

打击盗版举报电话:010-59787491　E-mail:WQ @ pmph.com
质量问题联系电话:010-59787234　E-mail:zhiliang @ pmph.com

编 者 （以姓氏笔画排序）

文　戈　南方医科大学南方医院
卢振东　广东医科大学附属医院
朱晓明　大连大学附属中山医院
李亚军　中南大学湘雅二医院
杨　凡　广东医科大学附属医院
杨光建　成都市龙泉驿区第一人民医院
杨　亮　首都医科大学附属北京朝阳医院
杨雅莹　重庆医科大学基础医学院
肖曼君　中南大学湘雅二医院
张水兴　暨南大学附属第一医院
张妙如　中国医学科学院肿瘤医院深圳医院
张晓东　南方医科大学第三附属医院
张　清　大连大学附属中山医院
陈立婷　暨南大学附属第一医院
陈武标　广东医科大学附属医院
陈宜春　成都市龙泉驿区第一人民医院
陈济琛　广东医科大学附属医院
陈晓东　广东医科大学附属医院
罗德红　中国医学科学院肿瘤医院深圳医院
项晶晶　浙江大学医学院附属杭州市第一人民医院
郝永红　华中科技大学同济医学院附属同济医院
骆永恒　中南大学湘雅二医院
徐　琪　华中科技大学同济医学院附属同济医院
郭　炜　北京大学第三医院
黄文亭　中国医学科学院肿瘤医院深圳医院
彭　娟　重庆医科大学附属第一医院
韩志江　浙江大学医学院附属杭州市第一人民医院
潘　初　华中科技大学同济医学院附属同济医院

编写秘书
张妙如　中国医学科学院肿瘤医院深圳医院

序

随着科学技术的飞速发展，各种新的影像检查设备和技术不断涌现，医学影像学成为医学领域发展最快的学科之一，在临床诊断和治疗过程中扮演着越来越重要的角色，发挥越来越重要的功能。特别是2020年初突然暴发的新型冠状病毒肺炎疫情，更是把影像医学推上了抗击疫情的最前沿，成为抗击疫情、救治病患、确定疗效必不可少的环节，使更多的人看到医学影像学在未来医疗过程中不可或缺的作用和价值。

头颈部影像学是医学影像学非常重要的组成部分，涵盖了眼科、耳鼻咽喉科、神经外科、口腔科、普外科、血管外科等多个学科。近年来也越来越受到重视和关注。头颈部解剖复杂、精细，病变多样，影像诊断和检查一直是临床诊断和教学的难点，特别是对于住院医师和初、中级医师，普遍感觉缺乏一套针对头颈部影像学的基本理论、基本解剖、基本病理基础、基本病变诊断思路为主的工具书。因此，以中国医师协会放射医师分会头颈影像专业委员会和中华医学会放射学分会头颈放射学学组为核心，汇集百余位头颈部影像学和病理学顶级专家，共同撰写了主要针对初、中级医师及住院医师的专业影像学丛书——《头颈部影像诊断基础》，共7册，分别为鼻部卷、耳部卷、颈部卷、颅底卷、口腔颌面卷、咽喉卷及眼部和神经视路卷。

在传统经典影像学内容的基础上，本丛书更侧重头颈部影像学诊断基础的培训，基本影像学表现与病理基础的对应分析，以及头颈部常见病的诊断思路引导，并附加部分练习加深理解。本丛书各分册收录的疾病种类齐全、分类清晰。影像学表现按检查方法、解剖基础和疾病的影像学特点，并适当结合新的磁共振功能成像，进行了深入浅出的介绍。每种疾病都配有高质量的病理图片和说明，以及大量的典型病例图像，并提出临床诊断思路，力求对疾病进行全面、详细地阐述，以便加深学员理解。

作为一套兼顾影像学和病理学的系统头颈部影像学丛书，它以住院医师和初、中级医师为主要读者对象，并着眼于临床实际工作中的需求，相信这套丛书会成为大家在临床工作中的良师益友。特别感谢各分册主编在百忙中高效地完成此次编写工作，感谢所有为丛书编写而辛勤工作的各位专家和工作人员。

由于首次尝试此种编写方式，鉴于水平有限，形式和内容可能会存在各种问题，希望广大读者给予批评和指导。

陶晓峰　鲜军舫　程敬亮　王振常
2020年5月

前　言

近年来，头颈部影像学发展迅速，出现了大量新的检查技术和方法，对头颈部病变影像学诊断有了较多新的认识。为适应头颈部影像学的发展，培养头颈部影像学专业人才，由中国医师协会放射医师分会头颈影像专业委员会和中华医学会放射学分会头颈放射学学组为核心，汇集国内诸多头颈部影像学专家共同编写了《头颈部影像诊断基础》系列丛书。

本书作为丛书中的一个分册，秉承该丛书的编写原则，着重基本理论、基本知识、基本技能等，强调思想性、科学性、先进性、启发性和适用性，内容丰富。第一章至第四章，分别介绍颈部组织胚胎发育及大体解剖、颈部间隙影像学解剖和检查方法、颈部间隙病变的病理学基础等，使读者能了解颈部病变的基础知识。第五章至第十二章，以颈部间隙为主题，全面阐述每个颈部间隙的各种病变，涵盖了疾病概述、病理基础、影像学表现和典型病例、相应疾病影像学诊断思路及诊断要点等多个方面，可使读者全面了解颈部病变的相关知识。

本分册由全国多个单位的有关专家、学者完成。主编、副主编及各位编委均有多年本领域从业经历，经验丰富，学术底蕴深厚，在编写过程中又数易其稿，精益求精，力求新颖、全面、准确、实用。

本分册的编写，得到了丛书总主编陶晓峰教授、鲜军舫教授、程敬亮教授和王振常教授的悉心指导和大力支持，在此表示诚挚的谢意。

本书适合在校影像专业研究生，住院医师规范化培训医师，初、中级影像医师和相关临床医生学习使用。尽管各位编者为本书的编写付出了大量的时间和心血，但仍难免有疏漏之处，敬请各位同道和读者指正。

罗德红　张水兴　韩志江

2021 年 8 月

目　录

第一章 颈部组织胚胎发育及大体解剖 ……………………………………………… 1

第一节　颈的发生 ……………………………………………………………………… 1

第二节　颈部解剖 ……………………………………………………………………… 5

第二章 颈部间隙影像学解剖 …………………………………………………………… 17

第三章 颈部间隙影像学检查方法 ……………………………………………………… 24

第四章 颈部间隙病变的病理学基础 …………………………………………………… 29

第一节　甲状腺病变 …………………………………………………………………… 29

一、非肿瘤性病变 …………………………………………………………………… 29

二、肿瘤性病变 ……………………………………………………………………… 30

第二节　甲状旁腺病变 ………………………………………………………………… 33

一、非肿瘤性病变 …………………………………………………………………… 33

二、肿瘤性病变 ……………………………………………………………………… 33

第三节　涎腺病变 ……………………………………………………………………… 33

一、非肿瘤性病变 …………………………………………………………………… 33

二、肿瘤性病变 ……………………………………………………………………… 33

第四节　横纹肌肿瘤 …………………………………………………………………… 38

一、良性肿瘤 ………………………………………………………………………… 38

二、恶性肿瘤 ………………………………………………………………………… 39

第五节　纤维组织肿瘤和瘤样病变 …………………………………………………… 40

一、非肿瘤性病变 …………………………………………………………………… 40

二、肿瘤性病变 ……………………………………………………………………… 40

第六节　脂肪组织肿瘤和瘤样病变 …………………………………………………… 42

一、良性肿瘤 ………………………………………………………………………… 42

二、恶性肿瘤 ………………………………………………………………………… 42

第七节　脉管组织肿瘤和瘤样病变 …………………………………………………… 44

一、良性肿瘤及瘤样病变 …………………………………………………………… 44

二、中间性肿瘤 ……………………………………………………………………… 45

三、恶性肿瘤 ………………………………………………………………………… 45

第八节 淋巴造血组织肿瘤及瘤样病变 ·············· 46
一、非肿瘤性病变 ····················· 46
二、肿瘤性病变 ····················· 48
第九节 外周神经肿瘤 ····················· 53
一、良性肿瘤 ····················· 53
二、恶性肿瘤 ····················· 54

第五章 颌下、颏下间隙病变 ·············· 57
第一节 正常解剖基础 ····················· 57
第二节 先天性病变(唾液腺发育不全) ·············· 58
第三节 炎症 ····················· 58
一、黏液性囊肿 ····················· 58
二、蜂窝织炎/脓肿 ····················· 59
三、路德维希咽峡炎 ····················· 61
四、感染性颌下腺炎 ····················· 62
五、阻塞性颌下腺炎 ····················· 65
六、唾液腺结核 ····················· 66
第四节 血管性病变 ····················· 67
一、低流量病变 ····················· 67
二、高流量病变 ····················· 71
第五节 颌下腺良性肿瘤 ····················· 72
一、脂肪瘤 ····················· 72
二、多形性腺瘤 ····················· 73
第六节 颌下腺恶性肿瘤 ····················· 75
第七节 免疫反应性病变 ····················· 77
一、干燥综合征 ····················· 77
二、IgG4 相关性疾病 ····················· 79
第八节 淋巴结肿大 ····················· 80
一、颌下、颏下淋巴结炎 ····················· 80
二、颌下、颏下淋巴结核 ····················· 81
三、颈淋巴结转移瘤 ····················· 82
四、淋巴结反应性肿大 ····················· 84
第九节 假性病变 ····················· 84
一、颏下间隙内容物疝入颌下间隙伴舌骨肌缺陷 ·············· 84
二、唾液腺肥大 ····················· 85
第十节 甲状舌管囊肿 ····················· 86
第十一节 皮样囊肿、表皮样囊肿 ····················· 87
第十二节 颌下、颏下间隙病变影像诊断思路 ·············· 89

第六章　咀嚼肌间隙病变 ·· 93

第一节　影像学检查方法 ·· 93

第二节　正常解剖及变异 ·· 94

一、正常解剖 ··· 94

二、翼状静脉丛不对称 ·· 98

三、异位涎腺 ··· 99

第三节　常见临床相关症状及体征 ································ 100

第四节　咀嚼肌假肿瘤样病变 ···································· 100

一、良性咀嚼肌肥大 ··· 100

二、咀嚼肌去神经萎缩 ··· 101

第五节　咀嚼肌间隙感染 ··· 103

第六节　良性肿瘤 ·· 105

一、神经源性肿瘤 ··· 105

二、脉管源性肿瘤 ··· 108

三、下颌骨起源肿瘤 ··· 111

第七节　恶性肿瘤 ·· 116

一、下颌神经周播散肿瘤 ··· 116

二、咀嚼肌间隙恶性外周神经鞘瘤 ································ 119

三、咀嚼肌间隙软骨肉瘤 ··· 121

四、咀嚼肌间隙肉瘤 ··· 123

五、转移瘤 ·· 125

第八节　邻近间隙病变侵犯 ······································· 126

第九节　咀嚼肌间隙病变影像诊断思路 ···························· 131

第七章　腮腺间隙病变 ·· 135

第一节　先天发育性疾病 ··· 135

一、鳃裂囊肿 ·· 135

二、表皮样囊肿和皮样囊肿 ······································· 136

三、血管瘤 ·· 138

四、脉管畸形 ·· 138

第二节　感染性和炎性反应性疾病 ································ 141

一、急性化脓性腮腺炎和流行性腮腺炎 ····························· 141

二、慢性复发性腮腺炎和慢性阻塞性腮腺炎 ························· 143

三、腮腺结核 ·· 145

四、嗜酸性粒细胞增生性淋巴肉芽肿 ······························ 147

五、结节病 ·· 149

六、干燥综合征 ·· 150

七、IgG4 相关性疾病 ··· 153

八、HIV 相关良性淋巴上皮病变 ……………………………………………………………… 155

第三节 腮腺良性肿瘤性疾病 …………………………………………………………… 156

一、多形性腺瘤 ……………………………………………………………………………… 156

二、Warthin 瘤 ……………………………………………………………………………… 158

三、肌上皮瘤 ………………………………………………………………………………… 159

四、基底细胞腺瘤 …………………………………………………………………………… 160

五、嗜酸细胞瘤 ……………………………………………………………………………… 161

六、结节性筋膜炎 …………………………………………………………………………… 162

七、脂肪瘤 …………………………………………………………………………………… 163

第四节 腮腺恶性肿瘤性疾病 …………………………………………………………… 163

一、黏液表皮样癌 …………………………………………………………………………… 163

二、腺样囊性癌 ……………………………………………………………………………… 165

三、腺泡细胞癌 ……………………………………………………………………………… 167

四、非特异性腺癌 …………………………………………………………………………… 168

五、淋巴上皮样癌 …………………………………………………………………………… 170

六、癌在多形性腺瘤中 ……………………………………………………………………… 171

七、腮腺鳞状细胞癌 ………………………………………………………………………… 171

八、腮腺淋巴瘤 ……………………………………………………………………………… 172

九、腮腺转移瘤 ……………………………………………………………………………… 174

第五节 腮腺间隙病变影像诊断思路 …………………………………………………… 175

第八章 咽旁及咽后间隙病变 ……………………………………………………………… 180

第一节 影像学检查方法 ………………………………………………………………… 180

第二节 正常解剖基础 …………………………………………………………………… 181

第三节 咽旁间隙及咽后间隙异物 ……………………………………………………… 182

第四节 咽旁间隙及咽后间隙感染性病变 ……………………………………………… 184

一、炎性病变 ………………………………………………………………………………… 184

二、咽旁间隙及咽后间隙结核 ……………………………………………………………… 189

第五节 咽旁间隙及咽后间隙肿瘤及肿瘤样病变 ……………………………………… 191

一、异位多形性腺瘤 ………………………………………………………………………… 191

二、神经鞘瘤 ………………………………………………………………………………… 193

三、副神经节瘤 ……………………………………………………………………………… 195

四、动脉瘤 …………………………………………………………………………………… 197

五、淋巴瘤 …………………………………………………………………………………… 199

六、淋巴结转移 ……………………………………………………………………………… 202

七、其他肿瘤性病变 ………………………………………………………………………… 204

第六节 咽旁间隙及咽后间隙继发性病变 ……………………………………………… 206

一、腮腺深叶肿瘤累及咽旁间隙 …………………………………………………………… 206

二、鼻咽部的恶性肿瘤侵及咽旁间隙 ……………………………………………………… 207

第七节　咽旁及咽后间隙病变影像诊断思路···208

第九章　颈动脉间隙病变··214
第一节　影像学检查方法··214
第二节　正常解剖基础及变异··215
第三节　颈动脉间隙淋巴结病变···216
　一、淋巴结炎症··216
　二、淋巴结结核··218
　三、反应性淋巴结增生···219
　四、巨大淋巴结增生症···221
　五、淋巴结转移瘤··222
　六、淋巴瘤···228
第四节　颈动脉间隙神经源性肿瘤··229
　一、神经纤维瘤和神经鞘瘤··229
　二、副神经节瘤··231
第五节　颈动脉间隙血管源性病变··234
　一、颈动脉假性动脉瘤···235
　二、颈动脉肌纤维发育不良··235
　三、颈静脉血栓形成和颈内静脉血栓性静脉炎···236
第六节　颈动脉间隙其他病变··237
　一、颈静脉孔脑膜瘤··237
　二、鳃裂囊肿··237
　三、淋巴管瘤··239
　四、血管瘤···240
　五、脂肪瘤和脂肪肉瘤···241
第七节　颈动脉间隙病变影像诊断思路··243

第十章　椎旁间隙病变··247
第一节　神经源性病变··247
　一、神经鞘瘤和神经纤维瘤··247
　二、恶性外周神经鞘瘤···249
第二节　椎体病变···250
　一、转移瘤···250
　二、骨髓瘤···253
　三、骨巨细胞瘤··254
　四、骨母细胞瘤··256
　五、动脉瘤样骨囊肿··257
　六、脊索瘤···259

　　七、椎体感染 ·· 260
　第三节　其他病变 ··· 264
　　一、软组织感染 ·· 264
　　二、脂肪瘤 ·· 265
　　三、脂肪肉瘤 ·· 266
　　四、淋巴管瘤 ·· 267
　　五、血管性病变 ·· 269
　第四节　椎旁间隙病变影像诊断思路 ·············· 270

第十一章　甲状腺病变 ·· 274
　第一节　影像学检查方法 ·· 274
　第二节　正常解剖基础及变异 ································ 276
　第三节　甲状腺病变的影像学评估指标 ············ 279
　第四节　甲状腺弥漫性病变 ···································· 288
　　一、毒性弥漫性甲状腺肿 ·· 288
　　二、甲状腺功能减退 ·· 288
　第五节　甲状腺炎症性病变 ···································· 289
　　一、桥本甲状腺炎 ··· 289
　　二、亚急性甲状腺炎 ·· 292
　　三、甲状腺脓肿 ·· 295
　第六节　甲状腺结节性病变 ···································· 298
　　一、结节性甲状腺肿 ·· 298
　　二、甲状腺滤泡性腺瘤 ·· 307
　　三、甲状腺乳头状癌 ·· 311
　　四、甲状腺滤泡细胞癌 ·· 323
　　五、甲状腺髓样癌 ··· 329
　　六、甲状腺未分化癌 ·· 336
　　七、甲状腺转移性肿瘤 ·· 342
　　八、甲状腺淋巴瘤 ··· 345
　第七节　异位甲状腺 ·· 350
　第八节　甲状腺结节性病变CT影像诊断思路 ·· 356

第十二章　甲状旁腺病变 ·· 361
　第一节　影像学检查方法 ·· 361
　第二节　正常解剖基础及变异 ································ 361
　第三节　甲状旁腺实性病变 ···································· 364
　　一、甲状旁腺腺瘤 ··· 364
　　二、甲状旁腺增生 ··· 375

三、甲状旁腺癌 ……………………………………………………………………………… 377

第四节　甲状旁腺囊肿 ……………………………………………………………………… 378

第五节　甲状旁腺病变影像诊断思路 …………………………………………………… 379

索引 ……………………………………………………………………………………………… 382

第 一 章

颈部组织胚胎发育及大体解剖

第一节 颈 的 发 生

颈由第 2 对、第 3 对、第 4 对、第 6 对鳃弓(branchial arch)发育而成。胚胎第 4~5 周,第 2 对鳃弓迅速向尾侧生长并越过第 3 对、第 4 对、第 6 对鳃弓,最后与心隆起上缘愈合。第 2 对鳃弓与其深部第 3 对、第 4 对、第 6 对鳃弓之间的间隙称颈窦。随着第 2 对鳃弓与深部其他鳃弓的愈合,颈窦闭锁消失。随着鳃弓的分化,食管、气管的伸长及心脏位置的下降,颈部逐渐延长成形。

头颈部的许多结构与鳃器(branchial apparatus)发生密切相关,包括鳃弓、咽囊、鳃沟和鳃膜。这些结构在胚胎时期短暂存在,同时在发育过程中形态发生巨大的改变。尽管在成人原始胚胎形态已无法辨认,但了解鳃器发育为理解其衍生组织器官的形态提供了基础,并且能够加深对鳃器发育障碍而导致的各种先天性异常发病机制的理解。

(一) 头颈部早期胚胎学

在鳃弓完全出现之前,胚体中胚层在子宫内形成体节和体节段。事实上,直到晚期体节发育阶段(宫内第 4 周)才能清楚地看到鳃弓。从胚胎第 21 日开始,胚胎发育的主要事件是分化为脑、脊髓等神经板的折叠,持续约 10 日。此阶段之后,脊索两侧中胚层由内向外分化为三个细胞索,即轴旁中胚层、间介中胚层和侧中胚层。侧中胚层有助于胚胎体腔壁的发育,并进一步分化为胸膜、心包和腹膜腔;在头颈部,侧中胚层分化形成咽、喉的部分结构,如气管软骨及其周围结缔组织,以及形成头颈部血管的前体组织等。中间中胚层不分化为头颈部结构,而是协助形成性腺、肾和肾上腺皮质。位于脊索旁的轴旁中胚层分化为纹状体支配的所有横纹肌。胚胎发育至 20 日左右,轴旁中胚层旁节段性增生,在头端发育为 7 个不完全分隔的喙状躯体体节,在尾端发育为 42~44 对独立的体节,包括 4 对枕节、8 对颈节、12 对胸节、5 对腰节、5 对骶节、8~10 对尾节。体节将主要分化为背侧的皮肤、骨骼肌和中轴骨骼(如脊柱)。

每个体节可分为 3 部分,包括腹内侧部、外侧部、中间部。体节的腹内侧部发育为脊柱。由于脊索分泌的前胶原和胶原,部分成骨细胞被诱导转化为软骨。体节的外侧部发育为真皮和表皮。体节的中间部主要分化为躯干和四肢的肌肉及部分头面部肌肉。

肌节细胞和肌体首先形成原始肌细胞,即成肌细胞,然后分裂和融合形成肌管。肌管停止有丝分裂,变成肌细胞或肌纤维。尽管大多数肌纤维在出生前已经发育完成,但婴儿早期它们的长度仍在增加。肌纤维受运动神经支配,神经刺激肌肉活动进而使肌纤维肥大生长。颅面部肌肉由轴旁中胚层发育而来,这些中胚层细胞短暂地存在于 7 个躯体体节及最上方的 5 个独立体节中。此部位衍生的肌肉按发生顺序受脑神经支配。4 对眼外肌(上直肌、内直肌、下直肌和下斜肌)由第 1、2 躯体体节产生,受第Ⅲ对脑神经(动眼神经)支配(第Ⅰ对、第Ⅱ对脑神经,即嗅神经和视神经,不是真正意义上的神经,而是神经纤维束)。上斜肌由第 3 躯体体节发育而来,受第Ⅳ对脑神经(滑车神经)支配。第 4 躯体体节的肌球侵入第 1 对鳃弓,并发展成由第Ⅴ对脑神经(三叉神经)支配的咀嚼肌(咬肌、翼内肌、翼外肌和颞肌)。外直肌来自第 5 躯体体节,由第Ⅵ对脑神经(展神经)支配。第 6 躯体体节的肌球侵入第 2 对鳃弓,形成由第Ⅶ对脑神经(面神经)支配的面部肌肉。第 7 躯体体节形成茎突咽肌,由第Ⅸ对脑神经支配(舌咽神经)

目前对独立体节发育的了解远不如躯体体节清晰。前 4 个体节(枕节)的肌体可能延伸至第 4 对鳃弓、第 5 对鳃弓(仍有争论)和第 6 对鳃弓,同时将第Ⅹ对脑神经(迷走神经)和第Ⅺ对脑神经(副神经颅根)连接到喉内外肌。舌肌的前体可能源于第 2～4 枕节,由第Ⅻ对脑神经(舌下神经)支配,该神经迁移到舌内支配舌内肌和舌外肌。第 3～7 躯体体节的衍生肌肉,由第Ⅺ对脑神经的脊髓根支配(神经纤维来自副神经脊髓核,而不是来自疑核),支配胸锁乳突肌和斜方肌。

总之,头颈部的发生是一个由头侧至尾侧的顺序发展过程。随着肌肉的形成,头颈部的支配神经和供应血管也在发展,并且随着肌肉从其起源部位迁移而相应延伸。当肌纤维分化时,它们会附着在骨骼上,这一过程与骨膜生长有关。

(二) 鳃器发育胚胎学

鳃器在胚胎发育的第 4 周能够被识别,在第 6～7 周发育完成。鳃弓是鳃器(包括鳃弓、咽囊、鳃沟和鳃膜)的主要组成部分。鳃弓是指早期人胚头部两侧间充质增生而逐渐形成左右对称、背腹方向的 6 对柱状隆起。鳃弓是一个短暂存在的胚胎结构,随着发育衍生为诸多头颈部结构,类似于鱼的鳃(鳃弓是与鱼和未成熟两栖类动物鳃前体的同源结构)。

鳃弓的发育启动可能来源于腹侧迁移的神经嵴细胞与侧向延伸围绕主动脉弓 6 个动脉的腹侧内胚层相互作用,引起外侧中胚层和腹侧前肠分离,原始咽两侧的间充质细胞迅速增生,形成 5 对背腹走向且左右对称的弓状隆起。然后通过迁移围绕中胚层的神经嵴细胞来增强每个鳃弓的初始中胚层核心。中胚层衍生为形成肌肉的成肌细胞,而神经嵴细胞发育为骨骼和结缔组织。

外胚层覆盖的鳃弓外侧被鳃裂分开。鳃弓发生的同时,原始消化管头段(原始咽)侧壁内胚层向外膨出,形成左右 5 对囊状突起,称咽囊。实际上,尚不清楚第 5 对鳃弓是否在人类出现。部分学者认为在发育过程中第 5 对鳃弓没有明显出现,而是隐藏在喉气管起源部位周围。鳃弓从头部到尾部逐渐减小,与对侧鳃弓在中线融合。因此,有 5 对可见的鳃弓,从头侧到尾侧依次为第 1 对、第 2 对、第 3 对、第 4 对和第 6 对鳃弓。鳃弓在胚胎的侧面轮廓上很突出。每个鳃弓之间都有一个鳃沟。鳃沟外胚层形成一层薄的双层闭合膜称为鳃膜,鳃膜在鳃沟底和咽囊顶的内胚层相贴,其他部位中胚层分离鳃膜的外胚层和内胚层。

鼓膜源于第一鳃膜,是成人唯一的鳃膜结构。需注意的是,鳃沟与前肠腔不相通,这与鱼的鳃器相同。每个鳃弓均包含一个中央软骨棒、一条神经和一条弓动脉,与神经嵴组织不同,中央软骨棒形成鳃弓的骨架,在发育过程中发育为骨、软骨或韧带结构。弓动脉围绕着发育中的咽从心脏腹侧连接到背主动脉。神经将支配从鳃弓中产生的肌肉运动并管理黏膜的感觉,这些神经由一条或多条脑神经的一般感觉和特殊内脏运动纤维组成。尽管部分鳃弓衍生的肌肉在发育过程中从起源部位发生迁移,但这些肌肉的神经支配保持不变,由于肌肉的迁移"拖拽"了支配它们的神经,导致许多脑神经走行迂曲。

（三）咽囊的演变

咽囊是原始咽侧壁向外凹陷形成的囊状突起,共5对,随着胚胎发育,将演变为一些重要器官。

第1对咽囊:外侧份膨大,形成中耳鼓室,其外侧的鳃膜形成鼓膜,第1鳃沟形成外耳道。内侧份伸长,形成咽鼓管。

第2对咽囊:外侧份退化;内侧份残留的浅窝形成腭扁桃体窝,其内胚层分化为扁桃体表面上皮。

第3对咽囊:腹侧份上皮细胞增生,形成一对向尾侧生长的细胞索,其尾段在胸骨背侧合并,形成胸腺。背侧份上皮细胞增生并随胸腺下移至甲状腺背侧,形成下一对甲状旁腺。

第4对咽囊:腹侧份退化;背侧份上皮细胞增生并迁移至甲状腺背侧,形成1对上甲状旁腺。

第5对咽囊:形成一小团细胞,称后鳃体。一般认为,后鳃体的细胞将迁入甲状腺,分化为滤泡旁细胞;但也有人认为,滤泡旁细胞由迁移来的神经嵴细胞分化而成。

（四）胸腺、甲状腺旁腺的发生

一般认为胸腺主要源于第3对咽囊、第4对咽囊的内胚层,同时第2鳃沟、第3鳃沟、第4鳃沟的外胚层也参与其形成,内胚层细胞可能分化形成胸腺髓质的球形上皮细胞,而外胚层细胞则分化为皮质和髓质的星形上皮细胞。在胚胎第23日左右,上述咽囊和鳃沟的内、外胚层细胞和相关的神经嵴来源的间充质相互作用,从而启动胸腺的发生。胸腺的发生约始于胚胎第6周末,先是第3对咽囊的腹侧份上皮细胞及与其相对的鳃沟外胚层上皮细胞增生,形成左右两条细胞索。两条细胞索向胚体尾端伸长,沿胸骨后降入纵隔,与心包膜壁层相接触并在甲状腺和甲状旁腺的尾侧向中线靠拢、融合,形成胸腺的原基。细胞索的根部则退化消失。在向尾侧和前外侧生长过程中,内胚层细胞被间充质细胞和外胚层细胞所包绕。

胚胎6~8周时,胸腺实质尚未分成小叶,也无皮质和髓质之分,仅表面被一层基膜包裹。胸腺原基最初呈中空管状,由于上皮细胞增殖迅速,管腔被堵塞变为实心细胞索。细胞索在其周围的间充质内分支生长,每一旁支即为一个胸腺小叶的始基。上皮索的细胞在间质中形成网状上皮,上皮索间的间充质形成不完整的小隔。随着胸腺的下降,腺体内出现血管。小叶间结缔组织内的血管和与之相伴的神经纤维逐渐向胸腺内部生长。第9周时,淋巴祖细胞迁入胸腺,分布于网状上皮细胞之间的间隙,并迅速分裂增殖,分化为胸腺细胞。第10~12周时,血管和神经已到达分化中的髓质,巨噬细胞的前体细胞也进入胸腺。这时,胸腺的小叶状结构及皮质和髓质分界已渐明显,皮质分内、外二区,外皮质色浅,为淋巴细胞增殖区。胸腺小叶分隔不完整,相邻小叶的髓质在深部相互连接。

上下两对甲状旁腺原基出现于胚胎第5周。第3对咽囊的背侧壁细胞增生,形成细胞团,最初与胸腺原基相连,于胚胎第7周脱离咽壁并随其腹侧的胸腺下降至甲状腺下端背面,形成下甲状旁腺。与此同时,第4对咽囊背侧壁的细胞增生,并随甲状腺下移,附着在甲状腺的上端背面,形成上甲状旁腺,其移动距离较下甲状旁腺短。原来这两对原基起始部位的上、下关系,经迁移后发生了颠倒。上、下甲状旁腺发育分化过程基本相同。胚胎前3个月,甲状旁腺发育缓慢,3个月以后则迅速发育。

（五）舌的发生

胚胎第4周末,咽底中央形成一个较小的隆起,称奇结节或正中舌芽,在奇结节前方两侧

3

各形成一个较大的隆起,称侧舌膨大或远侧舌芽。这3个隆起均由第1对鳃弓的间充质增生而成。在奇结节的背侧,由第2对、第3对、第4对鳃弓的间充质增生形成的另一个隆起称联合突或鳃下隆起。两个侧舌膨大生长迅速,越过奇结节并在中线融合,形成舌的前2/3即舌体,奇结节仅形成盲孔前舌体的一小部分或退化消失,不形成任何结构。第5~6周,联合突的第3对鳃弓来源部分生长迅速,覆盖于第2对鳃弓来源部分的上方,形成舌的后1/3即舌根。舌体与舌根的融合处留有一个"V"形沟,称界沟,其顶点有一浅窝,称盲孔,是甲状舌管的起始端。舌体上皮来自口凹外胚层,舌根上皮则来自咽壁内胚层;舌内结缔组织来自鳃弓间充质;舌肌主要来自枕部体节的生肌节。

（六）甲状腺的发生

甲状腺起源于内胚层,是胚胎内分泌腺中出现最早的腺体。胚胎第4周初在原始咽底正中处,相当于第1对咽囊平面的奇结节尾侧,内胚层细胞增生,形成甲状腺原基。它向尾侧生长,在第1对、第2对咽囊平面处分为两个芽突。约在第4周末,芽突继续向颈下方生长,其根部仅通过细长的甲状舌管与原始咽底壁相连。甲状舌管在第6周开始萎缩退化,在舌根部残留盲孔。随着原基的进一步分化发育,左、右芽突的末端细胞增生,形成左、右两个细胞团,演变为甲状腺的两个侧叶,其中间部成为峡部。到第7周时,甲状腺抵达其最终位置。

甲状腺原基的左右两个芽突由迂曲的细胞索构成。胚胎第10周后,细胞索相继断裂,形成若干细胞团。然后,细胞之间出现间隙,间隙逐渐融合成一个大的空腔,于是细胞团变成了小滤泡。胚胎第12周后滤泡中开始出现胶体物质。第13~14周时,滤泡腔明显增大,腔内充满嗜酸性的胶样物质,滤泡上皮呈立方形,滤泡周围的结缔组织中有丰富的血管。细胞聚碘能力在滤泡形成前即已开始,碘化过程则出现在滤泡细胞分化之后。胎儿甲状腺已有合成和分泌甲状腺素的能力,可促进胎儿骨骼和中枢神经系统发育,对胎儿发育起着重要作用。

（七）喉及气管的发生

胚胎第4周时,原始咽尾端底壁正中出现一纵行沟,称喉气管沟。后者逐渐加深,形成一长形盲囊,称喉气管憩室。喉气管憩室位于食管的腹侧,两者之间的间充质隔称气管食管隔。喉气管憩室的上端发育为喉,中段发育为气管;末端膨大,形成两个分支,称肺芽,是主支气管和肺的原基。

（八）唾液腺的发生

大唾液腺共有3对,即腮腺、下颌下腺和舌下腺。腮腺起源于原始口腔的外胚层,下颌下腺和舌下腺则起源于原始咽底壁的内胚层。腮腺原基在第6周中期发生于上颌突和下颌突之间,下颌下腺原基在第6周末发生于口腔底,舌下腺原基在第7周末发生于舌旁沟。

各唾液腺的发生过程大致相同。在将要发生腺体的部位,上皮细胞增殖并下陷到间充质内,形成上皮细胞索。上皮细胞索的远端反复分支,每个分支的末端膨大为球形细胞团。这些分支状细胞索内逐渐出现管腔,最终发育为唾液腺的各级导管;末端的细胞团最终发育为腺泡。唾液腺的被膜和腺体内的结缔组织支架来自上皮细胞索周围的间充质。

（九）胚胎发育相关的颈部畸形

人类胚胎发育过程中可出现种系发生过程中的某些痕迹,如早期人类胚胎的头部与早期鱼胚胎的头部相似,虽然人已没有鳃的形成,但在人类胚胎发育过程中,早期仍有鳃器的出现。颈部的某些先天性发育畸形都与鳃器的发育有关。

1. **鳃瘘、鳃囊肿和鳃窦** 第2对鳃弓在胚胎第6周生长迅速,超过第3对、第4对鳃弓,与颈下部融合,其间留下的空隙即颈窦。颈窦衬贴外胚层上皮,在正常情况下,颈窦形成不久将消失,若颈窦残留,则形成鳃囊肿(或称颈侧囊肿)。在鳃器的结构上,外有鳃沟,内有鳃囊,若残留的颈窦与外面的鳃沟或内面的鳃囊相通,即形成不完全的外鳃窦或内鳃窦;若与鳃沟和鳃囊均相通,则形成完全贯通的鳃瘘,其内口一般在成体的扁桃体窝或腭咽弓附近,即第2对咽囊所在。

鳃囊肿或鳃瘘常位于下颌角下方,向下沿胸锁乳突肌前缘排列。因颈窦衬贴上皮,能分泌黏液,故可作为囊肿诊断性穿刺的佐证,瘘管外口亦有间歇性黏液分泌。窦道反复感染有恶变的可能。手术切除时,须彻底清除衬贴的上皮,以免复发。鳃瘘的通道在颈部穿过颈内、外动脉之间,手术清除时要注意保护后者。

2. **甲状舌管囊肿、甲状舌管瘘和异位甲状腺组织** 甲状腺出现于胚胎第4周,由原始咽腹侧壁中线上第1对、第2对鳃弓处的奇结节与联合突间的内胚层细胞增生成为甲状腺原基,位置相当于成人的舌盲孔处。此原基不久即下降穿入深面的中胚层,形成一盲管,即甲状舌管。甲状腺原基向下延伸,形成带腔的上皮细胞索,其下部发育成甲状腺侧叶和峡部的大部分。甲状舌管多在胚胎第5~6周消失,在正常情况下,此管上端的遗迹成为舌盲孔,下端演化为锥状叶。

当发育异常时,甲状舌管下行沿线的任何地方皆可残留而形成甲状舌管囊肿,故囊肿可出现于舌根盲孔至颈静脉切迹间的任何一点。囊肿一般在颈部正中线,若囊肿较大,则可偏向一侧。囊内液体常为上皮细胞脱落、液化或炎性产物,并非由囊壁分泌。囊肿因反复炎症而逐渐增大,有时在颈部可出现窦道开口,形成甲状舌管瘘或甲状舌管窦。

异位甲状腺组织同样也是甲状舌管沿线上残留的组织,多见于舌根部,紧邻盲孔的后方,其亦可存在甲状腺相关的疾病。

3. **异位胸腺和甲状旁腺** 胸腺和甲状旁腺来自第3对咽囊和第4对咽囊。第3对咽囊和第4对咽囊的远侧部末端均可分为背翼和腹翼2部分,其中背翼分化为甲状旁腺组织,第3对咽囊的腹翼分化为胸腺组织,而第4对咽囊的腹翼是否参与两腺体的形成尚存争议。人胚胎第6周,由第3对咽囊背翼发育的甲状旁腺,随腹翼发育而成的胸腺向尾侧迁移。

因胸腺的大部分迅速移向胸部,同时也将背翼向下拉至较低处。故第3对咽囊背翼组织移至第4对咽囊背翼组织的下方,形成1对下甲状旁腺;而第4对咽囊背翼组织下移较少,形成1对上甲状旁腺。

在发育过程中,若有部分胸腺组织在下降途中残留在颈部,即形成颈部异位胸腺或称副胸腺组织。同样,甲状旁腺亦可能停留在较高位置或继续随胸腺下移至胸腔上部,形成颈部高位或胸部低位的甲状旁腺。而甲状旁腺的数目可因背翼原始组织多余的分裂而增加,亦可因背翼原始组织发育不良而减少,从而出现甲状旁腺多于或少于4个的变异。

第二节 颈 部 解 剖

颈部以脊柱颈段为支架,介于头部、胸部和上肢之间。前部正中有呼吸道和消化道的颈段;两侧纵行排列着大血管和神经;颈根部有胸膜顶和肺尖及往返于颈部、胸部和上肢之间的血管和神经。颈部各结构之间有疏松结缔组织填充,形成筋膜鞘和诸多筋膜间隙。颈部肌肉在脊柱后方分布较多且粗大,可使头颈部灵活运动,并参与呼吸、吞咽和发音。颈部淋巴结丰富,多沿血管和神经排列,肿瘤转移时易受累。

（一）境界及分区

颈部分为固有颈部和项部。以斜方肌前缘和脊椎颈段前方为界,前半部为固有颈部（通常所指的颈部）,后半部为项部。

颈部以胸锁乳突肌前、后缘为界,又分为颈前区、胸锁乳突肌区和颈外侧区。

（1）颈前区:上界为下颌骨下缘,内侧界为颈前正中线,外侧界为胸锁乳突肌前缘。颈前区又以舌骨为界,分为舌骨上区和舌骨下区。舌骨上区包括颏下三角和左、右下颌下三角;舌骨下区包括颈动脉三角和肌三角。

（2）胸锁乳突肌区:为胸锁乳突肌所占据和覆盖的区域。

（3）颈外侧区:位于胸锁乳突肌后缘、斜方肌前缘和锁骨中1/3上缘之间。肩胛舌骨肌将颈外侧区分为枕三角和锁骨上三角（大窝）（图1-2-1）。

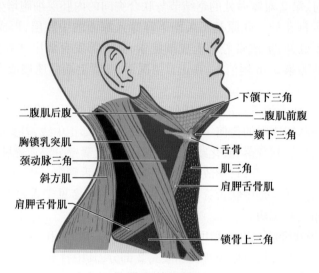

图1-2-1 颈部分区

（二）表面解剖

1. 体表标志

（1）舌骨:舌骨体平颏隆凸下缘,后方平对C_3、C_4之间的椎间盘。在舌骨体两侧可扪到舌骨大角,是寻找舌动脉的标志。

（2）甲状软骨:位于舌骨下方,上缘平C_4,前正中线上的前角上端向前上突起形成喉结。颈总动脉约于甲状软骨上缘平面分为颈内、颈外动脉。

（3）环状软骨:位于甲状软骨下方。环状软骨弓两侧平对C_6横突,是喉与气管、咽与食管的分界标志,也是计数气管软骨环和甲状腺触诊的标志。

（4）颈动脉结节:即C_6横突前结节,颈总动脉行经其前方。在胸锁乳突肌前缘中点,平环状软骨弓处将颈总动脉压在该结节上,可以暂时阻断血流,起到压迫止血的作用。

（5）胸锁乳突肌:是颈部分区的重要标志,其起始端两头之间称为锁骨上小窝,位于胸锁关节上方。

（6）锁骨上大窝:位于锁骨中1/3上方,窝底可触及锁骨下动脉的搏动和第1肋骨,臂丛穿经此窝。

（7）胸骨上窝:位于胸骨柄上缘的皮肤凹处,在窝内可触及气管的颈段。

2. 体表投影

（1）颈总动脉及颈外动脉：自下颌角与乳突尖连线的中点,右侧至胸锁关节、左侧至胸锁关节稍外侧的连线,即两动脉的投影线,甲状软骨上缘是两者的分界标志(图1-2-2)。

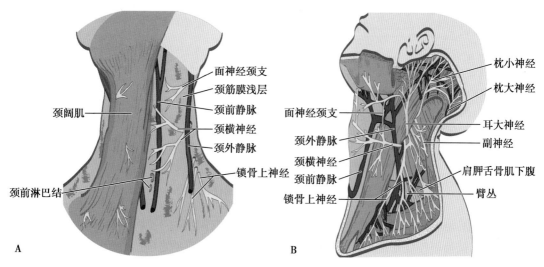

图 1-2-2　颈部浅层结构

（2）锁骨下动脉：右侧相当于从胸锁关节、左侧自锁骨上小窝向外上至锁骨上缘中点画一向上弧线,其最高点距锁骨上缘1cm(图1-2-2)。

（3）颈外静脉：位于下颌角至锁骨中点的连线上,是小儿静脉穿刺的常用部位(图1-2-2)。

（4）副神经：为下颌角与乳突尖连线的中点,自胸锁乳突肌后缘中、上1/3交点处,至斜方肌前缘中、下1/3交点处的连线(图1-2-2)。

（5）臂丛：自胸锁乳突肌后缘中、下1/3交点处至锁骨中、外1/3交界处稍内侧的连线。

（6）神经点：是颈丛皮支浅出颈筋膜的集中点,约在胸锁乳突肌后缘中点处,是颈部皮神经阻滞麻醉的部位(图1-2-2)。

（7）胸膜顶及肺尖：位于锁骨内1/3上方,最高点距锁骨上方2~3cm。

（三）颈部的筋膜及间隙

1. 颈部的筋膜　颈部的筋膜分浅、深两层,其中浅层筋膜即皮下结缔组织。深层筋膜又称颈深筋膜,由致密的结缔组织构成,位于浅层筋膜及颈阔肌的深面。各部筋膜厚薄不一,呈圆桶形围绕颈、项部诸肌肉和器官结构,并在器官、血管、神经周围形成筋膜鞘及筋膜间隙(图1-2-3)。颈深筋膜又分为浅、中、深三层。

（1）浅层：颈深筋膜浅层是颈部项韧带和C_7棘突骨膜的延续,围绕整个颈部形成完整的包套层,称封套筋膜,包绕肌肉、腺体并形成间隙,上方附着于枕外隆凸、上项线、乳突底、颧弓和下颌骨下缘,前中部附着于下颌骨、舌骨,下方附着于肩峰、锁骨和胸骨柄。在项部包绕斜方肌,颈部包绕胸锁乳突肌及舌骨下肌群,在下颌下三角和腮腺区分为两层,形成的间隙分别包绕下颌下腺和腮腺。在前正中线处与对侧融合,构成颈白线的一部分。

平舌骨平面将该筋膜分为舌骨上部和舌骨下部。在舌骨上部此筋膜覆盖口底,包绕下颌下腺形成该腺体的被膜后继续向上走行分为浅、深两层。浅层附着于下颌骨,并向上包绕腮腺

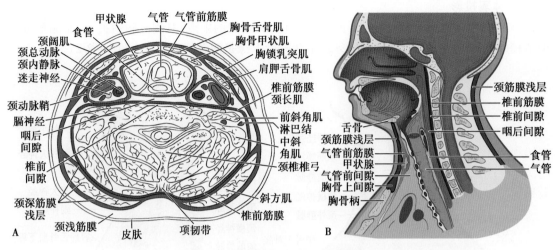

图 1-2-3 颈筋膜及筋膜间隙(横断位)

形成腮腺筋膜,继续向上延伸至茎突,形成茎突下颌韧带;深层越下颌骨深面附着于下颌舌骨线,并向内上延伸至颅底形成颊咽筋膜,位于咽壁外面,椎前筋膜之前。在舌骨下区,其向下在胸骨柄上缘再分两层附着于胸骨柄前、后缘,形成胸骨上间隙,向外附着于锁骨及肩峰。

(2)中层:中层又称内脏筋膜,位于舌骨下肌群的深面,包绕颈部脏器。此层筋膜在气管和甲状腺前方形成气管前筋膜和甲状腺假被膜囊。两侧形成颈动脉鞘,后上部形成颊咽筋膜。

1)气管前筋膜上方附着于舌骨、甲状软骨斜线和环状软骨弓,向下越过气管的前面和两侧进入胸腔,至上纵隔与纤维心包融合。该筋膜层为甲状腺提供了一个纤薄的筋膜鞘,在环状软骨外侧面的部分增厚,使甲状腺固定于喉部,称为甲状腺悬韧带。气管前筋膜向两侧与颈深筋膜封套层和颈动脉鞘合并。

2)甲状腺假被膜囊包绕整个甲状腺,前部筋膜致密结实,后部薄弱。故甲状腺肿大时,多趋于向后方扩展,绕气管和食管的两侧甚至其后方。

3)颈动脉鞘是颈筋膜在颈部大血管及神经周围形成的血管神经束鞘。上起自颅底,向下连续于纵隔,周围借疏松组织与颈筋膜的浅、深层相融合。鞘内有颈总动脉、颈内动脉、颈内静脉、迷走神经、淋巴结等。

4)颊咽筋膜上部覆盖咽壁的后外面和颊肌的外面,上方附着于颅底,向下形成食管后方的筋膜并随食管进入后纵隔。

(3)深层:深层即椎前层,又称颈深筋膜深层,覆盖在椎前肌和椎体的前面。向上附着于颅底,向下延伸入后纵隔,在 T_3 平面与前纵韧带相融合,两侧覆盖前、中斜角肌和肩胛提肌等构成颈后三角的底,向后与颈后部肌膜相延续。臂丛神经干和锁骨下动脉穿出斜角肌间隙时,此层筋膜延伸至腋窝,形成腋鞘。此外,交感干及膈神经也位于此筋膜的深面,而颈横动脉、静脉则行于前方,为颈淋巴结清扫术的标志层。颈淋巴结清扫术是在椎前筋膜的浅层进行。

2. 颈部的筋膜间隙

(1)胸骨上间隙:胸骨上间隙又称 Burn 间隙,位于胸骨上方。封套筋膜于胸骨柄上缘3~5cm 处分为两层形成该间隙,内有胸锁乳突肌胸骨头、颈前静脉下段及连接两侧颈前静脉的颈静脉弓、淋巴结及脂肪组织等。

(2)锁骨上间隙:锁骨上间隙是封套筋膜在锁骨上方分为两层所形成。

（3）气管前间隙：气管前间隙位于气管前筋膜与气管之间，向下通上纵隔，内有气管前淋巴结、甲状腺下静脉、甲状腺最下动脉、头臂干及左头臂静脉，小儿有胸腺上部。感染常由食管前壁穿孔或经咽后间隙扩散入气管前间隙，此间隙感染、出血、气肿可波及上纵隔。前纵隔的气肿也可沿此间隙延至颈部。

（4）舌骨上间隙：舌骨上间隙位于舌骨上方，深筋膜浅层与下颌舌骨肌之间，与舌下间隙相通。间隙内发生感染或积液时，可蔓延至颏下区、下颌下区或深部内脏间隙。

（5）咽后间隙：咽后间隙亦称为内脏后间隙，其下部也称食管后间隙。此间隙位于颊咽筋膜与椎前筋膜之间，在后正中缝处，被细薄的翼状筋膜将咽后间隙分隔为左、右互不相通的间隙。故咽后间隙的脓肿常位于咽后壁中线的一侧，感染可向下蔓延，达后纵隔间隙，亦可波及颈动脉鞘及咽旁间隙。

（6）椎前间隙：椎前间隙位于脊柱颈部与椎前筋膜之间。此筋膜自斜角肌间隙起始，向下包绕锁骨下血管和臂丛，延续至腋腔，形成腋鞘。颈椎结核所致寒性脓肿常聚集于此间隙，向下蔓延可至后纵隔，向两侧可经腋鞘沿锁骨下血管及臂丛蔓延至腋窝。脓液可积于咽后壁的中部，借此可鉴别咽后间隙脓肿。

（7）血管神经间隙：血管神经间隙由颈深筋膜中层所形成，亦称颈动脉鞘间隙。鞘内包含有颈总动脉、颈内动脉、颈内静脉、迷走神经。感染可来自上方的咽旁间隙，并沿血管周围疏松组织扩展至前纵隔。其前壁与气管前筋膜延续，覆盖颈内静脉表面的筋膜较薄，覆盖颈总动脉的筋膜较厚且致密。浅面被胸锁乳突肌覆盖，并有肩胛舌骨肌跨越，鞘的前外侧或后内侧有颈袢、甲状腺上动脉及汇入颈内静脉的甲状腺上、中静脉。鞘的后方隔以椎前筋膜与颈椎横突、颈椎前诸肌及颈交感干相邻。鞘的内侧有咽、食管颈段、喉、气管颈段及甲状腺侧叶。

（四）颈部血管

1. **颈总动脉** 颈总动脉是头颈部的主要动脉干；右侧起自无名动脉，左侧起自主动脉弓，两侧颈总动脉经胸锁关节后方，在胸锁乳突肌前缘深面，沿气管、喉外侧斜向后上走行，至甲状软骨上缘平面，分为颈内动脉和颈外动脉。颈总动脉外侧有颈内静脉，两者的后方有迷走神经，三者被包裹于颈动脉鞘（图 1-2-4）。

2. **颈内动脉** 颈内动脉自颈总动脉分出后，开始于颈外动脉后外侧上行，继而转向颈外动脉后内侧，垂直向上达颅底，经颈动脉管入颅中窝，主要分布于脑和视器。颈内动脉在颈部无分支（图 1-2-4）。

3. **颈动脉体和颈动脉窦** 颈动脉体位于颈内、外动脉分叉处的后方，借结缔组织连接于动脉壁上，属化学感受器，感受血液中二氧化碳浓度变化，反射性地调节呼吸运动。颈动脉窦为颈内动脉起始处膨大部分，其内有特殊的感觉神经末梢，属压力感受器，当动脉血压升高时，即引起颈动脉窦扩张，刺激压力感受器，自中枢发放神经冲动，通过中枢反射性地引起心率减慢，末梢血管扩张，起到降压作用（图 1-2-4）。

4. **颈外动脉** 颈外动脉自颈总动脉发出后，最初位于颈内动脉的内侧，继而转向其外侧，向上经二腹肌后腹和茎突舌骨肌深面上行，至下颌颈平面分为颞浅动脉和上颌动脉两个终支。颈外动脉自下向上发出的主要分支有甲状腺上动脉、舌动脉、面动脉、颞浅动脉和上颌动脉等（图 1-2-4）。

5. **颈内静脉** 颈内静脉起于颈内静脉孔，为乙状窦的延续，出颅后进入颈动脉鞘，最初位于颈内动脉的后方，继而位于其外侧，沿颈总动脉外侧下行，下端与锁骨下静脉会合后形成无名静脉。在舌骨大角稍下方，颈内静脉接受面总静脉、舌静脉等属支，在甲状软骨上缘平面，接

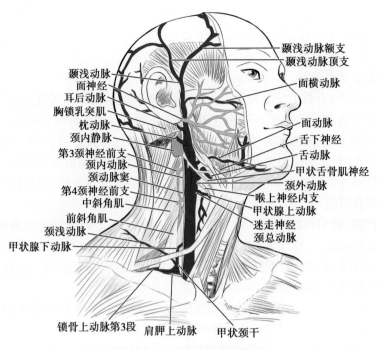

图 1-2-4 颈部的动脉和静脉

受甲状腺上静脉属支(图 1-2-4)。

(五) 颈部神经

1. **颈丛** 由第 1~4 颈神经的前支组成,位于中斜角肌和肩胛提肌的前方,胸锁乳突肌上部的深面。颈丛发出皮支和肌支,皮支主要有枕小神经、耳大神经、颈横神经、锁骨上神经等,这些神经分布于枕部、耳郭周围、颈前部、锁骨区等皮肤。颈丛皮支在胸锁乳突肌后缘中点穿出,颈部手术时以此点可作神经阻滞麻醉。颈丛肌支发出颈神经降支及膈神经等,支配颈深部肌、肩胛提肌、舌骨下肌群和膈肌。

2. **膈神经** 由颈丛肌支发出后,自前斜角肌上端外侧沿该肌前面下行至内侧,然后于锁骨下动、静脉之间进入胸腔。膈神经受损后主要表现为膈肌瘫痪,腹式呼吸减弱或消失。膈神经受刺激时,可发生呃逆。

3. **臂丛** 由第 5~8 颈神经和第 1 胸神经的前支组成,在斜角肌间隙穿出后,形成上、中、下干,各干又分前支和后支。上干和中干的前支形成外侧束,下干前支形成内侧束,三个干的后支合成后侧束。三束在锁骨中点处共同进入腋窝,并从内、外、后围绕腋动脉。臂丛的主要分支有胸长神经、胸背神经、腋神经、肌皮神经、正中神经、尺神经、桡神经,这些神经分布至胸、肩、颈和上肢的皮肤及肌肉。臂丛在锁骨中点上方比较集中,而且位置较浅,临床上常以此点作臂丛传导阻滞麻醉。

4. **迷走神经** 自延髓后外侧出脑,经颈静脉孔出颅后,在颈动脉鞘内于颈内动脉和颈内静脉间的后侧下行,在舌骨大角处发出喉上神经,喉上神经分为内、外两支。内支与喉上动脉同行,穿甲状舌骨膜入喉,管理声门裂以上的喉黏膜感觉;外支细小,支配环甲肌。迷走神经继续下行,进入胸腔后发出喉返神经,两侧喉返神经路径不同。右喉返神经在迷走神经干跨越右锁骨下动脉前方处发出,向下后方勾绕右锁骨下动脉上行,返回颈部;左喉返神经在左迷走神经干跨过主动脉弓前方时发出,绕主动脉弓下后方上行,返回颈部,然后双侧喉返神经再折向上沿气管-食管沟上行,在环甲关节后方进入喉内,支配除环甲肌以外的全部喉内肌及管理声门裂以下的喉黏膜感觉。

5. 副神经 由颅根和脊髓根组成,颅根经颈静脉孔出颅后组成副神经的内支,加入迷走神经,支配咽喉肌。脊髓根出颅后组成副神经的外支,先在颈内静脉的前外侧下降,继而在胸锁乳突肌深面下行,在其后缘近中点处穿出,并沿颈深筋膜浅层与椎前筋膜之间斜向下外,达斜方肌前缘中、下 1/3 交界处,支配胸锁乳突肌及斜方肌。副神经周围有淋巴结包绕。

6. 舌下神经 由舌下神经核发出,经舌下神经管出颅,在迷走神经外侧,颈内动脉、静脉间下行,继而绕过颈内、外动脉表面向前,经二腹肌后腹深面进入下颌下间隙,在下颌下腺深面向前上走行,分布于舌,支配全部舌内肌及部分舌外肌。当一侧舌下神经受损,伸舌时舌尖偏向患侧,同侧舌肌萎缩。

7. 颈部交感神经 位于颈动脉鞘的后方,颈椎横突的前方,每侧有上、中、下三个交感神经节。颈上神经节最大,呈梭形,位于 C_2、C_3 横突的前方,其主要分支有颈内动脉丛。此丛伴颈内动脉进入海绵窦,在颈动脉管内口处,颈内动脉丛发出岩深神经,经翼管达翼腭窝,进入翼腭神经节,在节内换神经元,发出节后纤维随神经节的一些分支分布到口、鼻黏膜的腺体及血管。在海绵窦内,颈内动脉丛还发出分支穿过眶上裂进入眼眶,支配瞳孔开大肌、上睑提肌和下睑提肌等。

颈中神经节最小,常缺如,位于 C_6 横突的前方。颈下神经节形状不规则,位于 C_7 横突和第 1 肋软骨之间的前方,颈动脉的后方,常与第 1 胸节合并为星状神经节。当外伤、肿瘤等损伤或压迫颈交感神经节时,可出现霍纳综合征(Horner syndrome),表现为上睑下垂、瞳孔缩小及患侧的面部血管扩张和无汗。

(六)颈部肌肉

1. 胸锁乳突肌 胸锁乳突肌斜形位于颈部两侧,胸锁端分别起自胸骨柄前面和锁骨内 1/3 处,会合后斜向后上方止于乳突外侧和上项线外侧部。其浅面有颈外静脉斜行向下,深面有颈动脉鞘。此肌受副神经和第 2 颈神经前支和第 3 颈神经前支的支配。一侧肌肉收缩可使头向同侧倾斜,面部转向对侧,两侧肌肉收缩可使头后仰。

2. 舌骨上、下肌群

(1)舌骨上肌群:舌骨上肌群位于舌骨与下颌骨之间,包括二腹肌、下颌舌骨肌、茎突舌骨肌、颏舌骨肌。舌骨上肌群的作用:当舌骨固定时,下颌舌骨肌、颏舌骨肌和二腹肌前腹均能拉下颌骨向下而张口。吞咽时,下颌骨固定,舌骨上肌群收缩上提舌骨,使舌升高,推挤食团入咽,并关闭咽峡。

1)二腹肌:在下颌骨的下方,有前、后二腹。前腹起自下颌骨二腹肌窝,斜向后下方;后腹起自乳突内侧,斜向前下;两个肌腹以中间腱相连,中间腱借筋膜形成的滑车系于舌骨。

2)下颌舌骨肌:位于二腹肌前腹的深部,为三角形扁肌。其起自下颌骨,止于舌骨,与对侧下颌舌骨肌会合于正中线,参与组成口腔底。

3)茎突舌骨肌:位于二腹肌后腹的前上,并与之伴行。其起自茎突,止于舌骨。

4)颏舌骨肌:位于下颌舌骨肌深面。其起自颏棘,止于舌骨。

(2)舌骨下肌群:舌骨下肌群位于舌骨下方正中线的两侧,居喉、气管、甲状腺的前方,每侧有 4 块,分浅、深两层排列,分别是胸骨舌骨肌、肩胛舌骨肌、胸骨甲状肌、甲状舌骨肌。舌骨下肌群的作用是下降舌骨和喉,甲状舌骨肌在吞咽时可上提喉使之靠近舌骨。

1)胸骨舌骨肌:为薄片带状肌,在颈部正中线的两侧。

2) 肩胛舌骨肌:在胸骨舌骨肌的外侧,为细长带状肌,分为上腹、下腹,由位于胸锁乳突肌下部深面的中间腱相连。

3) 胸骨甲状肌:在胸骨舌骨肌深面。

4) 甲状舌骨肌:在胸骨甲状肌的上方,被胸骨舌骨肌遮盖。

(3) 颈深肌群分为内、外侧肌群

1) 颈深内侧肌群:包括头长肌和颈长肌,位于脊柱颈段的前方,统称椎前肌。

2) 颈深外侧肌群:包括前、中、后斜角肌,各肌均起自颈椎横突,止于肋骨。前、中斜角肌与第1肋骨之间的空隙为斜角肌间隙,其内有臂丛及锁骨下动脉通过。前斜角肌表面有膈神经通过。前斜角肌的前下方与肋骨交角处有锁骨下静脉经过。

(七) 颈部淋巴结

颈部虽空间狭小,却聚集着大量的淋巴管和淋巴结。构成全身淋巴系统最复杂的部分之一。掌握淋巴结和淋巴管的分布、收集范围及其引流规律对于认识炎症蔓延、肿瘤转移有重要意义。

颈部皮肤有浅、深两层毛细淋巴管网,其间有丰富的吻合。由深层毛细淋巴管网发出淋巴管,在皮下组织内吻合成淋巴管丛,由后者发出的集合淋巴管走向淋巴结;颈部淋巴管经过数个淋巴结群后,汇聚成颈干,最后经胸导管或右淋巴导管注入颈静脉角。

因颈部淋巴结分布具有明显的规律性,可大致分为4组(图1-2-5)。第1组是在头颈部交界处呈环行排列的淋巴结,包括枕、乳突、耳下、腮腺、下颌下及颏下淋巴结。第2组是颈前淋巴结,分浅、深两组,后者又分为喉前、甲状腺、气管前、气管旁组。第3组是颈外侧淋巴结,分浅、深两组,或又分为颈内静脉链淋巴结(上群、下群)、副神经淋巴结、颈横淋巴结。第4组是咽后淋巴结,分内、外两组。

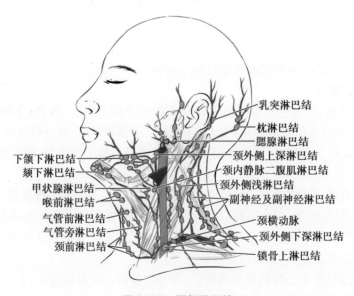

图 1-2-5 颈部淋巴结

2013 年来自世界不同地区的头颈部放射肿瘤学家组成的专家组,基于美国头颈协会和美国耳鼻喉和头颈外科学会提出的命名法,按照解剖边界和头颈部肿瘤转移规律,将头颈部淋巴结简化为 10 个淋巴结群(表 1-2-1),已被普遍接受及应用。

表 1-2-1　颈部淋巴结分区及解剖边界

淋巴结分区	名称	上界	下界	前界	后界	外侧界	内侧界
I 区							
I a 区	颏下群	下颌舌骨肌	颈阔肌（二腹肌前腹下缘）	下颌联合	舌骨体/下颌舌骨肌	二腹肌前腹内侧缘	无
I b 区	下颌下群	下颌下腺上缘、下颌舌骨肌	通过舌骨下缘和下颌骨下缘平面或下颌下腺下缘的平面、颈阔肌	下颌联合	下颌下腺后缘（尾侧）、二腹肌后腹（头侧）	下颌骨内侧面、颈阔肌（尾侧）、翼内肌（后方）	二腹肌前腹外侧（尾侧）、二腹肌后腹（头侧）
II 区	上颈群	C$_1$横突下缘	舌骨体下缘	下颌下腺后缘、二腹肌后腹后缘	胸锁乳突肌后缘	胸锁乳突肌深面、颈阔肌、腮腺、二腹肌后腹	颈内动脉内侧缘、斜角肌
III 区	中颈群	舌骨体下缘	环状软骨下缘	胸锁乳突肌前缘、甲状舌骨肌后1/3	胸锁乳突肌后缘	胸锁乳突肌深面（内侧）	颈总动脉内侧缘、斜角肌
IV 区							
IV a 区	下颈群	环状软骨下缘	胸骨柄上缘2cm	胸锁乳突肌前缘（头侧）、胸锁乳突肌（尾侧）	胸锁乳突肌后缘（头侧）、斜方肌（尾侧）	胸锁乳突肌深面（头侧）、胸锁乳突肌外侧缘（尾侧）	颈总动脉内侧缘、甲状腺外侧缘、中斜角肌内侧（胸锁乳突肌内侧缘）（尾侧）
IV b 区	内侧锁骨上群	胸骨柄上缘2cm	胸骨柄上缘	胸锁乳突肌深面、锁骨深面	中斜角肌前缘（头侧、肺尖、头臂静脉、头臂干、左颈总动脉和左锁骨下动脉）（尾侧）	斜角肌外侧缘	VI区外侧边界（气管旁间隙）、颈总动脉内侧缘
V 区							
V a 区	颈后三角群	舌骨体上缘	环状软骨下缘	胸锁乳突肌后缘	斜方肌前缘	颈阔肌、皮肤	肩胛提肌、斜角肌（下）
V b 区	上颈后三角淋巴结	环状软骨下缘	颈横血管下缘平面	胸锁乳突肌后缘	斜方肌前缘	颈阔肌、皮肤	肩胛提肌、斜角肌（下）
V c 区	下颈后三角淋巴结	颈横血管下缘平面	胸骨柄上缘2cm	皮肤	斜方肌前缘（上）、前锯肌前缘±1cm（下）	斜方肌（上）、锁骨（下）	斜角肌、胸锁乳突肌外侧、VIa区外侧缘

续表

淋巴结分区	名称	上界	下界	前界	后界	外侧界	内侧界
VI区							
VIa区	颈前淋巴结	舌骨下缘或下颌下腺下缘（以最靠下层面为准）	胸骨柄上缘	舌骨下肌群前表面	皮肤、颈阔肌	双侧胸锁乳突肌前缘	无
VIb区	喉前、气管前、气管旁淋巴结	甲状软骨下缘	胸骨柄上缘	舌骨下肌群后表面	喉前表面、甲状腺和气管后表面（喉前淋巴结）、椎前肌（右侧）、食管（左侧）	双侧颈总动脉	气管、食管侧面
VII区							
VIIa区	咽喉淋巴结	C_1上缘、硬腭	舌骨体上缘	上或中咽缩肌后缘	头长肌和颈长肌	颈内动脉内侧缘	头长肌外侧缘的平行线
VIIb区	茎突后淋巴结	颅底（颈静脉孔）、颧弓。外耳道	C_1横突下缘（II区上界）	茎突前咽旁间隙后	C_1椎体、颅底	茎突、腮腺深叶	颈内动脉内侧缘
VIII区	腮腺群	颧弓、外耳道	下颌角	下颌支后缘、咬肌后缘（外侧）、翼内肌（内侧）	胸锁乳突肌前缘（外侧）、二腹肌后腹（内侧）	颈部皮下组织内的面部浅表肌肉腱膜系统	茎突肌
IX区	颊面群	眼眶下缘	下颌骨下缘	颈部皮下组织内的面部浅表肌肉腱膜系统	咬肌前缘、颊脂体（Bichat脂肪垫）	皮下组织内的面部浅表肌肉腱膜系统	颊肌
X区							
Xa区	耳后、耳郭下淋巴结	外耳道上缘	乳突末端	乳突前缘（下）、外耳道后缘（上）	枕淋巴结的前界，即胸锁乳突肌后缘	皮下组织	头夹肌（下）、颞骨（上）
Xb区	枕部淋巴结	枕外隆凸	V区上界	胸锁乳突肌后缘	斜方肌前外侧缘	皮下组织	头夹肌

———— 练习题 ————

1. 名词解释

（1）颈窦

（2）脊索

（3）咽后间隙

（4）霍纳综合征

2. 选择题

（1）关于鳃弓错误的是

　　A. 位于头部两侧　　　B. 由间充质增生而成　　　C. 相邻鳃弓之间是鳃沟

　　D. 共6对鳃弓　　　E. 由外胚层增生而成

（2）颈窦位于

　　A. 第1对、第2对鳃弓之间　　　　　B. 第2对、第3对鳃弓之间

　　C. 第1对鳃弓与下方各鳃弓之间　　　D. 第3对鳃弓与下方各鳃弓之间

　　E. 第2对鳃弓与下方各鳃弓之间

（3）下列结构中,不属于鳃器结构的是

　　A. 咽囊　　　B. 鳃膜　　　C. 鳃沟　　　D. 原始咽　　　E. 鳃弓

（4）下颌下三角位于

　　A. 左、右二腹肌前腹与舌骨体之间　　　B. 左、右二腹肌前腹与下颌骨下缘之间

　　C. 二腹肌前、后腹与下颌骨下缘之间　　　D. 二腹肌前、后腹与舌骨体之间

　　E. 左、右二腹肌前腹之间

（5）咽后间隙位于

　　A. 椎前筋膜与脊柱颈段之间　　　B. 椎前筋膜与颊咽筋膜之间

　　C. 气管前筋膜与气管颈部之间　　　D. 气管前筋膜与椎前筋膜之间

　　E. 以上都不是

3. 简答题

简述颈部筋膜的层次及筋膜间隙的构成。

选择题答案：（1）E　（2）E　（3）D　（4）C　（5）B

（杨　亮　罗德红）

———— 推荐阅读资料 ————

［1］韩德民.耳鼻咽喉:头颈外科学.3版.北京:北京大学医学出版社,2019.

［2］王俊阁,李瑞花,刘志明.耳鼻咽喉头颈外科学.北京:中国科学技术出版社,2007.

［3］GOLDENBERG D,GOLDSTEIN B J. Handbook of otolaryngology:head and neck surgery. 2nd ed. Stuttgart:Thieme,2018.

［4］LESPERANCE M M,FLINT P W. Developmental anatomy. Cummings pediatric otolaryngology. Philadephia:Elsevier,2014.

［5］ PASHA R,GOLUB J. Otolaryngology head and neck surgery：clinical reference guide. 5th ed. California：Plural Publishing,2017.

［6］ CARLSON E R,ORD R A. Surgical anatomy,salivary gland pathology：diagnosis and management. 2nd ed. New Jersey：John Wiley & Sons Inc. ,2015.

［7］ BRANDI M L,BROWN E M. Hypoparathyroidism. Milan：Springer,2015.

［8］ AL-QAHTANI A,AHMAD H H,AHMAD A. Textbook of clinical otolaryngology. Milan：Springer,2020.

［9］ SAKER E,HENRY B M,TOMASZEWSKI K A,et al. The human central canal of the spinal cord：a comprehensive review of its anatomy,embryology,molecular development,variants,and pathology. Cureus,2016,8(12):242-247.

［10］ YANG T L,FERRIS R L,OGAWA T,et al. Otolaryngology,head and neck surgery. Biomed Res Int,2014,2014(4):625601.

［11］ SOM P M,MILETICH I. The embryology of the salivary glands：an update. Neurographics,2015,5(4):130-135.

第 二 章

颈部间隙影像学解剖

颈部间隙是由不同的深筋膜分隔而成,其解剖结构复杂,熟悉掌握颈部间隙的划分和病变所在间隙的定位对判断病变来源和性质具有重要意义。

颈部间隙的划分目前采用以舌骨为界,分为舌骨上区和舌骨下区,分布在舌骨上区的间隙有 12 个,分别为咀嚼肌间隙、咽旁间隙、颈动脉间隙、腮腺间隙、咽后间隙、椎前(椎旁)间隙、颊间隙、颈后间隙、颌下间隙、颏下间隙、咽黏膜间隙、脏器间隙;分布在舌骨下区有颈动脉间隙、咽后间隙、椎前(椎旁)间隙、颈后间隙、脏器间隙和颈前间隙。相邻的间隙之间有的可相互沟通。肿瘤或感染可沿颈部间隙蔓延播散。筋膜在正常影像上不能显示,在轴位像上能显示各间隙的主要结构,熟悉各间隙的影像解剖是认识颈部病变的基础。

(一) 咀嚼肌间隙

咀嚼肌间隙(masticator space)由颈深筋膜的浅层包绕而成,在下颌骨的下缘分为内、外两层,外层筋膜覆盖于咬肌的浅面,向上渐向颞部间隙移行,内层筋膜沿翼内肌内缘达颅底,构成咀嚼肌间隙的内界,除上方与颞间隙相通外,其余各边均有筋膜封闭。

咀嚼肌间隙位于咽旁间隙的前外方,腮腺间隙的前方,颊间隙后方。其内主要结构为下颌骨、咀嚼肌(翼内肌、翼外肌、嚼肌、颞肌),三叉神经下颌支亦在其内。

临床上此间隙的重要意义在于三叉神经下颌支自卵圆孔出颅后即进入咀嚼肌间隙,是颅中窝与颅外的通道。鼻或鼻旁肿瘤沿神经播散时可经此入颅,颅内的脑膜瘤亦可经此出颅(图 2-0-1)。

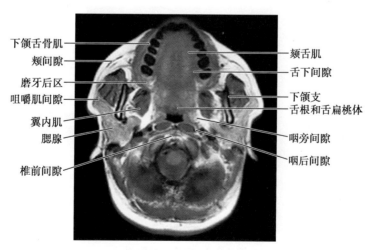

图 2-0-1 口咽层面解剖 1

（二）咽旁间隙

咽旁间隙（parapharyngeal space）又称茎突前间隙，起自颅底卵圆孔的内侧，达舌骨水平。外侧是咀嚼肌间隙和腮腺间隙，外后侧为颈动脉间隙，内侧为咽黏膜间隙，内后侧为咽后间隙。咽旁间隙形状如一倒置的锥体，与颌下间隙的下部相通，内部主要为脂肪，还有小涎腺、腮腺残余、三叉神经下颌支、上颌动脉的分支咽升动脉等。邻近病变常使此脂肪间隙受压移位，据此可提供重要的诊断信息（图 2-0-2）。

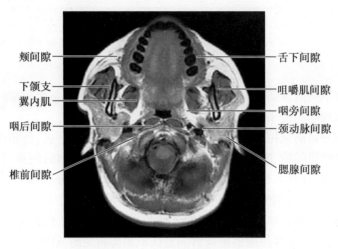

图 2-0-2　口咽层面解剖 2

（三）颈动脉间隙

颈动脉间隙（carotid space）又称茎突后间隙，是纵贯全颈部的一个最主要的间隙，由颅底一直伸延至主动脉弓，是由颈动脉鞘围绕形成的潜在筋膜间隙，位于腮腺间隙及胸锁乳突肌内侧、咽旁间隙后外侧、颈后间隙前内侧、椎前间隙前外侧、脏器间隙后外侧。间隙外后侧为颈深筋膜的浅层，前方为其中层，内侧被颈深筋膜深层包绕（图 2-0-3）。

在舌骨上颈部，颈动脉间隙前方为咽旁间隙，外侧为腮腺间隙，内后侧分别为咽后间隙、椎前间隙和颈后间隙。舌骨上颈动脉间隙包含颈内动脉、颈内静脉、第Ⅸ～Ⅻ对脑神经、交感神

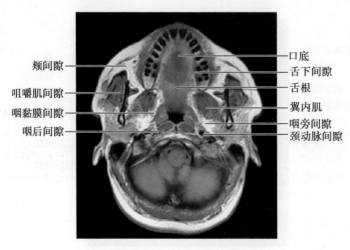

图 2-0-3　口底层面解剖

经链及颈内静脉链淋巴结。在舌骨大角水平,颈总动脉分为内、外两支,在此处颈外动脉离开颈动脉鞘。颈总动脉分叉处有两个重要结构,即颈动脉窦及颈动脉体。颈动脉窦是颈总动脉末端和颈内动脉起始处的膨大部分,为压力感受器。颈动脉体位于颈总动脉分叉的后内侧,经Mayer韧带连于颈总动脉分叉壁上,属化学感受器。

颈动脉间隙呈三角形,后界为椎前间隙内的颈长肌及前斜角肌;内界与脏器间隙内的喉或气管、颈段食管相毗邻,并通过翼筋膜与咽后间隙相隔;外界为封套筋膜所包绕的胸锁乳突肌。舌骨下颈动脉间隙包含颈总动脉、颈内静脉和迷走神经及颈深淋巴结链。

颈动脉鞘位于颈动脉间隙内,呈管状,上方附着于颅底颈静脉孔和颈动脉管外口周缘的颅底外膜,由上而下逐渐内移至甲状腺下极水平并移至中线附近,向下止于锁骨胸骨端和胸锁关节的深面,可延伸到主动脉弓水平。颈动脉鞘内,颈总动脉或颈内动脉位于前内侧,颈内静脉位于后外侧,迷走神经位于二者之间。

颈动脉间隙内的淋巴结称颈深淋巴结链,由上至下沿颈内静脉排列。淋巴结位于颈动脉和颈静脉的外侧、胸锁乳突肌的内侧。

对颈动脉间隙内血管、淋巴结、神经的病变可根据其独特的解剖部位及结构改变进行准确诊断。

（四）腮腺间隙

腮腺间隙(parotid space)为腮腺鞘内的潜在间隙,由颈深筋膜浅层包绕。腮腺内有面神经穿过,将其分深、浅两部分。面神经穿入腮腺后,行于颈外动脉和下颌后静脉的浅面,与腮腺导管伴行。下颌后静脉、面神经和腮腺导管可作为腮腺深、浅叶定位的标志。腮腺间隙位于咀嚼肌间隙的后方,咽旁间隙的外侧。腮腺间隙自外耳道水平至下颌骨下缘,上界为颧弓或颅底水平;下界为下颌角下方,最低不超过舌骨水平;前界为咬肌前缘和下颌支;后界为胸锁乳突肌上部的前缘;内界为茎突诸肌和咽侧壁;外界为腮腺筋膜。腮腺间隙内含腮腺、腮腺管、腮腺内淋巴结、面神经及血管(图2-0-2)。

（五）咽后间隙

咽后间隙(retropharyngeal space)位于脏器间隙之后,颈动脉间隙内侧,颈长肌及危险间隙前方。在颈深筋膜的中层及深层之间,自颅底伸延至纵隔,是颈部病变播散至胸部的通道(图2-0-1)。咽后间隙又分为舌骨上区及舌骨下区。舌骨上区内含咽后组淋巴结及脂肪,舌骨下区内则只含脂肪。

危险间隙(danger space)位于咽后间隙后方,由翼状筋膜与椎前筋膜组成的一个潜在间隙,自颅底延伸至横膈水平。正常情况下此间隙不能在影像上辨认,但它是颈部病变播散至胸部的潜在通道。

（六）椎前（椎旁）间隙

椎前（椎旁）间隙(prevertebral/perivertebral space)由颈深筋膜深层(椎前筋膜)包绕而成。颈深筋膜深层在两侧附着于颈椎横突,将椎前间隙分为前后两部分。

椎前（椎旁）间隙由附着于颈椎横突的深筋膜包绕,向上始于颅底,向下至$T_{3\sim4}$水平,分为前后两部分。前部含有椎体、脊髓、颈丛、臂丛、膈神经、椎动脉、椎静脉、椎前肌及斜角肌。后部含有脊椎附件、椎旁肌(图2-0-4)。

椎旁间隙的重要结构是臂丛,在前、中斜角肌之间走行。

（七）颊间隙

颊间隙(buccal space)是咀嚼间隙前方、颊肌外方的三角区,内界是上颌骨牙槽外缘颊肌,

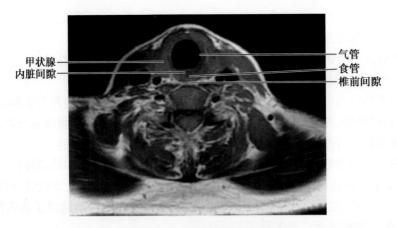

图 2-0-4　甲状腺层面解剖

后缘是咀嚼间隙,前方借表情肌筋膜与皮下脂肪分隔,颊间隙不是完全被筋膜封闭,是显性或隐性感染的途径。颊间隙主要由颊脂体构成,还包含腮腺导管、小涎腺、淋巴结及淋巴管、面动脉、面静脉、颊动脉及面神经和下颌神经的分支等结构,腮腺导管作为解剖标志将颊间隙分为大致相等的前后两部分。由于颊间隙不被筋膜完全封闭,造成其与咀嚼间隙、颞肌间隙交通,是感染等病变蔓延或侵犯的重要途径(图 2-0-2)。

（八）颈后间隙

颈后间隙(posterior cervical space)位于颈后三角,占据全颈,从颅底向下延伸至锁骨,颈后间隙主要由颈中后部的颈深筋膜浅层与颈深筋膜深层围绕而成,向后可达棘突,前方为颈动脉间隙和颈动脉鞘,前外侧为胸锁乳突肌内缘,后外侧为斜方肌内缘,内侧为颈深筋膜所包绕的椎前肌和椎旁肌。颈后间隙内包含脂肪、脊副神经、肩神经背支及脊副链淋巴结(图 2-0-5)。

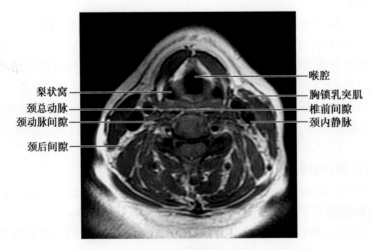

图 2-0-5　喉咽层面解剖 1

（九）颌下间隙

颌下间隙(submandibular space)由颈深筋膜浅层构成,位于下颌三角内,上界为下颌骨下缘,前界为二腹肌前腹,后界是二腹肌后腹,内有颌下腺、颌下动脉、舌下神经及丰富的淋巴组织。颌下腺的表面有面静脉,下颌下淋巴结常沿颌下腺浅面排列,位于腺体与下颌骨之间,颌下腺导管在下颌舌骨肌上方向前行于下颌骨内面与舌骨舌肌、颏舌肌之间,在舌下腺的前端接受舌下腺大管开口,末端开口于口底黏膜(图 2-0-6)。

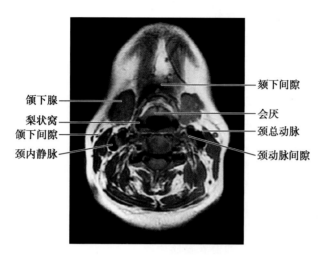

图 2-0-6 喉咽层面解剖 2

（十）颏下间隙

颏下间隙(sublingual space)位于舌和口底黏膜之下,下颌舌骨肌及舌骨舌肌之上,由颈深筋膜浅层构成。前外缘为下颌骨、后方为下颌舌骨肌,下颌舌骨肌后外方的游离缘使舌下间隙与颌下间隙相互沟通(图 2-0-1)。

颏下间隙内主要为颏舌肌、舌骨舌肌、茎突舌肌、舌中隔、脂肪、舌下腺、颌下腺深叶、颌下腺管、舌动脉、三叉神经第 3 支、舌咽神经、舌下神经。

（十一）咽黏膜间隙

咽黏膜间隙(pharyngeal mucosal space)位于正中,咽旁间隙内侧,后方为咽后间隙,该间隙由颈深筋膜中层呈袖状包绕,从颅底至环状软骨水平,包绕鼻咽、口咽、下咽的黏膜及黏膜下层,主要包含咽黏膜、淋巴组织环、小的腺体、软骨性耳咽管、上咽缩肌和中咽缩肌、咽颅底筋膜和腭帆提肌(图 2-0-2)。

（十二）脏器间隙

脏器间隙(visceral space)位于中部,由颈深筋膜的中层所包绕,自舌骨延伸至纵隔。其内有喉、下咽、甲状腺、甲状旁腺、气管、食管、气管旁淋巴结及喉返神经。脏层间隙向后与咽后间隙相邻,向两侧与颈动脉间隙相邻,向下与前纵隔相通(图 2-0-4)。

━━━ 练习题 ━━━

1. 名词解释

（1）颈动脉间隙

（2）危险间隙

（3）翼腭窝

2. 选择题

(1) 关于颈部间隙说法错误的是

    A. 颈部间隙以舌骨为界,分为舌骨上区和舌骨下区

    B. 颈部间隙是由不同的深筋膜分隔而成

    C. 相邻的间隙之间可相互沟通

    D. 筋膜在正常影像上可显示

    E. 肿瘤或感染可通过颈部间隙蔓延播散

(2) 有关咀嚼肌间隙说法正确的是

    A. 各边界均有筋膜封闭

    B. 主要内容为上颌骨、咀嚼肌

    C. 三叉神经下颌支自圆孔出颅后即进入咀嚼肌间隙

    D. 鼻或鼻旁肿瘤沿神经播散时可经此入颅

    E. 位于腮腺前方、颊间隙后方

(3) 关于颈动脉间隙错误的是

    A. 由颈动脉鞘围绕形成的潜在筋膜间隙

    B. 颈动脉间隙包含颈内动脉、颈内静脉、脑神经、淋巴结

    C. 颈动脉窦及颈动脉体为化学感受器

    D. 淋巴结位于颈动、静脉的外侧,胸锁乳突肌的内侧

    E. 颈动脉鞘内包括颈总动脉、颈内动脉、颈内静脉及迷走神经

(4) 关于腮腺间隙说法错误的是

    A. 腮腺内有面神经穿过,将其分深、浅两部分

    B. 面神经穿入腮腺后,不与腮腺导管伴行

    C. 影像学上下颌后静脉可作为腮腺深、浅叶定位的标志

    D. 内含腮腺、腮腺管、淋巴结、面神经及血管

    E. 腮腺间隙位于咀嚼肌间隙的后方,咽旁间隙的外方

(5) 关于颊间隙说法的错误是

    A. 颊间隙为咀嚼间隙前方、颊肌外方的三角区

    B. 颊间隙不被筋膜完全封闭

    C. 颊间隙为感染等病变蔓延或侵犯的重要途径

    D. 颊间隙主要由颊脂体构成,还包含腮腺导管、小涎腺、淋巴结和淋巴管、面动脉及面静脉等结构

    E. 面神经作为解剖标志将其分为大致相等的前后两个部分

3. 简答题

简述颈部间隙分区。

选择题答案:(1) D (2) D (3) C (4) B (5) E

（郭 炜 罗德红）

══════ 推荐阅读资料 ══════

［1］郝强,陈宏颉,林玲.影像解剖学.福州:福建科学技术出版社,2017.

［2］李文华,王振常,刘亚群.头颈部疾病影像鉴别诊断.北京:化学工业出版社,2007.

［3］罗京伟,罗德红.头颈部放射治疗解剖图谱.北京:人民卫生出版社,2017.

［4］石木兰.肿瘤影像诊断学.北京:科学出版社,2003.

［5］王斌全,黄埔辉,程明亮.耳鼻咽喉头颈外科应用解剖学.北京:人民卫生出版社,2015.

［6］王振常,鲜军舫.中华影像医学:头颈部卷.3版.北京:人民卫生出版社,2019.

［7］鲜军舫,王振常,罗德红,等.头颈部影像诊断必读.北京:人民军医出版社,2018.

［8］HARNSBERGER H R,OSBORN M D,ANNE G,et al. Diagnostic and surgical imaging anatomy:brain,head and neck,spine. Philadelphia:Lippincott Williams & Wilkins,2006.

［9］SOM P M,CURTIN H D. Head and neck imaging. 5th ed. St Louis:Mosby,2011.

第 三 章

颈部间隙影像学检查方法

颈部的筋膜间隙是由不同的深筋膜分隔而成,其解剖结构比较复杂,但明确间隙的划分和病变所在间隙的定位对判断病变来源和性质具有重要意义。影像学检查主要包括 X 线检查、超声、计算机体层摄影(computed tomography, CT)、磁共振成像(magnetic resonance imaging, MRI)、数字减影血管造影(digital subtraction angiography, DSA)、单光子发射计算机体层摄影(single photon emission computed tomography, SPECT)、正电子发射体层成像(positron emission tomography, PET)等。影像学在颈部病变的定性及分期方面具有重要临床价值。应针对临床需求,合理、恰当地运用影像学检查方法。

(一) X 线检查

X 线检查方便、价格便宜,但局限性较大,诊断价值有限。目前多用于观察颈椎骨质结构,对观察颈部软组织病变已很少使用。正位片可观察气道是否狭窄、移位,软组织内是否有钙化,大致推测病变来源。侧位片可以显示椎前软组织包括气道、甲状腺、喉。

(二) 超声检查

超声检查是颈部软组织病变最常用的检查方法,对诊断颈部淋巴结病变及其他颈部肿瘤性病变有重要价值。

超声引导下穿刺活检是一种很好的有助于定性的检查方法。超声可清楚显示颈部肿大淋巴结,彩色多普勒血流成像(color Doppler flow imaging, CDFI)可以帮助鉴别良恶性淋巴结。其缺点是对整体解剖显示不及 CT、MRI;图像的优劣、诊断的准确性均取决于检查者的技术和经验;不易获得治疗前后相应的图像,不利于对比;难以检查深部的气管-食管沟、咽后组淋巴结。

(三) CT 检查

CT 扫描为颈部运用最多的检查方法。CT 对颈部解剖结构显示较佳,尤其显示骨质改变十分清楚,现已广泛应用于颈部各种肿瘤及肿瘤样病变的检查,能明确病变的部位、大小、范围及有无颈部肿大淋巴结,尤其对肿瘤性病变的分期及疗效评估有重要意义。对于肿瘤及肿瘤样病变,CT 平扫难以全面显示病变特点及病变性质,如无碘剂使用禁忌证及严重的心肾功能障碍,应常规进行增强 CT 扫描。

1. 扫描体位　轴位为基本扫描体位,扫描基线为听眶下线,亦可根据所需观察的器官、部位或需显示的结构确定。根据诊断需要辅以多平面重建(multi-plane reconstruction, MPR)、最大密度投影(maximum intensity projection, MIP)及容积再现(volume rendering, VR)等后处理。

2. 扫描及重建参数

(1) 非螺旋方式扫描:推荐参数为电压≥120kV,电流≥100mA,层厚 2~5mm,层间距 2~

5mm。视野(field of view,FOV)为 17~25cm,矩阵≥512×512,软组织算法重建,需观察骨质改变同时采用骨算法重建;软组织窗:窗宽 300~400HU,窗位 30~50HU;骨窗:窗宽 1 500~4 000HU,窗位 300~700HU。

（2）螺旋方式扫描:推荐参数为电压≥120kV,电流≥200mA,层厚 1~2mm,重建间隔≤扫描层厚的 50%,FOV 为 18~22cm,矩阵≥512×512。软组织算法重建,需观察骨质改变的同时采用骨算法重建;软组织窗:窗宽 300~400HU,窗位 30~50HU;骨窗:窗宽 1 500~4 000HU,窗位 300~700HU。

喉咽部、甲状腺及甲状旁腺 MPR:冠状位重建基线在矢状位上与颈椎纵轴平行,矢状位重建基线在冠状位上与喉腔气道平行。

颈部间隙 MPR:冠状位重建基线在矢状位上与颈动脉纵轴平行,矢状位重建基线在冠状位上与颈动脉纵轴平行,必要时使用 MIP 技术可更直观地显示颈动脉影像。重组层厚 2~5mm,重组间隔 2~5mm(对较小的病变层间距≤层厚)。

增强扫描,注射碘对比剂 100ml,流率 3ml/s,延迟 30~40s 扫描。

（3）能谱 CT:常规 CT 图像是由一系列不同能量的 X 线作用于人体得到的图像,是一种混合能量图像,而能谱 CT 能够提供 40~140keV 的 101 组单能量图像,从而根据临床诊断的不同需要选取最理想的单能量图像。能谱 CT 成像中,组织的 X 线衰减能够通过两种基物质的组合产生相同的衰减效应来表达,进而可以对基物质的浓度进行定量研究,而最为常用的基物质对是水和碘及钙和碘。当以钙、碘和软组织为基物质时,可除去骨骼结构对周围血管结构的影响。能谱曲线是物质或结构的衰减随 X 线能量变化的曲线,其反映了物质的能量衰减特性,有助于辨别肿瘤的来源或鉴别良恶性肿瘤。

（四）MRI 检查

MRI 组织分辨率高,为颈部病变最有价值的检查方法,尤其是在软组织和血管性病变的诊断和鉴别诊断中明显优于 CT,适用于观察病变与肌肉、神经及血管的关系,并可以在一定程度上判断肿瘤组织的成分,有助于病变诊断和分期,帮助临床确定治疗方案;MRI 对病变术后随访和评估有无复发亦有重要价值,应作为常规检查方法;但 MRI 也有不足,其对钙化、骨化显示较差。除 MRI 常规检查序列外,根据颈部不同部位的病变,还应合理选择各种新技术,以利于更清楚地显示病变。

1. 扫描体位　轴位,扫描基线为听眦下线。根据扫描的器官、部位或需显示的结构,辅以冠状位及矢状位扫描。

2. 扫描线圈　颈部正交线圈或头颅多通道线圈、头颈联合线圈。

3. 扫描序列　轴位纵向弛豫时间(T_1)加权成像(T_1 weighted image,T_1WI)、横向弛豫时间(T_2)加权成像(T_2 weighted image,T_2WI)和冠状位(必要时加矢状位)。轴位能较好地显示解剖细节。冠状位扫描野大,能覆盖全颈,全面显示位于胸锁乳突肌深面的双侧颈深淋巴链及锁骨上淋巴结。矢状位的正中层面能显示舌根、会厌、气道前后壁及椎前软组织;外侧层面能显示颈深淋巴链,臂丛神经及其与血管的关系。

颈部 MRI 轴位扫描时基线应根据所需检查的部位进行选择。对检查口腔及以上部位者基线应与硬腭平行,口腔以下者则与下颌骨下缘平行,检查喉部则与喉室或声带平行。冠状位及矢状位应尽量与轴位垂直。

脂肪抑制技术:在显示病变的最佳断面行脂肪抑制 T_2WI(不进行增强扫描时),如行增强扫描可不需要增强前脂肪抑制技术;如 T_1WI 显示病变内有高信号时,在显示病变的最佳断面

行脂肪抑制 T_1WI;场强低或化学位移脂肪抑制技术效果较差的设备可采用短反转时间反转恢复序列(STIR)。

增强扫描:轴位、冠状位(必要时加矢状位)脂肪抑制 T_1WI(可只在一个断面使用脂肪抑制技术,场强低或化学位移脂肪抑制技术效果较差的设备不使用脂肪抑制技术)。

4. **扫描参数** 层厚 3~5mm,层间距 0.3~1mm,FOV 为 20~25cm,矩阵≥224×256。

5. **弥散加权成像(diffuse weighted imaging,DWI)技术** DWI 是反映活体内水分子弥散运动状态的 MR 功能成像技术,并采用表观弥散系数(apparent diffusion coefficient,ADC)来对此进行定量描述。恶性肿瘤细胞往往呈堆积生长,细胞密度升高,细胞外间隙减少,水分子弥散受限程度较重,因此常表现为 DWI 高信号、ADC 值减低的特点。

DWI 目前已广泛用于头颈部病变的诊断和鉴别诊断、淋巴结转移的判定及肿瘤复发等,并且可以通过对 ADC 值的测量实现定量诊断。常规颈部 DWI 技术多采用单次激发平面回波 DWI(SS-EPI DWI),但易出现磁敏感伪影导致图像变形、失真,尤其影响小病灶的显示及高 b 值的选择。而采用小视野弥散加权成像(reduced FOV DWI,r-FOV DWI)技术或 PROPELLER DWI 技术有助于消除磁敏感伪影的影响。作为 DWI 技术的延伸,非高斯扩散分布的弥散峰度成像(diffusion kurtosis imaging,DKI)和体素内不相干运动(intravoxel incoherent motion,IVIM)可用于反映病灶组织微环境的复杂性评估,更真实地反映肿瘤的微观结构变化并提供肿瘤的定量信息。DKI 和 IVIM 技术目前正在研究中,临床尚未普及。

6. **动态增强技术** 动态增强 MRI(dynamic contrast-enhanced MRI,DCE-MRI)是基于小分子对比剂在灌注程度和渗透性不同的组织中分布不同而引起信号变化进行成像,常用 T_1WI 扫描序列,如快速三维容积内插屏气检查(volumetric interpolated breathhold examination,VIBE)、肝脏快速容积采集(liver acquisition with volume acceleration,LAVA)序列和时间分辨随机轨道成像(time resolved angiography with interleaved stochastic trajectories,TWIST)。

DCE-MRI 通过静脉注射小分子顺磁性对比剂(通常为钆对比剂)后,采用快速 T_1WI 序列对感兴趣区(ROI)进行连续动态扫描,获得 ROI 内所有像素点的时间-信号强度曲线(time to signal intensity curve,TIC),通过直接观察或运用假定的药物代谢动力学模型对 TIC 进行分析,获取 ROI 内组织微循环灌注或血流动力学参数。DCE-MRI 原始图像经过后处理,可以进行定性、半定量及定量分析。

定性分析即通过 DCE-MRI 扫描,获得时间-信号强度变化,绘制 ROI 的 TIC,评价曲线形态。一些研究中将曲线分为 3 种类型:Ⅰ型,持续强化型;Ⅱ型,平台型;Ⅲ型,流出型。研究认为,Ⅰ型曲线提示肿瘤为良性,Ⅱ、Ⅲ型曲线对鉴别肿瘤良恶性无意义。定性分析简便,对于扫描序列及设备依赖性小,但其客观性不足,提供信息有限。定量分析根据不同的参数值,对肿瘤进行诊断、鉴别诊断,肿瘤分级及疗效评价等。

7. **动脉自旋标记(arterial spin labeling,ASL)** ASL 是血流灌注成像技术的一种,可定量计算血流量以无创评估病变的灌注情况。有研究对腮腺肿瘤行 ASL 灌注成像扫描,计算肿瘤组织的血流量(TBF),发现恶性腮腺肿瘤的 TBF 显著高于良性肿瘤,多形性腺瘤和 Warthin 瘤(沃辛瘤)的 TBF 值也存在显著差异。ASL 成像可以辅助常规成像,无创鉴别腮腺肿瘤良恶性及部分病理类型。

（五）DSA 检查

DSA 检查可以明确颈部病变血供,可以为临床治疗提供重要信息,如颈动脉瘤体瘤术前血管造影可以全面显示肿瘤的供血血管,同时可以进行栓塞,减少术中出血,利于手术切除。

（六）SPECT 检查

核素扫描是检查甲状腺的主要方法,对确定甲状腺的功能及病变的性质有重要意义。

（七）PET 检查

PET 在颈部肿瘤治疗疗效评价及治疗后复发诊断中有重要作用。由于肿瘤手术、放疗后导致的组织解剖结构的扭曲和瘢痕形成(尤其喉、口咽部),使常规影像学检查方法难以检测残余肿瘤或肿瘤复发。由于 PET 对解剖结构的分辨率较差,限制了其在肿瘤检测和定位中的作用,空间分辨率的不足也限制了其对小肿瘤的诊断。

===== 练习题 =====

1. 名词解释

（1）能谱曲线

（2）弥散加权成像

（3）脂肪抑制技术

2. 选择题

（1）关于颈部间隙影像学检查方法描述错误的是

A. X 线多用于观察颈椎骨质结构,在颈部软组织病变中已很少使用

B. 与 CT 相比,超声难以检查深部的气管-食管沟、咽后组淋巴结

C. CT 在显示病变的部位、大小、范围及有无颈部肿大淋巴结方面优于 MRI

D. MRI 尤其在软组织和血管性病变的诊断和鉴别诊断中明显优于 CT,但其对钙化、骨化显示较差

E. PET 在颈部肿瘤治疗疗效评价及治疗后复发诊断中有重要作用

（2）有关颈部间隙超声检查说法错误的是

A. 超声检查是颈部间隙病变首选

B. 彩色多普勒超声成像可以帮助鉴别良恶性淋巴结

C. 对整体解剖显示不及 CT、MRI

D. 超声引导下穿刺活检有助于定性

E. 图像的优劣、诊断的准确性依赖于检查者的经验

（3）有关颈部间隙 CT 检查说法错误的是

A. 对于颈部间隙病变,不应常规增强 CT 扫描

B. 轴位为基本扫描体位,根据诊断需要辅以 MPR、MIP 及 VR 等后处理

C. 对于颈部间隙较小的病变,层间距设置小于或等于层厚

D. 常规 CT 图像是一种混合能量图像,而能谱 CT 能够提供 40~140keV 的 101 组单能量图像

E. 能谱 CT 曲线有助于肿瘤定性

（4）有关颈部间隙 MRI 检查说法错误的是

A. MRI 组织分辨率高,为颈部病变最有价值的检查方法

B. 常规扫描序列包括轴位 T_1WI、T_2WI,冠状位(必要时加矢状位)

C. DWI 对肿瘤和淋巴结性质可以作出定性诊断

    D. DCE-MRI 原始图像经过后处理,可以进行定性、半定量及定量分析

    E. ASL 是血流灌注成像技术的一种,无须对比剂

(5) 有关颈部间隙 PET 检查说法错误的是

    A. PET 有助于肿瘤手术、放疗后改变及肿瘤残余、复发的鉴别

    B. 空间分辨率高于 CT、MRI

    C. 常规解剖细节显示不如 CT、MRI

    D. 肿瘤疗效评估及分期价值大

    E. 存在敏感性高,特异性不足的问题

3. 简答题

简述颈部间隙常用影像学检查方法及局限。

选择题答案:(1) C   (2) A   (3) A   (4) C   (5) B

(郭　炜　罗德红)

===== 推荐阅读资料 =====

[1] 范文骏,马林. DCE-MRI 及 IVIM-DWI 在头颈部恶性肿瘤诊疗中的研究进展. 国际医学放射学杂志,2019,42(5):556-560.

[2] 贾永军,贺太平. 宝石能谱 CT 临床应用及研究进展. 实用放射学杂志,2016,32(5):799-801.

[3] 姜滨,王振常. 头颈部影像学研究进展. 中国医学影像技术,2014,30(9):1326-1329.

[4] 石木兰. 肿瘤影像诊断学. 北京:科学出版社,2003.

[5] 王振常,鲜军舫. 中华影像医学:头颈部卷. 3 版. 北京:人民卫生出版社,2019.

[6] 闫铄,夏爽. 定量动态增强 MRI 在头颈部肿瘤中的研究进展. 国际医学放射学杂志,2014,37(3):238-241.

[7] CONNOLLY M,SRINIVASAN A. Diffusion-weighted imaging in head and neck cancer:technique,limitations,and applications. Magn Reson Imaging Clin N Am,2018,26(1):121-133.

[8] SOM P M,CURTIN H D. Head and neck imaging. 4th ed. St Louis:Mosby,2003.

[9] WANG J,TAKASHIMA S,TAKAYAMA F,et al. Head and neck lesions:characterization with diffusion-weighted echo-planar MR imaging. Radiology,2001,220(3):621-30.

[10] YUAN Y,KUAI X P,CHEN X S,et al. Assessment of dynamic contrast-enhanced magnetic resonance imaging in the differentiation of malignant from benign orbital masses. Eur J Radiol,2013,82(9):1506-1511.

第四章

颈部间隙病变的病理学基础

颈部间隙涉及的组织或器官主要包括甲状腺、甲状旁腺、涎腺、横纹肌、脂肪、脉管、神经及淋巴组织等。由这些组织或器官来源的病变种类繁多。本章将按照组织来源，主要介绍临床常见病变的病理学特征。

第一节　甲状腺病变

一、非肿瘤性病变

（一）结节性甲状腺肿

结节性甲状腺肿(nodular goiter)是常见的甲状腺疾病，表现为局部滤泡上皮增生、复旧或萎缩不一致。甲状腺体积增大，呈大小不一的多结节状、不对称性增生，结节多无完整包膜，有些可有厚的纤维包膜。切面常可伴出血、囊变、纤维化及钙化等。镜下甲状腺滤泡大小不一，可形成巨滤泡，也可滤泡上皮增生成团聚集形成小滤泡，或增生呈乳头状结构突向囊性滤泡腔内。滤泡腔内含不等量胶质。常可见滤泡上皮细胞胞质嗜酸性变。间质纤维组织增生，包绕多个大小不一的甲状腺滤泡呈结节状，有时纤维组织可伴玻璃样变及钙化(图 4-1-1)。

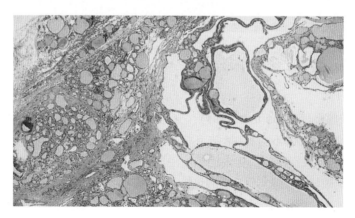

图 4-1-1　结节性甲状腺肿
甲状腺滤泡大小不一，腔内含多少不等的胶质(HE，×50)。

（二）弥漫性毒性甲状腺肿

弥漫性毒性甲状腺肿(diffuse toxic goiter)又称 Graves 病(格雷夫斯病)，是一种自身免疫性疾病。甲状腺呈弥漫性对称性增大，为正常大小的2~4倍。包膜光滑，切面红褐色、质实，无结节。镜下滤泡上皮细胞呈高柱状，核位于基底部，可形成无分支的乳头突入滤泡腔，滤泡腔内的胶质明显减少，胶质周围可见较多吸收空泡。间质血管充血伴淋巴组织增生，可见多量淋巴细胞浸润伴淋巴滤泡形成。

（三）甲状腺炎

1. 亚急性甲状腺炎（subacute thyroiditis）　又称肉芽肿性甲状腺炎，可能与病毒感染有关。病变可局限于甲状腺的一部分，或累及一侧甲状腺，也可累及双侧甲状腺。甲状腺呈不均匀增大，质实，切面灰白或淡黄色。镜下可见病变灶性分布，范围大小不一，部分滤泡破坏，胶质外溢，多核巨细胞吞噬胶质形成肉芽肿性结构，无干酪样坏死。间质伴多量淋巴细胞、浆细胞浸润。随着病变发展，滤泡上皮细胞再生、间质纤维化、瘢痕形成。

2. 淋巴细胞性甲状腺炎（lymphocytic thyroiditis）　甲状腺弥漫性肿大，略呈结节状，切面灰白灰黄色、实性。镜下可见甲状腺间质中见淋巴细胞灶性浸润，常形成淋巴滤泡。滤泡上皮细胞常无明显变化。

3. 桥本甲状腺炎（Hashimoto thyroiditis）　是一种自身免疫性甲状腺炎。双侧甲状腺呈弥漫性增大，质硬韧，表面光滑或呈结节状。切面呈灰白或灰黄色，分叶明显。镜下可见间质内大量淋巴细胞浸润，形成许多有生发中心的淋巴滤泡。滤泡上皮细胞出现程度不等的萎缩，并伴胞质嗜酸性变，细胞核增大并深染，有异型，但无核分裂（图4-1-2）。

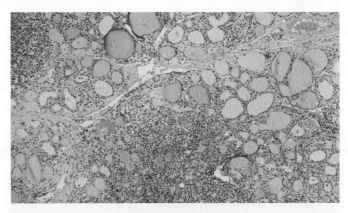

图4-1-2　桥本甲状腺炎

滤泡上皮萎缩，部分伴嗜酸性变，间质内见大量淋巴细胞浸润，伴生发中心形成（HE，×100）。

4. 纤维性甲状腺炎（fibrous thyroiditis）　又称Riedel甲状腺肿或慢性木样甲状腺炎，罕见。病变甲状腺大小正常或稍大，不对称，呈结节状，与周围组织明显粘连，切面灰白，质硬似木样。镜下可见甲状腺组织呈广泛纤维化，伴淋巴细胞浸润。残留的甲状腺滤泡萎缩变性，小叶结构消失。增生的纤维组织破坏甲状腺实质且浸润包膜，侵犯邻近组织，造成甲状腺与周围组织紧密粘连。

二、肿瘤性病变

（一）甲状腺腺瘤

甲状腺腺瘤（thyroid adenoma）是甲状腺滤泡上皮发生的一种常见的良性肿瘤，多为单发，直径1~3cm，呈圆形或类圆形。切面多为实性，呈暗红色或棕黄色，可伴有出血、囊变、纤维化及钙化。肿瘤常有完整包膜。镜下可见肿瘤包膜薄或中等厚度,无血管及包膜侵犯。肿瘤细胞排列成多种不同的结构,可见正常滤泡样(图4-1-3)、巨滤泡样、微滤泡样、实性或梁状结构。多数腺瘤可同时有几种组织学形态。

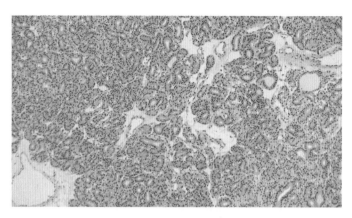

图 4-1-3　甲状腺腺瘤
肿瘤主要由滤泡构成,瘤细胞大小一致,无异型(HE,×100)。

（二）甲状腺癌
甲状腺癌是甲状腺常见的恶性肿瘤。

1. 乳头状癌(papillary carcinoma)　是甲状腺癌中最常见的类型。肿瘤无包膜,质地较硬。切面灰白,常伴出血、坏死、纤维化和钙化。镜下可见异型滤泡上皮形成乳头、滤泡性结构,乳头中心可见纤维血管间质,常伴砂粒体样钙化。肿瘤性上皮细胞呈磨玻璃样核,核型不规则,可见核沟及核内包涵体(图4-1-4)。肿瘤细胞 CK19、galectin-3、MC 蛋白阳性,有助于鉴别乳头状癌与滤泡上皮乳头状增生。

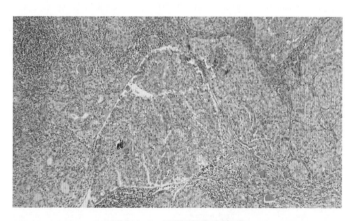

图 4-1-4　甲状腺乳头状癌
异型滤泡上皮形成乳头及滤泡性结构,肿瘤细胞核不规则,呈磨玻璃样,可见核沟、核内包涵体及砂粒样钙化(HE,×100)。

2. 滤泡癌(follicular carcinoma)　恶性程度较乳头状癌高,血行转移较常见。肿瘤多呈结节状,部分肿瘤有完整包膜。镜下显示肿瘤侵犯血管和/或包膜,部分肿瘤包膜不完整,并明显侵犯周围甲状腺组织及甲状腺包膜外组织,与周围组织粘连。肿瘤可伴有出血、坏死、囊变、纤维化及钙化。镜下可见不同分化程度的滤泡,从分化极好似正常甲状腺的滤泡结构到明显

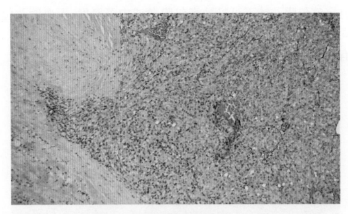

图 4-1-5　甲状腺滤泡癌
肿瘤性滤泡侵犯局部包膜(HE,×100)。

恶性的癌。癌细胞常排列呈滤泡、实性、巢状结构。肿瘤浸润包膜(图 4-1-5),可见脉管侵犯。

3. 低分化癌(poorly differentiated carcinoma)　是一类形态学和生物学行为介于分化型
(乳头状癌和滤泡癌)与未分化型(间变性癌)之间的恶性上皮性肿瘤。多数肿瘤直径超过
3cm,呈灰白色、实性,常伴坏死。组织学形态各不相同,有岛状、梁状和实体性等结构,可夹杂
乳头和/或小滤泡。

4. 未分化癌(undifferentiated carcinoma)　又称肉瘤样癌、间变性癌,恶性度高,早期即
可发生浸润和转移,预后差。肿瘤形态不规则,无包膜,切面呈灰白鱼肉样,常有出血及坏死。
多数病变取代甲状腺实质的大部分,并侵袭周围软组织和邻近结构。镜下可见癌细胞形态多
样,由梭形细胞、多形巨细胞和上皮样细胞混合组成,细胞异型明显,核分裂象多见,并常伴广
泛坏死。肿瘤中往往能找到分化较好的甲状腺乳头状癌或滤泡癌成分。

5. 甲状腺髓样癌(medullary thyroid carcinoma)　又称 C 细胞癌,是滤泡旁细胞来源的
恶性肿瘤,属于神经内分泌肿瘤。肿瘤单发或多发,直径不等,切面呈灰白或黄褐色,质实而
软。镜下可见瘤细胞形态多样,呈圆形、梭形或多角形,核圆形或卵圆形,核分裂罕见。肿瘤细
胞常排列呈实性巢状、滤泡性等结构,间质中可见粉染不定型淀粉样物质沉积(图 4-1-6)。肿
瘤表达神经内分泌标记物 Syn 和 ChrA,同时表达降钙素 calcitonin。

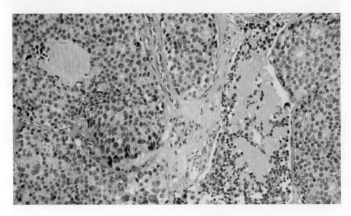

图 4-1-6　甲状腺髓样癌
肿瘤细胞呈实性巢状排列,间质中可见粉染的淀粉样物质沉积(HE,×100)。

第二节　甲状旁腺病变

一、非肿瘤性病变

（一）甲状旁腺原发性增生

甲状旁腺原发性增生是指不明原因的所有甲状旁腺增生和功能亢进，包括主细胞增生及透明细胞增生，表现为所有甲状旁腺（4个或更多）均增大伴部分或全部细胞增生。增大的腺体呈黄褐色或红褐色，常伴囊腔。镜下可见主细胞或透明细胞增生，排列呈索状、片状、巢团状或腺泡状结构。

（二）甲状旁腺继发性增生

任何能导致低血钙的疾病所引起的甲状旁腺激素（parathyroid hormone，PTH）代偿性分泌过多均可导致甲状旁腺继发性增生。大体表现和镜下形态与原发性甲状旁腺增生相似。

二、肿瘤性病变

（一）甲状旁腺腺瘤

甲状旁腺腺瘤（parathyroid adenoma）绝大多数为单个结节，累及单个腺体。肿瘤常为圆形或类圆形，有薄层纤维组织包膜。切面质地均匀，呈棕色或棕黄色，可伴出血或囊变。镜下可见甲状旁腺腺瘤有包膜，可由构成正常甲状旁腺的任何类型细胞组成，常见主细胞、嗜酸细胞、透明细胞和各种过渡细胞混合存在，但常以主细胞为主。瘤细胞多排列成巢状、索状、腺泡状或假乳头状结构。间质血管丰富。细胞核大小可有明显差异，可见巨核细胞。

（二）甲状旁腺癌

甲状旁腺癌（parathyroid carcinoma）是来源于甲状旁腺实质细胞的恶性肿瘤。临床表现由过多的PTH分泌引起，出现严重高钙血症。约75%的患者可扪及肿块。多数累及一个甲状旁腺。肉眼见肿瘤形态不规则、体积大并与周围组织粘连，切面灰白、质硬，伴灶状坏死。诊断甲状旁腺癌的组织学标准是局部浸润、血管侵犯、穿透包膜并在邻近组织中生长或局部淋巴结转移或远处脏器如肺、肝、骨等转移。多数肿瘤呈实性生长方式，瘤细胞呈片状或巢状排列，由纤维条索分隔成小梁。癌细胞体积较大，核染色质粗，核仁明显，主要由主细胞组成，有核分裂。

第三节　涎腺病变

一、非肿瘤性病变

良性淋巴上皮病变，即Mikulicz病（米库利奇病），为自身免疫性疾病，表现为单侧或双侧腮腺或颌下腺肿大。正常涎腺腺泡被破坏、消失，而导管上皮增生，形成实性上皮巢，称为上皮岛。间质内大量淋巴细胞增生，常有淋巴滤泡形成（图4-3-1）。此病可恶变为癌或淋巴瘤。

二、肿瘤性病变

（一）良性肿瘤

1. 多形性腺瘤（pleomorphic adenoma）　最常见的涎腺肿瘤，约占所有涎腺肿瘤的

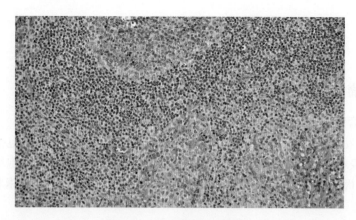

图 4-3-1 良性淋巴上皮病变

正常涎腺腺泡被破坏、消失,导管上皮增生,形成实性上皮岛。间质内
大量淋巴细胞增生,伴淋巴滤泡形成(HE,×200)。

60%。通常表现为缓慢生长的肿块。小的肿瘤通常形成光滑、可活动的实性肿块,较大的肿瘤隆起于皮肤或黏膜表面。多次复发的肿瘤可形成固定的肿块。肿瘤形成界限清楚的圆形或类圆形结节,常有包膜,但包膜厚度不一,也可以有部分包膜或完全无包膜。切面呈白色、均质,如有软骨或黏液软骨样基质时,可伴有光泽。复发的肿瘤常为多灶性,分布广泛。镜下肿瘤主要由上皮和肌上皮细胞组成,伴软骨和/或黏液样基质(图 4-3-2)。上皮细胞形态多样,包括立方样、基底样、鳞状、梭形、浆细胞样和透明细胞样,无异型,无明显核仁,核分裂少。上皮细胞常形成实性巢状或管状、腺样结构。导管腔面细胞呈立方形,其外可有一层肌上皮细胞。肌上皮细胞形态可与腔面细胞相似,或胞质透明,细胞核深染或有角。管腔内常含嗜酸性分泌物,导管和片状结构中可见鳞状化生。间叶成分为黏液样、软骨样或透明样变。黏液样物质中的肿瘤细胞是肌上皮细胞,外围细胞倾向于与周围间质混合。软骨样组织可形成骨,间质也可直接发生骨化生。免疫组化染色显示肿瘤细胞表达上皮与肌上皮标记物。

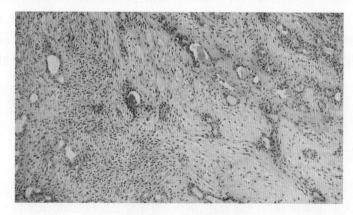

图 4-3-2 多形性腺瘤

肿瘤主要由上皮和肌上皮细胞组成,伴软骨和/或黏液样基质(HE,×100)。

2. Warthin 瘤(沃辛瘤) 又称淋巴乳头状囊腺瘤,是涎腺第 2 位最常见的良性肿瘤,可双侧发生。多数患者表现为无痛性肿块,肿瘤界限清楚,圆形或椭圆形,有包膜,表面光滑,略呈分叶状。切面常含大小不等的囊腔或裂隙,含透明黏液样、乳白色或褐色液体,实性区为灰褐色或灰白色。镜下可见实性区由上皮和淋巴样间质构成,上皮成分呈腺管或囊腔,有乳头突入囊内。上皮细胞大致呈两层:内层为高柱状、胞质丰富、细颗粒状嗜酸性,核小、染色深,近细胞顶端;外层细胞为立方形或锥形,核呈空泡状、淡染、核仁突出。管、囊腔内含粉红色均质物、胆固醇结晶、变性的上皮细胞及少量炎症细胞。上皮下间质中见大量淋巴细胞,可形成淋巴滤泡(图4-3-3)。

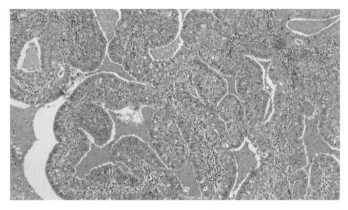

图 4-3-3　Warthin 瘤

上皮细胞呈两层:内层为高柱状、胞质丰富、细颗粒状嗜酸性,核小、染色深;外层细胞为立方形或锥形,核呈空泡状、淡染、核仁突出。间质中见淋巴细胞浸润(HE,×100)。

3. **肌上皮瘤**(myoepithelioma)　较为少见,多发生于腮腺,为无痛性肿物,生长缓慢,活动度好。肿瘤界限清楚,包膜厚薄不均,或缺乏包膜。切面呈实性,褐色或黄褐色,伴有光泽。瘤细胞多呈梭形和浆细胞样,部分呈透明样;瘤细胞密集,交织成束,多被纤维性间质分割成不规则小叶。

4. **嗜酸细胞腺瘤**(oncocytoma)　较为少见,多发生于腮腺,可双侧发生。肿瘤圆形或椭圆形,包膜完整,表面光滑,呈分叶状或结节状。切面多为实性均质状,灰红、棕红或黄褐色。瘤细胞体积大,呈圆形、卵圆形或多边形,胞质丰富,充满嗜酸性颗粒,核小位于中央,有一个或多个核仁。瘤细胞排列成巢状或条索状,偶呈腺泡状或小管状(图4-3-4)。

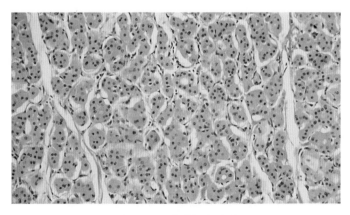

图 4-3-4　嗜酸细胞腺瘤

巢状或腺泡状排列的瘤细胞呈圆形、卵圆形或多边形,胞质丰富、嗜酸,核小位于中央(HE,×100)。

5. 基底细胞腺瘤（basal cell adenoma）　表面光滑，切面实性，呈灰白或灰黄色，可伴囊腔形成，内含褐色黏液样物。发生于腮腺者多有完整包膜，发生于小涎腺者常无包膜。镜下可见肿瘤由基底细胞组成，呈立方状或柱状，细胞界限不清，周边细胞呈栅栏状排列，有明显基底膜样物包绕（图 4-3-5）。基底细胞腺瘤有 4 种形态，包括实性型、小梁型、管状型和膜状型。

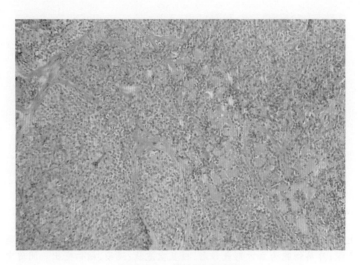

图 4-3-5　基底细胞腺瘤

由基底细胞组成，细胞呈立方状或柱状，界限不清，有明显基底膜样物质包绕（HE，×100）。

（二）恶性肿瘤

1. 腺样囊性癌（adenoid cystic carcinoma）　约 50% 发生于大涎腺，是小涎腺最常见的恶性肿瘤。肿瘤呈圆形或结节状，包膜不完整。切面呈灰白色、实性，质硬，可见出血及囊变。镜下可见肿瘤由导管内衬上皮细胞及肌上皮细胞组成（图 4-3-6）。瘤细胞常排列成 3 种结构，即筛状型、管状型和实性型，常混合存在。

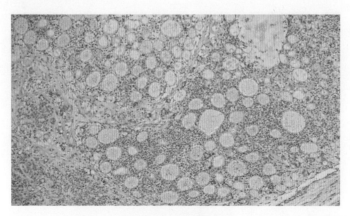

图 4-3-6　腺样囊性癌

肿瘤呈筛状结构，由导管上皮及肌上皮细胞组成（HE，×100）。

2. **腺泡细胞癌**(acinic cell carcinoma)　低度恶性。肿瘤多为界限清楚的实性结节,少数可边界不清和/或呈多结节状。切面呈分叶状,褐色至红色,质软,实性,偶有囊变。浆液性腺泡细胞分化是腺泡细胞癌的主要特点。瘤细胞包括4种类型:①腺泡样细胞;②透明细胞;③闰管样细胞;④空泡状细胞。瘤细胞排列呈实体型、微囊型、囊性乳头状型及滤泡型。

3. **黏液表皮样癌**(mucoepidermoid carcinoma)　高分化型通常无完整包膜,切面呈灰白或灰红色,常有大小不等的囊腔,内含乳白色黏稠或稀薄液体,偶为血性黏液。低分化型无包膜,呈浸润性生长,切面呈灰白色,均质状,囊腔极少,瘤细胞以黏液样细胞、表皮样细胞及中间型细胞为特征(图4-3-7)。高分化型以黏液样细胞和分化良好的表皮样细胞为主,常形成囊腔,可伴有乳头突入腔内,囊壁内衬黏液细胞,腔内有红染黏液。低分化型以表皮样细胞及中间型细胞为主,形成实性团片,常向周围组织浸润。瘤细胞异型性明显,核分裂象易见。

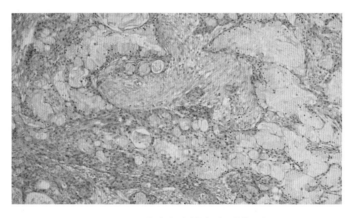

图4-3-7　黏液表皮样癌,低分化型
肿瘤由黏液样细胞、表皮样细胞及中间型细胞组成,常形成囊腔或腺样结构(HE,×100)。

4. **涎腺导管癌**(salivary duct carcinoma)　是一种少见的高度恶性肿瘤,源自涎腺小叶内及小叶间分泌性导管。肿瘤常无包膜,边界不清,典型的为多结节。切面呈灰白到黄白色,常伴有许多大小不等的囊和坏死,间质纤维化。镜下可见瘤细胞为立方形或多边形,界限清楚,细胞异型性明显,核分裂象较多(图4-3-8)。瘤细胞可形成粉刺样、筛状、乳头状和实性结构,与乳腺导管癌相似。神经及血管易受到侵犯。

5. **上皮-肌上皮癌**(epithelial-myoepithelial carcinoma)　呈分叶状或结节状,包膜不完整或无包膜,与周围组织粘连。切面呈实性、灰白色,可见坏死和囊变。镜下见双层细胞构成的导管结构,内层是导管上皮细胞,外层为变异的肌上皮分化细胞。肌上皮细胞常胞质透明,位于导管外层,单层或多层排列,导管上皮细胞多位于导管内层,呈立方或柱状,胞质含嗜酸性或嗜双色性颗粒。

6. **多形性低度恶性腺癌**(polymorphous low-grade adenocarcinoma)　主要发生在小涎腺,组织结构多样,而细胞形态一致。瘤细胞主要由肌上皮细胞和导管上皮细胞构成,细胞较小,圆形或梭形,核仁不明显。瘤细胞形成小叶状结构、条索状结构、乳头状或导管样

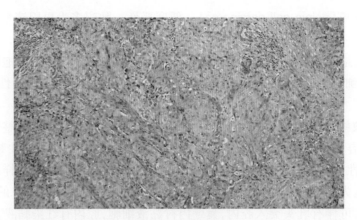

图 4-3-8　涎腺导管癌

形态与乳腺导管癌相似,瘤细胞异型性明显,核分裂象较多(HE,×100)。

结构。

7. **癌在多形性腺瘤中**(carcinoma ex pleomorphic adenoma,Ca-ex-PA)　来自多形性腺瘤的上皮性恶性肿瘤,最常见于腮腺。临床表现为长期存在的肿块,近期快速生长。肿瘤边界不清,良性与恶性成分的比例可有很大差异。部分肿瘤需广泛取材才能发现良性成分。恶性成分可有任何类型的癌,最常见的是低分化腺癌,为导管癌或非特异性腺癌,或未分化癌,呈浸润性、侵袭性生长。肿瘤细胞核深染、异型,常伴坏死。

第四节　横纹肌肿瘤

一、良性肿瘤

(一) 成人型横纹肌瘤

成人型横纹肌瘤(adult rhabdomyoma)好发于成年人的头颈部,表现为上呼吸道和上消化道黏膜息肉状病变或颈部浅表软组织内的孤立性肿块,其中黏膜好发部位依次为喉、口腔(舌、口底、软腭或颊黏膜)及咽。肿瘤常呈圆形或分叶状,边界清楚,但无包膜,质软。切面呈均质状,淡棕色或灰棕色。镜下显示成熟骨骼肌分化,由边界清楚的小叶组成,小叶内由排列紧密、嗜伊红色的大圆形或多角形细胞组成。瘤细胞边界清晰,胞质丰富,为颗粒状或因富含糖原而呈透亮状或空泡状,多数病例于胞质内可见横纹。

(二) 胎儿型横纹肌瘤

胎儿型横纹肌瘤(fetal rhabdomyoma)好发于 3 岁以下婴幼儿的头颈部,尤其是耳后区,多位于皮下,可分成经典型及中间型两种类型,前者多发生于 1 岁以内的婴幼儿,后者发生于成年人较儿童多见,主要发生于头颈部。肿瘤边界清晰或有包膜,呈分叶状,灰白色至粉褐色,切面均匀一致,有光泽,发生于黏膜的肿物呈息肉状。镜下显示不成熟性骨骼肌分化。经典型主要由原始间质细胞、梭形细胞和不成熟横纹肌纤维组成,细胞间为大量黏液样的基质。胞质内的横纹在苏木精-伊红(HE)染色下不容易找到,但在 Masson 染色或 PTAH 染色下较清晰。中间型富于细胞,主要由大量分化性的横纹肌纤维组成,可见带状或节细胞样的横纹肌母细胞,梭形间质细胞稀少或无,很少或不含黏液样基质。瘤细胞无异型性,核分裂象无或罕见,也无肿瘤性坏死。

二、恶性肿瘤

(一)胚胎性横纹肌肉瘤

胚胎性横纹肌肉瘤(embryonal rhabdomyosarcoma)多发生于 15 岁以下的儿童及婴儿,也可见于成人。常见于头颈部,尤其是眼眶、鼻咽及中耳。肿瘤境界不清,浸润性生长,质软,常伴出血、坏死及囊变。镜下可见不同发育阶段的横纹肌母细胞,特征是富于细胞的瘤细胞密集区与瘤细胞稀少的呈疏松结构的黏液样区交替存在。分化差者,瘤细胞体积小,呈梭形,核深染,胞质不清楚,核分裂多见,横纹可有可无,常围绕在血管周围(图 4-4-1)。稍分化者,可见胞质呈嗜酸性、颗粒状的横纹肌母细胞,核偏位。有时可见分化好的梭形、带状肌母细胞,核位于中央,核仁明显,有的可见横纹,有助于诊断。

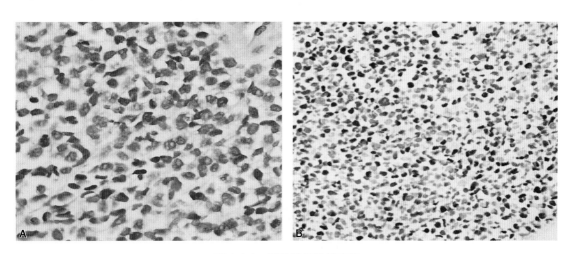

图 4-4-1　胚胎性横纹肌肉瘤

A.瘤细胞体积小,卵圆形或短梭形,核深染,核分裂多见,横纹肌母细胞不明显(HE,×400);B.肿瘤细胞呈弥漫强阳性(MyoD1 染色,×200)。

(二)腺泡状横纹肌肉瘤

腺泡状横纹肌肉瘤(alveolar rhabdomyosarcoma)好发于 10~25 岁的青少年。肿瘤边界不清,往往浸润至周围软组织,切面呈灰白或灰红色,肿瘤较大者可见出血、坏死灶。镜下可见瘤细胞体积小,呈圆形或卵圆形,常被肿瘤内纤维血管间隔分隔成巢状结构。巢周围细胞常与纤维血管紧密黏附,巢中央细胞排列稀疏,形成不规则腔隙或假腺样结构。瘤细胞可有数量不等的横纹肌母细胞分化(图 4-4-2)。胞质强嗜酸,偶尔可见多核瘤巨细胞。多数肿瘤伴有 *PAX3-FOXO1* 或 *PAX7-FOXO1* 融合基因。

(三)多形性横纹肌肉瘤

多形性横纹肌肉瘤(pleomorphic rhabdomyosarcoma)几乎只发生于成人,好发于四肢,尤其是大腿部。瘤细胞多为发育后期的横纹肌母细胞,多形性明显,由未分化的圆形至梭形细胞及多边形细胞构成,单核或多核,常可见奇异形瘤巨细胞。瘤细胞胞质较丰富,嗜酸,核分裂多见,瘤细胞间胶原纤维较少。免疫组化 desmin、MyoD1、myogenin 阳性。

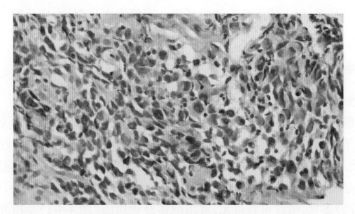

图 4-4-2 腺泡状横纹肌肉瘤

肿瘤挤压较明显,但局部仍可见胞质嗜酸、核偏位的具有横纹肌母细胞
分化特征的瘤细胞(HE,×400)。

(四) 梭形细胞/硬化性横纹肌肉瘤

梭形细胞/硬化性横纹肌肉瘤(spindle cell/sclerosing rhabdomysarcoma)是一种特殊类型的横纹肌肉瘤。儿童患者多发生于睾丸旁,成人患者则半数以上发生于头颈深部软组织。肿瘤界限清楚但无包膜,平均最大径 4~6cm,切面灰白,常呈漩涡状外观,可见出血及坏死。镜下可见肿瘤呈浸润性生长,细胞呈束状或席纹状排列。肿瘤细胞主要呈梭形,核为卵圆形或雪茄状,染色质呈空泡状,无明显核仁。罕见嗜酸性横纹肌母细胞。肿瘤细胞间含有多少不等的胶原纤维,少数病例含有较多硬化性间质。肿瘤细胞特征性表达 desmin,多数病例表达 SMA、myogenin 和 MyoD1。

第五节 纤维组织肿瘤和瘤样病变

一、非肿瘤性病变

结节性筋膜炎(nodular fasciitis)常为单个圆形或卵圆形结节,无包膜,一般直径<2cm。切面黏液样或纤维性,呈灰白、灰红或灰褐色。镜下可见在疏松的黏液基质中包括丰富的、不成熟的成纤维细胞或肌成纤维细胞,以及新生的毛细血管和炎症细胞。不同程度增生的胶原纤维呈带状或束状,具有一定极向或车辐状结构。增生活跃的成纤维细胞或肌成纤维细胞大小一致,呈梭形,较肥胖,可见明显的小核仁,核分裂象易见(图 4-5-1),偶可见破骨细胞样巨细胞。

二、肿瘤性病变

(一) 纤维组织细胞瘤

纤维组织细胞瘤(fibrous histiocytoma)也称为真皮纤维瘤,是一种良性肿瘤。临床表现为缓慢生长的孤立性小结节,肿瘤呈圆形或类圆形,无包膜,切面呈灰白色、灰黄色、黄褐色至暗红色不等,取决于肿瘤内所含的胶原纤维、含铁血黄素、脂质和血管的数量。短梭形或梭形肿瘤细胞排列成条束状或席纹状,间质内含数量不等的泡沫状组织细胞和慢性炎症细胞。肿瘤分为真皮纤维瘤、纤维黄色瘤和硬化性血管瘤 3 种亚型。

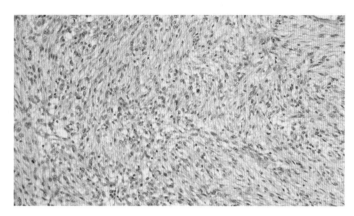

图 4-5-1　结节性筋膜炎

梭形成纤维细胞或肌成纤维细胞增生活跃,核分裂象易见,细胞间还可
见较多外渗的红细胞(HE,×100)。

（二）隆突性皮肤纤维肉瘤

隆突性皮肤纤维肉瘤(dermatofibrosarcoma protuberans)位于真皮或皮下,多为单结节状肿块,复发性病变可为多结节状。肿瘤质地坚实,呈灰白色,部分病例因发生黏液样变性而呈胶冻样或透明状。色素性隆突性皮肤纤维肉瘤切面呈黑色。由弥漫性浸润性生长的短梭形细胞组成,通常呈特征性的席纹状或车辐状排列,瘤细胞核的异型性并不明显(图 4-5-2),肿瘤常浸润到皮下脂肪组织。

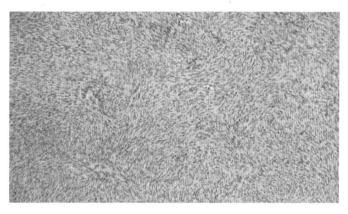

图 4-5-2　隆突性皮肤纤维肉瘤

短梭形的瘤细胞呈特征性的席纹状或车辐状排列,瘤细胞异型性不明
显(HE,×50)。

（三）孤立性纤维性肿瘤

孤立性纤维性肿瘤(solitary fibrous tumor)好发于胸膜,部分病例可发生于胸膜外,后者以头颈部、上呼吸道、纵隔相对较常见。肿瘤呈类圆形或卵圆形,边界清晰,切面灰白色,质韧而富有弹性,可伴黏液变性,恶性者切面呈鱼肉状,可伴出血、囊变和坏死。镜下可见肿瘤以交替分布的细胞丰富区和细胞稀疏区组成。瘤细胞间含有粗细不等、形状不一的胶原纤维(图 4-5-3)。瘤内血管丰富,血管壁胶原变性较为常见。肿瘤细胞特征性表达 STAT6、CD34、Bcl-2 也常阳性。

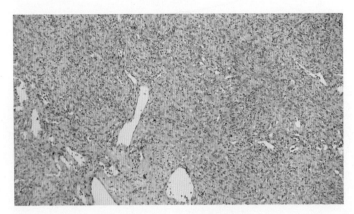

图 4-5-3 孤立性纤维性肿瘤

瘤细胞呈梭形或短梭形,细胞间含有粗细不等、形状不一的胶原纤维(HE,×50)。

(四)炎性肌成纤维细胞性肿瘤

炎性肌成纤维细胞性肿瘤(inflammatory myofibroblastic tumor)呈结节状或分叶状,切面呈灰白色或灰黄色,质韧,可伴有黏液变性、灶状出血和坏死等。镜下可见肿瘤由增生的胖梭形成纤维细胞和肌成纤维细胞组成,间质内伴有大量炎症细胞,多为成熟的浆细胞和淋巴细胞,可有生发中心形成。部分病例可伴有组织细胞样细胞。

(五)纤维肉瘤

纤维肉瘤(fibrosarcoma)多位于深部软组织内,可发生于肌内和肌间的纤维组织、筋膜、肌腱和腱鞘。肿瘤呈圆形、卵圆形或结节状。切面呈灰白色、质地坚实,或呈灰红色鱼肉状,体积较大者可见出血和坏死灶。肿瘤组织学变化较大,可分为分化良好的纤维肉瘤、中等分化的纤维肉瘤及分化差的纤维肉瘤。瘤细胞似成纤维细胞,常呈特征性"人"字形排列或羽毛状排列。间质含数量不等的胶原成分,可形成纤细的细胞间网络结构,也可以形成细胞稀少的弥漫性或"瘢痕样"硬化或玻璃样变区域。肿瘤可发生黏液变和骨化生。

第六节 脂肪组织肿瘤和瘤样病变

一、良性肿瘤

脂肪瘤(lipoma)是最常见的良性肿瘤之一,可发生于皮下或深部软组织,生长缓慢。位于浅表或皮下者多有菲薄的纤维性包膜,呈类圆形、结节形或分叶状,大小不一。切面呈淡黄色或黄色,质地柔软。位于深部者,外形通常不规则。肿瘤由成熟的脂肪细胞组成,与周围正常脂肪组织相似(图 4-6-1)。瘤细胞排列紧密,并由纤维性间隔分成大小不等的小叶,小叶内的脂肪细胞在大小和形态上基本一致。

二、恶性肿瘤

(一)脂肪肉瘤

1. 非典型性脂肪瘤样肿瘤/分化良好的脂肪肉瘤(atypical lipomatous tumor/well differentiated liposarcoma) 肿瘤体积多较大,呈多结节状或分叶状,有菲薄的纤维性包膜。

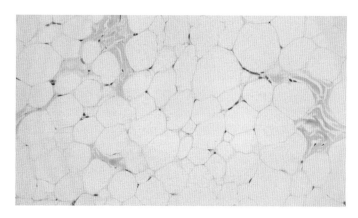

图 4-6-1 脂肪瘤

肿瘤由成熟的脂肪细胞组成,与周围正常脂肪组织相似(HE,×100)。

切面呈黄色,可伴出血和梗死等继发性改变。硬化性脂肪肉瘤切面呈灰白色,质地坚韧,纤维样。根据肿瘤的形态分为脂肪瘤样脂肪肉瘤、硬化性脂肪肉瘤、炎症性脂肪肉瘤、梭形细胞脂肪肉瘤。常在同一肿瘤中有多种亚型并存。镜下可见脂肪细胞大小不一,可见数量不等的脂肪母细胞(图 4-6-2)。间质中散在奇异型、核明显深染的间质细胞是各亚型的重要诊断线索。分子遗传学发现,非典型性脂肪瘤样肿瘤/分化良好的脂肪肉瘤具有 *MDM2* 基因扩增。

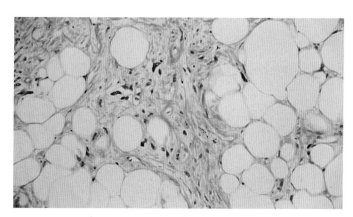

图 4-6-2 分化良好的脂肪肉瘤

瘤细胞分化较成熟,细胞间可见增生的纤维组织,并散在体积大、异型显著的怪异脂肪母细胞(HE,×400)。

2. 黏液样脂肪肉瘤(myxoid liposarcoma) 是第 2 位最常见的脂肪肉瘤,肿瘤边界较清,呈多结节状,切面呈胶冻状、黄色或灰黄色,可伴出血而呈褐色。镜下见肿瘤呈结节状或分叶状生长,结节周边细胞相对丰富。肿瘤由圆形、卵圆形至短梭形的原始间叶细胞、大小不等的印戒样脂肪母细胞、分支状毛细血管网和黏液样基质组成(图 4-6-3)。部分病例中,黏液样基质可形成肺水肿样结构。遗传学检测显示特异性的 t(12;16)(q13;p11)和 t(12;22)(q13;q12),分别形成 *FUS-DDIT3* 和 *EWSR1-DDIT3* 融合基因。

3. 去分化脂肪肉瘤(dedifferentiated liposarcoma) 常为大的多结节性黄色肿物,含散

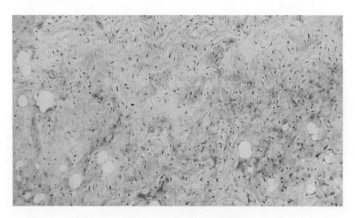

图 4-6-3 黏液样脂肪肉瘤
肿瘤细胞呈梭形或短梭形,可见大小不等的印戒样脂肪母细胞,肿瘤内
见分支状毛细血管网,间质富含黏液样基质(HE,×100)。

在实性灰褐色的非脂肪区域,常有坏死。肿瘤由不同分化和形态结构的成分组成,脂肪肉瘤成分多为分化好的脂肪瘤样脂肪肉瘤,去分化成分可分为高度恶性和低度恶性两种。高度恶性者呈多形性未分化肉瘤/多形性恶性纤维组织细胞瘤样或纤维肉瘤样,后者呈黏液纤维肉瘤或纤维瘤病样(图 4-6-4)。去分化成分中也可含有异源性成分。脂肪肉瘤与去分化成分之间多有清楚的界限。

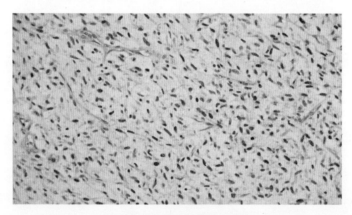

图 4-6-4 去分化脂肪肉瘤
去分化成分为低度恶性的肉瘤(HE,×200)。

第七节 脉管组织肿瘤和瘤样病变

一、良性肿瘤及瘤样病变

(一) 淋巴管瘤

淋巴管瘤(lymphangioma)无包膜,边界不清,通常浸润至周围脂肪或肌肉组织。切面呈多囊性或海绵状,囊内含有水性或乳性液体。镜下为明显扩张的淋巴管,管壁薄,内衬扁平内皮细胞,周围常伴有淋巴细胞聚集。部分管腔内含有蛋白性液体及淋巴细胞,有时有红细胞。较大脉管周围可有较多平滑肌细胞,长期病变有间质纤维化及间质炎症。

（二）血管瘤

1. 肌内血管瘤（intramuscular angioma） 最常累及下肢,其次为头颈部、上肢和躯干。肿瘤在受累的肌肉内呈弥漫性浸润。依据血管大小分为小血管型（毛细血管型）、大血管型（海绵状）和混合型。肿瘤通常由大的厚壁静脉、海绵状血管腔隙、毛细血管或动静脉混合构成。完全由毛细血管成分构成的肿瘤好发于头颈部。肿瘤内还有数量不等的脂肪组织。

2. 静脉性血管瘤（venous haemangioma） 肿瘤位于皮下或较深部的软组织,界限不清,由不同程度扩张的大的厚壁血管构成,常伴血栓,偶有静脉石形成。高度扩张的血管,形似海绵状血管瘤。

3. 动静脉性血管瘤（arteriovenous haemangioma） 又称动静脉畸形,是一种非肿瘤性病变,以存在动静脉分流为特征。病变界限欠清,含有数量不等的大小血管,包括静脉和动脉,多见类似海绵状或毛细血管瘤的区域,常有血栓和钙化。

4. 上皮样血管瘤（epithelioid haemangioma） 又称伴有嗜酸细胞的血管淋巴组织增生。肿瘤好发部位为头部,多位于皮下。一般肿瘤大小0.5~2cm。皮下上皮样血管瘤中见高度增生的毛细血管型血管,内皮肥胖呈上皮样。不成熟血管可缺乏管腔形成。内皮细胞的胞质有时含空泡。肿瘤内常有一较大血管,一般为肌性动脉。多数病例的病变伴有嗜酸细胞和淋巴细胞为主的炎症性背景。瘤旁常见淋巴组织增生伴淋巴滤泡形成。上皮样内皮细胞表达CD31和CD34,但CD34一般较弱。

二、中间性肿瘤

卡波西肉瘤（Kaposi sarcoma）好发于皮肤,病变直径从很小到数厘米,表现为大小不等的出血性结节,可相互融合。依据病程组织形态,肿瘤可分为斑片期、斑块期、结节期。梭形肿瘤细胞呈条束状排列,切面呈筛孔状或蜂窝状,瘤细胞间为裂隙样血管腔隙,含有红细胞,间质内可见含铁血黄素沉积,在梭形的肿瘤细胞内或细胞外常可见PAS阳性的透明小体。肿瘤细胞表达CD34、D2-40、ERG、FLI1。

三、恶性肿瘤

（一）上皮样血管内皮瘤

上皮样血管内皮瘤（epithelioid hemangioendothelioma,EH）好发于四肢浅表和深部软组织。肿瘤呈灰白或灰红色,质实,纤维样。肿瘤与血管关系密切,常呈血管中心性。肿瘤细胞呈小巢状或条索状排列,可见较多的空泡细胞,伴有独特黏液玻璃样间质。典型形态为肿瘤呈离心状从扩张的血管腔向周围的软组织内浸润性生长。肿瘤细胞表达CD34、D2-40、ERG、FLI1,具有特异性染色体易位t(1;3)(p36.3;q25),产生*WWTR1-CAMTA1*融合基因。

（二）血管肉瘤

血管肉瘤（angiosarcoma）是比较少见的软组织肉瘤,可发生于任何部位,为多结节性出血性肿物。肿瘤组织既有上皮样区域,又有梭形细胞区域,有时可见原始血管结构。免疫组化是诊断血管肉瘤的重要辅助手段。肿瘤细胞表达CD31、CD34和凝血因子Ⅷ。

第八节 淋巴造血组织肿瘤及瘤样病变

一、非肿瘤性病变

(一) 组织细胞坏死性淋巴结炎

组织细胞坏死性淋巴结炎又称 Kikuchi-Fujimoto 坏死性淋巴结炎,大多见于中青年女性。临床表现为发热、皮疹、粒细胞减少、红细胞沉降率增快,多见颈部淋巴结肿大,可自愈。镜下可见淋巴结内大小不等、程度不一的坏死灶,含多量核碎片。坏死灶内及周围伴形态多样的组织细胞增生,胞质内常含吞噬的核碎片、淋巴细胞及红细胞等。组织细胞可有异型,其间散在分布或灶状分布异形 T 免疫母细胞、浆细胞样单核细胞及转化的淋巴细胞等,但无中性粒细胞与嗜酸性粒细胞。

(二) 结核病性淋巴结炎

结核病性淋巴结炎(tuberculosis lymphadenitis)临床上以颈部淋巴结肿大最为显著。组织学上形成特征性的结核肉芽肿结节。典型的结核结节中央为干酪样坏死,坏死灶周围有数量不等的上皮样细胞,散在多核朗格罕巨细胞(图 4-8-1),外层为淋巴细胞与成纤维细胞。病变痊愈后可见纤维化、钙化。抗酸染色找到阳性菌或聚合酶链反应(polymerase chain reaction,PCR)方法证实病原菌,可帮助确诊。

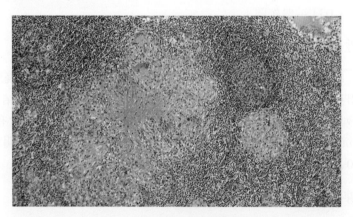

图 4-8-1 结核病性淋巴结炎
淋巴结内见典型的结核结节,中央为干酪样坏死,坏死灶周围有数量不
等的上皮样细胞,散在多核朗格罕巨细胞(HE,×100)。

(三) 猫抓病性淋巴结炎

猫抓病性淋巴结炎(cat-scratch disease lymphadenitis)病原体为一种多形性革兰氏阴性杆菌,大多由宠物抓、咬伤皮肤引起。临床表现为局部皮肤红丘疹或脓疱,继而结痂,1~3 个月后引流区淋巴结肿大。镜下呈现一种特殊的肉芽肿性炎,肉芽肿形状呈"星芒状""口唇样"或"裂隙状"。肉芽肿中间为急性炎,见大量中性粒细胞浸润、脓肿形成,肉芽肿周围为慢性炎,见栅栏状排列的上皮样细胞、淋巴细胞、浆细胞及个别巨细胞。

（四）木村病

木村病（Kimura disease）是一种流行于亚洲的慢性炎症性病变，主要累及头颈部的皮下组织和淋巴结，以血管淋巴组织增生伴嗜酸性粒细胞增多为特征。其发病以年轻人为主，男性多见。皮下组织出现淋巴细胞增生，伴淋巴滤泡形成，可见浆细胞、肥大细胞和大量嗜酸性粒细胞浸润、薄壁小血管增生。受累淋巴结可见淋巴滤泡增生，大量嗜酸性粒细胞浸润，伴嗜酸性脓肿形成。副皮质区见大量血管内皮增生。

（五）Castleman 病

Castleman 病（Castleman disease）（卡斯尔曼病）可分为透明血管型、浆细胞型及中间型 3型，其中透明血管型最常见，约占 90%。肿块境界清楚，单发或多发。镜下可见透明血管型者滤泡增多，其体积由小至大，分布在整个淋巴结实质，不限于皮质。其特点为管壁增厚且玻璃样变的毛细血管穿入滤泡，生发中心萎缩，滤泡外套层小淋巴细胞常呈同心圆排列，呈洋葱皮样（图 4-8-2）。滤泡间为小淋巴细胞、浆细胞、免疫母细胞、嗜酸性粒细胞等。浆细胞型的特点是滤泡间有大量成片的浆细胞浸润，夹杂有少数免疫母细胞、小淋巴细胞、组织细胞。滤泡大而增生。毛细血管网不明显。

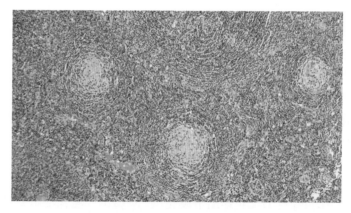

图 4-8-2　Castleman 病

正常淋巴滤泡生发中心萎缩，见玻璃样变的毛细血管穿入滤泡，滤泡外
套层小淋巴细胞呈洋葱皮样排列（HE，×100）。

（六）Rosai-Dorfman 病

Rosai-Dorfman 病（Rosai-Dorfman disease）（罗萨伊-多尔夫曼病）又称窦组织细胞增生伴淋巴结肿大。本病年轻人多见，主要特点为颈部淋巴结肿大。淋巴结被膜增厚、淋巴窦扩张，大量浆细胞浸润。淋巴窦可以扩张到非常显著的程度，导致滤泡萎缩，淋巴结结构几乎消失。窦内见体积增大的组织细胞，胞质丰富，核位于中心呈空泡状，核仁显著，胞质中可见被吞噬的淋巴细胞和其他细胞成分，核排列在周围呈花环状。

（七）结节病

结节病（sarcoidosis）是一种原因不明的多系统肉芽肿性疾病，可累及全身各器官。形态学特征为非干酪性肉芽肿，由上皮样细胞、朗格罕多核巨细胞、淋巴细胞、浆细胞和成纤维细胞组成，常缺乏坏死（图 4-8-3）。淋巴结结构常被大量肉芽肿破坏，有时在巨细胞胞质中可见星芒状小体。

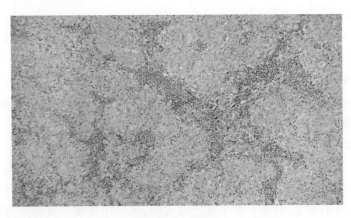

图 4-8-3 结节病

大量非干酪性肉芽肿,由上皮样细胞、朗格罕多核巨细胞、淋巴细胞、浆
细胞和成纤维细胞组成,常缺乏坏死(HE,×100)。

二、肿瘤性病变

(一) 淋巴瘤

1. 霍奇金淋巴瘤(Hodgkin lymphoma,HL) 原发于淋巴结,病变通常从1个或1组淋巴
结开始,逐渐由近及远地向其周围的淋巴结扩散。如果发生在颈部淋巴结,可形成包绕颈部的
巨大肿块。组织学特征是在多种炎症细胞混合的背景中见特征性的肿瘤细胞,即 Reed-Stern-
berg 细胞(R-S 细胞)。炎症细胞包括淋巴细胞、浆细胞、中性粒细胞、嗜酸性粒细胞和组织细
胞等反应性细胞成分。肿瘤细胞包括 R-S 细胞及其变异型细胞。典型的 R-S 细胞是一种直径
为 15~45μm 的双核或分叶瘤巨细胞,瘤细胞胞质丰富,略嗜酸或嗜碱性,核圆形或椭圆形,双
核或多核;染色质沿核膜聚集成块,核膜厚,核内具有一大而醒目、直径与红细胞大小相当的嗜
酸性核仁(图 4-8-4)。HL 分为经典型和非经典两大类。非经典型即结节性淋巴细胞为主型
霍奇金淋巴瘤(NLPHL);经典型又包括结节硬化型(NSCHL)、混合细胞型(MCCHL)、淋巴细
胞丰富型(LRCHL)、淋巴细胞减少型(LDCHL)4 个亚型。经典型中肿瘤细胞不表达 LCA、
CD20,可弱表达 PAX-5,表达 CD30 和 CD15,EBER 可阳性。

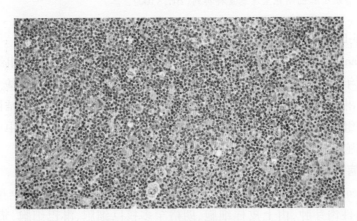

图 4-8-4 经典型霍奇金淋巴瘤

在炎症细胞背景中见特征性的 R-S 细胞,胞质丰富,核圆形或椭圆形,
核膜厚,核内有一大而醒目的嗜酸性核仁(HE,×200)。

2. 非霍奇金淋巴瘤(non-Hodgkin lymphoma,NHL)

(1)前体淋巴细胞肿瘤:即急性淋巴母细胞白血病/淋巴瘤,是不成熟的前体淋巴细胞(又称淋巴母细胞)来源的一类高度侵袭性肿瘤,其中包括B淋巴母细胞白血病/淋巴瘤(B-ALL)和T淋巴母细胞白血病/淋巴瘤(T-ALL)。淋巴结的正常结构完全被破坏,被肿瘤性淋巴母细胞所取代。肿瘤细胞浸润被膜和结外软组织。瘤细胞的体积比小淋巴细胞稍大,胞质稀少,核染色质细腻或呈现点彩状,不见核仁或核仁不清楚,核分裂象多见。瘤细胞中见吞噬细胞碎片的巨噬细胞,出现"星空现象"。B淋巴母细胞和T淋巴母细胞在形态学上不易区分,需借助免疫表型来分辨,分别表达B细胞或T细胞标记物,此外肿瘤细胞还表达TdT、CD1α、CD99等。

(2)成熟B细胞淋巴瘤:种类很多,常见的有以下几种。

1)慢性淋巴细胞性白血病/小淋巴细胞淋巴瘤(CLL/SLL):是成熟B细胞来源的惰性肿瘤。淋巴结结构被破坏,瘤细胞形态单一,主要为小淋巴细胞(图4-8-5),其中散在少数中等或较大的细胞,有时这些细胞呈灶性聚集,形成增殖中心,在低倍镜下呈淡染区。肿瘤细胞可浸润骨髓、脾脏及肝脏。免疫组化染色显示肿瘤细胞表达CD5及CD23。

图4-8-5 慢性淋巴细胞性白血病/小淋巴细胞淋巴瘤

淋巴结结构被破坏,可见明显的淡染区。瘤细胞主要为小淋巴细胞,形态较一致(HE,×50)。

2)套细胞淋巴瘤(mantle cell lymphoma):多发生于中老年人,男性多见。表现为全身淋巴结肿大及肝脾大,常累及骨髓和外周血。结外最常见的累及部位是胃肠道与Waldeyer咽淋巴环(Waldeyer ring)。典型的套细胞淋巴瘤表现为形态单一的淋巴样细胞增生,呈模糊的结节状、弥漫性、套区增宽或罕见的滤泡等生长方式。肿瘤由小到中等大小的淋巴细胞组成,核形轻微或略不规则,核染色质稀疏,核仁不明显。肿瘤常无中心母细胞、免疫母细胞或副免疫母细胞样细胞,可散在单个分布的胞质粉染的组织细胞,常见玻璃样变的小血管(图4-8-6)。肿瘤细胞可表达CD5,特征性表达cyclinD1。

3)滤泡性淋巴瘤(follicular lymphoma):常见于中老年人。镜下见肿瘤性滤泡紧密排列,界限不清,由滤泡中心细胞和中心母细胞两种细胞构成,缺乏套区、极性及吞噬现象。肿瘤性滤泡中中心母细胞数量多少不等,依据中心母细胞的多少,将滤泡性淋巴瘤分成3级:1级,0~5个中心母细胞/HPF;2级,6~15个中心母细胞/HPF;3级,>15个中心母细胞/HPF,其中3a级可见中心细胞,3b级中心母细胞呈实性片状。肿瘤细胞滤泡可表达CD10、Bcl-6及Bcl-2,而约50%的3级滤泡性淋巴瘤Bcl-2可阴性。遗传学结果显示,85%的肿瘤伴*Bcl-2*基因易位。

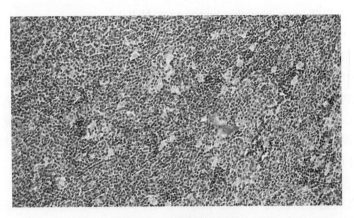

图 4-8-6　套细胞淋巴瘤
肿瘤细胞形态单一,小到中等大小,其间散在单个分布的胞质粉染的组
织细胞,常见玻璃样变的小血管(HE,×200)。

4) 淋巴结边缘区 B 细胞淋巴瘤(nodal marginal zone B cell lymphoma):是原发于淋巴结的 B 细胞淋巴瘤,形态类似黏膜相关淋巴组织结外边缘区 B 细胞淋巴瘤(MALT 淋巴瘤)。淋巴结滤泡旁边缘区 B 细胞增生,围绕残存的生发中心,并向生发中心植入。肿瘤细胞呈单核样 B 细胞,其间散在中心母细胞和免疫母细胞样细胞(图 4-8-7)。一些病例中肿瘤细胞可伴浆细胞分化,也可见散在的大 B 细胞数量增加,肿瘤向大 B 细胞淋巴瘤转化。

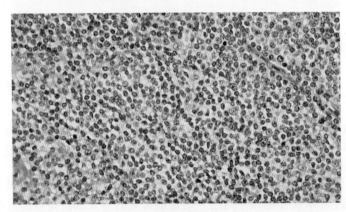

图 4-8-7　淋巴结边缘区 B 细胞淋巴瘤
肿瘤细胞中等大小,呈单核样 B 细胞,其间散在中心母细胞和免疫母细
胞样细胞(HE,×400)。

5) 弥漫性大 B 细胞淋巴瘤(diffuse large B cell lymphoma):可发生于结内或结外,临床呈较高侵袭性。淋巴结结构大部或全部被破坏。肿瘤呈弥漫性生长,细胞体积较大,可呈中心母细胞、免疫母细胞样,核分裂象多见(图 4-8-8)。依据肿瘤细胞形态特征可分为中心母细胞型、免疫母细胞型、间变型及其他少见亚型。此外,依据肿瘤细胞的免疫表型或基因表达谱,又可将肿瘤按照细胞起源分为生发中心 B 细胞来源及非生发中心 B 细胞来源/活化 B 细胞来源。肿瘤细胞弥漫表达 B 细胞标记物,Ki-67 高增殖活性。

6) 其他类型:包括高级别 B 细胞淋巴瘤,非特殊型(HGBL,NOS)、高级别 B 细胞淋巴瘤伴有 *C-MYC*、*Bcl-2* 和/或 *Bcl-6* 基因重排,这一组类型的 B 细胞淋巴瘤,主要依据 *C-MYC*、*Bcl-2*

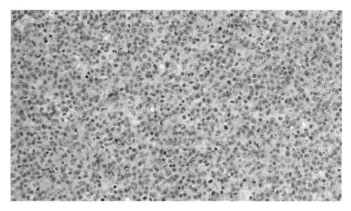

图 4-8-8　弥漫性大 B 细胞淋巴瘤

肿瘤弥漫性生长,瘤细胞体积较大,主要呈中心母细胞样,核分裂象多见(HE,×200)。

及 *Bcl-6* 基因检测结果进行分类。

(3) 成熟 T/NK 细胞淋巴瘤:与 B 细胞淋巴瘤一样,成熟 T/NK 细胞淋巴瘤类型多,本书主要介绍几种头颈部常见的类型。

1) 外周 T 细胞淋巴瘤,非特殊型(peripheral T-cell lymphoma,unspecified):肿瘤呈弥漫性浸润,淋巴结结构被破坏。肿瘤细胞种类多样,多数病例为中至大细胞,核多形、不规则,染色质多或呈泡状,核仁明显,核分裂象多。部分瘤细胞胞质透明,少数病例可见 R-S 样细胞。常伴炎性多形背景,可见小淋巴细胞、嗜酸性粒细胞、浆细胞和灶性上皮样组织细胞。小血管增生,内皮细胞肥大。肿瘤细胞表达 T 细胞相关抗原,但常伴 CD5、CD7 抗原丢失,表达 CD4,不表达 CD8。

2) 血管免疫母细胞性 T 细胞淋巴瘤(angioimmunoblastic T-cell lymphoma):是一种 T 细胞淋巴瘤,患者常表现为全身淋巴结肿大、肝大、脾大及皮疹。淋巴结结构被部分破坏,常可见残存的淋巴滤泡。肿瘤细胞弥漫浸润滤泡间区,细胞小至中等大小,胞质淡染或透明。其间可见大的表达 B 细胞表型的母细胞,也可见 R-S 细胞。肿瘤细胞间见多量炎症细胞,包括反应性小淋巴细胞、嗜酸性粒细胞、组织细胞及明显增生的滤泡树突细胞。间质中见高度增生的小血管呈分支状(图 4-8-9)。肿瘤细胞表达 T 细胞抗原,散在的大细胞表

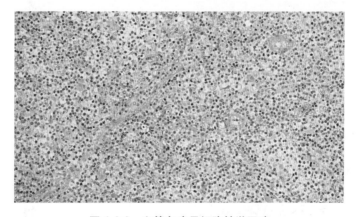

图 4-8-9　血管免疫母细胞性淋巴瘤

小至中等大小的肿瘤细胞浸润滤泡间区,胞质淡染或透明,其间散在大细胞,间质中见高度增生的小血管呈分支状(HE,×200)。

达 B 细胞标记物,且 EBER 阳性。CD21 染色可显示毛细血管后静脉周围的滤泡树突细胞增生。

3)结外 NK/T 细胞淋巴瘤,鼻型(extranodal NK/T-cell lymphoma,nasal type):主要发生在结外,好发于鼻腔、鼻咽部、腭部等。各部位的肿瘤形态基本相似。发生于黏膜者,常伴溃疡形成。瘤细胞弥漫性浸润,常表现为噬血管性,多伴有血管破坏和坏死。肿瘤细胞大小不等,可以为小、中、大细胞,形态多样,胞核不规则或变长,染色质呈颗粒状,核仁不明显或有小核仁。核分裂象易见。可见大量的反应性炎症细胞,如浆细胞、淋巴细胞、组织细胞及嗜酸性粒细胞。多数病例为 NK 细胞的表型,即 EBER 和 CD56 阳性,少数病例具有细胞毒性 T 细胞表型,即 EBER 阳性,而 CD56 阴性。

4)间变性大细胞淋巴瘤(anaplastic large cell lymphoma,ALCL):分为 ALK(+)和 ALK(−)两种,前者主要发生于 20~30 岁的年轻人,男性多见;后者主要发生在老年人。淋巴结结构被破坏,肿瘤细胞常为窦内生长,细胞体积大,核不规则,核偏向一侧呈肾形。所有肿瘤细胞都表达 CD30 和 EMA。

(二)组织细胞肿瘤

1. 朗格汉斯细胞组织细胞肿瘤(tumors derived from Langerhans cell) 包括朗格汉斯细胞组织细胞增生症(Langerhans cell histiocytosis,LCH)和朗格汉斯细胞组织细胞肉瘤(Langerhans cell sarcoma,LCS)。肿瘤可呈单发性、单系统多部位或多系统播散性,最常累及骨及周围软组织、肝、脾、皮肤及骨髓等。LCH 的瘤细胞呈卵圆形或类圆形,可有轻度异型,核型不规则,可见核沟,核膜薄,染色质细腻,无明显核仁。间质中可见数量不等的嗜酸性粒细胞浸润(图 4-8-10)。LCS 的细胞具有明显异型性,核分裂象多见,一般>50 个/10HPF,而肿瘤中浸润的嗜酸性粒细胞数量明显减少。免疫组化显示肿瘤细胞 CD1α 及 S-100 阳性。

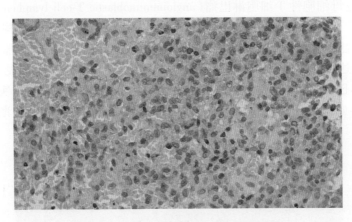

图 4-8-10 朗格汉斯细胞组织细胞增生症
瘤细胞呈卵圆形,核型不规则,可见核沟,核膜薄。间质中可见数量不等的嗜酸性粒细胞浸润(HE,×400)。

2. 滤泡树突细胞肉瘤(follicular dendritic cell sarcoma) 颈部淋巴结是最常见的发生部位。肿瘤细胞呈梭形,束状,有时可呈漩涡状排列。胞质较丰富,轻度嗜酸性,胞界清楚,细胞核长,核膜薄,染色质呈泡状或细颗粒状,可见小核仁。肿瘤细胞间常可见小淋巴细胞浸润。肿瘤细胞可表达一种或多种滤泡树突细胞标记物,包括 CD21、CD23 及 CD35。

第九节　外周神经肿瘤

一、良性肿瘤

（一）神经鞘瘤

神经鞘瘤（neurilemmoma）是最常见的外周神经良性肿瘤，多见于头颈部及四肢，也可发生于躯体、胃肠道、后纵隔、腹膜后等全身任何部位。肿瘤生长缓慢，多为单发。肿瘤呈圆形或椭圆形，大小不等，表浅部者较小，深部者则较大或巨大，包膜完整，切面呈灰白、灰黄、实性，有光泽，可伴出血及囊变。肿瘤由神经鞘细胞构成的束状型 antoni A 与网状型 antoni B 组成。antoni A 区瘤细胞呈长梭形，排列密集，交织成束或漩涡状，可见 Verocay 小体形成（图 4-9-1）；antoni B 区细胞排列稀疏杂乱，间质内血管丰富，血管壁增厚，常伴玻璃样变。免疫组化显示肿瘤细胞 S-100 阳性。神经鞘瘤除上述典型形态外，还可具有某些特殊结构，分为多种亚型，包括细胞性神经鞘瘤、丛状神经鞘瘤、腺样神经鞘瘤、神经母细胞瘤样神经鞘瘤、上皮样神经鞘瘤等。

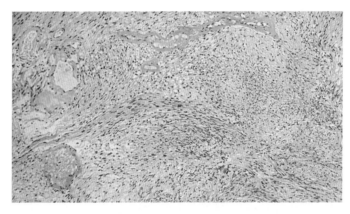

图 4-9-1　神经鞘瘤
由神经鞘细胞构成的束状型 antoni A 与网状型 antoni B 组成，可见
Verocay 小体形成（HE，×100）。

（二）神经纤维瘤

神经纤维瘤（neurofibroma）较多见，可发生于任何部位的皮肤或皮下组织，多见于躯干、头颈和四肢等处。肿瘤无包膜，可为孤立的界限清楚的局限性结节；可为界限不清的皮肤或皮下组织的弥漫性增厚；也可为丛状结节，沿较大神经干生长；还可多发，称为神经纤维瘤病，分Ⅰ型和Ⅱ型。肿瘤由构成周围神经的所有成分组成，包括神经鞘细胞、神经轴索、成纤维细胞和神经束膜细胞。肿瘤常侵及周围的真皮、脂肪组织、皮肤附属器。瘤细胞呈长梭形，核呈波浪状或逗点状，可排列成编织状、漩涡状或车辐状（图 4-9-2），常伴黏液变性。肿瘤内神经鞘细胞 S-100 阳性，神经轴索 NF 和 NSE 可阳性。

（三）颗粒细胞瘤

颗粒细胞瘤（granular cell tumor）中老年人多见，以四肢皮肤、皮下软组织及舌多见。10%~15%的病例可多发，结节界限不清，常无包膜。切面呈浅黄色或灰黄色。肿瘤组织呈巢

图 4-9-2 神经纤维瘤
梭形肿瘤细胞排列成编织状,核呈波浪状(HE,×100)。

状、带状或索状排列,被薄的纤维组织分隔。瘤细胞体积较大,呈圆形、卵圆形或多角形,胞质丰富,胞质内可见嗜酸性颗粒,细胞核小而居中。核分裂罕见。肿瘤多呈良性过程,但当肿瘤异型性明显、核分裂象较多(>5 个/10HPF)、浸润性生长、有出血坏死,而又无明显腺样结构时,可诊断为恶性颗粒细胞瘤(malignant granular cell tumor)。少数形态学良性的颗粒细胞瘤也可发生远处转移,这使得恶性颗粒细胞瘤的诊断标准一直难以界定。肿瘤细胞可表达 S-100、NSE。

二、恶性肿瘤

(一)恶性外周神经鞘膜瘤

恶性外周神经鞘膜瘤(malignant peripheral nerve sheath tumor, MPNST)起源于外周神经,多见于成人,偶见于儿童,可发生于身体任何部位,包括皮肤、头颈部、腹膜后等。有些肿瘤起源于已有的良性神经纤维瘤、神经鞘瘤、节细胞神经瘤、节细胞神经母细胞瘤等,具有神经鞘细胞分化的组织学特征。分化好者,肿瘤细胞呈长梭形、短梭形或卵圆形,核染色质均匀,异型性不明显,但可见核分裂象;分化差者,瘤细胞异型性显著,常出现单核或多核瘤巨细胞,核分裂象多见。恶性外周神经鞘膜瘤形态多样,可分为多种亚型,包括上皮样型、腺样型、色素型、硬化型及恶性蝾螈瘤。多数病例不同程度表达 S-100,一般呈灶性阳性,分化越差,阳性率越低,甚至完全不表达。恶性蝾螈瘤因含数量不等的横纹肌母细胞,可表达横纹肌标记物,如desmin、MyoD1、myogenin 等。

(二)软组织透明细胞肉瘤

软组织透明细胞肉瘤(clear cell sarcoma)可能起源于胚胎发育中迁徙到深部肌腱或腱膜中的黑色素细胞,超微结构显示瘤细胞向黑色素细胞分化,能形成黑色素。肿瘤多见于年轻人,多发生于四肢。肿瘤细胞排列成束状或巢片状,细胞呈圆形、多角形及梭形,胞质丰富且透明,核圆形或卵圆形,核仁明显(图 4-9-3),部分细胞质内可见多少不等的色素颗粒。免疫组化显示肿瘤细胞 S-100 及 HMB45、melan-A 阳性。

(三)骨外尤因肉瘤/外周原始神经外胚层瘤

骨外尤因肉瘤(extraskeletal Ewing's sarcoma, E-EWS)/外周原始神经外胚层瘤(peripheral primitive neuroectodermal tumor, PNET)好发于青年人,很少超过 40 岁。大体呈多结节状或分

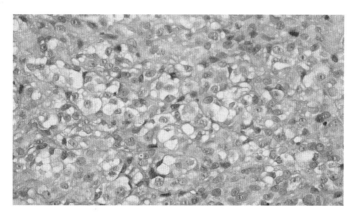

图 4-9-3　软组织透明细胞肉瘤

肿瘤细胞呈巢片状,细胞呈圆形、多角形,胞质丰富,部分透明,核圆形
或卵圆形,核仁明显(HE,×400)。

叶状,质软或脆,切面呈灰黄色或灰红色,常伴出血、坏死或囊变,少见钙化。肿瘤多由大小较
一致的小圆形细胞组成,核为圆形或卵圆形,核膜清楚,染色质细,呈粉尘样或椒盐样,核仁不
明显,核分裂象易见。有时,部分瘤细胞体积相对较大,核型不规则,可见明显的核仁。肿瘤细
胞排列成片状、巢状或小叶状,小叶间可见宽窄不等的纤维组织间隔。常可见 Homer-Wright
菊形团结构,其中心为神经微纤维物质。此外还可见到器官样、血管瘤样、血管外皮瘤样等结
构。肿瘤细胞表达 vimentin、FLI-1、CD99,其中 CD99 呈弥漫膜阳性。

—— 练习题 ——

1. 名词解释

（1）Warthin 瘤

（2）孤立性纤维性肿瘤

（3）Castleman 病

2. 选择题

（1）下列起源于甲状腺滤泡旁细胞的甲状腺癌是

　　A. 乳头状癌　　　　　B. 滤泡癌　　　　　C. 低分化癌

　　D. 未分化癌　　　　　E. 髓样癌

（2）黏液表皮样癌的细胞组成是

　　A. 表皮样细胞、软骨样细胞和中间细胞

　　B. 表皮样细胞、腺上皮细胞和黏液细胞

　　C. 腺上皮细胞、黏液细胞和中间细胞

　　D. 表皮样细胞、黏液细胞和中间细胞

　　E. 黏液细胞、软骨样细胞和中间细胞

（3）下列不属于恶性横纹肌肿瘤的是

　　A. 胚胎性横纹肌肉瘤　　　　　　　　B. 腺泡状横纹肌肉瘤

　　C. 胎儿型横纹肌肉瘤　　　　　　　　D. 多形性横纹肌肉瘤

　　E. 梭形细胞横纹肌肉瘤

（4）下列不符合黏液样脂肪肉瘤特征的是

　　A. 肿瘤呈结节状或分叶状生长

　　B. 由原始间叶细胞、印戒样脂肪母细胞、分支状毛细血管网和黏液样基质组成

　　C. 黏液样基质可形成肺水肿样结构

　　D. 具有 *MDM2* 基因扩增

　　E. 形成 *FUS-DDIT3* 和 *EWSR1-DDIT3* 融合基因

（5）霍奇金淋巴瘤中最具有诊断价值的细胞是

　　A. 隐窝细胞　　　　　　B. 霍奇金细胞　　　　　　C. 镜影细胞

　　D. "爆米花"细胞　　　　E. 未分化型细胞

3. 简答题

简述滤泡性淋巴瘤的分级标准及特征性分子改变。

选择题答案：（1）E　（2）D　（3）C　（4）D　（5）C

（黄文亭）

════ 推荐阅读资料 ════

［1］刘彤华. 刘彤华诊断病理学. 4 版. 北京：人民卫生出版社，2018.

［2］王坚，朱雄增. 软组织肿瘤病理学. 2 版. 北京：人民卫生出版社，2017.

［3］EI-NAGGAR A K，CHAN J K C，GRANDIS J R，et al. WHO classification of head and neck tumours. 4th ed. Lyon：International Agency for Research on Cancer，2017.

［4］SWERDLOW S H，CAMPO E，HARRIS N L，et al. WHO classification of tumours of haematopoietic and lymphoid tissues. 4th ed. Lyon：International Agency for Research on Cancer，2017.

第 五 章

颌下、颏下间隙病变

第一节 正常解剖基础

颌下间隙又称颌下三角区,前外界为下颌骨,内侧为二腹肌前腹,后界为二腹肌后腹,上界达舌骨肌,下方达舌骨水平(图 5-1-1)。下颌间隙由颈部筋膜的浅层包围,通过下颌舌骨肌后缘与舌下间隙相通,并通过由茎突舌肌产生的颊咽间隙与咽旁间隙进行潜在的交通。间隙的主要内容物包括浅表部分的颌下腺,颌下淋巴结和脂肪,以及通过该区的面动脉和面静脉、一部分舌下神经等。颌下腺旁有 3~6 枚淋巴结,但与腮腺不同,腺体内没有淋巴结。CT 对正常成人颌下区结构显示清楚,颌下腺、周围脂肪间隙及淋巴结可明确显示,颌下腺表现为形态规整,边缘清楚,密度均匀,密度略高于腮腺密度,与相邻的下颌舌骨肌和舌骨舌肌密度相仿,低于胸锁乳突肌;呈均匀增强,强化后密度高于肌肉组织,低于颈内动脉和静脉。颌下腺含丰富的脂肪组织,T_1WI 和 T_2WI 呈稍高信号,稍低于腮腺,高于肌肉,脂肪抑制序列呈稍低信号;增强后呈均匀中等强化。

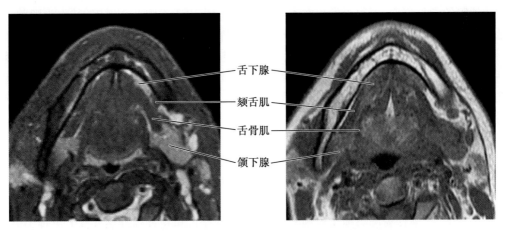

图 5-1-1 颌下间隙的轴位 MRI 解剖
T_2WI 和 T_1WI 图像。

颏下间隙又称颏下三角区和舌骨上正中区,边界由舌骨下、下颌骨上和双侧二腹肌的前腹形成。前界为下颌骨体部正中联合,后界为舌骨,两侧界为二腹肌前腹。其浅面有皮肤、浅筋膜及颈筋膜浅层;深面为两侧下颌舌骨肌及其筋膜,称为口膈;口膈的深面为舌下间隙。

第二节　先天性病变(唾液腺发育不全)

【简介】

唾液腺发育不良(salivary gland hypoplasia)是一种罕见的疾病,通常会影响腮腺和颌下腺。单个或多个腺体可能不存在或发育不全。确切的病因仍然未知,然而,该病归因于第 1 对和第 2 对鳃弓异常。具体而言,它与涉及颅面发育的遗传综合征有关,如鸟面综合征(颌面骨发育不全)、半侧颜面短小畸形和泪管-耳-牙-指/趾(LADD)综合征。一些研究报道该病在 21三体综合征患者的发病率增加。通常在体检时偶然发现,有些病例是在患者出现口干、吞咽困难和牙病时发现。

【影像学表现】

影像学可能显示其他主要唾液腺的代偿性肥大,因此不要误认为正常的腺体组织为其他病变如肿瘤。

第三节　炎　　症

一、黏液性囊肿

【简介】

黏液性囊肿(mucocele)为口腔黏膜小唾液腺导管阻塞后形成的浅表囊肿。包括炎症后或创伤后唾液腺导管梗阻,导致其内容物渗漏到邻近组织,黏液外溢引起炎症和巨噬细胞的聚集致渗出性黏液性囊肿。该病变是一种假性囊肿,无上皮内衬,可能是炎症或结石引起唾液腺导管阻塞后分泌液潴留而形成滞留性黏液性囊肿,其壁由上皮细胞(真囊肿)构成。黏液性囊肿是小唾液腺的常见病变,但很少发生在大唾液腺,常发生于舌下腺及小涎腺,其次为腮腺,颌下腺囊肿相对罕见。渗出性黏液性囊肿多见于儿童和青年,而滞留性黏液性囊肿多见于老年人。临床通常表现为颈椎外侧无痛性肿胀,生长缓慢。应注意,当舌下腺囊肿囊性部分范围增大时,局部可破溃并越过舌下间隙边界,经舌骨肌的后游离边缘或舌骨肌下孔延伸至颌下间隙,可推压颌下腺向外下移位,被称为"舌下囊肿下陷",表现为舌下腺及其相连续的颌下腺旁不规则囊性包块。

【病理基础】

大体检查及镜下表现:渗出性黏液性囊肿可见黏液性肉芽肿或充满黏液的假囊,无上皮衬里;滞留性黏液性囊肿可见上皮衬里、潴留的黏液团块及结缔组织被膜。

【影像学表现】

影像学上,黏液性囊肿表现为典型的均匀、边界清楚的单房性囊性病变,CT 表现为液体低密度,MR T_2WI 表现为高信号,无明显强化或分隔。MRI 可用于评估病变的大小、内容物、位置和范围,尤其有助于术前制订治疗方案。此外,黏液性囊肿在 CT 和超声上与表皮样囊肿难以区分,但 MRI 上没有弥散受限,可以据此进行诊断。当舌下囊肿疝出至颌下间隙时,可在舌下间隙留下部分带状囊肿,形成"尾巴征象"。

【典型病例】

病例 1　患者,男,20 岁,发现颌下肿物半年余(图 5-3-1)。

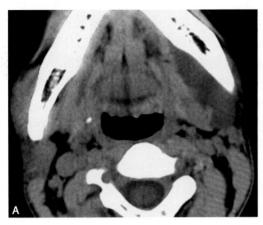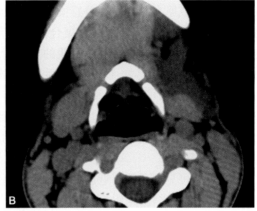

图 5-3-1　黏液性囊肿 1

CT 示左侧颌下边界清晰的低密度影(图 A),与舌下间隙相连续(图 B)。

病例 2　患者,男,19 岁,发现颌下肿物 2 年,颌下肿痛 3 月余(图 5-3-2)。

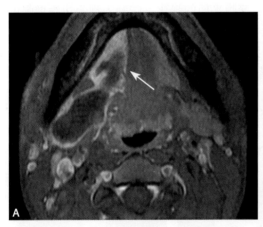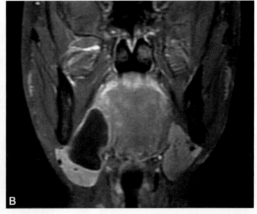

图 5-3-2　黏液性囊肿 2

MR T$_1$WI 增强轴位(图 A)与冠状位(图 B)示右侧颌下异常占位,边界清晰,呈低信号,未见明显强化和分隔;可见"尾巴征象"(箭);其边界及右侧颌下腺强化明显,为感染所致。

【诊断思路及诊断要点】

黏液性囊肿为口腔黏膜小唾液腺导管阻塞后而形成的浅表囊肿,包括渗出性黏液性囊肿(假性囊肿,没有上皮内衬)和滞留性黏液性囊肿(真囊肿,有上皮内衬)。临床通常表现为颈椎外侧无痛肿胀,生长缓慢。影像学上黏液性囊肿表现为典型的均匀、边界清楚的单房性囊性病变,CT 表现为液体低密度,MR T$_2$WI 表现为高信号,无明显强化或分隔。黏液性囊肿在 CT和超声上与表皮样囊肿难以区分,但 MRI 上没有弥散受限,可以据此来诊断。当舌下囊肿疝出至颌下间隙时,可在舌下间隙留下部分带状囊肿,形成"尾巴征象"。

二、蜂窝织炎/脓肿

【简介】

蜂窝织炎(cellulitis)是指由金黄色葡萄球菌、溶血性链球菌或腐生性细菌引起的皮肤和皮下组织广泛性、弥漫性、化脓性炎症。颌下区脓肿可由原发性感染、颌下腺导管阻塞/牙齿病因继发性感染或原有肿瘤的重叠感染引起,感染可能局限于单个的腔室,也可能表现为跨间隙炎症。当感染进展迅速时,液体可聚合形成具有明确边界的脓肿。牙齿感染的传播途径由筋膜平面和肌肉附着决定。由于舌骨肌的后部附着位于第三下颌磨牙的水平,起源于下颌后牙(即第三磨牙)顶点的感染,低于舌骨骶水平,故感染往往累及颌下间隙。临床特征为颌下区呈弥漫性肿胀,皮肤可有炎性浸润或水肿,伴有发热等全身症状。临床治疗为单纯抗菌药物治疗;当脓肿形成后治疗手段还包括外科手术广泛切开引流。当患者存在明显呼吸困难时,气管切开联合脓肿切开引流加药物抗感染是首选的治疗方式。

【病理基础】

感染早期可见颌下腺邻近肌肉及筋膜内高度充血和炎症性水肿,并见大量中性粒细胞浸润;伴随着炎症的进行,组织溶解坏死,间隙内以化脓性渗出物和坏死物质充填,形成脓肿。累及颌下腺时可见腺体导管和腺小叶内大量中性粒细胞浸润,腺泡结构被破坏和坏死,中性粒细胞聚集可形成化脓灶。

【影像学表现】

1. CT表现　蜂窝织炎表现为颌下间隙邻近肌肉或软组织肿胀,边界不清,间隙和实质软组织内可见液化低密度,脂肪层和间隙消失,可有筋膜平面的强化。脓肿表现为边缘增强的分叶状或多灶状低密度影。

2. MRI表现　感染部位肿胀,与周围组织界限不清,T_1WI呈低信号,T_2WI呈高信号,可有轻度强化。脓肿T_1WI呈低信号,T_2WI呈显著高信号,在增强T_1WI上有边缘强化表现。

【典型病例】

病例3　患者,男,3岁,颌下肿痛1周(图5-3-3)。

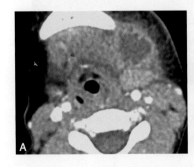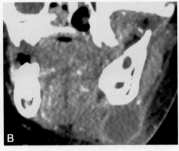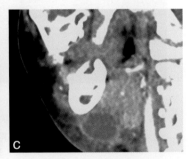

图5-3-3　左颌下腺脓肿

CT增强轴位(图A)、冠状位(图B)和矢状位(图C)示左侧颌下类圆形软组织包块,病灶呈环形强化,病灶中心部分呈低密度囊变,未见明显强化。

【诊断思路及诊断要点】

颌下区脓肿可由原发性感染、颌下腺导管阻塞/牙齿病因继发性感染或原有肿瘤的重叠感染引起,感染可局限,也可能表现为跨间隙发展,进展迅速时可伴脓肿形成。临床特征为颌下区呈弥漫性肿胀,范围广泛,皮肤可有炎性浸润或水肿,伴有发热等全身症状。影像上表现为颌下间隙邻近肌肉或软组织肿胀,边界不清,其内可见液化低密度,脂肪层和间隙消失,可有筋膜平面的强化,T_1WI呈低信号,T_2WI呈高信号,增强后轻度强化。脓肿CT上表现为边缘增强的分叶状或多灶状低密度影,MR T_1WI呈低信号,T_2WI呈显著高信号,在增强T_1WI有边缘强化的表现。

三、路德维希咽峡炎

【简介】

路德维希咽峡炎(Ludwig angina)是一种危及生命的疾病,表现为一种严重的、快速进展的蜂窝织炎,通常起源于舌下和颌下间隙,由牙源性链球菌感染引起,免疫缺陷患者更容易感染。患者均表现为颈部弥漫性肿胀,局部疼痛,全身中毒症状严重。伴有产气菌感染组织内积气者,可见感染区域皮肤紫红色,明显凹陷性水肿,皮下可扪及捻发音;切开后,筋膜呈灰白色,分泌物呈恶臭、咖啡样稀薄带气泡液体。作为一个多间隙累及的病变,扩散至咽旁脂肪/间隙会增加咽部受累的可能性,显著增加了气道塌陷和纵隔炎的风险。临床治疗常为局部切开引流、冲洗换药,抗休克治疗,维持水、电解质、酸碱平衡,全身支持等综合治疗,并根据病情变化进一步行 CT 扫描和增加手术切口。

【影像学表现】

影像学检查在鉴别气道通畅性、液体聚集物和产气型细菌形成的证据方面起着重要作用。考虑到快速评估,CT 是首选。根据 CT 发现及临床检查确定感染间隙,选择切开部位及方法。CT 表现为弥漫性炎症变化和液体带,代表血液的聚集。伴有产气菌感染组织内积气者,CT 表现为筋膜间隙大量积气,部分中央有撕裂的软组织影,边缘不齐,周围肌肉肿胀,软组织内可见液化低密度影。

【典型病例】

病例 4 患者,男,36 岁,发热,颌下肿痛 2 周(图 5-3-4)。

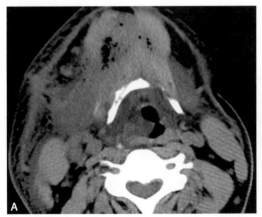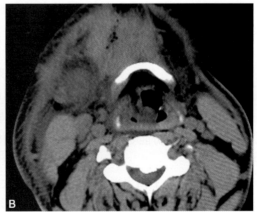

图 5-3-4 路德维希咽峡炎

CT 平扫轴位(图 A、图 B)示右侧颌面部、颈部、口底、口咽及鼻咽右侧软组织肿胀,颏下软组织内可见含气密度,口咽及鼻咽腔变窄。右侧颈血管鞘、颌下淋巴结增多。

【诊断思路及要点】

路德维希咽峡炎是一种严重的、快速进展的蜂窝织炎,通常起源于舌下和颌下间隙,由牙源性链球菌感染引起,临床表现为颈部弥漫性肿胀,局部疼痛,全身中毒症状严重。伴有产气菌感染组织内积气者局部皮肤呈紫红色,明显凹陷性水肿。CT 表现为弥漫性炎症变化和液体带,伴有产气菌感染者筋膜间隙大量积气,部分中央有撕裂的软组织影,边缘不齐,周围肌肉肿胀,软组织内可见液化低密度影。

四、感染性颌下腺炎

【简介】

颌下区最常见的病变为颌下腺炎。涎腺炎可由全身因素如免疫防御机制及抵抗力减弱引起;局部因素如涎腺分泌异常及导管系统的异常所致。

1. **急性涎腺炎** 由细菌或病毒感染所致,急性细菌性涎腺炎主要是由口腔细菌上行感染侵入唾液腺所致。多为化脓性致病菌所引起,常见的病原菌是金黄色葡萄球菌、链球菌。急性病毒性涎腺炎主要包括流行性腮腺炎、HIV、EB 病毒感染所致等,较少发生于颌下腺。感染者发病较急、症状较重,颌下区肿痛明显,有疼痛性肿块,边界不清,皮肤发红,压痛明显,可同时并发全身症状,导管内有脓液或脓栓形成;经全身抗炎或抗病毒治疗,并使局部导管排脓通畅后,症状可以完全缓解。

2. **慢性涎腺炎** 主要是由分泌紊乱使唾液的化学成分改变,包括蛋白质、黏液及电解质改变,唾液黏稠性增加,形成黏液栓子,常因球状结石或微小结石所致或由炎症复发所致。在颌下腺中,慢性涎腺炎的发生通常与涎石的存在有关。唾液分泌减少被认为是主要的致病原因,可使分泌物停滞,从而导致细菌侵入导管系统。疾病初期患者可无明显不适,仅表现为颌下肿物,或进食后颌下肿痛。肿块大小恒定,无进行性增大的表现,后期多存在导管或腺体内结石。临床上若发现导管结石则须摘除结石,以解除梗阻,若经抗炎等正规治疗无效,或腺体萎缩、纤维化,宜进行颌下腺切除。

【病理基础】

镜下表现:腺体导管和腺小叶内大量中性粒细胞浸润,腺泡结构被破坏和坏死,可见中性粒细胞聚集形成化脓灶。

【影像学表现】

1. **X 线平片** 急性颌下腺炎不宜做唾液腺造影,因急性期对比剂可通过薄弱的导管壁进入导管周围,使得炎症扩散,多行 CT 或 MRI 检查。慢性颌下腺炎的主导管一般无异常改变或可轻度扩张;分支导管因发育尚未成熟,显示稀少;末梢导管扩张呈点状、球状,少数甚至可呈腔状;排空功能延迟。伴有导管或腺体内结石时唾液腺造影可表现出明显的充盈缺损。

2. **CT 表现** 平扫表现为颌下腺明显肿大,由于腺泡内充满炎性渗出物而密度增高,境界不清,形态多不规则,伴发结石时可见高密度影,增强扫描轻中度弥漫性强化。若感染较严重可形成脓肿,内为液性低密度影,增强后不强化,周边可见环形强化。突破腺体包膜可引起邻近筋膜层增厚,皮下脂肪层呈网格状改变等。

3. **MRI 表现** T_1WI 呈低信号或中等信号,T_2WI 呈中等或不均匀高信号。若有脓肿形成中央脓腔呈更高信号,增强 T_1WI 可见明显强化,局部可表现为环形强化,病变整体分布较为散在。DWI 上中央脓腔弥散受限,信号增高。动态增强扫描多呈缓慢持续强或平台型。侵犯皮下及邻近肌肉可引起肿胀,T_2WI 信号增高,增强可见强化。慢性颌下腺炎可见多发小圆形 T_1WI 低信号,T_2WI 高信号,为扩张的末梢导管,增强后无明显强化。

【典型病例】

病例 5 患者,男,49 岁,下后牙疼痛 12 日(图 5-3-5)。

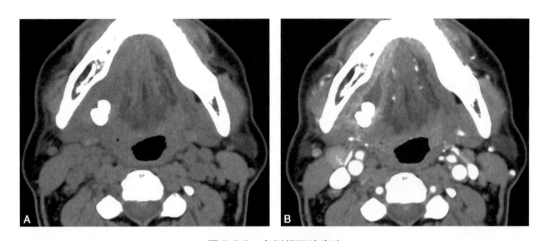

图 5-3-5　右侧颌下腺炎症

CT 平扫轴位(图 A)示右侧颌下腺明显肿大,边缘不清,其内见两个高密度结节;轴位增强扫描(图 B)可见右侧颌下腺较明显强化,其内可见条状未强化区呈稍低密度。

病例 6　患者,男,74 岁,左侧颌下腺肿痛 3 月余,抗炎治疗有效(图 5-3-6)。

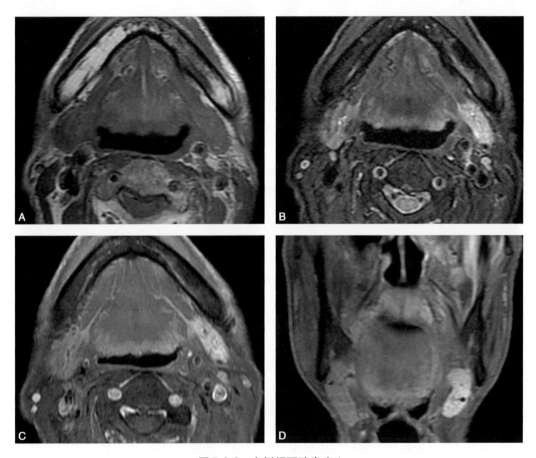

图 5-3-6　左侧颌下腺炎症 1

MRI 轴位 T_1WI 颌下腺(图 A)呈稍低信号;轴位脂肪抑制 T_2WI(图 B)病变呈中度均匀高信号;T_1WI 增强轴位(图 C)及冠状位(图 D)病变明显强化。

病例7 患者,女,35岁,左侧颌下腺反复肿大(图5-3-7)。

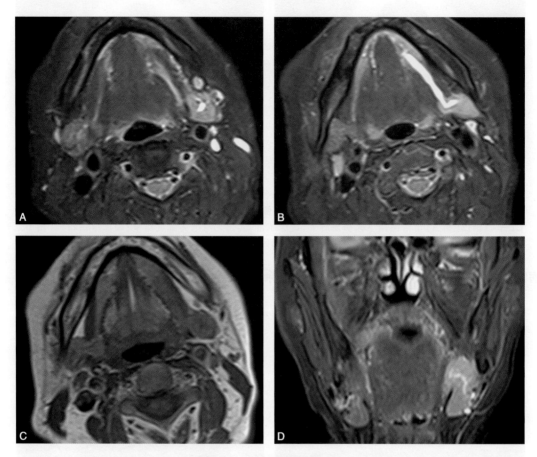

图5-3-7 左侧颌下腺炎症2

MRI示左侧颌下腺肿大,见多发小圆形异常信号,轴位T_2WI(图A、图B)可见颌下腺信号增高,内可见类圆形异常信号影及扩张的导管,呈高信号;轴位T_1WI(图C)呈低信号;冠状位脂肪抑制T_2WI(图D)呈高信号,可见扩张的导管。

【诊断思路及诊断要点】

急性颌下腺炎起病急,颌下区肿痛明显,有疼痛性肿块,边界不清,皮肤发红,压痛明显,可同时并发全身症状,导管内有脓液或脓栓形成。慢性颌下腺炎患者初期可无明显不适,多有反复发作史。

X线可清楚、直观地显示颌下腺导管情况。慢性颌下腺炎X线表现为末梢导管扩张,呈点状、球状,少数甚至可呈腔状,主导管及分支导管未见明显扩张;伴有导管或腺体内结石时可出现阻塞性颌下腺炎表现。

涎腺炎首选CT进行评估,CT可反映病变及周边组织关系。平扫显示颌下腺肿大,密度增加,可伴有导管钙化;增强扫描呈轻中度弥漫性强化。可形成脓肿,内为液性低密度影,增强后不强化,周边可见环形强化。突破腺体包膜可引起邻近筋膜层增厚,皮下脂肪层呈网格状改变等。

MRI可进一步显示病变范围并反映内部组织特点,功能成像可提供进一步鉴别价值。T_1WI呈低信号或中等信号,T_2WI呈中等或不均匀高信号,形成的脓肿中央脓腔呈更高信号,

增强 T_1WI 环形强化;DWI 上中央脓腔弥散受限,信号增高,病变实质部分 ADC 值多略高于 $1\times 10^{-3}mm^2/s$;动态增强扫描曲线多呈缓慢上升型或平台型,MRS 无明显增高 Cho 峰。慢性复发性颌下腺炎可显示扩张的末梢导管。

五、阻塞性颌下腺炎

【简介】

阻塞性唾液腺炎(obstructive sialadenitis)大部分是由局部因素引起的病变,如导管开口或前段狭窄、涎石、异物、瘢痕或肿瘤压迫等,少数患者可能与全身代谢有关。病变可发生于腮腺或颌下腺,而阻塞性颌下腺炎多由颌下腺导管结石即涎石症引起。涎石症(salivolithiasis)是指发生在涎腺腺体及其导管中的钙化性团块而引起的一系列病变。涎石常使唾液排出受阻,并继发感染,造成腺体急性或反复发作的炎症。下颌下腺涎石最常见,腮腺次之。相关研究表明83%的患者颌下腺疼痛是由涎腺结石引起炎症所致。目前涎石形成机制尚未完全明了,一般认为与异物、炎症、各种原因造成的唾液滞留有关,也可能与机体的无机盐新陈代谢紊乱有关。小的涎腺结石症状不明显,大的结石阻塞导管影响唾液排出时,则出现阻塞性症状。其特点是每次进食时患侧腺体迅速肿胀、疼痛,进食后症状可逐渐减轻、消退。采用双手进行口内外联合触诊时,可触及前端较大的结石。本病可见于任何年龄,以 20~40 岁的中青年人多见。本病男性略多于女性,病程短者数日,长者数年甚至数十年。对本病的治疗原则是摘除结石,解除梗阻。

【病理基础】

1. 大体检查　腺体组织较正常偏硬,剖面可见圆形、椭圆形、圆柱形的黄白色结石,腺体小叶结构尚在,但可见多少不等的灰白色区域。

2. 镜下表现　可见结石所在部位导管扩张,导管上皮显著黏液细胞分化,管腔内可见中性粒细胞、淋巴细胞浸润,周围腺体组织内可见腺泡不同程度萎缩,代之以增生纤维结缔组织和浸润的淋巴细胞、浆细胞。

【影像学表现】

1. X 线平片　用咬合片检查口底,片上出现射线阻射区即可确诊。位于下颌下腺导管较前部的涎石应选颞下颌横断殆片,下颌下腺导管后部及腺体内的涎石应选摄下颌下腺侧位片。X 线平片可以明确结石的大概位置和大小,但不能明确导管是否狭窄及导管是否有炎性病变;且 X 线只能观察到阳性结石,涎腺结石则有较多钙化程度低的阴性结石,X 线无法确诊,且其对下颌下腺导管深部及腺内结石成像困难。

唾液腺造影是阻塞性唾液腺炎的主要检查方法,尤其是导管狭窄所致阻塞性唾液腺炎的首选。涎石所在处表现为圆形、卵圆形或梭形充盈缺损,且可明确显示导管狭窄位置和程度,此外,导管系统的扩张主要是结石部上方明显的导管扩张,可为连续性明显扩张或节段性扩张,呈"腊肠样",分支导管及末梢导管一般无明显扩张。导管排空功能延迟。

2. CT 表现　CT 上结石表现为位于腺体内或导管走行区的高密度影,呈圆形、椭圆形或梭形,CT 值从数百到 1 000HU,可伴有导管增粗,腺体阻塞性炎症改变,表现为同侧颌下腺肿大,密度欠均匀,轮廓不清,周围脂肪间隙因水肿渗出而呈模糊密度增高影,增强后可见明显强化。

3. MRI 表现　结石在 T_1WI 及 T_2WI 上均表现为低信号,增强后无强化。肿大唾液腺表现为 T_1WI 呈低信号或中等信号,T_2WI 呈中等或不均匀高信号,增强 T_1WI 可见明显强化。MRI 可显示增宽的导管及阻塞性炎症引起的 T_2WI 信号增高。

【典型病例】

病例 8 患者,男,48 岁,右侧颌下肿胀,进食后加重(图 5-3-8)。

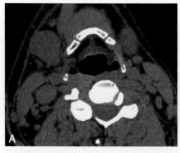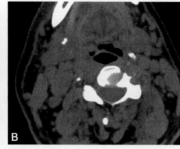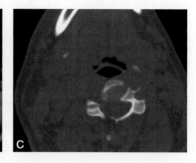

图 5-3-8 右颌下腺涎石症

CT 示右颌下腺肿胀,轴位平扫软组织窗(图 A、图 B)及骨窗(图 C)见右侧颌下腺肿大,密度稍增高,局部见点状钙化,主导管扩张。

病例 9 患者,女,53 岁,左侧颌下肿痛(图 5-3-9)。

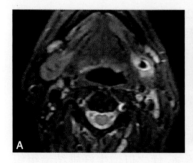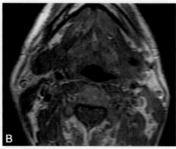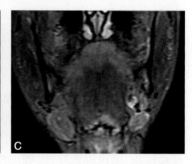

图 5-3-9 左侧颌下腺涎石症

MRI 示左侧颌下腺肿胀,可见结石影。轴位 T_2WI(图 A)示左侧颌下腺信号增高,内见钙化呈低信号;轴位 T_1WI(图 B)示左侧颌下腺呈低信号,内见钙化呈低信号;冠状位脂肪抑制 T_2WI(图 C)示左侧颌下腺信号增高,内见钙化呈低信号。

【诊断思路及诊断要点】

阻塞性颌下腺炎多由颌下腺导管结石引起,可因涎腺反复肿胀就诊,主要发生在进食后,表现为腺体肿胀。颌下腺结石的确诊主要依靠 X 线平片,诊断率可达 98%,能明确结石的大概位置和大小,在下颌下腺导管阳性结石的诊断中常为首选方法。涎管造影术是具有诊断参考标准的一种成像方式,结石处表现为明显的充盈缺损,且可明确显示导管狭窄位置和程度,是导管狭窄所致阻塞性涎腺炎的首选。CT 可敏感地诊断涎石,颌下腺导管结石导致的急、慢性涎腺炎表现为沿颌下腺导管走行方向的大小不等、形态不一的高密度影,同时伴有同侧颌下腺增大,密度欠均匀,轮廓不清,周围脂肪间隙因水肿渗出呈模糊密度增高影。MRI 在检测如涎石症的钙化方面不如 X 线和 CT 敏感,表现为颌下腺弥漫性异常信号。

六、唾液腺结核

【简介】

唾液腺结核(tuberculosis of salivary gland)为结核分枝杆菌感染所致,较少见,多有家族或个人结核病史。传播途径大多是淋巴源性传播。发生在唾液腺的结核以腮腺较多见,颌下腺次之,发生在颌下腺及小唾液腺很少。临床上分慢性包块型和急性炎症型。

【病理基础】

镜下表现:可见腺体组织内肉芽肿性结节形成,肉芽肿性结节由朗格汉斯细胞、上皮样组织细胞形成,中央伴干酪样坏死,周围可见淋巴细胞浸润,间质纤维组织增生。

【影像学表现】

1. X线表现 当病变局限在唾液腺淋巴结时,唾液腺造影呈良性占位性表现,分支导管移位,腺泡充盈缺损等;当病变突破淋巴结包膜,累及腺体实质时,则表现为恶性肿瘤征象,如腺泡破坏、对比剂外渗等。

2. CT及MRI表现 当病变局限在唾液腺淋巴结时,表现为腺体内类圆形或椭圆形肿块影,境界多较清楚,密度/信号不均匀,增强后不均匀强化,多伴坏死,呈环形强化,部分可融合成"串珠状"环形强化,部分可见点状钙化影。多数患者伴有单侧或双侧颈部淋巴结肿大。

【诊断思路及诊断要点】

发生在颌下腺的结核多为淋巴结结核,临床上以无痛性肿块就诊。X线造影:病变局限在唾液腺淋巴结时,呈良性占位性表现,如分支导管移位,腺泡充盈缺损等;当病变突破淋巴结包膜时,则表现为恶性肿瘤征象。CT及MRI表现为腺体内类圆形或椭圆形肿块,境界多较清楚,密度/信号不均匀,增强后不均匀强化,多伴干酪样坏死,呈环形强化,部分可见点状钙化。多数患者伴有单侧或双侧颈部淋巴结肿大。

第四节 血管性病变

血管畸形通常发生在头部和颈部,在颌下间隙罕见。这些病变在出生时就存在,但在以后的生活中随着患者的成长而被发现。根据主要流通道和流速进行分类,低流量病变由淋巴、静脉和静脉淋巴网络组成,而高流量病变由动静脉进行连通。初步评估可采用超声,完整的特征评估则需要CT或MRI检查。

一、低流量病变

(一) 静脉血管畸形

【简介】

静脉血管畸形(venous malformation)是头颈部最常见的血管畸形,常累及咬肌和腮腺。当它们发生于头颈部时,最常见于口腔底部或颊腔,表现为分叶性和迂曲走行的软组织肿块。病变位置深浅不一,如果位置较深,则皮肤或黏膜颜色正常;位置较浅则呈现蓝色或紫色。病变边界不太清楚,扪之柔软,可以被压缩,有时可扪到静脉石。当头低位时,病损区则充血膨大;恢复正常位置后,肿胀亦随之缩小,恢复原状,此称为体位移动试验阳性。

【病理基础】

大体检查及镜下表现:旧分类称海绵状血管瘤,是由内皮细胞的无数血窦所组成。血窦的大小、形状不一,如海绵结构。窦腔内血液凝固而成血栓,并可钙化为静脉石。

【影像学表现】

首选超声检查进行初步评估,在超声上很容易诊断,CT/MRI用于评估病变范围,以及是否存在内脏受累和骨质破坏等情况。在多普勒超声上表现为边界不明确的可压缩混合回声结构和单相低速流。在影像学上表现为分叶状或多叶状等密度/信号病变。在 MR T_2WI 的信号程度取决于血管大小和范围，从高强度静脉湖到与肌肉等信号的固体状病变。CT 密度遵循类似的模式。CT 和 MRI 的增强特点因受累血管大小不同而不同，可为斑片状延迟强化，也可表现为均匀明显强化。任何静脉异常亦存在共同特征，如静脉石或弥漫性静脉期强化。

【典型病例】

病例 1　患者，女，41 岁，发现颌下肿大 1 年（图 5-4-1）。

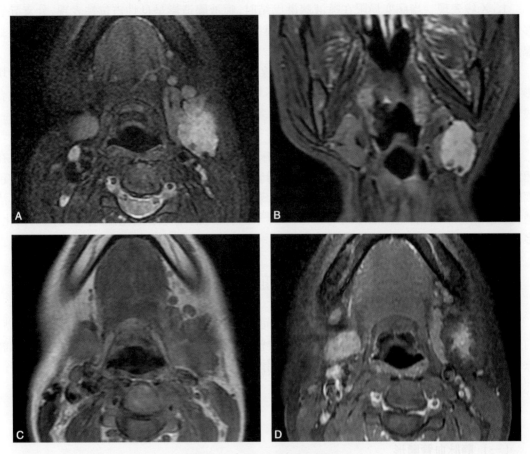

图 5-4-1　左颌下腺静脉血管畸形

MRI 示左侧颌下腺旁肿块；轴位水相脂肪抑制 T_2WI（图 A）及冠状位脂肪抑制 T_2WI（图 B）可见颌下肿块呈高信号，内可见流空低信号；轴位 T_1WI（图 C）肿块呈低信号；轴位 T_1WI 增强（图 D）示肿块内呈结节样强化，左侧颌下腺稍受压推移。

【诊断思路及诊断要点】

头颈部静脉血管畸形常见于口腔底部或颊腔，常累及咬肌和腮腺，表现为分叶性和迂曲走行性软组织肿块。病变位置深浅不一，位置较浅时皮肤或黏膜颜色呈现蓝色或紫色。病变边界不清，扪之柔软，可以被压缩，有时可扪到静脉石。在超声上表现为边界不明确的可压缩混合回声结构和单相低速流。在 CT 和 MRI 上表现为分叶状或多叶状等密度/信号病变，增强特点因受累血管大小差异而不尽相同，可为斑片状延迟强化，也可表现为均匀明显强化。

（二）婴幼儿血管瘤

【简介】

婴幼儿血管瘤（infantile haemangioma）是一种起源于皮肤血管的良性血管性肿瘤，而并非血管畸形,多见于头、颈部皮肤,但黏膜、肝脏、脑和肌肉等亦可发生,头颈大面积婴幼儿血管瘤常易累及下颌骨和上颌骨。该疾病以增殖和退化为特征,表现出一个独特的生命周期:在婴儿期表现为最初的快速生长和增殖,持续数月;随后在儿童早期发生退化,在大多数情况下,完全消退。发生于头颈部的婴幼儿血管瘤包括鲜红斑痣、毛细血管瘤和海绵状血管瘤。

【病理基础】

1. 鲜红斑痣　组织病理示真皮上、中部群集的、扩张的毛细血管及成熟的内皮细胞,但无内皮细胞增生。

2. 毛细血管瘤　可见增生的毛细血管及大而多层的内皮细胞,在某些明显增生区域内,管腔小而不清楚,以后发生纤维化。

3. 海绵状血管瘤　见广泛扩张的大而不规则、壁薄的血管腔,与静脉窦类似,内皮细胞很少增生,其外膜增厚,形成纤维性厚壁。

【影像学表现】

通常血管瘤病变常用 MRI 和超声进行评估。血管瘤超声通常显示为一个实性的低回声肿块,累及涎腺,以腮腺居多,并有明显的瘤内血管分布;MRI 表现为一个形态良好、呈分叶状、T_1WI 呈低信号、T_2WI 呈高信号的肿块,伴有血管内空洞,渐变/消退期可伴有小范围的脂肪替代灶。CT 可以明确显示病变对骨结构的累及情况、血管结构与骨的关系。

【典型病例】

病例 2　患者,男,16 岁,发现左侧颌下肿物 2 年(图 5-4-2)。

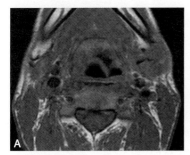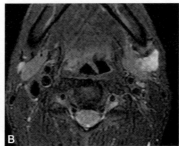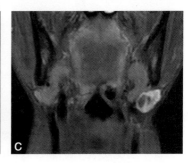

图 5-4-2　左颌下血管瘤

MRI 示左侧颌下肿物;轴位 T_1WI(图 A)示病变呈等信号;轴位脂肪抑制 T_2WI(图 B)及冠状位脂肪抑制 T_2WI(图 C)示病变呈明显高信号,内见低信号影,为脂肪替代灶。

【诊断思路及诊断要点】

婴幼儿血管瘤多见于头、颈部皮肤,大面积发生时常易累及下颌骨和上颌骨。该疾病以增殖和退化为特征,婴儿期快速生长,儿童早期发生退化或完全消退。超声常表现为一个低回声的实性肿块,有明显的瘤内血管分布特征。MRI 表现为一个界清、分叶状、T_1WI 呈低信号、T_2WI 呈高信号的肿块,伴有血管内空洞,渐变/消退期可伴有小范围的脂肪替代灶。

(三) 淋巴管畸形

【简介】

淋巴管畸形(lymphatic malformation)也称淋巴管瘤(lymphangioma),是一种累及淋巴结构的先天性脉管畸形。淋巴管畸形不会自行消退。头颈部是常见发生部位,约占淋巴管畸形病变的74%,颈后三角和颌下间隙是颈部淋巴管畸形最常见发生的部位,包括大囊型淋巴管畸形、微囊型淋巴管畸形。本病一般在患者出生时或儿童期出现,临床多以局部包块为首发症状,可因病变较小且无症状而不易被发现;病变较大者皮肤局部隆起,当合并出血或感染时包块会短期增大,并出现发热及局部疼痛等症状。骨骼变形,包括下颌骨过度生长和骨溶解,是淋巴管畸形的一部分。

【病理基础】

大体检查及镜下表现:大囊型淋巴管畸形病理组织学表现为单纯的淋巴管扩张,形成较大的多个囊肿,囊壁有多量的淋巴细胞,囊腔内为清亮的液体。微囊型淋巴管畸形大体病理切面呈海绵状故又称海绵状淋巴管瘤,亦为单纯的淋巴管结构。

【影像学表现】

影像上,淋巴管畸形表现为局部微囊性或大囊性病变。特征性表现为无强化的多房性囊性病变,有液-液平面,无静脉石。单房病变较少见,可能被误认为甲状舌管囊肿或重复囊肿。伴有骨骼变形时表现为下颌骨过度生长和/或溶骨性改变。

【典型病例】

病例3　患者,女,28岁,发现颌下肿块3余年(图5-4-3)。

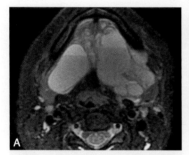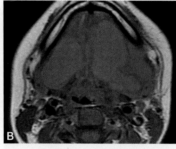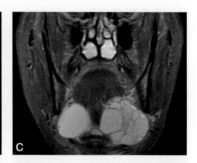

图5-4-3　淋巴管畸形

MRI示双侧颌下及舌下间隙异常信号影,为多房性囊性病变;轴位脂肪抑制 T_2WI(图A)呈均匀稍高信号,可见液-液平面;轴位 T_1WI(图B)呈均匀低信号;冠状位脂肪抑制 T_2WI(图C)肿块呈多囊性均匀高信号。

【诊断思路及诊断要点】

头颈部淋巴管畸形一般在出生时或儿童期出现,不会自行消退,颈后三角和颌下间隙是最常见的发生部位,包括大囊型淋巴管畸形、微囊型淋巴管畸形,临床多以局部包块为首发症状,可伴有骨骼变形,包括下颌骨过度生长和骨溶解。影像上表现为局部微囊性或大囊性病变。特征性表现为无强化的多房性囊性病变,有液-液平面,无静脉石。

（四）静脉-淋巴混合病变

【简介】

静脉-淋巴混合病变(mixed veno-lymphatic lesion)是一种先天畸形,无明显性别倾向,病变随年龄逐渐增大,无消退现象。发生于口腔颌面部的混合畸形绝大部分在舌部,可能与舌的血管和淋巴管丰富有关。大多体位移动试验阴性。病变部位多表浅,根据临床表现易于诊断,继发感染时,多伴疼痛症状。

【病理基础】

镜下表现:发现有大量扩张的血管和淋巴管,管腔内充满红细胞和半透明淋巴液,常伴有微静脉或毛细血管扩张。此外,还有其他特征如淋巴细胞聚集、间质胶原纤维增多、陈旧性出血、血管扩张和淋巴管侵入肌层。

【影像学表现】

静脉-淋巴混合病变具有静脉畸形和淋巴管畸形的影像学特征,表现为囊性病变,MR T_2WI 呈高信号,为淋巴成分所致,均质强化为静脉成分所致。

【诊断思路及诊断要点】

发生于头颈部的静脉-淋巴混合病变是一种先天畸形,病变随年龄逐渐增大,无消退现象,大部分位于舌部,继发感染时,多伴疼痛症状。影像上表现为囊性病变,MR T_2WI 呈高信号,为淋巴成分所致,均质强化为静脉成分所致。

二、高流量病变

【简介】

颌面组织血供丰富,是高流量血管性病变的好发部位。它们既可发生在软组织,又可侵犯骨组织,还可软、硬组织同时发生,其中颌骨为全身唯一可发生骨内高流量血管畸形的骨骼。发生于颌面部的高流量血管性病变以动静脉畸形(arteriovenous malformation,AVM)多见,动静脉瘘和假性动脉瘤较为少见。动静脉畸形又称蔓状血管瘤或葡萄状血管瘤,是一种迂曲、极不规则而有搏动性的血管畸形,主要是由血管壁显著扩张的动脉与静脉直接吻合而成。软组织动静脉畸形主要表现为界限不清的软组织膨隆,表面皮肤颜色正常,或伴毛细血管扩张,而表现为暗红色;邻近下方有扩张的淡蓝色静脉;表面触及搏动,听诊可闻及吹风样杂音。颌骨高流量血管畸形临床上主要表现为反复、少量的口腔内自发性出血或难以控制的急性牙槽窝出血,颌骨动静脉畸形主要发生于磨牙或前磨牙区,多伴有牙根吸收和下颌神经管增粗;病变可仅限于颌骨内,也可伴发周围软组织的动静脉畸形。颌面部软组织动静脉畸形可发生于任何年龄,男、女均可发病,但以女性为多。颈外动脉-颈静脉瘘均为先天性病变,表现为腮腺咬肌区的剧烈搏动性膨隆,触之震颤,颈部静脉明显扩张。

【影像学表现】

多普勒超声显示多动脉网络,舒张流量增加,动脉引流静脉呈双相波形。发生于软组织内的动静脉畸形、动静脉瘘和假性动脉瘤在增强 CT 呈明显的强化团块影,颈外动脉和颈静脉明显扩张。MRI 呈不规则的蜂窝状流空信号巢及曲张的营养血管,或仅可见曲张异常的流空血管,T_1WI 及 T_2WI 都表现为低信号,增强后呈明显的高信号。相应的 CTA 和 MRA 可立体显示病变。

血管造影是诊断颌面部高流量血管性病变最主要的影像学手段,其中动静脉畸形表现为团状、结节状畸形血管巢,增粗、增多的供血动脉,早期显示扩张的引流静脉,引流静脉迂曲,畸形血管巢的远心段血管由于"盗血"常显示不清。颌骨动静脉畸形在 CT 呈单囊状骨吸收,血管造影上可见明显的异常血管团(静脉池),并伴回流静脉。颌骨动静脉畸形 MRI 表现为骨髓腔内不均匀的信号强度,T_1WI 及 T_2WI 表现为低信号。

【诊断思路及诊断要点】

超声和 MRI 技术是诊断血管性病变的首选。超声在鉴别高、低流量病变中有重要作用;

CT 有助于明确长期存在的病变、青少年和成人患者的病变及涉及骨结构的病变；MRI 对显示病变的程度、受影响区域的体积、周围重要结构的解剖信息及相关分支血管的情况有重要价值。

第五节　颌下腺良性肿瘤

一、脂肪瘤

【简介】

脂肪瘤(lipoma)是最常见的间充质肿瘤,是由纤维囊包绕成熟脂肪组织的良性肿瘤,可发生在身体任何部位,但很少发生在口腔。临床较为常见,涎腺脂肪瘤临床上很少见,其中以腮腺居多,而颌下腺脂肪瘤罕见。患者无自觉症状,多为偶然发现,病程发展缓慢。局部皮肤隆起,呈扁球形,质地柔软,不能压缩,若其中含有纤维组织较多,则质地较硬韧。靠近黏膜下方的脂肪瘤,因覆盖组织薄,可呈黄色。治疗宜沿包膜完整手术切除,术后一般不复发。

【病理基础】

1. **大体检查**　切面呈淡黄色,有完整薄层纤维性包膜,内有小梁分隔的脂肪小叶。

2. **镜下表现**　瘤细胞主要为成熟的脂肪细胞,偶见少数脂肪母细胞。瘤内一般血管不多,有时可见灶性黏液变性、钙化或骨化。

【影像学表现】

脂肪瘤包裹着成熟的脂肪组织,根据内部结构可以与周围的脂肪区分开来,CT 和 MRI 表现为边界清楚、脂肪密度/信号的病变,伴纤维间隔。缺乏钙化和囊性成分有助于与皮样囊肿鉴别。

【典型病例】

病例 1　患者,男,29 岁,发现颌下肿物 8 个月(图 5-5-1)。

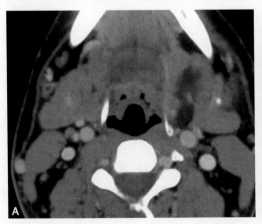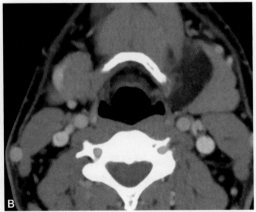

图 5-5-1　脂肪瘤 1

CT 轴位增强(图 A、图 B)示左侧颌下类椭圆形肿块影,境界清晰,密度均匀,呈低密度,未见明显强化。

病例 2　患者,女,43 岁,发现左侧颌下肿物 1 余年(图 5-5-2)。

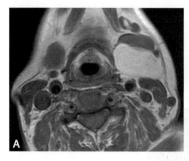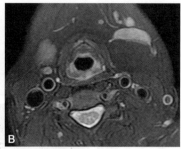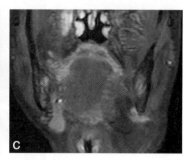

图5-5-2　脂肪瘤2

MRI 轴位 T_1WI(图 A)呈均匀高信号;轴位水相脂肪抑制 T_2WI(图 B)和冠状位脂肪抑制 T_2WI(图 C)呈均匀低信号。

【诊断思路与诊断要点】

颌下腺脂肪瘤少见。患者多无自觉症状,病程发展缓慢。局部皮肤隆起,呈扁球形,质地柔软,不能压缩。影像表现为边界清楚、脂肪密度/信号的病变,伴纤维间隔,缺乏钙化和囊性成分,较易诊断。

二、多形性腺瘤

【简介】

多形性腺瘤(pleomorphic adenoma)是颌下腺最好发的良性肿瘤,约占颌下腺良性肿瘤的85%。肿瘤常单发,生长缓慢,病程一般较长,数月至数年不等,好发于中年女性;以颌下腺内实质型肿块居多,其次为囊实混杂型肿块,颌下腺旁型较少见。肿块呈圆形或类圆形,边界清,质地中等或软,活动度可。患者局部皮肤无发热症状,无特异性临床症状,多以颌下无痛性肿块就诊。随着病变的增大,可能出现出血和坏死改变。病变快速生长时可能发生恶变(约15%)。本病抗炎治疗无效。临床治疗多手术切除,若手术切除彻底,基本不会复发,若切除不干净,则易复发,且有恶变可能。

【病理基础】

1. **大体检查**　多呈类圆形或分叶状,一般包膜完整,部分包膜可不完整,其内可见软骨组织或半透明的胶冻样黏液组织,有时可见囊变。

2. **镜下表现**　肿瘤起源于唾液腺上皮,由上皮细胞、肌上皮细胞和基质细胞组成。

【影像学表现】

1. **CT 表现**　为边界清晰肿块,平扫多呈等或稍低密度,密度均匀或稍不均匀;增强扫描轻中度强化,以渐进性强化为其特征,可见完整或不完整包膜征。少部分肿瘤可见囊变,罕见钙化。早期恶性改变表现为混杂密度、低密度等。

2. **MRI 表现**　肿块实性部分 T_1WI 呈低信号,T_2WI 呈稍高信号,伴斑点状更高的 T_2WI 囊变信号,呈砂粒状改变,其病理基础为腺管样结构扩张形成的小囊肿。多有完整包膜,T_1WI 呈低信号,T_2WI 呈低信号。增强扫描呈轻度强化,包膜完整或不完整。瘤体内砂粒状改变的 T_2WI 高信号和瘤体周围包膜形成具有特征性,一般较易诊断。早期恶性改变表现为 T_2WI 均质高信号消失或纤维包膜破裂。

【典型病例】

病例 3　患者,女,10 岁,偶然发现左侧颌下肿物半年(图5-5-3)。

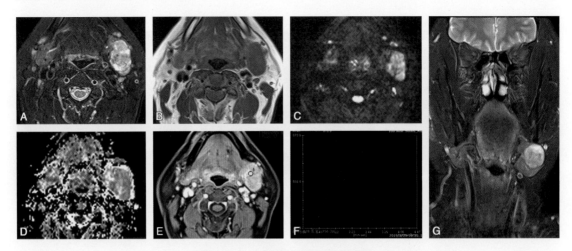

图 5-5-3 左侧颌下腺多形性腺瘤

MRI 脂肪抑制轴位 T_2WI(图 A)、冠状位(图 G)及 T_1WI(图 B)示左侧颌下腺内一类椭圆形异常信号,边界尚清晰,T_1WI 呈低信号,脂肪抑制 T_2WI 呈混杂稍高信号;DWI(图 C)呈不均匀高信号;ADC 值局部略减低(图 D);脂肪抑制增强 T_1WI(图 E)示肿块明显不均匀强化;动态增强曲线(图 F)呈持续上升型。

病例 4 患者,男,45 岁,偶然发现右侧颌下肿物 1 年半以上(图 5-5-4)。

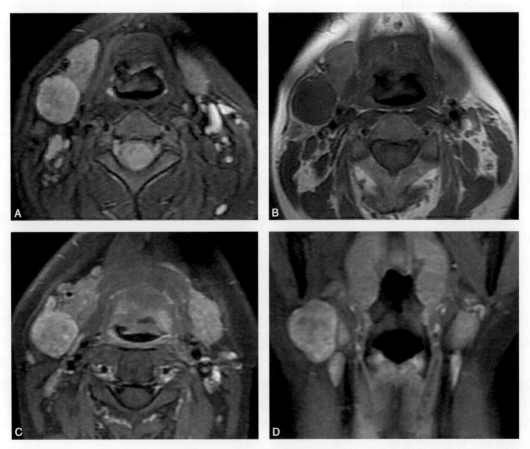

图 5-5-4 右侧颌下腺多形性腺瘤

MRI 示右侧颌下腺内一类椭圆形异常信号;轴位 T_2WI(图 A)上病变以高信号为主,病灶内见稍低信号;轴位 T_1WI(图 B)病变呈低信号;增强轴位(图 C)、冠状位 T_1WI(图 D)病变明显强化。

【诊断思路与诊断要点】

多形性腺瘤与影像表现有关的主要有两大病理特点：①包膜完整或不完整；②成分多样，分细胞性、黏液样两类。MRI 显示包膜优于 CT，也用于肿瘤成分的分析。

CT 图像特点：为边界清晰肿块，平扫多呈等或稍低密度，密度均匀或稍不均匀；增强扫描轻中度强化，以渐进性强化为特征；可见完整或不完整包膜征；小部分肿瘤可见囊变，罕见钙化。

MRI 图像特点：肿块实性部分 T_1WI 呈低信号，T_2WI 呈稍高信号，伴斑点状更高的 T_2WI 囊变信号，呈砂粒状改变；包膜完整或不完整，T_1WI 呈低信号，T_2WI 呈低信号；增强扫描呈轻度强化。瘤体内砂粒状改变的 T_2WI 高信号和瘤体周围包膜形成具有特征性，一般较易诊断。

第六节　颌下腺恶性肿瘤

【简介】

颌下腺区域内的恶性病变通常表现为侵袭性鳞状细胞癌，起源于口腔底黏膜或相对罕见的原发性唾液腺肿瘤，最常见的是腺样囊腺癌，唾液腺淋巴瘤及鳞状细胞癌、未分化癌、腺癌、黏液表皮样癌、颌下腺转移瘤较少见。该区域恶性肿瘤治疗手段主要是颌下腺及肿瘤同时切除，对腺样囊腺癌或低、中度恶性分化型黏液表皮样癌在未触及颈淋巴结肿大时，无须做颈清术；对高度恶性分化型黏液表皮样癌、鳞状细胞癌、未分化癌、腺癌等，术后宜辅助放疗，可降低局部复发率、提高生存率。

1. **腺样囊腺癌（adenoid cystadenocarcinoma）**　是上皮源性恶性肿瘤，好发于涎腺，在颌下腺恶性肿瘤中最常见，是一种侵袭性且常为惰性的肿瘤；常见于成人，尤其 55~75 岁；病程较黏液表皮样癌长，为数月或数年，边界不清，活动度差，与周围组织粘连。病变组织学分低、高级别，其特征分别为良性肿瘤和侵袭性肿瘤。在所有头颈部肿瘤中，本病沿神经周围扩散发生率最高，表现为神经周围弥漫性增厚。病变累及面神经最常见，故此类患者有相对高的肿瘤疼痛发生率（33%）和面神经麻痹；颈淋巴结转移率低，约 10%，直接侵犯淋巴结较多见；病变易侵入血管，造成血行转移，肺转移多见，亦可沿骨髓腔浸润，X 线片上无明显骨质破坏，但不能据此判断颌骨未被肿瘤侵犯。本病可在诊断和治疗后 20 年内发生晚期复发。

2. **原发性和继发性唾液腺淋巴瘤（lymphoma）**　均罕见。原发性唾液腺淋巴瘤约占非霍奇金淋巴瘤 5%，以黏液相关淋巴组织（mucosa associated lymphoid tissue，MALT）淋巴瘤为最常见亚型；唾液腺可因慢性炎症或自身免疫性疾病（如干燥综合征）或腮腺内淋巴结而形成淋巴细胞；典型的影像学特征与其他淋巴增生性疾病相似。

【病理基础】

1. **腺样囊腺癌**　可见瘤细胞呈圆形或卵圆形，似基底细胞，并呈球团形聚集；黏液呈球团形，在其周围有一层或多层肿瘤细胞。病理组织类型分为管状型、筛孔型和实体型。管状型可见两层细胞组成的管状结构，内层为上皮细胞，外层为肌上皮细胞；筛孔型是最常见的类型，肿瘤细胞排列呈筛状，筛网内含黏液样物或透明样物；实体型肿瘤细胞呈层状分布，只有少量小管和筛孔可见。这三型细胞密度依次增加，预后逐步变差。

2. **唾液腺淋巴瘤**　是由弥漫性中心细胞样细胞（centrocyte like cell，CCL）组成，并有"淋巴上皮病变"。电镜下瘤细胞圆形，高核浆比，胞质内有少量溶酶体和免疫球蛋白颗粒，无胞质丝，无细胞外基膜，无细胞间连接。

【影像学表现】

1. **唾液腺造影**　可见侵蚀性破坏，导管缺损或中断，远端导管出现部分或完全不充盈，管壁不光滑,也可能出现分支导管破坏,碘油外漏等恶性肿瘤表现。

2. **CT 表现**　为不规则肿块,密度混杂,肿块表面光滑或呈结节状。肿块可为囊性,其内常见多发囊腔及附壁结节,增强后间隔和附壁结节强化,囊腔无强化;亦可为实性,其内可有液化及坏死区,密度不均匀与肿瘤内是否伴有出血、坏死和黏液及其程度有关,增强后不均匀轻或中度强化。根据病情发展状况不同,可有邻近组织浸润、淋巴结侵犯及转移等表现,沿神经周围途径扩散晚期可在 CT 上看到神经孔增大的表现。颌下腺原发性淋巴瘤常表现为腺内等或稍高密度结节,密度较均匀,平扫边界可清晰或稍不清晰,增强扫描轻中度均匀强化,周围脂肪间隙清晰。

3. **MRI 表现**　是评价涎腺恶性病变的首选检查方法,典型特征是肿块边界模糊,内部信号不均匀,呈混杂信号,增强扫描呈不均匀强化。肿瘤沿神经周围扩散,表现为神经孔内脂肪的替代和弥漫性或结节性增厚伴强化,不连续的神经侵犯可能导致跳跃损伤,这些征象在 MRI 较 CT 明显。颌下腺原发性淋巴瘤所有序列上均表现为均匀的等信号,增强扫描呈轻中度均匀强化。继发性淋巴瘤除上述影像学征象外,常具有全身原发性淋巴瘤病史,易于诊断。

【典型病例】

病例 1　患者,男,64 岁,发现颌下肿物 2 余年。术后病理证实为腺样囊腺癌(图 5-6-1)。

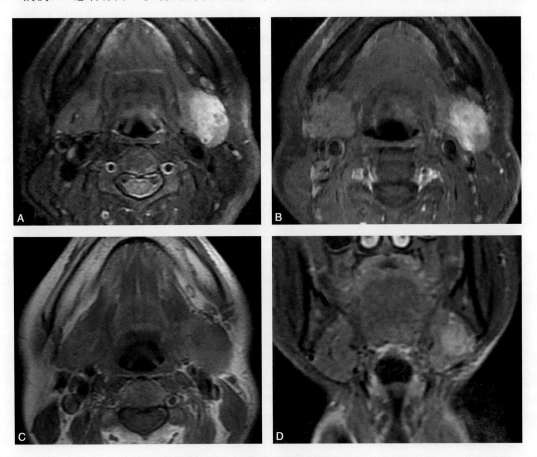

图 5-6-1　左侧颌下腺腺样囊腺癌

MRI 示左侧颌下腺见一不规则形态异常信号,边界不清,信号不均匀;轴位 T_2WI(图 A)呈混杂高信号;轴位 T_1WI 增强扫描(图 B)可见肿瘤明显强化,强化略不均匀;轴位 T_1WI(图 C)呈不均匀低信号;冠状位脂肪抑制 T_2WI(图 D)显示右侧颌下腺占位呈不均匀稍高信号。

病例2 患者,男,53岁,发现颌下肿物1余年。针吸细胞学病理证实为非霍奇金淋巴瘤(图5-6-2)。

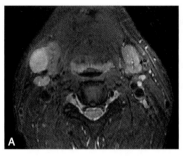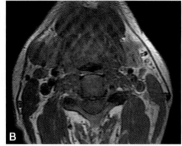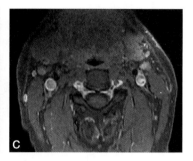

图5-6-2 右侧颌下腺非霍奇金淋巴瘤

MRI示右侧颌下腺一不规则形态异常信号影,边界尚清,信号不均匀;轴位T_2WI(图A)呈均匀稍高信号;轴位T_1WI(图B)呈均匀低信号;轴位T_1WI增强扫描(图C)可见肿瘤轻度均匀强化。

【诊断思路及诊断要点】

影像学表现有助于鉴别颌下腺肿瘤的良恶性,而无法区分恶性肿瘤的病理类型。在颌下腺肿瘤性病变的影像诊断中,良性占位常表现为边界清晰,密度/信号较均匀,坏死少见,罕见钙化,增强扫描常较均匀强化,以多形性腺瘤多见;腺样囊性癌和黏液表皮样癌在影像学上往往难以区分,主要通过CT和MRI明确恶性特征,评估局部侵袭和区域扩散、淋巴结状况等,其扩散途径沿神经和骨扩散。

MRI有助于评估肿瘤的范围,特别是确定浸润深度,是口腔癌T分期的一个关键组成部分。恶性占位常表现为境界不清,密度/信号不均匀,中心易坏死,常累及周围脂肪间隙,伴周围淋巴结肿大,增强后常不均匀强化,坏死区无强化。

颌下腺原发性淋巴瘤CT常表现为腺内等或稍高密度结节,密度较均匀,平扫边界可清晰或稍不清晰,增强扫描轻中度均匀强化,周围脂肪间隙清晰;MRI所有序列上均表现为均匀的等信号,增强扫描轻中度均匀强化。继发性淋巴瘤除上述影像学征象外,常具有全身原发淋巴瘤病史,易于诊断。

第七节 免疫反应性病变

一、干燥综合征

【简介】

干燥综合征(Sjögren syndrome)是一个主要累及外分泌腺体的慢性炎症性自身免疫病,又名自身免疫性外分泌腺体上皮细胞炎或自身免疫性外分泌病。临床除有唾液腺和泪腺受损功能下降而出现口干、眼干外,尚有其他外分泌腺及腺体外其他器官的受累而出现多系统损害的症状。患者血清中有多种自身抗体并出现高免疫球蛋白血症。本病分为原发性和继发性两类。仅有口干症及眼干症者为原发性干燥综合征;有结缔组织病者为继发性干燥综合征。常见结缔组织病有类风湿关节炎、系统性红斑狼疮、硬皮病和多发性肌炎等。

本病多见于中老年女性,男女比约1:10。临床除有唾液腺和泪腺受损功能下降而出现口干、眼干外,尚有其他外分泌腺(如唾液腺肿大,有时可及包块)及腺体外其他器官的受累而出现多系统损害的症状。

【病理基础】

1. **大体检查** 腺体组织弥漫性增大或局灶肿瘤样结节形成,切面见病变区呈灰红色,肿瘤性结节样区域质地较嫩,界限不清。

2. **镜下表现** 镜下见腺小叶内灶性淋巴细胞浸润和腺泡破坏,导管尚残余,残余导管上皮可伴有不同程度的增生,形成上皮岛。肿瘤性结节样区域可见淋巴组织成片浸润,淋巴滤泡形成,其间散在大小不等的增生上皮岛。

【影像学表现】

1. **X线平片** 唾液腺造影是干燥综合征诊断的重要检查方法。其表现主要分为4型。

(1)腺体形态正常,排空功能迟缓。

(2)唾液腺导管末梢扩张:是干燥综合征较典型的造影表现,表现为主导管无明显改变,腺体内分支导管变细、稀少或不显影。

末梢导管扩张按逐渐加重分为4期:①点状期,末梢导管呈弥漫、散在点状扩张,直径<1mm;②球状期,末梢导管扩张呈球状,直径1~2mm;③腔状期,末梢导管球状扩张影像融合,呈大小不等、分布不均的腔状,直径>2mm;④破坏期,在病变晚期周围的导管及腺泡被破坏,不能显影,对比剂进入腺体分隔和包膜下。

(3)向心性萎缩:主导管和少数叶间导管显影,周缘腺体组织不显影。多见于晚期病变。

(4)肿瘤样改变:由于局部小叶受侵,融合,形成包块,造影表现为腺泡充盈缺损,分支导管移位,对比剂外溢。

2. **CT及MRI表现** 早期CT和MRI表现为腺体肿大,密度/信号不均匀。T_1WI可见不均匀的低信号点状、球状或腔状区域,T_2WI对应区域呈高信号。晚期腺体可萎缩,呈颗粒状改变,内可伴有钙化。

【典型病例】

病例1 患者,女,68岁,口干眼干半余年(图5-7-1)。

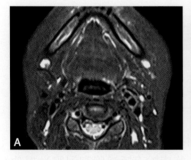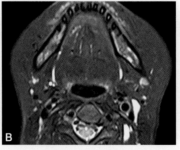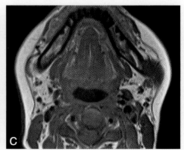

图5-7-1 干燥综合征双侧颌下腺受累

MRI5双侧颌下腺肿大,信号不均匀;轴位脂肪抑制T_2WI(图A、图B)双侧颌下腺信号不均,内可见明显囊状高信号;轴位T_1WI(图C)信号不均,内可见囊状低信号。

【诊断思路及诊断要点】

临床上多有口干、眼干病史,好发于中老年女性,部分患者伴有其他结缔组织疾病。腮腺造影按病程进展程度表现如下。

（1）腺体形态正常，排空功能迟缓。

（2）唾液腺导管末梢扩张：表现为主导管无明显改变，腺体内分支导管变细、稀少或不显影。

（3）末梢导管扩张按逐渐加重分为 3 期：①点状期；②腔状期；③破坏期。

（4）向心性萎缩：主导管和少数叶间导管显影，周缘腺体组织不显影。多见于晚期病变。

（5）肿瘤样改变：由于局部小叶受侵，融合，形成包块，造影表现为腺泡充盈缺损，分支导管移位，对比剂外溢。CT 及 MRI 表现：早期 CT 和 MRI 表现为腺体肿大，密度/信号不均匀；T_1WI 可见不均匀的低信号点状、球状或腔状区域，T_2WI 对应区域呈高信号。晚期腺体可萎缩，呈颗粒状改变，内可伴有钙化。

二、IgG4 相关性疾病

【简介】

IgG4 相关性疾病（IgG4-related-disease，IgG4-RD）是一类新近被认识的与 IgG4 浆细胞密切相关的慢性进行性自身免疫性疾病，目前原因不明，好发于中老年人群。患者血清 IgG4 升高，由于大量淋巴细胞和 IgG4 阳性浆细胞浸润，受累组织纤维化发生结节性增生性病变。此疾病可累及全身各种器官或组织，其中以胰腺、涎腺和泪腺受累最为常见。累及涎腺时，称之为 IgG4 相关性涎腺炎。激素治疗是该疾病的主要治疗方法。常表现为单侧或双侧颌下腺或腮腺弥漫性肿大，可以对称或不对称，可伴有局灶性腺体萎缩或整个腺体硬化萎缩，颌下或颈部可有淋巴结肿大。病变一般无钙化、结石或出血，可有小囊变。

【病理基础】

1. 大体检查 病变最常累及颌下腺，受累腺体表现为质硬肿块样，切面见腺体小叶不明显，代之以灰黄色组织。

2. 镜下表现 镜下可见腺体组织内小叶轮廓尚在，但部分腺泡被淋巴组织取代，伴有淋巴滤泡形成；高倍镜下可见淋巴组织内含有较多浆细胞，小叶之间可见细胞量较丰富的纤维组织增生，主要为肌成纤维细胞。

在 IgG4 相关性疾病中，浸润在腺体内的浆细胞部分表达 IgG4，且表达 IgG4 与 IgG 的浆细胞比例达 30%甚至 40%以上。

【影像学表现】

1. CT 平扫 表现为局限性、多结节样或弥漫性密度增高影，边界一般清晰。急性期受累腺体周围可有少量炎性渗出，表现为腺体边界不清晰或周围脂肪间隙模糊。增强后动脉期病变腺体呈轻中度强化，可见多发结节或点片状中等强化影，结节灶之间为粗细不均的条带状低度强化影，静脉期持续性强化。

2. MRI 表现 平扫病变边界清楚，边缘光整，周围脂肪间隙清晰，腮腺或颌下腺导管无扩张，导管壁无增厚，呈 T_1WI 等或略低信号，T_2WI 均匀/斑片状低或等信号（与脑灰质比较），以 T_2WI 低信号多见，T_2WI 低信号被认为是该病变较为特征性的改变。急性期部分腺体周围可有少量炎性渗出，但包膜完整。增强后病变腺体呈轻中度强化，部分可见多发结节或点片状中等强化影，结节灶之间为粗细不均的条带状明显强化影，延迟扫描为持续强化。联合临床表现、实验室检查和影像学表现可诊断。

【典型病例】

病例 2　患者,女,46 岁,双侧颌下腺肿痛 2 余年(图 5-7-2)。

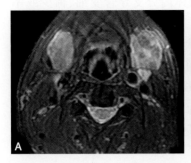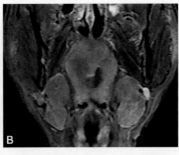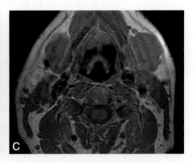

图 5-7-2　IgG 相关疾病累及双侧颌下腺

MRI 示双侧颌下腺信号不均;轴位水相脂肪抑制 T_2WI(图 A)及冠状位脂肪抑制 T_2WI(图 B)可见颌下腺斑片状低信号;T_1WI(图 C)颌下腺呈低信号。

【诊断思路及诊断要点】

双侧唾液腺的对称性肿大,可累及一对或多对唾液腺。要与干燥综合征鉴别,确诊主要靠病理学检查。

第八节　淋巴结肿大

淋巴结是接受抗原刺激产生免疫应答的场所,具有过滤、增殖、免疫作用。颌面、颏下淋巴结肿大的原因及来源的判断应从患者年龄、病史长短及淋巴肿大的位置、大小、数目、外形、质地等多方面考虑。颈部正常淋巴结呈软组织密度,类圆形或卵圆形,正常时短径<5mm;T_1WI 呈等信号,T_2WI 呈均匀稍高信号;增强扫描不强化。一般认为淋巴结直径>10mm 可视为淋巴结肿大。颌面部、颈部淋巴结肿大的病因各有特点。而颌下、颏下淋巴结病变,包括淋巴结炎、淋巴结核、转移瘤、淋巴结反应性肿大等。

一、颌下、颏下淋巴结炎

【简介】

淋巴结炎(lymphadenitis)是由淋巴结所属引流区域的急、慢性炎症累及淋巴结所引起的非特异性炎症,在淋巴结病变最为多见。急性淋巴结炎发病急,病程进展快,触痛明显,可扪及圆形或椭圆形肿块。肿块质地稍硬、活动。病情加重时也可发展成脓肿,伴有全身感染症状,且口腔内常可发现有感染病灶或炎性病变,若给予抗炎治疗症状可明显减轻或痊愈。但治疗不彻底时,可转变为慢性淋巴结炎,甚至反复急性发作,此时,可无自觉症状或有轻微疼痛。慢性淋巴结炎是由致病菌反复或持续作用所引起的以细胞显著增生为主要表现的淋巴结炎,故又称增生性淋巴结炎。其通常见于慢性经过的传染病或组织器官发生慢性炎症时,也可以由急性淋巴结炎转变而来。常见的致病菌为溶血性链球菌和金黄色葡萄球菌。病程长,症状轻,淋巴结较硬,可活动,压痛不明显,最终淋巴结可缩小或消退。婴幼儿颌下、颏下淋巴结炎初发时,口腔与皮肤的感染灶常不明显,不易扪及肿大淋巴结,但全身症状明显,应给予抗生素,及早治疗,主要为抗炎治疗。

【病理基础】

大体检查及镜下表现:淋巴结可充血水肿,淋巴细胞和巨噬细胞增生,有中性粒细胞、单核细胞及浆细胞浸润。

【影像学表现】

超声表现为淋巴结均匀性增大,椭圆形皮质增厚,髓质受压呈线状,淋巴门可测及动静脉血流,频谱较毛糙,收缩峰下降支减缓,收缩峰与舒张峰间有切迹。CT 或 MRI 表现为颌下腺外圆形或类圆形肿块,直径>10mm,软组织密度,呈 T_1WI 等信号、T_2WI 稍高信号,增强扫描呈均匀性强化,可伴颌下腺轻度增大或弧形压迹。

【典型病例】

病例 1 患者,女,31 岁,鼻咽肿痛 1 周余,可触及颌下淋巴结肿大(图 5-8-1)。

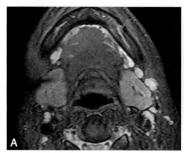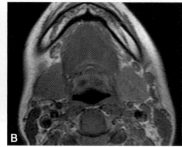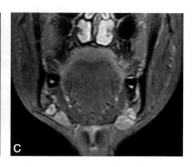

图 5-8-1 淋巴结炎

MRI 示双侧颌下多发淋巴结肿大,信号均匀;轴位水相脂肪抑制 T_2WI(图 A)及冠状位脂肪抑制 T_2WI(图 C)呈高信号;轴位 T_1WI(图 B)呈低信号。

二、颌下、颏下淋巴结核

【简介】

淋巴结核(lymphatic tuberculosis)以儿童及青年多见,在颈部一侧或两侧多为原发性,可呈单个或多个淋巴结肿大,初期相互分离,可移动,质地较硬,无疼痛,逐渐出现淋巴结周围炎后可互相粘连、融合,或成串珠状。晚期淋巴结内发生干酪样坏死,形成冷脓肿,局部皮肤可呈红紫色,发亮,稍有疼痛,并有波动,终至破溃,排出稀薄脓液夹杂有干酪样物质。患者可有明显结核接触史,典型的午后低热、盗汗、乏力、食欲减退和明显消瘦等全身中毒症状,结核菌素皮内试验呈阳性反应。脓液涂片经抗酸染色可查出结核分枝杆菌。痰检找到结核分枝杆菌或痰培养阳性、胸部 X 线阳性表现等有助于诊断。临床治疗主要是全身支持疗法和抗结核治疗。淋巴结结核诊断应依据病史、症状、体征、X 线胸片、病原菌检查等。

【病理基础】

镜下表现:可见淋巴结形态改变,包膜可不完整,结核性肉芽肿性结节形成,后期可有干酪样坏死,肉芽肿以淋巴细胞浸润、上皮和纤维组织增生及少许郎格罕细胞。

【影像学表现】

超声表现为融合性结节,边界清楚,累及皮下组织时可呈边缘毛刺状,回声不均,可见钙化斑,干酪样坏死区无血流信号,结节周边及内部均可测及血流信号,多为低速高阻动脉频谱。CT 及 MRI 表现:Ⅰ型以增殖为主,均匀强化;Ⅱ型为干酪增殖型,密度/信号不均,环状强化,内见单发或多发的坏死区,坏死区呈低密度,T_1WI 呈低信号,STIR T_2WI 呈高信号,无强化;Ⅲ型为干酪型,淋巴结形态消失,内见融合坏死区,环状强化及结外浸润,表现为平扫密度/信号不均,增强呈中等程度的厚壁不均匀环状强化,内见强化的分隔,周围脂肪间隙增厚,伴有邻近结构的浸润。

【典型病例】

病例 2 患者,女,48 岁,午后低热、乏力 3 余年,发现颌下肿块 2 月余(图 5-8-2)。

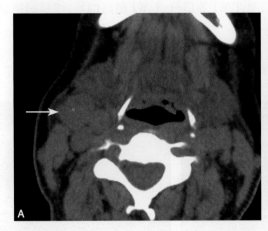 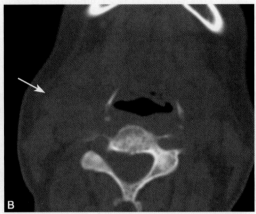

图 5-8-2 淋巴结核

CT 平扫软组织窗(图 A)及骨窗(图 B)示右侧颌下腺后方肿块影(箭),密度均匀,呈等密度,内可见点状高密度影,为钙化改变。

【诊断思路及诊断要点】

淋巴结核以儿童及青年多见,可呈单个或多个淋巴结肿大,出现淋巴结周围炎后可互相粘连、融合,或成串珠状。晚期淋巴结内发生干酪样坏死,形成冷脓肿,破溃则排出稀薄脓液夹杂有干酪样物质。患者可有明显结核接触史,典型的午后低热、盗汗等全身中毒症状,结核菌素皮内试验呈阳性反应。影像学上依据病程不同时期表现不一,增殖为主时密度/信号均匀并均匀强化,出现干酪样坏死时密度/信号不均,增强后可为中等程度的厚壁不均匀环状强化,内见强化的分隔,内见单发或多发无强化坏死区,CT 呈低密度,T_1WI 呈低信号,STIR T_2WI 呈高信号,周围脂肪间隙增厚,伴有邻近结构的浸润。

三、颈淋巴结转移瘤

【简介】

淋巴结转移瘤(lymph node metastasis)80%来源于头颈部恶性肿瘤,20%来源于胸部肿瘤。颈部淋巴结转移主要分布于颈内静脉区、胸锁乳突肌周围淋巴结,其中多为鳞状细胞癌转移,主要来自口腔、鼻窦、喉及咽等处腺癌;腺癌多来自甲状腺癌及涎腺、鼻腔肿瘤。临床表现为颈外侧部、颌下或颏下及锁骨上窝淋巴结肿大,质硬、无痛、多发、固定等是其特点。多数患者有原发肿瘤史,少数患者可不知原发肿瘤灶而以颈部肿块就诊。鳞状细胞癌淋巴结转移很容易发生中心坏死,即使转移的淋巴结很小。如果淋巴结大小在正常范围,但中心发生坏死,应优先考虑转移瘤。有或无原发肿瘤的多样性和间隔性生长应怀疑恶性肿瘤。穿刺活检可以确诊。

【病理基础】

环状强化的淋巴结伴有中心可见斑片状坏死区,有学者认为此征象是颈部转移淋巴结的特征性表现,对照病理表现为淋巴结边缘皮质的网状窦被肿瘤细胞首先侵入,而后侵犯髓质和漏斗部,导致淋巴回流障碍、组织坏死;中心坏死区对应的组织学改变包括肿瘤坏死、角蛋白、纤维组织、间质水肿、部分具有活性的瘤细胞等混合物。转移淋巴结参考原发灶,常可有原发灶肿瘤细胞组织学特征。

【影像学表现】

1. CT 表现 为颌下或颏下、颈动脉间隙多发大小不等类圆形软组织密度肿块,边缘清楚或不清楚,可以融合而呈分叶状,直径可达 3~4cm,增强扫描呈轻度强化,与血管区分明显;无坏死者密度均匀,中央坏死液化时呈环形强化,环壁厚,不规则。

2. MRI 表现 转移淋巴结 T_1WI 呈等或略低信号,与邻近脂肪组织对比明显,T_2WI 呈等或稍高信号,与邻近肌肉组织对比明显;血管在 T_1WI 及 T_2WI 为均匀低信号,可与本病鉴别;信号是否均匀取决于病变内有无坏死囊变等;增强扫描后未坏死淋巴结呈均匀中等强化,而坏死囊变淋巴结呈不规则环形强化。

【典型病例】

病例 3 患者,女,59 岁,鼻塞,发现颌下肿块逐渐增大半年余。针吸细胞学病理证实为鼻咽未分化角癌淋巴结转移(图 5-8-3)。

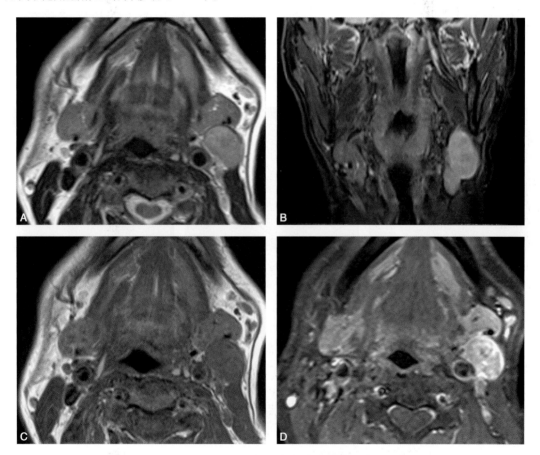

图 5-8-3 左颌下淋巴结转移

MRI 轴位脂肪抑制 T_2WI(图 A)和冠状位 T_2WI(图 B)示左侧颌下腺上后方呈混杂稍高信号,正常颌下腺受压;轴位 T_1WI(图 C)呈稍均匀低信号;轴位增强 T_1WI(图 D)示肿块呈明显强化,强化不均匀。

【诊断思路及诊断要点】

颈部淋巴结转移主要分布于颈内静脉区、胸锁乳突肌周围淋巴结,其中鳞状细胞癌转移多见。临床表现为颈外侧部、颌下、颏下及锁骨上窝淋巴结肿大,质硬、无痛、多发、固定等是其特点。鳞状细胞癌淋巴结转移很容易发生中心坏死,即使转移的淋巴结很小。影像上常见颌下或颏下、颈动脉间隙多发大小不等软组织密度肿块,T_1WI 呈等或略低信号,T_2WI 呈等或稍高信号,边缘清楚或不清楚,可以融合而呈分叶状,增强后轻度强化;无坏死者密度/信号均匀,中央坏死液化时呈环形强化,环壁厚而不规则。

四、淋巴结反应性肿大

【简介】

淋巴结反应性肿大可能是全身疾病(如淋巴瘤或结节病)的唯一征象。肿大淋巴结无特异性,必须对全身症状(体重减轻、发热、盗汗等)进行调查,并应排除任何恶性肿瘤或多系统疾病的病灶。

【病理基础】

镜下表现:淋巴滤泡增大,滤泡旁淋巴细胞增生,有时可见坏死增生。

【影像学表现】

CT 及 MRI 表现:颈部或颏下、颌下三角区多发淋巴结肿大,密度/信号均匀,多伴有淋巴结增多。

【典型病例】

病例 4　患者,男,48 岁,低热 1 年,原因待查(图 5-8-4)。

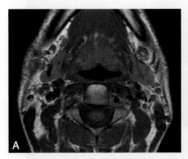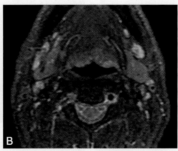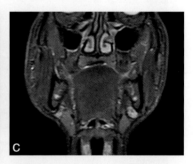

图 5-8-4　淋巴结反应性肿大

MRI 示双侧颌下多发类圆形异常信号;轴位 T_1WI(图 A)呈低信号;轴位脂肪抑制 T_2WI(图 B)呈高信号;冠状位脂肪抑制 T_2WI(图 C)呈高信号。

【诊断思路及诊断要点】

淋巴结肿大无特异性,应排除任何恶性肿瘤或多系统疾病的病灶,影像上见颈部或颏下、颌下三角区多发淋巴结肿大,密度/信号均匀。

第九节　假 性 病 变

一、颏下间隙内容物疝入颌下间隙伴舌骨肌缺陷

【简介】

舌骨肌传统上被描述为一个连续的肌肉悬带,在纤维中缝处连接而成。在胚胎发育过程

中,前部和后部的肌肉片不能与由此形成的狭缝重叠,允许颏下间隙内容物疝入颌下间隙。舌骨肌亦称舌骨小结,在体格检查时,疝出的唾液腺组织、脂肪、血管或三者的组合可触摸到明显的"肿块"。

【影像学表现】

在 CT 和 MRI 表现为颏下间隙的混杂密度/信号,内容物与颏下间隙相连续,且疝入的内容物的密度/信号与之对应。

二、唾液腺肥大

【简介】

唾液腺肥大(hypertrophy of salivary gland)较少见,唾液腺的对称性、弥漫性和无痛性肿大可能为对一个系统疾病的反应,如糖尿病、甲状腺功能减退、慢性酒精中毒、营养不良和某些药物如抗生素、利尿剂和抗精神病药。影像表现为唾液腺双侧和对称受累。

【病理基础】

镜下表现为腺泡细胞肥大,为正常腺泡体积的 2~3 倍,细胞核被挤压至基底部。一些长期患有糖尿病和酗酒的患者可表现为腺泡萎缩、脂肪组织浸润。

【影像学表现】

1. **X 线平片** 唾液腺造影可见唾液腺形态多正常,体积明显增大,排空功能延迟,这与腺泡的退变有关,但不及干燥综合征患者程度重。

2. **CT 及 MRI 表现** 可直观显示唾液腺腺肿大,多为对称性,密度/信号尚均匀,部分患者因腺体退行性改变而脂肪化,呈 T_1WI 和 T_2WI 高信号。

【典型病例】

病例 患者,女,52 岁,双侧颌下腺对称性肿大 2 余年(图 5-9-1)。

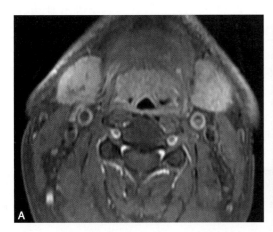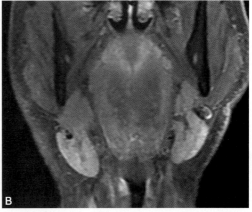

图 5-9-1 双侧颌下腺肥大

MRI 轴位水相直接增强 T_1WI(图 A)及冠状位水相直接增强 T_1WI(图 B)示双侧颌下腺腺对称性肿大,可见明显强化,强化尚均匀,内可见未明显强化低信号影(与颌下腺脂肪化有关)。

【诊断思路及诊断要点】

唾液腺良性肥大多见于中老年人,多数位于腮腺,少数位于下颌下腺。唾液腺的对称性、弥漫性和无痛性肿大可能为对一个系统疾病的反应,如糖尿病、甲状腺功能减退、慢性酒精中毒、营养不良和某些药物如抗生素、利尿剂和抗精神病药。影像表现为唾液腺双侧和对称受累。

第十节 甲状舌管囊肿

【简介】

甲状舌管囊肿(thyroglossal duct cyst,TDC)指在胚胎早期甲状腺发育过程中甲状舌管退化不全、不消失而在颈前部正中甲状腺下降途径中遗留形成的先天性囊肿。TDC 多见于儿童,亦可见于成人。在颈前正中区域,TDC 多发于舌骨上、下部与舌盲孔之间,以舌骨以下平面最多见。患者常以颈前部中线区无痛性肿块就诊。肿块生长缓慢,周界清楚,与皮肤无粘连,随着肿块增大可伴有颈部胀痛、吞咽不适、咽部异物感等局部症状。一般临床病史和体格检查发现肿块伴随吞咽和伸舌时囊肿或瘘管向上升高即可作出较充分的术前诊断。病变常反复发作并发生局部感染,易自行破溃或误诊为脓肿而切开引流形成瘘管。治疗为手术切除。

【病理基础】

1. **大体检查** 大多有完整的包膜,囊壁为纤维组织包绕而形成,壁薄,大部分囊内壁可见明显上皮衬覆。

2. **镜下表现** 上皮主要为假复层纤毛柱状上皮、复层鳞状上皮、扁平上皮等。上皮下常见甲状腺与淋巴样组织,囊肿内容物一般为稠厚黏液,可呈胶冻状,其内含有蛋白质和/或胆固醇等。

【影像学表现】

1. **CT 表现** 为边界清楚的低密度影,壁薄、光滑,增强扫描囊内容物及囊壁一般无强化,也可以观察到边缘增强;合并感染时则囊肿壁变毛糙,CT 密度增高,周围脂肪影像消失,囊壁则常呈环状明显强化。

2. **MRI 表现** 一般为囊性均质 T_1WI 低信号、T_2WI 高信号。若合并感染或出血,因囊内含高蛋白质内容物可呈 T_1WI 等或高信号、T_2WI 稍高或高信号,增强扫描示囊内容物及囊壁强化均不明显;合并感染时囊壁则常有明显强化。

TDC 应与异位甲状腺鉴别,前者多位于舌根或盲孔的咽部,呈紫蓝色的瘤状突起,须进行同位素^{131}I 扫描,可见同位素浓聚。

【典型病例】

病例 患者,女,46 岁,发现颏下肿物 1 余年(图 5-10-1)。

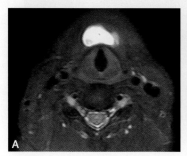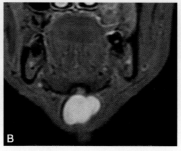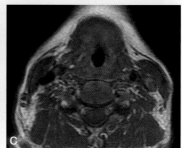

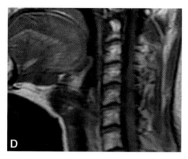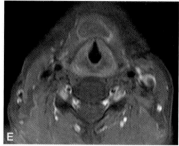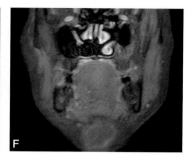

图 5-10-1　甲状舌管囊肿

MRI 示颏下规则的囊状占位，信号均匀；轴位水相脂肪抑制 T_2WI(图 A)及冠状位脂肪抑制 T_2WI(图 B)呈高信号；轴位 T_1WI(图 C)及矢状位 T_1WI(图 D)呈低信号；轴位增强脂肪抑制 T_1WI(图 E)及冠状位增强脂肪抑制 T_1WI(图 F)示囊内容物未见明显强化，囊壁明显强化。

【诊断思路及诊断要点】

甲状舌管囊肿多见于儿童，在颈前正中区域以舌骨以下平面最多见。患者常以颈前部中线区无痛性肿块就诊，体格检查发现肿块伴随吞咽和伸舌时囊肿或瘘管向上升高，CT 上为边界清楚的低密度影像，MRI 上为均质 T_1WI 低信号、T_2WI 高信号的囊性信号影，若合并感染或出血，囊壁变毛糙，密度增高，周围脂肪影像消失，因囊内含高蛋白质内容物可呈 T_1WI 等或高信号、T_2WI 稍高或高信号壁薄、光滑，增强后囊内容物及囊壁一般无强化，合并感染时则囊壁常呈环状明显强化。

第十一节　皮样囊肿、表皮样囊肿

【简介】

皮样囊肿(dermoid cyst)、表皮样囊肿(epidermoid cyst)是一种先天性囊性畸形，由皮肤外胚层的细胞在鳃器的胚性剩余发展而来，内衬均为鳞状上皮，具有较低的恶性退化风险。组织学一般认为，异位的皮肤外胚层细胞是在胚胎早期形成头颈部时，随鳃器外胚层结构移位至胚胎表面上的。如囊壁没有皮肤附属器，只由致密纤维组织构成，内衬以一层软薄的鳞状上皮角化层，表皮支突大部分消失，基底细胞不呈栅栏状排列，内为成层排列的脱落的过度角化上皮细胞者称为表皮样囊肿。而皮样囊肿包含由单层鳞状上皮(表皮样)、皮肤附属物(皮样)或其他主要器官组织(类畸型)构成的三种组织学不同的病理类型。

皮样囊肿和表皮样囊肿临床常见，任何部位均可发生，但在头部和颈部比较少见。发生于头颈部者，易见于口腔，尤其是口腔底部。位于颏下区者为无痛性肿块，大小不等。皮样囊肿通常见于 10~30 岁，作为一个缓慢扩大的颈部中线部位的肿块出现，可能会进展继而引起吞咽困难，而表皮样囊肿在生命早期出现，在婴儿期变得明显。治疗为手术切除。这些囊性病变与舌骨肌的关系在指导外科手术上很重要，舌骨肌上方的囊肿采用口内入路切除，而舌骨肌下方病变通过外部颌下入路切除。

【病理基础】

1. **大体检查**　表皮样囊肿及皮样囊肿均有完整的包膜，有时呈分叶状。囊壁菲薄，多呈灰白色且有光泽，故有"珍珠瘤"之称。

2. **镜下所见**　表皮样囊肿及皮样囊肿的囊壁可分两层，外层为胶原纤维，内层为复层鳞状上皮。细胞内散在有透明角质颗粒,多是角化的鳞状上皮或一些碎片,偶可见胆固醇结晶。与表皮样囊肿不同的是,皮样囊肿囊壁含有皮肤附件,包括毛发、毛囊、汗腺和皮脂腺,后者可分泌皮脂。

【影像学表现】

在影像学上,皮样囊肿和表皮样囊肿表现相似,两者在 CT 和 MRI 上均表现为囊性病变,但皮样囊肿具有"弹珠样"脂肪球的标志性表现,类似于球状介质(皮脂和钙化等辅助皮肤内容物的混合物),CT 表现为低密度,MR T_1WI 信号多变。表皮样囊肿 MRI 上表现为明显弥散受限。

【典型病例】

病例　患者,女,15 岁,发现颏下肿物半年余。术后病理示表皮样囊肿(图 5-11-1)。

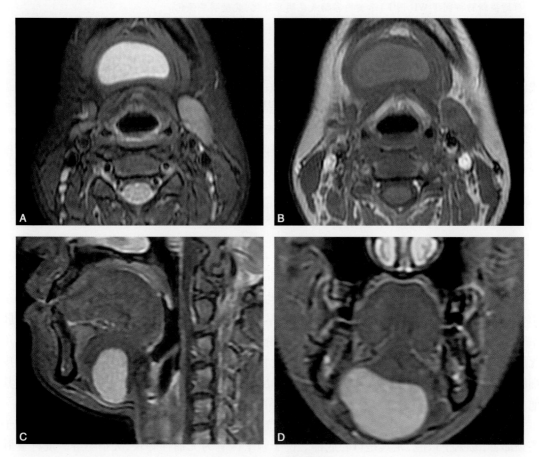

图 5-11-1　表皮样囊肿

MRI 示颏下类椭圆形囊状占位,信号均匀;轴位水相脂肪抑制 T_2WI(图 A)、矢状位脂肪抑制 T_2WI(图 C)及冠状位脂肪抑制 T_2WI(图 D)呈高信号;轴位 T_1WI(图 B)呈低信号。

【诊断思路及诊断要点】

皮样囊肿和表皮样囊肿在头颈部比较少见,但易发生在口腔,尤其是口腔底部。皮样囊肿通常见于 10~30 岁,作为一个缓慢扩大的颈部中线部位的肿块出现,可能会进展继而引起吞咽困难,而表皮样囊肿在生命早期出现,在婴儿期变得明显。在影像学上,两者在 CT 和 MRI 上均表现为囊性病变,但皮样囊肿具有"弹珠样"脂肪球的标志性表现,CT 表现为低密度,MR

T_1WI 的信号多变,表皮样囊肿 MRI 表现为明显弥散受限。

此外,颏下及颌下间隙囊性病变的影像学诊断及鉴别诊断应纳入前文所提黏液性囊肿及甲状舌管囊肿等,应从组织学特征、发生位置及影像学表现等方面进行鉴别诊断(表 5-11-1)。

表 5-11-1 颏下及颌下间隙囊性病变的特征鉴别

特征	黏液性囊肿	皮样囊肿	表皮样囊肿	甲状舌管囊肿
CT	囊性	囊实性,可能含钙化	囊性;没有明确的固体成分	囊性,壁薄、不强化
MRI	液体信号,T_1WI 信号多变	"弹珠样"脂肪球,信号不均(囊实性)	弥散受限	均质囊性 T_1WI 低信号、T_2WI 高信号
位置	与唾液腺相关,通常是舌下腺,可以延伸到颌下间隙(舌下囊肿下陷)	最常见于口腔底部	最常见于口腔底部	在颈前正中区域,多发于舌骨上、下部与舌盲孔之间,以舌骨以下平面最多见
组织学	黏液潴留囊肿	存在皮肤附属物(毛发、皮脂腺、汗腺)	鳞状上皮,没有皮肤附属物	主要为假复层纤毛柱状上皮、复层鳞状上皮、扁平上皮等。上皮下常见甲状腺与淋巴样组织

第十二节 颌下、颏下间隙病变影像诊断思路

(一) 诊断思路

1. 定位 病灶是否位于颌下、颏下间隙,病灶与颌下腺及周围结构的关系,如黏液性囊肿常与舌下腺关系密切,可延伸至颌下间隙。

2. 定性 观察病变形态学特点及分布范围,判断是否肿瘤或肿瘤性病变,如甲状舌管囊肿常表现为边界清楚、密度/信号均匀的囊性病变,好发部位为颈前正中区域,多发于舌骨以下平面,而腺样囊性癌形态不规则,密度混杂,囊性成分为主时可见多发囊腔及附壁结节,常沿神经周围途径扩散,晚期可见神经孔扩大的表现。

3. 综合判断 应结合临床症状/体征及实验室指标,结合影像学表现综合考虑进一步定性。CT 和 MRI 是这些区域的首选成像方式,CT 检查方便,MRI 软组织分辨率高。其他的常用检查方式包括超声、常规唾液腺造影和正电子发射断层扫描(PET)。通常在由于其他原因疾病而进行的检查中发现这些区域的疾病。

(二) 鉴别诊断思路

颌下间隙可发生多种疾病,可大致分为先天性、感染性、血管性和肿瘤性。此外,颌下淋巴结常因各种其他疾病发生改变(表 5-12-1)。

颏下间隙病变类型和影像表现与颌下间隙类似。在绝大多数病例中,颏下肿块多源于炎性病变或良性肿瘤;在头颈部恶性肿瘤中,颏下间隙的累及程度一般小于颌下间隙、颈静脉和其他颈部淋巴引流区。但不能忽视恶性肿瘤和系统性疾病,如结节病。如果在超声检查中发现颏下淋巴结聚集,必须意识到颏下淋巴结恶性肿瘤转移的可能性,尤其是非霍奇金淋巴瘤。

表5-12-1　颌下间隙常见病变

先天性	感染性	血管性	肿瘤性	免疫反应性	淋巴结肿大
涎腺发育不良	黏液性囊肿	低流量：	良性：	干燥综合征	淋巴结炎
皮样囊肿	蜂窝织炎/脓肿	静脉畸形	脂肪瘤	IgG4相关性疾病	淋巴结核
	路德维希咽峡炎	淋巴管畸形	多形性腺瘤		转移瘤
	感染性涎腺炎	高流量：	神经源性肿瘤		反应性肿大
	慢性阻塞性唾液腺炎	动脉畸形	恶性：		
	涎腺结核		鳞状细胞癌		
			黏液表皮样癌		
			淋巴瘤		

　　目前,尚未发现表皮样癌以颌下淋巴结转移为首发症状。淋巴瘤患者最重要的症状是无痛性颌下淋巴结肿大,炎性充血的征象(红斑、水肿或引流)可能缺乏,而颌下淋巴结肿大可能是全身疾病(如淋巴瘤或结节病)的唯一征象。必须了解患者全身症状(体重减轻、发热、盗汗等),并排除任何恶性肿瘤或多系统疾病的病灶。除上述外,甲状舌管囊肿、皮样囊肿和表皮样囊肿等病变亦可发生于颌下区,但相对少见,皮样囊肿在颌下罕见。

报告书写规范要求

　　(1) 描述病变部位、数目、大小、形态、边界、密度/信号等,与颌下腺等周围结构的关系,强化特点。

　　(2) 由主要病灶开始描述,注意周围邻近组织关系及伴发改变和颈部淋巴结情况等。

　　例如:

　　影像描述:颌下间隙见一类椭圆形囊状占位,信号均匀,边界清楚。T_2WI水相脂肪抑制及脂肪抑制T_2WI呈高信号,T_1WI呈低信号,DWI及ADC图见明显弥散受限,增强扫描未见明显强化。双侧颈部未见明显肿大淋巴结影。

　　影像诊断:颌下间隙囊性病变,考虑表皮样囊肿。

═══ 练习题 ═══

1. 名词解释

(1) 干燥综合征

(2) IgG4相关疾病

(3) 涎石症

(4) 甲状舌管囊肿

2. 选择题

(1) 下列囊肿不属于先天性病变的是

　　A. 皮样囊肿　　　　　　B. 黏液性囊肿　　　　　　C. 表皮样囊肿

　　D. 甲状舌管囊肿　　　　E. 骨囊肿

(2) 最易导致颌下腺炎的因素是

    A. 肿瘤压迫   B. 导管狭窄   C. 导管结石

    D. 导管异物   E. 导管瘢痕

(3) 以下关于颌下腺的说法不正确的是

    A. 腺体内有淋巴结   B. 密度略高于腮腺密度

    C. 密度低于胸锁乳突肌   D. 强化后密度高于肌肉组织

    E. 强化后密度低于颈内动脉和颈静脉

(4) 慢性复发性涎腺炎的主要表现是

    A. 排空正常

    B. 主导管边缘呈羽毛状、花边状、葱皮状等变形

    C. 主导管呈腊肠状扩张

    D. 腺体内充盈缺损(小块状)

    E. 末梢导管扩张

(5) 下列有关阻塞性颌下腺炎的说法正确的是

    A. 涎石形成机制主要与机体的无机盐新陈代谢紊乱有关

    B. 颌下腺导管阳性结石的诊断的首选影像学检查为 CT

    C. 唾液腺造影的主要表现为高密度阳性结石

    D. 导管系统的扩张主要是结石部上方明显的导管扩张,分支导管及末梢导管一般无明显扩张

    E. X 线表现为末梢导管扩张呈点状、球状,少数甚至可呈腔状

(6) 关于结核性淋巴结炎局部临床表现的描述错误的是

    A. 颌下或颈侧发现单个或多个成串的淋巴结

    B. 淋巴结缓慢肿大,较硬,无压痛

    C. 淋巴结与周围组织无粘连

    D. 当发生干酪样坏死液化变性时,淋巴结可与皮肤粘连,皮肤表面有红、热感

    E. 扣之有波动感

(7) 关于颌下恶性肿瘤的描述错误的是

    A. 多形性腺瘤是颌下腺最好发的良性肿瘤

    B. 颌下腺原发性恶性肿瘤最常见的是腺样囊性癌

    C. 颌下腺脂肪瘤表现为边界清楚、脂肪密度/信号的病变,无纤维间隔,可含有钙化和囊性成分

    D. 颌下腺良性肿瘤常边界清晰,均匀强化,坏死少见,罕见钙化

    E. 在所有头颈部肿瘤中,腺样囊腺癌具有最大的沿神经周围扩散倾向

3. 简答题

(1) 简述颏下及颌下间隙囊性病变的影像学特征。

(2) 简述干燥综合征的 X 线造影分型及特点。

选择题答案: (1) B   (2) C   (3) A   (4) E   (5) D   (6) D   (7) C

(潘 初 徐 琪)

推荐阅读资料

［1］葛玉杰,闻彩云,邝平定.IgG4 相关性涎腺炎的 MRI 表现.医学影像学杂志,2015,25（12）:2122-2125.

［2］李永海,李平.颌下、颏下区肿块及其特点.北京:人民军医出版社,2000.

［3］龙卫平,李运良.颌颈淋巴结肿大 144 例临床病理分析.口腔医学,2006,26（2）:158-159.

［4］张祖燕.口腔颌面医学影像诊断学.7 版.北京:人民卫生出版社,2020.

［5］CARLSON E R. Diagnosis and management of salivary lesions of the neck. Atlas Oral Maxillofac Surg Clin North Am,2015,23(1):49-61.

［6］LEE Y Y,WONG K T,KING A D. Imaging of salivary gland tumours. Eur J Radiol,2008,66(3):419-436.

［7］PATEL S,BHATT A A. Imaging of the sublingual and submandibular spaces. Insights Imaging,2018,9(3):391-401.

第六章

咀嚼肌间隙病变

第一节　影像学检查方法

（一）X 线平片

X 线平片为最传统的影像学检查方法,可以显示皮肤及皮下脂肪,但咀嚼肌间隙深在,尤其是颧弓下区被下颌支及颧弓掩盖,不能显示其内部软组织结构,观察价值不大。目前 X 线平片不用于咀嚼肌间隙病变的检查。偶尔在异位涎腺涎石症或血管瘤时,可以观察到软组织内涎石或静脉石呈现出的致密影。

（二）X 线造影

术前涎腺造影可以显示副腮腺的导管系统,明确副腮腺的位置,但是研究证实显示率仅44.4%。副腮腺位于腮腺前缘,腮腺导管和咬肌上方,面神经颧支下方,其排泄管汇入腮腺导管。

（三）CT 检查

CT 为颈部常规的影像学检查方法。CT 能够辨别咀嚼肌间隙,在明确病变的来源、范围及性质方面具有重要价值,其突出的优点在于对骨性结构的显示。在轴位 CT 图像上,咀嚼肌间隙表现为等密度的肌群,其内有条状高密度的下颌骨升支及低密度的脂肪组织。

CT 检查以容积扫描或轴位扫描为基础,对于肿瘤患者应常规行轴位和冠状位重建。轴位扫描或重建基线为听眶下线;冠状位重建基线在矢状位上,与颈动脉纵径平行,矢状位重建基线在冠状位上,与颈动脉纵径平行。可根据需要进行其他任意断面重建。常规行软组织算法重建,对疑有骨质改变的患者还应行骨算法重建。重建层厚 3mm 或以下,层间距 2~5mm。根据临床需要进行三维图像重建和后处理,包括 MIP、SSD 及 VE。

如果无碘对比剂使用禁忌证,对颈部病变,尤其是肿瘤患者应常规行增强扫描。经手背静脉推注对比剂,注射流率 3~4ml/s,总量 80~100ml,约第 20 秒扫描动脉期,第 40 秒扫描实质期,第 50~70 秒扫描静脉期。延迟扫描时间依病变及设备情况而定。采用软组织算法重建。

（四）MRI 检查

MRI 检查具有软组织分辨率高、无辐射,可以多角度、多参数成像等优点,是显示软组织的最佳方法。MRI 检查对于咀嚼肌间隙病变具有重要价值,可通过不同信号特征区分间隙内血管、淋巴结和软组织。MRI 检查对病变软组织及骨髓侵犯显示优于 CT 检查,也是鼻咽癌分期的首选方法。

MRI 检查中常规采用自旋回波(spin echo,SE)序列和快速自旋回波(fast spin echo,FSE)

序列进行 T_1WI 和 T_2WI 扫描。T_1WI 上，咀嚼肌间隙的脂肪呈高信号，肌肉及神经呈等信号，组织对比分辨率较高。T_2WI 上，脂肪呈略高信号，肌肉呈低信号，神经呈略低信号，组织对比分辨率欠佳，但 T_2WI 对含水量的改变较为敏感，有利于病变的观察。在梯度回波成像时，血管呈高信号，较易显示，可用于显示病变与血管的关系，但目前该序列在临床检查咀嚼肌间隙病变时应用较少，有待进一步研究。

另外，高分辨率快速自旋回波 MRI 可以提高颅底恶性病变的显示率。若加以脂肪抑制序列更能进一步显示颅底异常改变。MRI 增强扫描有助于显示病变本身的血供情况及其与周围结构的关系，鉴别肿瘤治疗后复发或瘢痕（纤维化），以及对有特殊要求的 MR 血管成像有帮助。增强联合脂肪抑制的 MRI 检查可使脂肪信号减低，而强化的病变被突出显示出来，有利于观察咀嚼肌间隙病变的形态及侵犯范围。另外，增强联合脂肪抑制技术也是显示早期肿瘤沿神经浸润的最好手段。在非脂肪抑制对比增强 MRI 上，异常强化的神经束膜被高信号的脂肪组织掩盖而易被忽略，因此通过脂肪抑制对比增强 MRI 就可清晰地显示病变沿下颌神经的蔓延。

近年来，快速发展的 MR 功能成像能够反映组织血流灌注、水分子弥散情况及组织代谢等多方面的信息，为良恶性病变的鉴别、疗效及预后评估提供可靠信息。梯度回波 MRI 和血管成像技术可使血流呈高信号，不需注射对比剂即可鉴别血管与其他结构。

常规采用轴位及冠状位对咀嚼肌间隙进行 MRI 检查。轴位可较好地显示翼外肌肌腹及间隙内的脂肪，对翼外肌的起始端，只能较好地显示附着于翼突外侧板的下头，对附着于颅底的上头显示不佳。在冠状位上，咀嚼肌间隙呈"V"形。其内包括等信号的肌群、条状高信号的下颌骨升支及高信号的脂肪组织。在冠状位薄层 MRI 上，可见下颌神经从卵圆孔出颅，进入该间隙。冠状位对翼内肌及下颌神经显示较佳，亦可较完整地显示翼外肌起始端附着于不同位置的两个头，但不能清晰显示翼外肌的全长。对于上颌动脉和其主要分支之一脑膜中动脉，冠状位显示较佳。因此，在进行病变检查时，轴位及冠状位均需要使用以观察不同结构。

但 MRI 检查时间相对较长，空间分辨率低于超声及 CT，且下颈部较易受到磁敏感伪影、运动伪影的干扰，导致图像质量下降。当病变累及骨骼系统时，使用 CT 及 MRI 联合检查，既可观察骨质受累情况，又可以很好地显示软组织改变。

咀嚼肌间隙扫描范围：为了评价病变的神经周扩散，扫描需要包括整个三叉神经下颌支在咀嚼肌间隙、下颌骨内走行的范围，上到颅底。理想范围应包括脑桥外侧、Meckel 腔、卵圆孔、下颌孔、整个下颌神经管和颏孔。

第二节　正常解剖及变异

一、正常解剖

咀嚼肌间隙是舌骨上颈部最大的筋膜间隙，位于腮腺前方，含有咀嚼肌、下颌骨和下颌神经（图 6-2-1）。它由颈深筋膜浅层即封套筋膜分层包绕咀嚼肌和下颌骨而成。封套筋膜沿下颌骨下缘分为两层，靠内侧的一层筋膜沿翼内肌内缘一直向上附着于颅底表面卵圆孔的内侧。这层筋膜也是翼内肌的筋膜，将咀嚼肌间隙与咽旁间隙分开；靠外侧的一层筋膜向上包绕咀嚼肌的浅表面，附着于颧弓（咬肌起源处），然后继续向上覆盖颞肌到达咀嚼肌颧弓上间隙的顶部。颧弓上间隙和颧弓下间隙实际上没有水平筋膜分隔。因此病变在此间隙内容易纵向蔓延。

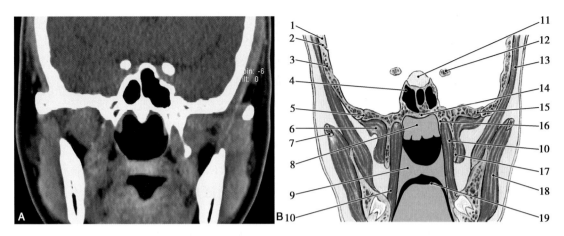

1. 顶骨;2. 顶鳞缝;3. 颞骨鳞部;4. 蝶窦;5. 蝶鳞缝;6. 翼外肌;7. 颧弓;8. 咽扁桃体;9. 软腭;10. 翼内肌;11. 蝶鞍;12. 前床突;13. 颞肌;14. 蝶骨;15. 颞骨关节上唇结节;16. 翼突内侧板;17. 翼突外侧板;18. 咬肌;19. 咽峡。

图 6-2-1　咀嚼肌间隙 1
CT 平扫冠状位(图 A)及示意图(图 B)。

　　咀嚼肌间隙主要包括 4 个脂肪间隙。以颧弓为界,分为颧弓上区和颧弓下区。颧弓下区为咀嚼肌间隙的固有部分,内含翼内肌、翼外肌、咬肌、颞肌下部、下颌神经及分支和翼状静脉丛等。颧弓下区中,咬肌与下颌支间的间隙被称为咬肌间隙,翼内肌与下颌支间的间隙亦称为翼颌间隙。颧弓上区以颞肌为界分为颞浅、颞深间隙(图 6-2-1)。

　　咀嚼肌间隙内包含颞肌、咬肌、翼外肌、下颌骨升支、下颌神经、上颌动脉、下牙槽动静脉及脂肪等,充分认识这些结构有利于提高咀嚼肌间隙病变的诊断水平(图 6-2-2)。

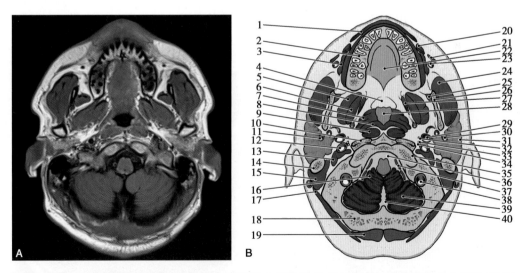

1. 口轮匝肌;2. 上颌骨腭突;3. 颊肌;4. 软腭;5. 翼外肌;6. 翼内肌;7. 岩悬雍垂肌;8. 头夹肌;9. 头长肌;10. 寰椎前弓;11. 下颌后静脉;12. 颈内静脉;13. 头外侧直肌;14. 乳突小房;15. 二腹肌后腹;16. 小脑扁桃体;17. 头夹肌;18. 枕骨;19. 头半棘肌;20. 提口角肌;21. 颞肌;22. 硬腭;23. 面动脉;24. 咬肌;25. 颞肌;26. 下颌支;27. 腭帆张肌;28. 鼻咽;29. 迷走神经;30. 下颌后静脉;31. 腮腺;32. 颈内动脉;33. 舌下神经;34. 副神经;35. 枕骨基底部;36. 延髓前池;37. 椎动脉;38. 导静脉与髁管;39. 小脑后叶;40. 小脑延髓池。

图 6-2-2　咀嚼肌间隙 2
MRI 轴位 T_1WI(图 A)及示意图(图 B)。

95

咀嚼肌间隙主要由4条咀嚼肌构成。咬肌起源于颧弓,附着于下颌骨体外下方的咬肌粗隆。颞肌起于颞窝,扇形张开附着于顶骨,向下止于下颌骨的冠突。翼内肌起自翼内板止于下颌角和下颌支内侧面翼肌粗隆。翼外肌起自翼外板和蝶骨大翼,附着下颌骨髁突下的下颌颈。

三叉神经下颌支又名下颌神经(含特殊内脏运动神经和一般躯体感觉神经纤维)通过卵圆孔出颅中窝,进入咀嚼肌间隙后分为数支,包括咀嚼肌支(支配咀嚼肌的运动神经)、下颌舌骨支(支配下颌舌骨肌和二腹肌前腹)、耳颞支(管理腮腺表面的皮肤感觉)。下颌神经穿下颌升支舌面的下颌孔延续为下牙槽神经。

咀嚼肌间隙其他组成包括上颌动静脉、下牙槽动静脉(伴随下牙槽神经入下颌孔)、翼静脉丛(沿翼内肌纤维走行)、下颌骨体后部和下颌支。后牙区是口腔的组成部分,不属于咀嚼肌间隙。

咀嚼肌间隙内脂肪均为 T_1WI、T_2WI 高信号,主要位于上颌窦后方区域及翼外肌、颞肌与下颌骨升支之间,二者内侧相连,轴位表现为尖端向内的"V"字形,在上颌窦显示最大层面较清晰,冠状位显示形态欠规则。

肌肉 T_1WI 表现为等信号,与脑白质信号相近;T_2WI 为低信号。颞肌在轴位上表现为三角形影像,由下层面至上层面逐渐变大,其下端与下颌骨冠突相连,冠状位上表现为长条状影。翼外肌由两个头组成:翼外肌上头和翼外肌下头。翼外肌的上头起自蝶骨大翼的底面,下头起自翼突外板的根部外侧。上头与颅中窝底平行,下头下部纤维斜向上走行,两者向后合并,止于下颌颈前面的翼突凹。翼外肌在轴位均表现为近似梭形的长条状影,在下颌骨髁突出现层面显示较佳(图 6-2-3)。冠状位上,翼外肌呈一团块状影,其上头和下头从前层面至后层面均可显示(图 6-2-3)。翼内肌位于翼外肌的下内方,同样由两个头组成,内侧头粗大,起自翼突外板的内侧面和翼窝的外侧;外侧头较小,起自翼突外板的下端外侧和腭骨蝶突,两者纤维向后、向下走行,止于下颌支内面和下颌角。翼内肌在冠状位均表现为近似平行四边形,下外端连于下颌角内侧面,上内端连于翼突内外侧板之间(图 6-2-3)。

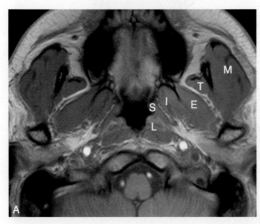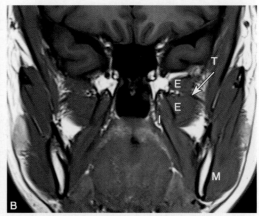

I. 翼内肌;E. 翼外肌;S. 腭帆张肌;L. 头长肌;T. 颞肌;M. 咬肌;箭所指为上颌动脉。

图 6-2-3　咀嚼肌间隙 3

MRI 轴位 T_1WI(图 A)咀嚼肌脂肪间隙表现为尖端向内的"V"字形,冠状位 T_1WI(图 B)示咀嚼肌间隙形态欠规则。

上颌动脉是颈外动脉最大的终支。它在下颌颈后方发出后，经下颌颈深面和蝶下颌韧带之间水平向前入颞下窝，至翼外肌的后缘向外上绕经翼外肌下头的浅面，穿翼外肌两头之间，经翼上颌裂入翼腭窝，发出蝶腭动脉。上颌动脉主干在轴位表现为位于翼外肌外侧脂肪间隙内向前内方走行的条形流空信号（在梯度回波图像上表现为高信号），在冠状位表现为翼外肌与下颌骨之间的血管断面流空信号（下颌骨支显示层面显示较清）。脑膜中动脉（图 6-2-4）表现为自上颌动脉发出的斜向内上方血管流空信号，下颌支层面显示较清晰。在轴位各序列难以显示。上颌动脉其余分支在轴位及冠状位显示不佳。

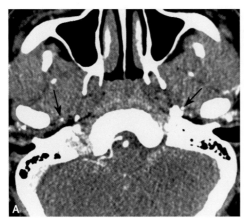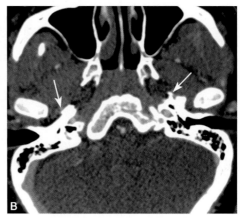

图 6-2-4　脑膜中动脉
CT 增强扫描轴位软组织窗（图 A）及骨窗（图 B），箭指脑膜中动脉。

翼状静脉丛由深、浅两部分组成并互相交通。浅丛位于颞肌和翼外肌之间，变异较多；深丛（图 6-2-5）位于翼内肌、翼外肌之间，翼外板后面，舌神经和下牙槽神经周围。翼状静脉丛收纳与上颌动脉分支伴行的静脉，最后汇成上颌静脉，回流至下颌后静脉。经过面深静脉与面静脉交通，并经卵圆孔网及破裂孔导血管与海绵窦交通，故口、鼻、咽等部的感染可沿上述途径蔓延至颅内。

下颌神经颅外段分出颊神经、舌神经、咀嚼肌神经、下牙槽神经和耳颞神经，冠状位 T_1WI 及 T_2WI 表现为与脑灰质信号相同的条带状影，其与翼外肌深面通过卵圆孔，上连 Meckel 腔，下至咀嚼肌间隙内，在视交叉及垂体柄出现层面可以显示，出颅后下颌神经分为数支，但其分支不能显示（图 6-2-6）。

咀嚼肌间隙毗邻结构较复杂。咀嚼肌间隙前方为上颌窦，后方为颞下颌关节，外侧为颧弓和面部软组织，内侧为翼突、翼内外板、鼻咽侧壁；前下方直接与颊间隙相通，后内方与咽旁间隙以翼内肌内面一层筋膜相隔，后外方为腮腺间隙。

咀嚼肌间隙原发病变有两个特征（图 6-2-7）：①病灶以咀嚼肌或下颌支为中心；②咽旁间隙由前向后移位。

颞下颌关节位于咀嚼肌间隙的颧弓下间隙的上部。关节肿胀须与咀嚼肌肿块相鉴别。

咀嚼肌间隙并非封闭结构，与众多结

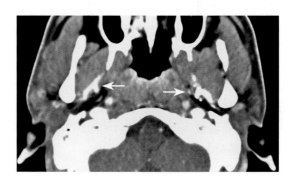

图 6-2-5　双侧翼状静脉丛
CT 增强扫描轴位软组织窗，箭指双侧翼状静脉丛。

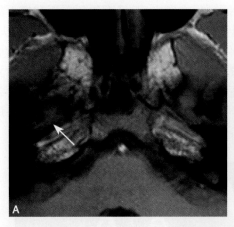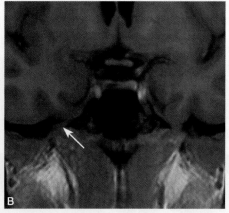

图 6-2-6　下颌神经

MRI 轴位 T_1WI（图 A）及冠状位 T_1WI（图 B），箭指下颌神经。

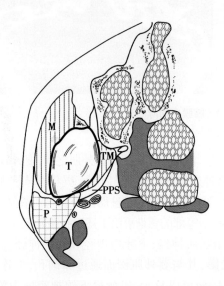

T. 肿块；M. 咬肌；TM. 颞肌；P. 腮腺；PPS. 咽旁间隙。

图 6-2-7　咀嚼肌间隙肿块示意图

茎突前咽旁脂肪的后内侧移位和咀嚼肌间隙内正常脂肪消失是咀嚼间隙肿块的特征。

构和间隙直接毗邻或经自然孔道相通，故头颈部病变容易直接或间接累及此间隙。咀嚼肌间隙向内经翼上颌裂直接与翼腭窝相通，再通过翼腭窝与眼眶、鼻腔、口腔、颅中窝相通，也可直接经眶下裂与眼眶相通；向上经卵圆孔或其内走行的下颌神经与颅中窝相通。

二、翼状静脉丛不对称

【简介】

翼状静脉丛不对称是深部面静脉丛的发育不对称，引流同侧海绵窦并与眼静脉和面深静脉相连。少数病例与颈动脉瘘有关。通常在无症状的患者中偶然发现，不需要治疗或随访。它可能出现高流量或低流量颈动脉海绵窦瘘的症状，需要介入治疗。

【病理基础】

大体检查：不对称，单侧突出的翼状静脉丛引流海绵窦。

【影像学表现】

1. **CT 表现**　增强可见咀嚼肌间隙内有不对称曲管状强化。

2. MRI 表现　T_1WI 和 T_2WI 表现为间隙内不对称的血管流空信号。增强表现为不对称的匍行强化。

【典型病例】

病例 1　患者,女,16 岁,因"肩部肿块"行颈部 CT 血管造影(图 6-2-8)。

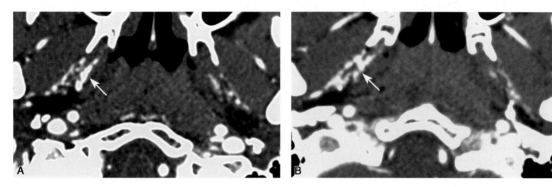

图 6-2-8　右侧翼状静脉丛增粗

CT 增强扫描轴位(图 A、图 B),箭指右侧明显增粗的翼状静脉丛。

病例 2　患者,女,12 岁,因"张口困难"行颞下颌关节增强 CT(图 6-2-9)。

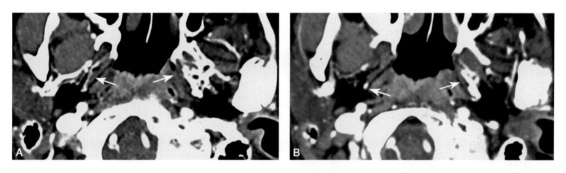

图 6-2-9　左侧翼状静脉丛增粗

CT 增强扫描轴位(图 A、图 B)可见左侧翼状静脉丛较右侧明显增粗(箭),另见左侧翼内肌、翼外肌及颞肌萎缩。

【诊断思路及诊断要点】

翼状静脉丛不对称影像学表现为咽旁间隙或咀嚼肌间隙翼内肌旁的不对称匍行强化静脉丛。

三、异位涎腺

【简介】

异位涎腺又称迷走涎腺,为发生在非正常腺体位置的涎腺组织,原因与胚胎发育相关。

【病理基础】

咀嚼肌间隙最常见的异位涎腺是腮腺,常位于咬肌前缘。异位的腮腺可以发生各种病变,包括增生、炎症或肿瘤。

【影像学表现】

CT 及 MRI 表现:异位涎腺很容易区分,正常位置涎腺缺如,病灶显示为与涎腺密度/信号相同的组织。

【典型病例】

病例3 患者,男,27岁。发现左侧咬肌区肿块2年(图6-2-10)。

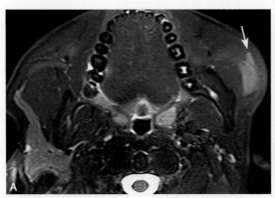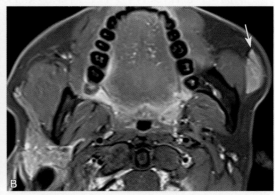

图6-2-10 左侧异位腮腺

MRI轴位脂肪抑制T$_2$WI(图A)和增强脂肪抑制T$_1$WI(图B)可见左侧腮腺缺如,左侧咬肌表面椭圆形肿块为异位腮腺(箭),信号与右侧腮腺相同。

【诊断思路及诊断要点】

正常位置涎腺缺如或形态异常,病灶显示为与涎腺密度/信号相同的组织。

第三节 常见临床相关症状及体征

面部不对称:见于单侧咀嚼肌脓肿、良性咀嚼肌肥大、咀嚼肌失用性萎缩、肿瘤(横纹肌瘤、平滑肌瘤等)。

张口受限:见于感染(咀嚼肌脓肿、咀嚼肌间隙蜂窝织炎等)、重症肌无力、咀嚼肌痉挛、肿瘤(颊癌、下颌神经周播散肿瘤等)浸润。

磨牙:见于良性咀嚼肌肥大、下颌神经周播散肿瘤。

咬合不正:见于咀嚼肌失用性萎缩、良性咀嚼肌肥大、单侧下颌神经周播散肿瘤、咀嚼肌肿瘤(横纹肌瘤、平滑肌瘤等)。

皮肤渗液:见于皮下异位涎腺、脓肿破溃、下颌骨骨髓炎。

面部触痛:见于咀嚼肌脓肿、下颌骨骨髓炎、肿瘤(横纹肌瘤、恶性淋巴瘤等)浸润。

发热:见于感染(咀嚼肌脓肿、咀嚼肌间隙蜂窝织炎等)。

第四节 咀嚼肌假肿瘤样病变

一、良性咀嚼肌肥大

【简介】

良性咀嚼肌肥大是一种少见的病变,表现为咀嚼肌弥漫性、均匀性肿大。

【病理基础】

约50%患者单侧发病,50%患者双侧发病。本病可能是家族性的,也可能是睡眠时习惯性磨牙所致。咬合不正亦可诱发本病。

【影像学表现】

CT 及 MRI 表现：均表现为咬肌体积增大，边界光滑，密度/信号与正常肌肉相同，无异常强化。下颌骨的咬肌粗隆处可见粗糙的骨性突起。单侧病例可伴有同侧翼状肌和颞肌增大。

淋巴瘤或白血病的浸润可能仅限于肌肉，可与本病混淆，因此在无适当病史的情况下需要进行影像学随访。

【典型病例】

病例 1　患者，女，27 岁，发现右侧颊部肿胀 4 余年（图 6-4-1）。

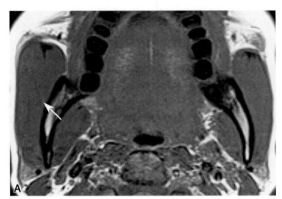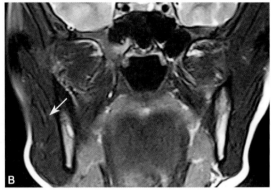

图 6-4-1　右侧咬肌肥大

MRI 轴位 T_1WI（图 A）和冠状位 T_2WI（图 B）示右侧咬肌肥大（箭），与其他肌肉信号相同。右侧翼内肌和翼外肌也增大。

【诊断思路及诊断要点】

良性咀嚼肌肥大边界光滑，密度/信号与正常肌肉相同，无异常强化，可区分本病变与咬肌的软组织肿瘤。

二、咀嚼肌去神经萎缩

【简介】

咀嚼肌去神经萎缩可能是由于影响脑干神经核团、三叉神经或神经节、三叉神经的周围分支的病变所致。三叉神经分支中仅下颌神经含运动神经纤维，因此咀嚼肌的萎缩就是下颌神经的去神经萎缩。它也可能与潜在的全身性疾病相关，如重症肌无力、多发性肌炎、进行性系统性硬化症或类风湿性关节炎等。此外，颅骨骨折或开颅术后的反射交感性营养不良也可累及咀嚼肌。三叉神经去神经萎缩除累及咀嚼肌外，还可累及腭帆张肌、二腹肌前腹和下颌舌骨肌。

【病理基础】

急性期（<1 个月）：肌肉水肿肥大并异常强化。亚急性期（1~12 个月）：肌肉开始被脂肪组织替代，肌肉萎缩开始出现。慢性期（>12~20 个月）：肌肉广泛被脂肪组织浸润，肌肉体积显著缩小。

【影像学表现】

MRI 表现：在急性期（<1 个月），肌肉体积增大是一种特征性表现，T_2WI 信号增高，增强 T_1WI 呈异常强化。在亚急性期（12~20 个月），肌肉部分萎缩，脂肪开始浸润。T_1WI 和 T_2WI 呈高信号，同时增强 T_1WI 呈异常强化。在长期存在的慢性（>12~20 个月）去神经肌肉中，MRI 表现为广泛的脂肪浸润,表现为 T_1WI 和 T_2WI 信号增高,肌肉明显萎缩,增强 T_1WI 无异常强化。

【典型病例】

病例2　患者,女,47 岁,四肢肌无力、眼睑下垂、视物重影 30 年。25 年前确诊为重症肌无力(图 6-4-2)。

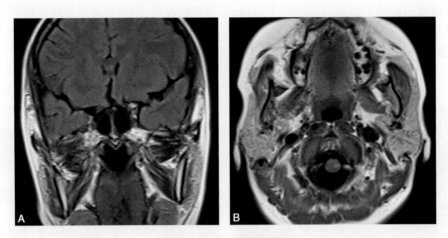

图 6-4-2　双侧咀嚼肌萎缩

MRI 冠状位水抑制 T_2WI(图 A)和轴位水抑制 T_1WI(图 B)示双侧咀嚼肌体积缩小,信号增高,内可见脂肪浸润。

病例3　患者,女,19 岁,左侧面部麻木、颞肌萎缩 2 年(图 6-4-3)。

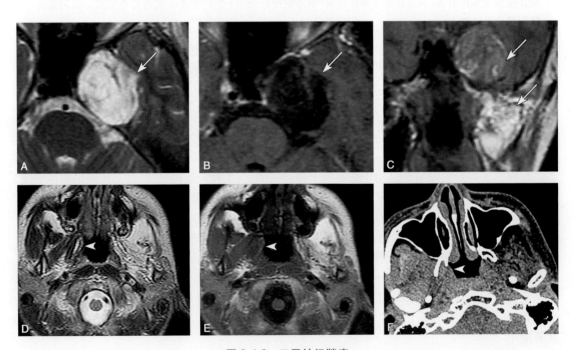

图 6-4-3　三叉神经鞘瘤

MRI 轴位 T_2WI(图 A)、轴位 T_1WI 增强(图 B)、冠状位 FLAIR T_2WI(图 C)示左侧颅中窝底海绵窦旁一边界清楚的类椭圆形肿块(白箭),呈 T_1WI 低信号、T_2WI 稍高信号,其内可见条带状 T_1WI 等信号、T_2WI 低信号,增强扫描轻度不均匀强化。轴位 T_2WI(图 D)、轴位 T_1WI(图 E)、CT 平扫轴位(图 F)示左侧翼内肌、翼外肌、咬肌、颞肌萎缩,脂肪浸润,左侧腭帆张肌萎缩(箭头指右侧正常的腭帆张肌)。

【诊断思路及诊断要点】

临床上所有累及下颌神经的良恶性肿瘤均可引起咀嚼肌去神经萎缩。外伤也是导致下颌神经损伤的常见病因。临床工作中,先判断有无咀嚼肌的萎缩,再分析导致萎缩的原因,排除外伤或手术病史后,要考虑累及下颌神经的肿瘤性病变。

判断有无下颌神经损伤时,除咀嚼肌改变外,观察受下颌神经支配的腭帆张肌、二腹肌前腹和下颌舌骨肌的变化,也可以帮助判断有无下颌神经的损伤。腭帆张肌去神经支配后可以导致咽鼓管功能不全而继发乳突炎。因此,乳突炎可以是下颌神经损伤的间接征象。

咀嚼肌去神经萎缩不同时期具有不同的 MRI 表现。对本病的认识有助于避免误诊为急性期患侧咀嚼肌肿瘤或慢性期对侧咀嚼肌肿瘤。

第五节　咀嚼肌间隙感染

【简介】

咀嚼肌间隙的感染多继发于牙源性感染,如冠周炎、根尖周炎、颌骨骨髓炎等;其次是由腺源性感染所引起,如颌面部淋巴结炎、扁桃体炎及涎腺的化脓性炎症等。继发于牙源性的感染多发生于青壮年,而继发于腺源性的感染多发生于儿童。创伤后的下颌骨、颧骨及颞骨骨髓炎也可以继发咀嚼肌脓肿。

【病理基础】

咀嚼肌肿胀,咀嚼肌间隙或伴咽旁间隙混浊,局部可形成脓肿,脓肿壁由肉芽组织及纤维结缔组织构成,脓液的主要成分为坏死组织及炎症细胞。

脓肿向周围扩散常遵循一定规律。位于咬肌前份的脓肿可直接扩散至颊部并沿颊脂体向翼下颌间隙扩散;当咀嚼肌间隙的脓液破坏了颞肌腱和筋膜所形成的隔膜,感染便扩散到颞浅间隙;咀嚼肌间隙与下颌间隙无直接交通,感染不易扩散到下颌间隙。

【影像学表现】

CT 是首选的影像学检查方法,目的在于明确诊断、显示感染来源和累及范围、指导临床治疗。增强 CT 延迟扫描有助于显示小脓肿的环形强化。

1. CT 表现　咀嚼肌间隙内脂肪密度增高,咀嚼肌、咽侧壁肿胀,增强后有强化;脓肿中央呈低密度,增强后呈环形强化。合并产气杆菌感染时,可广泛积气、呈蜂窝状改变。CT 骨窗可显示牙周和根尖周的骨质吸收形成的低密度区伴或不伴气体影。偶尔可见骨内管状低密度影,代表从牙经过骨到邻近软组织形成的瘘道。骨髓炎表现为骨皮质破坏和骨膜反应。

2. MRI 表现　咀嚼肌间隙内下颌骨周围软组织肿胀呈 T_1WI 低信号、T_2WI 高信号,脂肪抑制 T_2WI 显示更为清楚;脓肿呈 T_1WI 低信号、T_2WI 高信号,DWI 呈高信号,ADC 图呈低信号,增强后环形强化。病变沿咀嚼肌之间的疏松结缔组织蔓延,累及相邻的间隙和皮下脂肪,导致咀嚼肌间隙蜂窝织炎,其中以皮下脂肪内网格样改变最具特征,常伴有邻近皮肤的增厚,此征象有助于鉴别感染性病变和恶性肿瘤。邻近肌肉肿胀并异常强化提示肌炎,咀嚼肌筋膜增厚并异常强化可提示筋膜炎。

【典型病例】

病例1　患者,男,50岁,右侧颌面部肿痛伴张口困难1月余。患者有慢性腮腺炎病史,考虑右侧腮腺炎累及咀嚼肌所致。术后病理诊断:咀嚼肌炎伴脓肿形成(图6-5-1)。

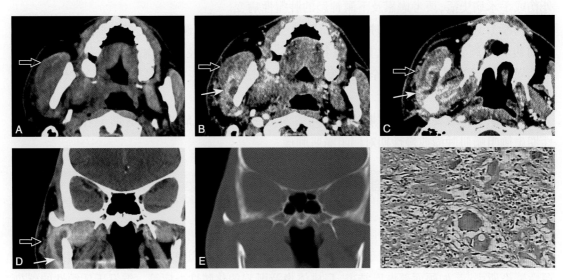

图6-5-1　咀嚼肌炎伴脓肿形成

CT轴位平扫(图A)和增强(图B、图C)示右侧颌面部软组织明显肿胀,右侧咀嚼肌增大,密度减低,增强后咀嚼肌明显异常强化,咬肌内见不规则环状强化提示脓肿形成(实心箭)。邻近皮下脂肪间隙模糊并多发条状、网格状密度增高影(空心箭)。邻近皮肤增厚。冠状位软组织窗(图D)和骨窗(图E)示邻近的下颌骨未见受累。病理图(图F;HE,×100)示纤维组织及肌组织,肌纤维有变性、萎缩、断裂。间质内有较多炎症细胞和少许嗜酸性粒细胞浸润,有散在少数异物巨细胞。

病例2　患者,女,37岁,左上颌窦真菌性炎症病变术后5个月,左侧面部肿胀、压痛(图6-5-2)。

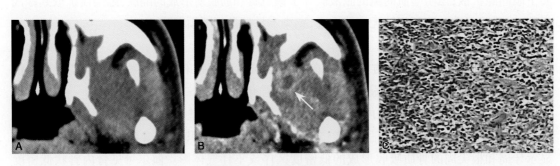

图6-5-2　咀嚼肌霉菌性炎症

CT轴位平扫(图A)和增强(图B)示左侧上颌窦后方脂肪垫消失,局部咀嚼肌密度减低呈片状稍低密度影,范围约34mm×32mm,平扫CT值约35HU,增强扫描病变轻中度欠均匀强化及环形强化(箭)。病理图(图C;HE,×100)示肉芽组织增生及炎性坏死,肉芽组织内可见大量淋巴细胞、浆细胞及中性粒细胞浸润,可见散在霉菌孢子及菌丝,部分菌丝有分隔,部分菌丝无分隔。免疫组化:CD3(+),CD20(部分+),CD21(-),CD56(-),GrB(-),Ki-67(热点区40%+),CD79α(+),CD5(+),CD4(+),CD8(个别+),PAX-5(个别+),TiA-1(-),重做CD56(-),EBER原位杂交(-)。特殊染色:PAS(+)。

病例3　患者,男,68岁,糖尿病,左侧颌面部红、肿、热、痛5日(图6-5-3)。

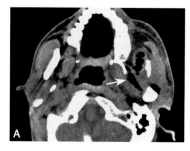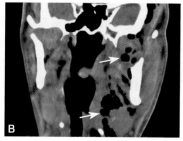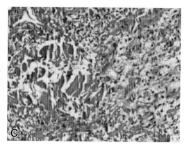

图 6-5-3 咀嚼肌炎症

CT 平扫轴位(图 A)和冠状位(图 B)示左侧面颊部及颈部软组织肿胀、积气(箭),局部软组织密度欠均匀,咽腔及气管稍右移。病理图(图 C;HE,×100)示局部有坏死,肉芽组织增生,较多炎症细胞浸润。

【诊断思路及诊断要点】

咀嚼肌间隙脂肪混浊,邻近肌肉肿胀,临床有发热、白细胞计数升高,即可明确诊断。本病根据临床表现可以作出诊断,影像学检查的作用是帮助临床医生查明感染的来源,明确是否合并下颌骨的骨髓炎,明确感染的范围,如是否累及颧弓上咀嚼肌间隙。一般容易明确诊断,当临床表现不典型时需要与咀嚼肌间隙的肉瘤鉴别。

第六节 良 性 肿 瘤

一、神经源性肿瘤

(一) 神经鞘瘤

【简介】

神经鞘瘤是一种起源于神经鞘膜施万细胞的良性肿瘤,常见于 20~40 岁成年人,男女发病率均等。口腔颌面部神经鞘瘤好发生于咽旁间隙和颈动脉间隙,咀嚼肌间隙相对少见。咀嚼肌间隙神经鞘瘤常起源于三叉神经下颌神经支,约占所有三叉神经鞘瘤的 5%。下颌神经鞘瘤发生于颅外段近端多见,其次是咀嚼肌间隙,远端下牙槽神经分支少见。下颌神经鞘瘤常导致卵圆孔、下颌孔、下牙槽神经管、颏孔扩大。肿瘤生长缓慢,界限清楚。大多数患者无临床症状,肿瘤显著增大后可产生压迫症状,如感觉异常和疼痛,部分患者可出现下颌神经麻痹的症状和咀嚼肌无力、去神经萎缩改变,牙关紧闭和呼吸困难等罕见。

【病理基础】

1. 大体检查 肿瘤表面光滑,包膜完整,剖面呈淡黄色或灰白色,实性,质硬,可有囊变和出血。

2. 镜下表现 肿瘤细胞由异常增生的梭形施万细胞构成,有完整纤维包膜,推移周围结构且分界清楚。神经鞘瘤有两种组织类型,可合并存在:antoni A 型细胞构成的实性细胞区及 antoni B 型细胞构成的疏松黏液样组织区。肿瘤内常见囊变区和含铁血黄素沉积。有时可见梭形细胞呈栅栏状或器官样排列形成 Verocay 小体。

3. 免疫表型 S-100 弥漫阳性。

【影像学表现】

咀嚼肌间隙神经鞘瘤多呈类圆形或梭形,边界清晰,可见包膜,位于下颌神经走行区。

1. 超声表现 神经鞘瘤多为低回声界限清楚的肿块,回声分布欠均匀,偶有散在分布的无回声区。肿瘤内部的囊腔具有透声性强的特点。约 50% 神经鞘瘤后方回声均匀增强,肿瘤边缘为高回声,有完整的包膜反射回声带。CDFI 可见丰富血流。

2. **CT 表现**　在 CT 平扫软组织窗上,神经鞘瘤多呈等或低密度(与肌肉密度相比);增强后,神经鞘瘤呈均匀或不均匀强化,瘤内囊变和出血是不均匀强化原因。神经鞘瘤可伴有咀嚼肌的萎缩,表现为体积缩小和脂肪浸润。骨窗上卵圆孔扩大较常见,边缘光滑无破坏,若累及下颌神经的下牙槽神经支,则可见下颌孔、下牙槽神经管和颏孔的扩大。

3. **MRI 表现**　平扫 MRI 上,神经鞘瘤多呈 T_1WI 等或低信号和 T_2WI 等或不均匀高信号。如肿瘤内部有出血,则其 T_1WI 可表现为高信号。如肿瘤内部有黏液变性或囊变,则其 T_1WI 可呈低信号,T_2WI 呈高信号。如肿瘤细胞成分较多,则接近肌肉信号。增强 MRI 上,神经鞘瘤多呈均匀或不均匀强化,肿瘤内囊变较具特征性。若肿瘤显著囊变,则表现为环形强化。随咀嚼肌的去神经萎缩病程变化,MRI 信号不同。急性和亚急性期以咀嚼肌水肿为主,可有强化;慢性期以咀嚼肌萎缩为主,主要为脂肪浸润。

【典型病例】

病例 1　患者,女,46 岁,头痛半年伴双眼视物模糊半个月(图 6-6-1)。

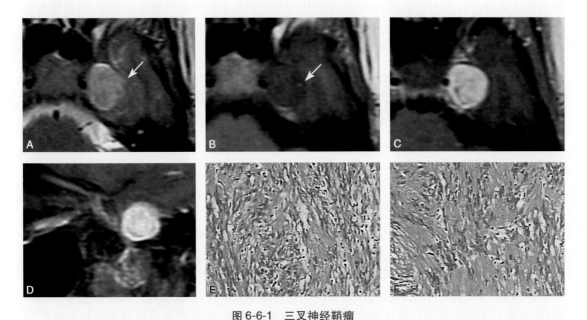

图 6-6-1　三叉神经鞘瘤

MRI 轴位 T_2WI(图 A)、T_1WI(图 B)、增强 T_1WI(图 C)和矢状位增强 T_1WI(图 D)示左侧颅中窝底卵圆孔区边缘清晰的类圆形肿块,约 15mm×13mm,呈 T_1WI 低信号、T_2WI 高信号;增强扫描病灶呈较均匀强化。术后病理诊断(图 E;HE,×100)(图 F;HE,×100)为三叉神经鞘瘤。免疫组化:EMA(-),S-100(+),NF(-),GFAP(-),CK(-),vimentin(+)。

【诊断思路及诊断要点】

咀嚼肌间隙内、下颌神经走行区表现为边界光滑清楚的梭形软组织肿块要考虑到神经鞘瘤可能。肿瘤内囊变和卵圆孔、下颌孔的扩大,较具特征性。肿瘤侧出现的咀嚼肌去神经萎缩可以提示下颌神经鞘瘤的诊断。病理上神经鞘瘤的免疫组化 S-100 恒定弥漫阳性,诊断较容易。本病应与咀嚼肌间隙内的其他疾病相鉴别,如下颌神经纤维瘤、下颌神经周播散肿瘤、下颌神经恶性神经鞘瘤、牙源性角化囊肿、成釉细胞瘤、肉瘤等。

(二) 神经纤维瘤

【简介】

神经纤维瘤较神经鞘瘤少见,约占所有头部良性软组织肿瘤的 5%,可分为局灶性、弥漫性和丛状神经纤维瘤3类。丛状神经纤维瘤的特征性临床表现之一是皮肤上出现大小不一的棕色咖啡色斑。

【病理基础】

1. **大体检查**　肿瘤呈灰白色,质地柔软,与周围组织分界不清。

2. **镜下表现**　可见轴索、施万细胞、神经束衣细胞和成纤维细胞。多数细胞表现出波浪状排列,细胞核呈两端尖而非杆状。

3. **免疫表型**　瘤细胞表达 NSE、NF 和各种神经肽等。施万细胞表达 S-100,神经束衣细胞表达 EMA。

【影像学表现】

肿瘤多沿三叉神经分布,界限清楚。弥漫性和丛状神经纤维瘤多呈不规则形。局灶性神经纤维瘤多呈圆形或梭形肿块。

1. **CT 表现**　平扫 CT 表现为较低的不均匀软组织密度。增强 CT 神经纤维瘤多无强化,也可轻中度强化,其 CT 值可低于邻近肌肉组织。

2. **MRI 表现**　平扫表现为 T_1WI 等或略高信号和 T_2WI 均匀或不均匀高信号。丛状神经纤维瘤可表现为特征性"靶征",即 T_2WI 病变中央区低信号和病变周边区的高信号。增强 MRI 病变的中央区呈轻到中度强化。

【典型病例】

病例 2　患者,男,25 岁,出现全身多处皮下硬结 5 年。行左小腿皮下肿物切除术,病理证实为神经纤维瘤(图 6-6-2)。

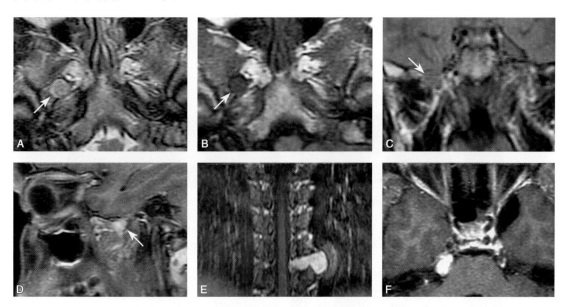

图 6-6-2　多发神经纤维瘤

MRI 平扫轴位 T_2WI(图 A)、T_1WI(图 B)和冠状位 T_1WI(图 C)、矢状位增强脂肪抑制 T_1WI(图 D)示右侧颅中窝底卵圆孔区见一类圆形病灶(箭),边界清楚,T_1WI 呈稍低信号,T_2WI 呈等信号,其内信号均匀,增强扫描后病变呈明显均匀强化;冠状位增强脂肪抑制 T_1WI(图 E)示 T_9/T_{10} 水平左侧椎间孔区哑铃状肿块,跨椎管内外生长,相应椎间孔扩大;轴位增强脂肪抑制 T_1WI(图 F)示右侧 Meckel 腔区卵圆形肿块。

【诊断思路及诊断要点】

沿神经分支匍匐状走行的多发的分叶状肿块,脂肪抑制 T_2WI 上出现"靶征"时应想到丛状神经纤维瘤病的可能,观察患者皮肤上的咖啡牛奶斑可以帮助诊断。

二、脉管源性肿瘤

（一）血管瘤

【简介】

血管瘤可见于口腔颌面部任何部位，一般病程较长，任何年龄均可发病，海绵状血管瘤一般无症状。静脉性血管瘤体位试验常阳性，即静脉压增高可使瘤体增大。手术彻底切除后无复发。

【病理基础】

1. **大体检查** 肿块边界清楚，直径几毫米至十几厘米，色暗红，质地软，剖面呈暗红色。

2. **镜下表现** 肿块呈结节状，血管管腔呈囊性扩张，管壁较薄，有时血管腔中可有血栓形成，并伴有机化。

【影像学表现】

海绵状血管瘤多呈类圆形，静脉性血管瘤多呈不规则形，病变边界清楚。

1. **超声表现** 血管瘤多为低回声。

2. **CT 表现** 平扫为软组织密度，血管瘤内若见到单个或多个小圆形高密度静脉石较具特征性；增强扫描早期无明显强化，之后可见对比剂逐渐进入瘤体呈渐进性强化。

3. **MRI 表现** 平扫血管瘤 T_1WI 呈低或等信号，T_2WI 呈较均匀高信号；增强扫描呈渐进性强化。静脉石 T_2WI 呈圆形低信号。

【典型病例】

病例 3 患者，女，29 岁，右侧面颊部肿胀 6 年。体位试验阳性（图 6-6-3）。

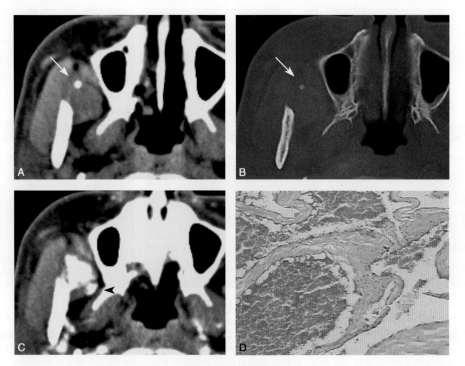

图 6-6-3 血管瘤

CT 平扫软组织窗（图 A）和骨窗（图 B）示右侧咬肌前内侧一不规则软组织影，与周围脂肪间隙及后方咬肌分界清晰，周围骨质未见明显破坏，密度稍不均匀，大小约 2.5cm×2cm×5.4cm，病灶内可见圆形静脉石（箭）。增强扫描（图 C）病灶呈血管样强化（箭）。病理图（图 D；HE，×100）见大量血管结构。免疫组化：CD34（+），CD31（+），vimentin（+），GFAP（-），SMA（+），Desmin（-），CK（-），EMA（-），Ki-67（<5%+）。

病例 4　患者,女,72 岁,头部 MRI 发现右侧颞下窝肿块 3 日,无特殊不适(图 6-6-4)。

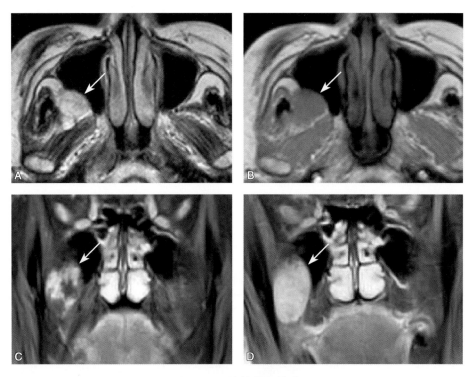

图 6-6-4　海绵状血管瘤

MRI 平扫轴位 T_2WI(图 A)、T_1WI(图 B)示右侧颞下窝脂肪间隙内类圆形占位,呈 T_1WI 等信号、T_2WI 稍高信号,界清(箭)。冠状位增强 T_1WI 早期(图 C)病灶自周边点片状强化(箭),逐渐向中心充填,延迟晚期(图 D)病灶完全充填呈高信号(箭)。

【诊断思路及诊断要点】

病灶内多个小圆形静脉石具有特征性。动态增强扫描病灶呈渐进性强化或病灶强化程度与血管强化一致,诊断较容易。

(二) 淋巴管瘤

【简介】

淋巴管瘤包括毛细淋巴管瘤、海绵状淋巴管瘤和囊状淋巴管瘤。本病儿童多见,常见部位是舌部,肿瘤生长缓慢,一般形成一个界限清楚的无痛性肿块,质软,触之有波动感,肿瘤可因生长巨大而产生压迫症状。

【病理基础】

1. 大体检查　常在局部形成肿块,直径几毫米至十几厘米,色暗红,质软,剖面呈暗红色,一般病变界限清楚。

2. 镜下表现　病变呈囊性扩张的淋巴管,囊内可见淋巴液和淋巴细胞。发生在婴幼儿颈部的囊性淋巴管瘤又可称为囊性水瘤。如病变组织中有囊性扩张的淋巴管和血管同时出现,则称为脉管瘤。

【影像学表现】

淋巴管瘤主要位于颈部和下面部。儿童最常见于颈后间隙,其次为口腔,偶见于咀嚼肌间隙。囊性淋巴管瘤形态规则,多呈类圆形改变,以多囊表现为主,边界清楚,可见包膜。

1. **超声**　囊性淋巴管瘤多为多囊状无回声区,内有厚薄不一的回声带分隔。海绵状淋巴管瘤为多囊状混杂性高回声。CDFI上,淋巴管瘤内无血流。

2. **CT表现**　平扫淋巴管瘤的内容物CT值与水相等,增强CT多无强化表现,但淋巴管瘤的囊性分隔和边缘可呈轻至中等强化。

3. **MRI表现**　平扫T_1WI呈低或等信号,少数为高信号;T_2WI呈均匀高信号。如病变内有出血或液体内富含蛋白质成分,则可出现液-液平面。增强后淋巴管瘤内部无强化,但其包膜和多囊分隔可出现薄壁环形或弧形强化。若合并感染,可出现厚壁环形强化。

【典型病例】

病例5　患者,男,22岁,右侧面颊部肿胀5日(图6-6-5)。

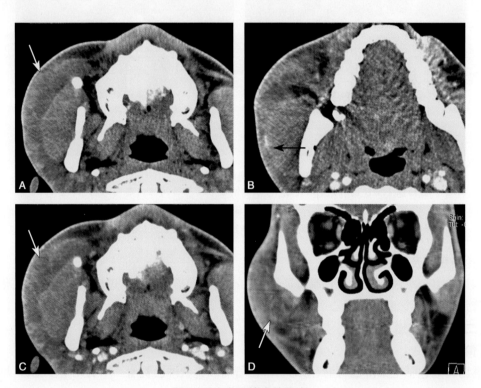

图6-6-5　淋巴管瘤并感染

CT轴位平扫(图A)、增强(图B和图C)和冠状位(图D)示右侧面颊部软组织肿胀,咬肌前方见片状低密度影(白箭),增强后见轻度环形强化的小囊状影(黑箭)。右侧咬肌稍肿胀,筋膜见条状异常强化(黑箭)。

【诊断思路及诊断要点】

咀嚼肌间隙的淋巴管囊肿主要应与鳃裂囊肿和囊性神经鞘瘤鉴别。鳃裂囊肿以单囊形式多见;囊性淋巴管瘤以多囊表现为主。囊性神经鞘瘤多为单囊结构,囊壁较厚且厚薄不均,囊内无弧线状纤维分隔。增强CT和MRI上,囊性神经鞘瘤可显示其较厚的囊壁。淋巴管囊肿囊壁很薄,常为1~2mm。

三、下颌骨起源肿瘤

（一）牙源性囊肿

【简介】

牙源性囊肿是颌骨最常见的良性囊性病变,下颌骨较上颌骨常见,好发于 10～39 岁男性患者。患者初期无自觉症状,就诊时常有不同程度的肿胀,可触及肿块、质硬,或伴牙痛、牙齿松动或移位,影响咀嚼功能。

牙源性囊肿常见的类型有含牙囊肿和根尖周囊肿。

【病理基础】

1. 含牙囊肿　以下颌第三磨牙区最常见。

（1）大体检查:囊壁较薄,囊腔内含有牙冠,囊壁附着于牙颈部,囊液多呈黄色。

（2）镜下表现:纤维结缔组织囊肿内衬较薄的复层鳞状上皮,由矮立方细胞或扁平细胞组成,无上皮钉突、无角化,囊壁内炎症不明显,含丰富的糖蛋白和糖胺聚糖;囊肿继发感染时可有大量炎症细胞浸润,上皮出现不规则的增殖。部分情况下,衬里上皮出现黏液化,含纤毛柱状细胞或产黏液细胞。

2. 根尖周囊肿

（1）大体检查:囊肿大小和囊壁厚薄不均。

（2）镜下表现:囊壁内衬无角化的复层鳞状上皮,厚薄不一,上皮钉突因炎症刺激不规则增生、伸长、相互融合呈网状,合并炎症时表现为上皮细胞水肿和以中性粒细胞为主的炎症细胞浸润。纤维组织囊壁内慢性炎症细胞主要为淋巴细胞、浆细胞。囊壁内可见含铁血黄素和胆固醇结晶沉积,有时可见透明小体。

【影像学表现】

1. 含牙囊肿

（1）X 线表现:为圆形透光区,边界清楚,囊腔内可含一个未萌出的牙冠。囊肿通常位于牙冠上方,囊壁附着于牙颈部(牙釉质与牙骨质交界处)。

（2）CT 表现:平扫时病变呈边界清楚的圆形或卵圆形低密度影,周围有骨硬化边包绕。囊肿多为单房,较大的含牙囊肿可造成下颌骨板膨隆和骨质吸收,邻牙移位和牙根吸收。囊内多呈均匀液体密度,病变内牙呈高密度,牙冠一般朝向囊腔。增强后囊内容物无强化,可见囊壁有强化。

（3）MRI 表现:含牙囊肿 T_1WI 呈低或等信号,T_2WI 呈高信号;增强后囊肿壁可呈线性强化。

2. 根尖周囊肿

（1）X 线表现:显示牙齿根尖周区有卵圆形或圆形透光区,界限清楚。部分可位于近中或远中根的侧面。根尖周囊肿可造成牙根吸收,邻牙牙根移位。

（2）CT 表现:平扫时囊肿多为均匀的液体密度改变,增强后可见囊壁强化。

（3）MRI 表现:根尖周囊肿 T_1WI 信号变化多样(囊内含铁血黄素和胆固醇结晶沉积);T_2WI 呈均匀高信号。增强 MRI 上,根尖周囊肿的边缘可呈明显增厚的环形强化。

【典型病例】

病例 6　患者,女,62 岁,因"左下颌肿胀半年"行 CT 检查(图 6-6-6)。

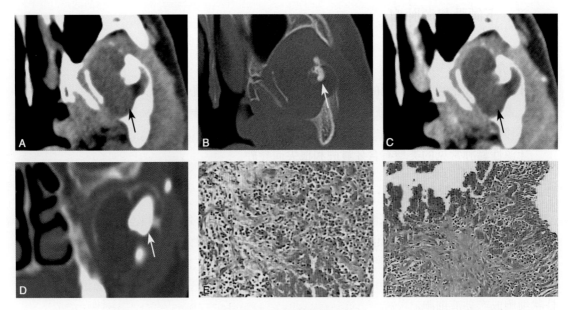

图 6-6-6 含牙囊肿并感染

CT 平扫轴位软组织窗(图 A)和骨窗(图 B)示左侧下颌支一边界清楚的膨胀性骨质破坏区(箭),大小约 2.2cm×3.5cm×4cm,增强轴位软组织窗(图 C)示病灶无强化(箭),边缘骨质硬化,部分骨质吸收中断,未见软组织肿块。平扫冠状位骨窗(图 D)示病灶内见牙冠影(箭),牙冠朝向囊腔。病理图(图 E; HE,×100)(图 F;HE,×100)示纤维及肉芽组织增生,较多炎症细胞浸润,部分内衬鳞状上皮。

【诊断思路及诊断要点】

颌骨牙源性囊肿应与颌骨成釉细胞瘤相鉴别,单房型牙源性囊肿多具有典型 CT 表现,诊断较容易。少数多房型牙源性囊肿应注意与成釉细胞瘤相鉴别,前者颌骨膨胀不明显,多数骨包壳完整,少数骨包壳中断,但无软组织肿块形成;而成釉细胞瘤则表现为颌骨明显膨胀,并可突破邻近骨壁形成软组织肿块,单房型分叶明显,多房型分房大小相差悬殊,肿瘤区牙根吸收呈锯齿状,而牙源性囊肿邻近的牙根只是受压移位或压迫性吸收。

(二) 牙源性角化囊性瘤

【简介】

牙源性角化囊性瘤又名牙源性角化囊肿,是一种良性、单囊或多囊、发生于颌骨内的牙源性肿瘤。其特征为不全角化的复层鳞状上皮衬里,具有潜在的侵袭性和浸润性生长的生物学行为。该病有两个高峰期,分别为 20~30 岁和 50 岁,男性较多见。

【病理基础】

1. **大体检查** 囊肿壁较薄,囊腔内常含有黄白色发亮的片状物或干酪样物质,有时囊液较稀薄,呈淡黄色或血性液体。

2. **镜下表现** ①衬里上皮为较薄的、厚度一致的复层鳞状上皮,常由 5~8 层细胞组成,一般无上皮钉突,上皮-纤维组织界面平坦,衬里上皮常与下方的结缔组织囊壁分离,形成上皮下裂隙;②上皮表面呈波浪状或皱褶状,表层多呈不全角化;③棘细胞层较薄,与表面角化层的移行过渡较突然,棘细胞常出现水肿;④基底细胞层界限清楚,由柱状或立方状细胞组成,胞核着色深且远离基底膜,呈栅栏状排列;⑤纤维性囊壁较薄,一般无炎症,但合并感染时,增厚的囊壁内有大量炎症细胞浸润,上皮可发生不规则增生,出现上皮钉突,角化消失;⑥纤维组织囊壁内有时可见微小的子囊和/或上皮岛。

【影像学表现】

好发于下颌骨磨牙和下颌角的膨胀性骨质破坏区,沿颌骨长轴生长是其特征,横向膨胀轻。病变的边界清楚光滑伴周边骨质硬化。牙源性角化囊性瘤可单囊或多囊,单囊多见,多囊者囊腔大小相近。病变邻牙受压移位多见,牙根吸收少见。

1. **CT 表现**　由于病灶内含角化物,常表现为不均匀的混杂密度,增强后病灶内囊性部分无强化,病变边缘可有薄壁轻度强化。

2. **MRI 表现**　病灶大多呈 T_1WI 低信号、T_2WI 高信号,且信号欠均匀,角化物较多时 T_2WI 信号常明显减低。

【典型病例】

病例 7　患者,女,60 岁,左下颌痛 1 个月(图 6-6-7)。

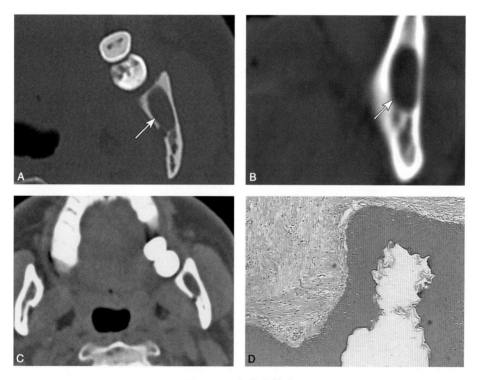

图 6-6-7　角化囊性瘤

CT 骨窗轴位(图 A)和冠状位(图 B)示左侧下颌支一边界清楚的椭圆形骨质破坏区(箭),大小约 1.8cm×0.8cm,长轴与颌骨长轴一致。病灶膨胀不明显,周边骨质完整,轴位软组织窗(图 C)示病灶内未见牙齿和软组织肿块。术后病理(图 D;HE,×100)示囊壁为复层鳞状上皮,囊内含角化物。

病例 8　患者,女,60 岁,因"右下颌肿痛 1 个月"行 CT 检查(图 6-6-8)。

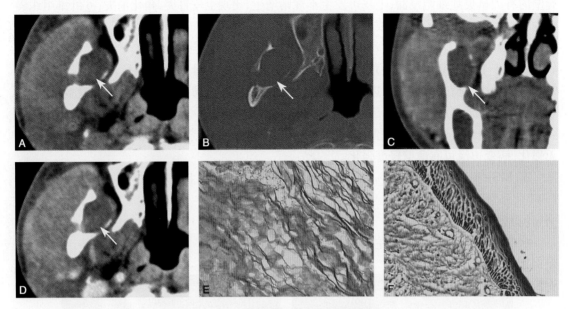

图6-6-8　角化囊性瘤合并咀嚼肌感染

CT平扫轴位软组织窗(图A)、骨窗(图B)和增强冠状位(图C)、轴位(图D)示右侧下颌骨内有数个膨胀性骨质破坏区,平扫呈低密度,增强后无强化。病灶长轴与颌骨长轴一致。合并感染后病灶部分骨皮质中断(箭),伴右侧咬肌肿胀和不均匀强化。病理(图E;HE,×100)(图F;HE,×100)示纤维囊壁组织,内衬复层鳞状上皮,囊腔内含较多角化物。

【诊断思路及诊断要点】

牙源性角化囊性瘤需与牙源性囊肿及成釉细胞瘤鉴别。牙源性囊肿多为单囊,囊内密度较均匀。病变内含牙一般为牙冠,囊壁附着在冠根交界处,牙根少有吸收。而牙源性角化囊性瘤内所含牙多有完整或不完整的牙根,含牙的附着点多不在牙骨质-釉质结合处,并且其膨胀性表现不明显。成釉细胞瘤病变颌骨横向(唇颊侧)膨隆明显,骨质可呈蜂窝状改变,囊腔大小不等,邻近牙根呈锯齿状吸收。病变可伴骨皮质缺损和邻近软组织受累,囊内常含软组织成分,增强后可强化。

（三）成釉细胞瘤

【简介】

成釉细胞瘤是发生在颌骨和牙龈黏膜的牙源性上皮肿瘤,是最常见的颌骨肿瘤之一,约占牙源性良性肿瘤的60%,好发于30~60岁,无明显性别差异。成釉细胞瘤好发于下颌骨,最常见的发生部位在下颌磨牙和升支区,约占70%,其次可发生在前磨牙区和切牙区。肿瘤一般生长缓慢,在疾病早期,患者无明显临床症状,随着病情的不断发展,逐渐出现畸形、膨胀、牙齿松动、咀嚼不力、张口困难等临床表现。成釉细胞瘤具有侵袭性生长的特点,易于复发,术后的高复发率及偶见的远处转移等恶性生物学行为,又被称为"临界瘤"。

【病理基础】

2005年世界卫生组织(WHO)分类将成釉细胞瘤分为实性/多囊型、骨外/外周型、促结缔组织型和单囊型4个亚型。肿瘤可有完整或不完整包膜,可呈出芽性生长,形成子囊。组织学上变异较大,主要有滤泡型和丛状型。成釉细胞瘤切面大部分为纯囊性或囊实混合性,囊腔分为单房型与多房型两种,腔内存在褐色或黄色液体,且液体中存在胆固醇结晶,病灶中存在继发出血。成釉细胞瘤的囊壁不规则且较厚,腔内壁存在突起,呈乳头状,外壁有芽状突起,破坏邻近的骨质,穿破骨皮质,侵犯附近的软组织。少数成釉细胞瘤存在分化不良的现象,具有低度恶性或潜在恶性趋势。

【影像学表现】

1. **X 线表现**　成釉细胞瘤表现为下颌骨磨牙和升支区的单房或多房膨胀性骨质透光区,周边骨皮质受压变薄。

2. **CT 表现**　平扫病变呈大小不一的多房膨胀性囊实性肿块,边界清晰,边缘呈分叶状,周围骨皮质硬化、变薄或局部中断。肿块唇颊侧膨胀显著,病变区牙根可呈锯齿状吸收,牙根移位或脱落缺失或含阻生牙。病变内囊性部分的 CT 值与液体接近,实性部分为软组织密度。增强后病变内部囊性部分多无强化,但实性部分可有明显强化。

3. **MRI 表现**　囊性部分 T_1WI 呈低信号,T_2WI 呈显著高信号,实性部分和分隔 T_1WI 和 T_2WI 均呈等信号。DWI 上实性部分 ADC 值减低,囊性部分 ADC 值升高。增强后分隔和实性部分可强化,囊性部分无强化。MRI 在显示软组织内的侵犯和邻近神经血管的侵犯方面有优势。

由于成釉细胞瘤具有侵袭性特点,常见肿瘤侵犯牙槽侧,造成牙根之间牙槽骨浸润及硬骨板消失,少数侵犯颌骨周围软组织并形成肿块,极少数复发性肿瘤可造成远处肺部转移征象。

【典型病例】

病例 9　患者,女,31 岁,“发现左侧下颌肿块 5 年”(图 6-6-9)。

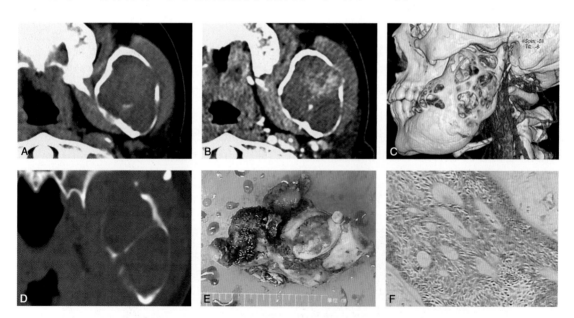

图 6-6-9　成釉细胞瘤

CT 轴位软组织窗平扫(图 A)和增强(图 B)、表面容积成像(图 C)示左侧下颌支多房膨胀性骨质破坏区,约 71mm×40mm×110mm,病灶膨胀较显著,边缘呈分叶状。病灶呈囊实性,实性部分明显强化。冠状位骨窗(图 D)示病灶内骨性分隔,骨皮质厚薄不均,部分骨皮质中断并被软组织替代。大体标本(图 E)示颌骨组织黏膜中央见一肿块。病理图(图 F;HE,×100)示病灶邻近颌骨。

【诊断思路及诊断要点】

成釉细胞瘤需与牙源性角化囊性瘤和含牙囊肿等鉴别。牙源性角化囊性瘤颌骨膨胀不明显,病变多沿下颌骨长轴发展,多囊大小相对较均匀,对于牙根及牙槽骨及周围组织的侵袭性一般不明显。含牙囊肿多为单囊,病变内含牙一般仅为牙冠,囊壁附着在根冠交界处,牙根少有吸收。

第七节　恶　性　肿　瘤

一、下颌神经周播散肿瘤

【简介】

咀嚼肌间隙神经周播散肿瘤是指恶性肿瘤沿着下颌神经的播散。其病因之一是恶性肿瘤易沿"阻力最小的路径"扩散;其二是恶性肿瘤表达的神经生长因子或神经细胞黏附分子可能与肿瘤的神经侵犯相关。恶性肿瘤可扩散到神经鞘外或鞘内支持组织(神经内膜、神经束膜、神经外膜)。任何恶性肿瘤都可发生神经周扩散。临床上常表现为单侧下面部感觉异常、麻木、咀嚼肌去神经萎缩。导致下颌神经周播散的原发恶性肿瘤有颈部和下颌皮肤恶性肿瘤(鳞状细胞癌、基底细胞癌、黑色素瘤)、口腔或咽部原发恶性肿瘤(鳞状细胞癌、腺样囊性癌)、咀嚼肌恶性肿瘤(肉瘤、非霍奇金淋巴瘤)、腮腺原发恶性肿瘤(通过耳颞神经播散)。

【病理基础】

1. **大体检查**　下颌神经增粗,被肿瘤包绕或被肿瘤替代。

2. **镜下表现**　肿瘤沿着神经走行或位于神经束内。

【影像学表现】

下颌神经周播散肿瘤可以累及下颌神经从脑桥到颏孔的任何部分。影像学表现为下颌神经的增粗,恶性肿瘤播散早期下颌神经可无增粗。CT 上可以发现下颌孔、下牙槽神经骨管和颏孔扩大,MRI 无脂肪抑制 T_1WI 序列有利于观察卵圆孔下方脂肪垫的消失,冠状位脂肪抑制增强序列显示下颌神经异常强化最佳,但此征象不具特异性。咀嚼肌去神经改变急性和亚急性期表现为肌肉水肿并异常强化,晚期表现为肌肉萎缩和脂肪浸润。应与翼状静脉丛不对称、下颌神经鞘瘤、下颌神经纤维瘤、颅底脑膜瘤、下颌神经周的真菌播散等鉴别。

【典型病例】

病例 1　患者,女,6 岁,右侧上睑下垂 1 个月(图 6-7-1)。

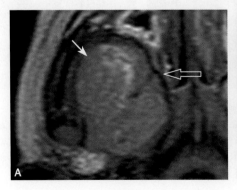
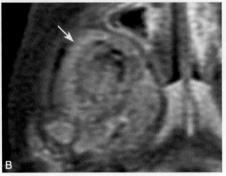

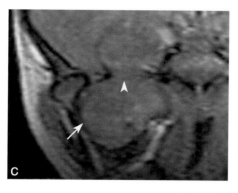
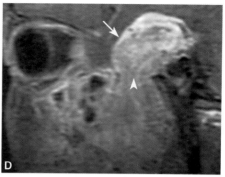

图 6-7-1　横纹肌肉瘤

MRI 轴位平扫 T$_2$WI(图 A)、增强 T$_1$WI(图 B)、冠状位平扫 FLAIR T$_2$WI(图 C)、增强矢状位(图 D)示右侧咀嚼肌间隙正常咀嚼肌被一异常信号肿块替代(箭),边界尚清,T$_1$WI 呈等信号,T$_2$WI 呈等或稍高信号,增强扫描病灶中度不均匀强化。病变包绕翼内板和翼外板,翼突基底部脂肪消失(空心箭)。右侧卵圆孔扩大(箭),病变沿下颌神经侵犯颅内。

病例 2　患者,男,61 岁,右侧眼视力下降半年,加重 2 个月(图 6-7-2)。

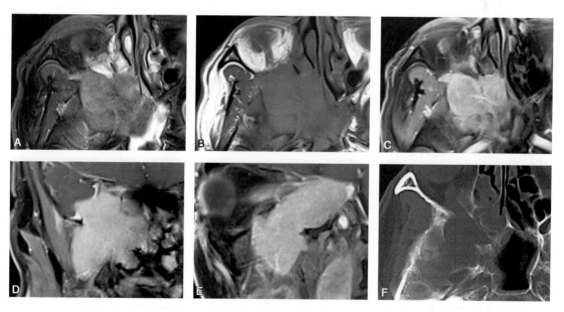

图 6-7-2　鼻咽癌

MRI 轴位平扫 T$_2$WI(图 A)、T$_1$WI(图 B)、脂肪抑制增强 T$_1$WI(图 C)、冠状位(图 D)、矢状位(图 E)示右侧鼻咽癌沿下颌神经、卵圆孔侵犯颅内海绵窦旁;沿眶下裂侵入右侧眶内;向前侵犯右侧鼻腔和翼腭窝;向外突破咽筋膜侵犯咀嚼肌间隙。肿块呈 T$_1$WI 等信号、T$_2$WI 等信号,增强扫描病灶中度均匀强化。CT 平扫轴位(图 F)示肿瘤破坏颅底骨质。

病例 3　患者,女,44 岁,左侧扁桃体腺样囊性癌术后左颈部疼痛 4 个月(图 6-7-3)。

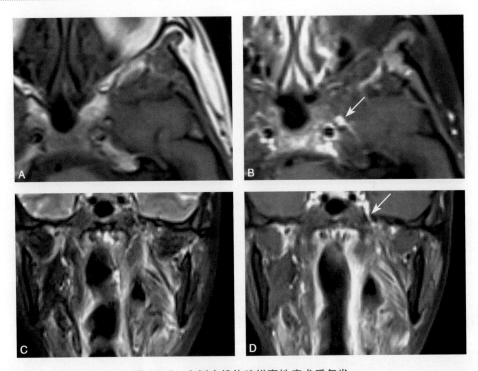

图 6-7-3　左侧扁桃体腺样囊性癌术后复发

MRI 轴位平扫 T$_1$WI（图 A）、增强脂肪抑制（图 B）示左侧卵圆孔区下颌神经增粗并可见异常强化（箭），左侧海绵窦稍增宽，斜坡高信号骨髓被肿瘤替代而信号减低，增强后可见异常强化。冠状位平扫 T$_2$WI（图 C）、冠状位增强脂肪抑制 T$_1$WI（图 D）示术区肿瘤复发并累及左侧咀嚼肌和枕骨斜坡，左侧翼内肌、翼外肌、咬肌及颞肌 T$_2$WI 信号增高并异常强化（箭）。

病例 4　患者，男，54 岁，反复鼻出血 20 余日（图 6-7-4）。

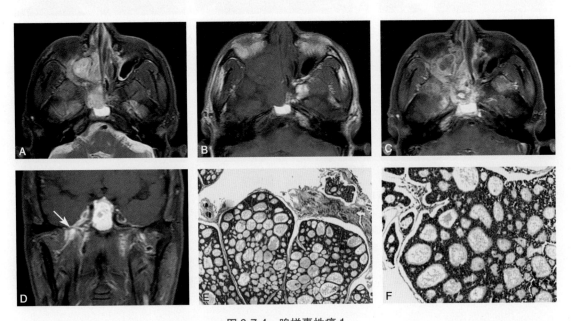

图 6-7-4　腺样囊性癌 1

MRI 轴位平扫 T$_2$WI（图 A）、T$_1$WI（图 B）示右侧鼻腔、上颌窦、蝶窦内边界欠清的不规则肿块，呈 T$_1$WI 等信号、T$_2$WI 高信号；增强脂肪抑制 T$_1$WI（图 C）示明显不均匀强化，冠状位（图 D）示右侧下颌神经增粗并异常强化，右侧海绵窦增宽。穿刺活检病理诊断为腺样囊性癌（图 E；HE，×40）（图 F，HE，×100）。

病例5 患者,男,44岁,右侧鼻腔肿物活检术后1个月。术后病理诊断为腺样囊性癌(图 6-7-5)。

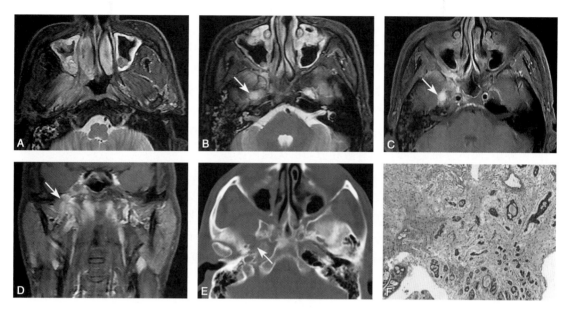

图6-7-5 腺样囊性癌2

MRI轴位平扫脂肪抑制T_2WI(图A、图B)、轴位增强脂肪抑制T_1WI(图C)示右侧翼突基底部和右侧翼内外肌被肿瘤侵犯,右侧下颌神经增粗且异常强化(箭);冠状位增强脂肪抑制T_1WI(图D)示异常增粗的右侧下颌神经和增宽的右侧海绵窦(箭)。CT轴位骨窗(图E)显右侧轻度扩大的卵圆孔,伴边缘骨质破坏(箭)。患者上颌神经也被累及(上颌神经增粗并异常强化,翼腭窝和圆孔扩大)。病理(图F;HE,×40)证实为腺样囊性癌。

【诊断思路及诊断要点】

患者有下颌皮肤、后磨牙区、鼻和口咽、咀嚼肌肉瘤等原发恶性肿瘤病史,出现单侧下颌神经非对称性增粗并异常强化时,可提示诊断。

二、咀嚼肌间隙恶性外周神经鞘瘤

【简介】

恶性外周神经鞘瘤(malignant peripheral nerve sheath tumor,MPNST)是一种少见的软组织恶性肿瘤,WHO曾用"恶性施万细胞瘤""神经纤维肉瘤""神经源性肉瘤"等来表现其神经起源及恶性生物学行为。本病常发生于成年人和神经纤维瘤病I型患者,无性别差异,发生率仅占软组织肉瘤的5%,常见于躯干、四肢、头颈部等外周神经分布的区域。MPNST组织学形态的多样性及复杂性,极易与其他软组织肉瘤混淆。MPNST在临床治疗上尚无成熟方案,与大多数软组织肉瘤类似,完全切除并辅以放疗可能是最佳治疗方法。

【病理基础】

1. **大体检查** 多为梭形或球形肿块,质地中等,切面灰白、灰红色,向周围呈浸润性生长,界限不清,常伴有出血、坏死,可有假包膜。

2. **镜下表现** 组织学特征包括紧密和疏松的束状结构交替出现;梭形细胞肿瘤呈束状或漩涡状排列,可见较明显的血管外皮瘤样区域,亦可见典型的地图状坏死,坏死周围细胞呈栅栏状排列,可见到病理性核分裂象,一般>4 个/10HPF,可出现原始神经上皮、软骨、骨、平滑肌或横纹肌等异源性分化。

3. **免疫表型** 肿瘤细胞 S-100 呈阳性,阳性率为 50%~90%,通常灶性着色,不同于神经鞘瘤的弥漫强阳性表达。当肿瘤复发时,S-100 常出现失表达,随着肿瘤的异质性增加,恶性程度增高,S-100 阳性率减低。部分病例可表达 desmin、actin、CD34 等,这与肿瘤的异源性成分及含有不同比例的成纤维细胞有关。S-100 阴性的 MPNST 诊断难度大,镜下寻找良性神经纤维瘤成分或术中瘤块与神经的关系有助于诊断。

【影像学表现】

恶性神经鞘瘤向周围呈浸润性生长,界限不清,可有假包膜。超声上,恶性神经鞘瘤多为低回声肿块,回声分布欠均匀,偶有散在分布的无回声区。

1. **CT 表现** 恶性神经鞘瘤多呈不均匀低密度和不均匀强化。肿瘤常伴有邻近骨管或骨壁的溶骨性骨质破坏。

2. **MRI 表现** 平扫时恶性神经鞘瘤多呈 T_1WI 低或等信号和 T_2WI 不均匀高信号,DWI 肿块呈高信号,ADC 图呈低信号。如肿瘤内部有出血,则 T_1WI 可呈高信号。如肿瘤内部有囊变,则 T_1WI 可呈低信号,T_2WI 呈高信号。增强后多呈不均匀强化。

【典型病例】

病例 6 患者,男,55 岁,右侧牙龈溃疡 3 月余。术后病理诊断:恶性神经鞘瘤累及下颌骨(图 6-7-6)。

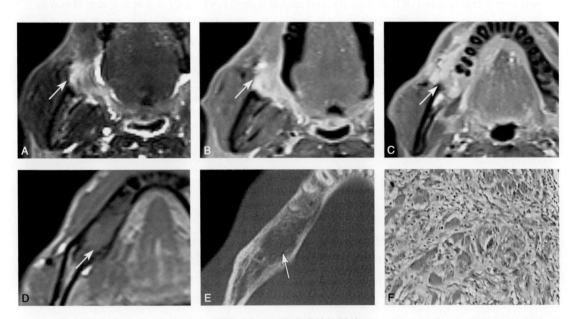

图 6-7-6 恶性外周神经鞘瘤

MRI 平扫轴位脂肪抑制 T_2WI(图 A)、T_1WI(图 B、图 C)示右侧咀嚼肌和下颌骨前缘 T_1WI 等信号、T_2WI 稍高信号肿块(箭),边界不清,增强可见强化。稍下方的颌骨体层面平扫轴位 T_1WI(图 D)示病变沿下颌骨长轴向下浸润,向前达第 3 磨牙平面,T_1WI 上颌骨正常骨髓高信号消失被肿瘤取代(箭)。CT 骨窗(图 E)示颌骨内右下牙槽神经骨管消失(箭)。病理(图 F;HE,×100)示瘤细胞侵犯鳞状上皮、肌肉及颌骨。免疫组化:CK(-),EMA(-),vimentin(++),CD68(个别+),S-100(++),SOX-10(++),CD57(-),Ki-67(50%+),P53(-),HMB45(-),Melan-A(-),MyoD1(-),SMA(-),HCAL(-)。

【诊断思路及诊断要点】

临床上病变进展快伴神经损害症状或神经鞘瘤术后复发时,要想到本病。肿瘤密度/信号及强化都不均匀。沿下颌神经、下牙槽神经分布走行并呈侵袭性生长,神经骨管(卵圆孔、下颌孔、颏孔)轻度扩大伴有骨质破坏时,要考虑到恶性外周神经鞘瘤的可能。

三、咀嚼肌间隙软骨肉瘤

【简介】

咀嚼肌间隙软骨肉瘤是缓慢生长的非上皮性恶性肿瘤,可发生于任何年龄,30~45岁最常见,多发生于骨盆、肋骨、胸骨、肩胛骨及长骨的末端。发生于头颈部的软骨肉瘤占软骨肉瘤全部病例的12%以下。软骨肉瘤在头面部最常见侵犯部位为上颌骨,其次为下颌骨、鼻中隔和筛窦。咀嚼肌间隙软骨肉瘤主要发生于下颌骨磨牙区和下颌支,可以向上蔓延至颅底和颞下颌关节。软骨肉瘤具有较高的局部复发率,治疗主要以手术完全切除为主。

【病理基础】

病理学上将软骨肉瘤分为4型,包括普通型、未分化型、透明细胞型和间充质细胞型。普通型较常见,治疗效果好。Rosenberg等根据软骨肉瘤细胞构成及核异型将其分为3级,即高、中和低分化,相应病理分级为Ⅰ、Ⅱ、Ⅲ级。Ⅰ级分化良好、恶性程度低;Ⅲ级分化最差、恶性程度高。Ⅰ级为软骨基质丰富、胞核正常和轻微增大的成团软骨细胞,核仁罕见,缺核有丝分裂,偶见双核;Ⅱ级为较Ⅰ级少的软骨基质和较多的软骨细胞,有少数核有丝分裂、轻微膨大的泡状染色质胞核和多核;Ⅲ级为黏液样基质伴不规则形态软骨细胞和多形核,核有丝分裂明显较低度恶性者增多。该分级使用广泛,临床上以Ⅰ级、Ⅱ级多见,普通型90%以上为Ⅰ级、Ⅱ级。

【影像学表现】

1. **CT表现** 软骨肉瘤通常表现为强化的软组织肿块伴有点状、环形或弧形钙化。低级别的软骨肉瘤常表现为环形或弧形钙化。高级别的软骨肉瘤常钙化不规则或无钙化。

2. **MR表现** 软骨肉瘤通常在T_1WI表现为低信号,T_2WI典型表现为高信号。增强后级别越高的软骨肉瘤强化越明显。肿瘤强化不均匀,边缘强化略显著。平扫T_1WI能较好地显示肿瘤侵犯骨的范围。MRI虽然不能直接显示骨化,但对肿瘤的边界、侵犯范围和判断预后具有优越性。

【典型病例】

病例7 患者,女,49岁,左侧颞颌关节区肿块2余年(图6-7-7)。

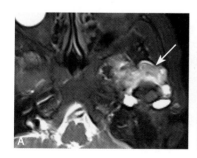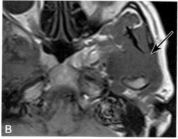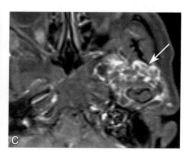

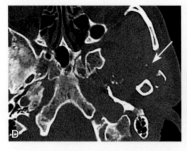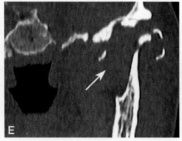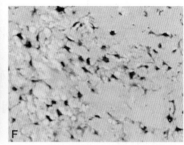

图 6-7-7　软骨肉瘤

MRI 轴位平扫脂肪抑制 T_2WI(图 A)、T_1WI(图 B)、增强脂肪抑制 T_1WI(图 C)示左侧颞下颌关节前方不规则分叶状肿块(箭),T_2WI 呈较高信号,T_1WI 呈等信号,增强扫描明显不均匀强化。病灶环绕颞下颌关节窝。CT 骨窗轴位(图 D)和冠状位(图 E)示病灶内密度不均匀,可见多发斑点状和弧形钙化灶(箭),较具特征。病理(图 F;HE,×100)示结节状软骨肿瘤组织,部分肿瘤周边被覆滑膜上皮细胞,肿瘤性软骨组织中少数陷窝内有双核、三核细胞及少数瘤巨细胞,核有一定异型,见少数核分裂。免疫组化:vimentin(+++),CD34(血管内皮+),CK(-),CD99(+),Bcl-2(灶性+),Ki-67(5%+),P53(-),S-100(-),β-catenin(浆+),TLE-1(灶性+)。

病例 8　患者,女,39 岁,左侧腮腺区肿大 1 年伴左舌麻木半年(图 6-7-8)。

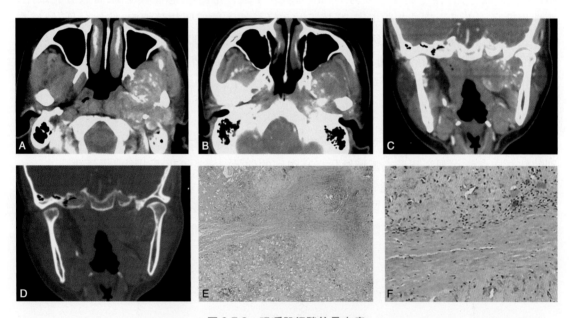

图 6-7-8　咀嚼肌间隙软骨肉瘤

CT 平扫轴位(图 A)、增强轴位(图 B)和冠状位(图 C)、冠状位骨窗(图 D)示左侧咀嚼肌间隙内一边界欠清的软组织密度肿块,轻度强化。左上颌窦后壁骨皮质中断破坏提示病变为恶性。病灶内见多发高密度钙化影提示软骨肉瘤。病理(图 E;HE,×100)(图 F;HE,×100)证实为咀嚼肌间隙软骨肉瘤。

【诊断思路及诊断要点】

强化的软组织肿块伴有点状、环形或弧形钙化时可以提示本病。本病需与颞下颌关节的滑膜软骨瘤病、下颌骨骨肉瘤、下颌骨骨化纤维瘤及骨纤维异常增殖症鉴别。颞下颌关节滑膜软骨瘤病起于扩大的关节滑膜腔,多个软骨伴有钙化似米粒样包绕关节并可破坏关节。下颌骨骨肉瘤形成的肿瘤骨常呈云絮状,可见日光放射状骨膜反应,且发病年龄较轻,多在青春期,生长迅速,易早期转移。而软骨肉瘤虽有骨化灶,但均是软骨性化骨,好发年龄和临床进展也有明显不同。下颌骨骨化性纤维瘤是良性孤立的下颌骨肿瘤,表现为骨性包壳包绕纤维中心,星状钙化较具特征。下颌骨骨纤维异常增殖症表现为下颌骨膨大变形,内可见磨玻璃和囊性密度区混合存在,常局限于下颌骨,不伴有软组织肿块。

四、咀嚼肌间隙肉瘤

【简介】

咀嚼肌间隙肉瘤(MS-SA)是指一组起源于咀嚼肌间隙软组织(脂肪/肌肉/神经/关节/血管/皮下组织)的恶性肿瘤,其中横纹肌肉瘤较多见。横纹肌肉瘤(rhabdomyosarcoma,RMS)是来源于横纹肌组织或向横纹肌分化的原始间叶组织的恶性肿瘤。该瘤好发于头颈部,恶性程度较高,发展快,预后差,好发于3~12岁的儿童。临床主要表现为局部肿块。肿瘤具有高复发率和低生存率。近年来,国内外推荐广泛手术切除及多种药物联合化疗结合放疗的综合治疗,疗效明显提高。

【病理基础】

根据组织学形态和分子遗传学特征,2020版世界卫生组织(WHO)新分类将RMS分为4型,分别为胚胎性RMS(多形)、腺泡状RMS、多形性RMS及梭形细胞性RMS。

1. **大体检查**　肿瘤呈结节状或息肉状,因浸润周围组织而边界不清,剖面呈灰白色,质软。

2. **镜下表现**　黏液疏松背景中可见小圆细胞或梭形细胞,胞质红染,有时可见到横纹。肿瘤组织靠近上皮或黏膜层出现一致密的未分化的细胞带,称为Nicholson新生层或形成层。肿瘤组织中有比较丰富的新生血管。

3. **免疫表型**　CK(-),EMA(-),CD34(-),S-100(-),SMA(-),desmin(+),MyoD1(+),myogenin(+)。

【影像学表现】

影像学检查能了解肿块解剖特征、周围浸润范围及骨质破坏情况等,有助于与炎症、良性肿瘤鉴别。

RMS具有较强的局部侵袭能力,易向颅内侵犯或沿下颌神经周播散,其影像学表现如下。

1. **CT表现**　常表现为边界不清的侵袭性软组织肿块,密度均匀或略不均匀,边缘不规则,与肌肉密度相近,增强后明显强化,可伴有周围骨质破坏。

2. **MRI表现**　T_1WI呈稍低信号,T_2WI呈稍高信号,增强后不均匀强化。

【典型病例】

病例9　患者,女,11岁,发现左侧颜面部肿胀2周(图6-7-9)。

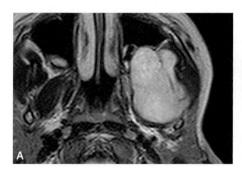
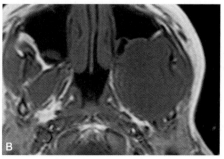

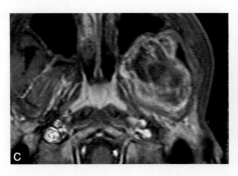
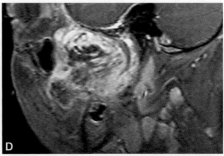

图 6-7-9　胚胎性横纹肌肉瘤

MRI 平扫轴位 T_2WI（图 A）、T_1WI（图 B）、轴位增强脂肪抑制 T_1WI（图 C）和矢状位（图 D）示左侧咀嚼肌间隙正常咀嚼肌被一异常信号肿块替代，边界尚清，T_1WI 呈低信号，T_2WI 呈高信号，增强扫描病灶中度不均匀强化。病变推移咽旁脂肪向后内移位。肿块包绕并破坏下颌骨升支骨质。

病例 10　患者，女，7 岁，发现左侧眼球突出 1 月余（图 6-7-10）。

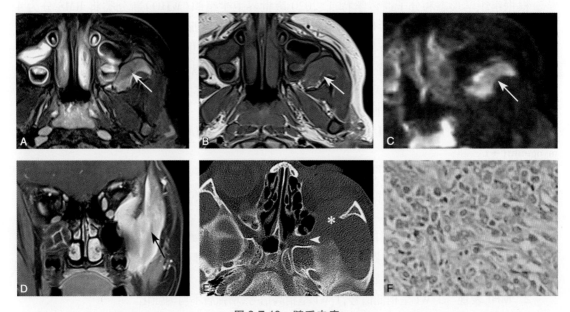

图 6-7-10　髓系肉瘤

MRI 平扫轴位脂肪抑制 T_2WI（图 A）、平扫轴位 T_1WI（图 B）、DWI（图 C）、冠状位增强脂肪抑制 T_1WI（图 D）示左侧眶内肌锥外间隙和左侧咀嚼肌间隙一边界不清的肿块（箭），呈 T_1WI 等信号、T_2WI 稍高信号，DWI 呈高信号，ADC 图呈低信号，增强扫描明显强化。左侧上颌窦后方脂肪消失，左侧颞肌增粗并广泛信号异常。平扫 CT 骨窗（图 E）示左侧眶下裂扩大（星号）、翼腭窝扩大（箭）。病理（图 F；HE，×200）示圆形细胞恶性肿瘤。免疫组化：CK（－）、S-100（－）、Melan-A（－）、HMB45（－）、Desmin（－）、Syn（－）、CgA（－）、CD56（＋）、MyoD1（－）、myogenin（－）、CD99（＋）、WT-1（－）、NSE（－）、Ki-67（50%＋）、CD20（－）、CD3（－）、CD79α（－）、CD7（－）、TDT（部分＋）、Bcl-2（＋）、CD10（－）、Bcl-6（－）、MUM1（－）、CD21（－）、c-Myc（部分＋）、CD5（－）、CD23（－）、CD43（＋＋）、CD68（灶性＋）、CD34（＋）、MPO（＋＋）、LCA（－）、PAX-5（±）、CD117（＋）、EBER 原位杂交（－）。

病例 11　患者，女，30 岁，发现左侧颊肿物 6 月余，迅速增长 1 月余（图 6-7-11）。

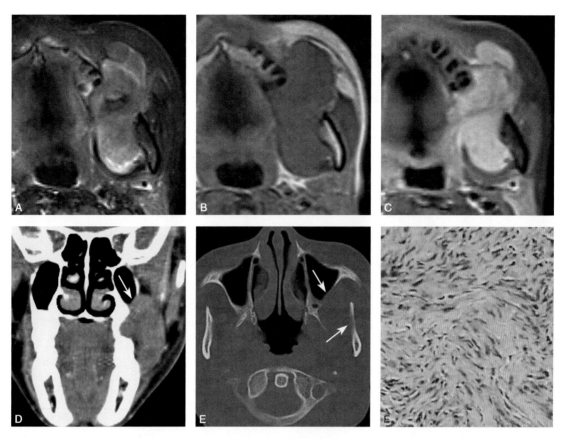

图 6-7-11　纤维肉瘤

MRI 平扫轴位脂肪抑制 T_2WI(图 A)、平扫轴位 T_1WI(图 B)和轴位增强脂肪抑制 T_1WI(图 C)示左侧颞部、颞下窝软组织肿块，较大截面约 6.2cm×2.8cm，呈 T_1WI 低信号、T_2WI 高信号，信号欠均匀，增强扫描欠均匀强化。肿块外缘紧邻左侧下颌支。CT 冠状位软组织窗(图 D)和轴位骨窗(图 E)示左侧下颌支、左上颌窦后壁骨质破坏(箭)。病理(图 F;HE,×100)示梭形细胞肿瘤，细胞有一定异型，核分裂易见，并见小片状坏死。免疫组化:Ki-67(60%+),CK(-),vimentin(+),SMA(+),HCAL(-),Desmin(灶性+),S-100(-),CD34(-),CD99(+),CD31(-),HMB45(-),Bcl-2(-),calponin(-),SOX-10(-),MUC-4(-),STAT6(-)。

【诊断思路及诊断要点】

本病需要与恶性淋巴瘤、下颌骨转移瘤、组织细胞增生症鉴别。淋巴瘤病变常多发。神经母细胞瘤在儿童恶性实体瘤中位列第三，但仅有 5% 原发灶位于头颈部，钙化多见。颈部病灶大多为转移性病灶。神经母细胞瘤颅面骨转移时可见特征性针状骨膜反应。朗格汉斯细胞组织细胞增生症影像学表现为颅骨溶骨性骨质破坏，可以伴或不伴软组织肿块。与 RMS 的不均匀密度/信号相比，朗格汉斯细胞组织细胞增生症的软组织病灶信号/密度均匀，并呈轻度到中度均匀强化。

五、转移瘤

【简介】

发生在头颈部及机体其他部位的恶性肿瘤可转移到咀嚼肌间隙，如未分化多形性肉瘤、脂肪肉瘤、平滑肌肉瘤、滑膜肉瘤、乳腺癌、肺癌、肾癌等。咀嚼肌间隙转移性肿瘤患者早期往往无明显自觉症状，或以头颈部原发肿瘤为主要表现，在行超声、CT 或 MRI 等检查时发现咀嚼肌间隙转移灶。

【病理基础】

咀嚼肌间隙转移性肿瘤数目可为单个或多个;肿瘤大小早期可呈小结节状,晚期可呈弥漫性结节状或融合成片状。转移性肿瘤的组织学特性一般与原发肿瘤相同。

【影像学表现】

咀嚼肌间隙内单个或多个肿块,肿块影像特征与原发肿瘤相似,如强化特点。

【典型病例】

病例 12　患者,女,52 岁,发现右侧耳前区肿块 3 月余(图 6-7-12)。

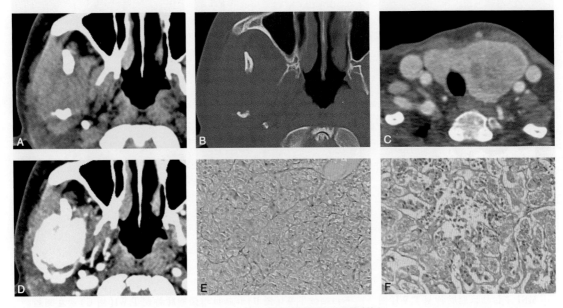

图 6-7-12　滤泡性甲状腺癌下颌骨转移

CT 平扫轴位(图 A)、平扫轴位骨窗(图 B)和增强轴位(图 D)示右侧下颌支局部溶骨性骨质破坏并软组织肿块,边界不清,增强扫描软组织肿块显著强化。病灶与右侧咬肌、颞肌、翼外肌分界欠清。颈部 CT 增强轴位(图 C)示甲状腺左侧叶明显肿大,左侧叶见多个结节状、类圆形低密度结节,增强扫描呈不均匀强化。下颌骨肿块活检(图 E;HE,×100)(图 F;HE,×100)证实滤泡性甲状腺癌转移,局灶呈乳头状生长。免疫组化:CK5/6(−),calponin(−),SMA(−),TG(+),S-100(−),Ki-67(10%+),P63(−),GFAP(−),CK7(+),TTF1(+)。

【诊断思路及诊断要点】

发生在头颈部及机体其他部位的恶性肿瘤可转移到咀嚼肌间隙,诊断时要注意与头颈部原发性恶性肿瘤鉴别,完善相应临床资料和患者既往病史有助于明确诊断。

第八节　邻近间隙病变侵犯

【简介】

咀嚼肌间隙与周围结构的毗邻非常紧密,周围结构的肿瘤或感染可直接蔓延或破坏筋膜侵犯咀嚼肌间隙。颊间隙和上颌窦位于咀嚼肌间隙的前方,腮腺间隙和颞下颌关节位于咀嚼肌间隙的后外侧,颧弓和脸颊皮下的脂肪位于咀嚼肌间隙的外侧。而咽黏膜间隙、咽旁间隙位于咀嚼肌间隙的后内侧。翼突、翼内板、翼外板位于咀嚼肌间隙的前内侧。咀嚼肌间隙通过下颌孔、棘孔还与颅内直接相通。

【病理基础】

跨多间隙病变常见于先天性病变(如血管畸形或淋巴管瘤)和后天性侵袭性病变(如炎症

或恶性肿瘤）。由于咀嚼肌间隙内无水平筋膜,使炎症和肿瘤很容易在此间隙内纵向蔓延。对于炎症和恶性肿瘤,原发病变的定位就显得很重要,因其可以帮助临床推断病灶的起源和病变的性质。临床上可以根据患者症状发生的先后次序推断患者受累部位的先后。

【影像学表现】

影像上首先可以根据病变主体的中心推断病变起源;其次根据邻近重要结构如咽旁脂肪间隙或颈血管鞘的移位方向作为定位的依据。如颈动脉间隙和腮腺间隙病变推移咽旁脂肪间隙(PPS)向前内移位。咽黏膜间隙病变推移 PPS 向外侧移位。咀嚼肌间隙病变推移 PPS 向后内侧移位。还可以根据某些病变的走行方向和自然孔道(卵圆孔、下颌孔、下牙槽神经骨管)来判断,如下颌神经、下牙槽神经的病变可使卵圆孔、下颌孔和下牙槽神经管扩大。要注意颌面部炎症和恶性肿瘤容易沿神经周播散至远处或颅内。

咀嚼肌间隙前下方直接与颊间隙相通,故后磨牙区感染、上颌窦恶性肿瘤和颊黏膜癌很容易侵犯咀嚼肌间隙。

颅内三叉神经鞘瘤和颅中窝底脑膜瘤可通过卵圆孔和下颌神经蔓延至咀嚼肌间隙。中颅底炎症或骨肉瘤也可侵犯咀嚼肌间隙。

咽旁间隙、腮腺间隙和咽黏膜间隙与咀嚼肌间隙仅以筋膜相隔,故该处的炎症和恶性肿瘤均可破坏筋膜后侵犯咀嚼肌间隙。

【典型病例】

病例 1　患者,男,32 岁,右侧面部麻木伴牙痛 2 个月,鼻塞 1 周(图 6-8-1)。

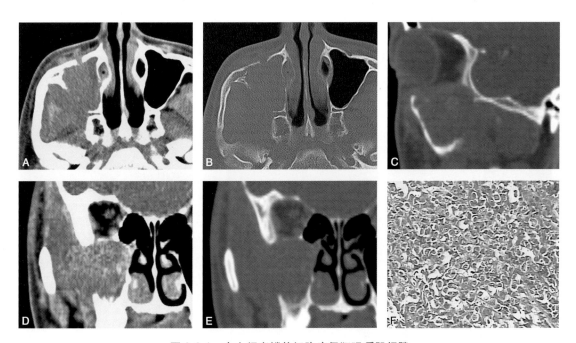

图 6-8-1　右上颌窦鳞状细胞癌侵犯咀嚼肌间隙

CT 平扫轴位软组织窗(图 A)和骨窗(图 B)、平扫矢状位骨窗(图 C)、增强冠状位软组织窗(图 D)和平扫冠状位骨窗(图 E)可见右侧上颌窦、右颞下窝内边界欠清的软组织肿块并上颌窦后壁骨质破坏,增强后病灶不均匀强化。右上颌窦前壁、眶下壁也可见骨质破坏和局部软组织增厚。术后病理(图 F;HE,×100)证实为右上颌窦鳞状细胞癌。免疫组化:CK(灶性+),EMA(灶性+),Ki-67(40%+),P63(+),vimentin(-),LCA(-),CD20(-),CD3(-),S-100(±),HMB45(-),CK7(-),CK20(-),CK5/6(-),P40(-),34βE12(-),myogenin(-),SMA(-),Syn(-),CgA(-),CD56(-),calponin(-),LCK(-),CD34(-),CD31(-),F8(-)。

病例 2　患者,女,9 岁,右颜面肿胀半月余(图 6-8-2)。

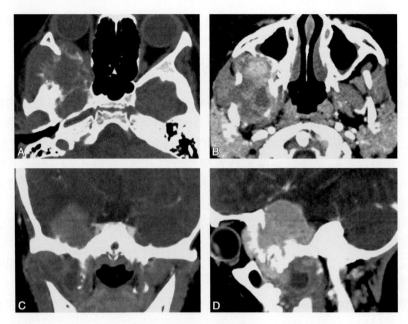

图 6-8-2　骨肉瘤

CT 平扫轴位骨窗（图 A）、轴位增强软组织窗（图 B）、冠状位（图 C）、矢状位（图 D）见右侧蝶骨大翼溶骨性骨质破坏并软组织肿块，蝶骨可见日光放射状骨膜反应。软组织肿块强化显著，肿块跨中颅底生长，大小约 5cm×4.9cm×4.8cm，向上突入颅内，向下侵犯咀嚼肌。

病例 3　患者，男，66 岁，左上唇麻木不适 5 月余，加重伴左眼突出 10 余日（图 6-8-3）。

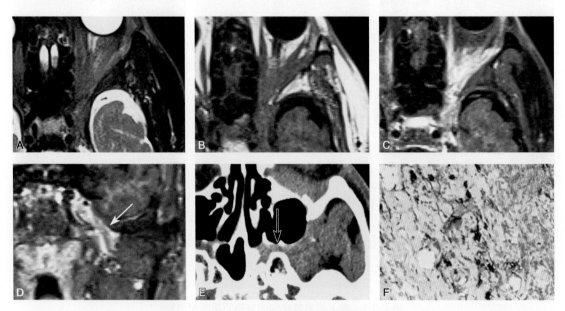

图 6-8-3　左侧眶内炎性假瘤

MRI 平扫轴位脂肪抑制 T_2WI（图 A）、平扫轴位 T_1WI（图 B）、轴位增强脂肪抑制 T_1WI（图 C）见左侧眼眶内炎性假瘤经视神经管和眶上裂侵犯左侧海绵窦。冠状位增强脂肪抑制 T_1WI（图 D）示炎症经卵圆孔向下侵犯咀嚼肌间隙（白箭）。CT 平扫轴位（图 E）示病灶经眶下裂-翼腭窝-翼上颌裂侵犯咀嚼肌内的翼颌间隙。左侧翼腭窝扩大（黑箭），其内低密度的脂肪被稍高密度的炎性组织替代。病理（图 F；IgG4，×100）示病灶内有大量成团淋巴细胞、浆细胞浸润，大量细胞严重挤压变形，细胞异型性不明显，核分裂少见。细胞免疫学表型：CK5/6（-），vimentin（+++），LCA（+），CK（上皮+++），TTF1（-），Melan-A（-），S-100（灶性+），CD3（++），CD117（-），CD20（+++），WT-1（-），EMA（-），P63（-），CD56（-），Mum-1（少数+），CD10（-），CD21（FDC 网+），CD138（灶性+），IgG（灶性+），IgG4（+），Ki-67（20%+），EBER 原位杂交（-）。

病例4 患者,女,45岁,左侧面部麻木2个月,加重伴左眼肿胀1周(图6-8-4)。

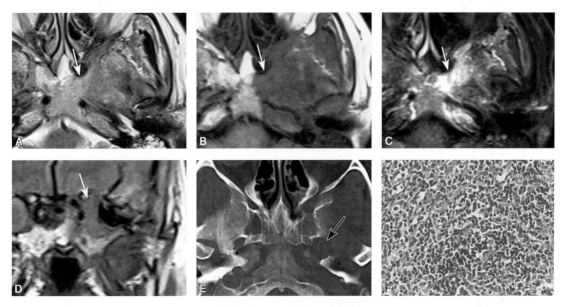

图6-8-4 非霍奇金淋巴瘤

MRI平扫轴位 T_2WI(图A)、轴位 T_1WI(图B)和轴位增强脂肪抑制 T_1WI(图C)示左侧眶尖及海绵窦区不规则等信号肿块,包绕左侧海绵窦及左侧颈内动脉(白箭),边界不清,大小约3.3cm×2.5cm,增强扫描肿块呈均匀强化。左侧翼腭窝、左岩骨尖受累。病变向下经卵圆孔向咀嚼肌间隙侵犯。冠状位 T_1WI(图D)示左侧海绵窦肿块。CT骨窗(图E)示左侧卵圆孔扩大(黑箭)。病理(图F;HE,×100)示左侧海绵窦肿块淋巴细胞增生,局灶侵犯神经组织,考虑非霍奇金淋巴瘤。免疫组化:CD3(+),CD7(+),CD20(+),PAX-5(+),CD21(滤泡网+),Bcl-2(+),CD68(+),CK(-),EMA(灶性+),GFAP(-),S-100(神经+),CD5(+),CD43(+),cyclinD1(-),Bcl-6(-),CD10(+),Mum-1(+),kappa(+),Lambda(+),CD38(+),CD138(+),cxcl-13(部分+),Ki-67(20%+)。

病例5 患者,男,62岁,回缩性涕中带血3个月。鼻咽纤维镜活检确诊为鼻咽癌(图6-8-5)。

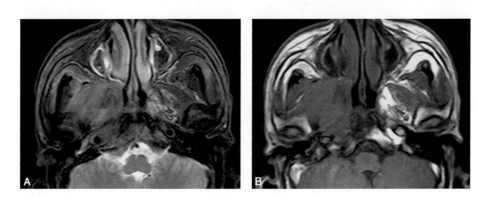

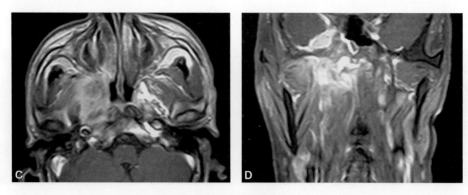

图 6-8-5 鼻咽癌

MRI 平扫轴位脂肪抑制 T_2WI(图 A)、平扫轴位 T_1WI(图 B)、轴位增强 T_1WI(图 C)示右侧鼻咽癌向外侵犯右侧翼内肌、翼外肌、颞肌,病灶呈 T_1WI 等信号、T_2WI 稍高信号,增强不均匀强化。同时可见病灶侵犯右侧翼腭窝和颅底骨质。冠状位增强脂肪抑制 T_1WI(图 D)示病灶向上侵犯颅内达右侧海绵窦。

病例 6 患者,男,50 岁,左颊肿物伴疼痛半年。活检病理诊断为颊癌(图 6-8-6)。

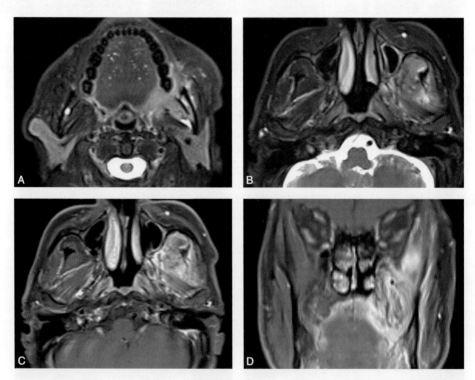

图 6-8-6 颊癌

MRI 平扫轴位脂肪抑制 T_2WI(图 A、图 B)、轴位增强脂肪抑制 T_1WI(图 C)和冠状位(图 D)示左颊部边界不清的软组织肿块经颊间隙向后、向上侵犯咀嚼肌间隙。左翼内肌、翼外肌、咬肌、颞肌均可见受累。

【诊断思路及诊断要点】

咀嚼肌间隙继发性病变较原发性病变更常见。继发性病变中又以牙源性感染和咽黏膜、颊黏膜恶性肿瘤如颊癌、口咽癌或鼻咽癌侵犯最常见。诊断咀嚼肌间隙病变时要想到牙源性感染和恶性肿瘤侵犯的可能。在咀嚼肌间隙原发性肿瘤中以肉瘤最常见。值得注意的是,在肿瘤性病变中,仔细观察不易被发现的沿下颌神经周的播散非常重要,因为它容易被忽略,而且会影响患者的治疗和预后。

第九节 咀嚼肌间隙病变影像诊断思路

(一) 诊断思路

1. 定位 确定病灶的来源是为了缩小鉴别诊断的范围。应确定病灶起源于咀嚼肌间隙还是从邻近间隙侵犯咀嚼肌间隙,病灶起源于咀嚼肌间隙内的咀嚼肌、下颌骨还是间隙内的神经、血管组织。不同的组织起源决定了不同的病灶性质,直接影响临床诊疗决策和患者预后。如病灶为邻近鼻咽部的肿瘤侵犯翼内肌和翼外肌,则可能为鼻咽癌,治疗上以放疗、化疗为主。如病灶起源于翼内肌和翼外肌,则可能是横纹肌肉瘤,治疗上以手术切除为主。咀嚼肌起源的病变以恶性肿瘤多见,预后差;下颌骨升支起源的病变则以囊肿多见,预后好。

2. 定量 描述病灶的大小、形态、边界、内部组织均匀度、密度/信号特点、是否合并出血坏死、血供丰富与否及其与邻近重要结构的关系。病灶本身的特点对判断病灶良恶性和肿瘤分期有价值。病灶与下颌神经的关系有助于外科医生判断神经损伤的概率。病灶与颅底重要孔道关系有助于判断是否需要多学科如颅底外科医生参与手术。病灶血供情况有助于判断术中出血量大小及术前备血数量。病灶与颞下颌关节的关系有助于判断术后对患者咀嚼功能的影响程度等。

3. 定性 根据病变的组织起源和病灶本身的形态学特点,结合患者年龄、临床症状、基础疾病及实验室指标综合判断病灶是炎性病变还是肿瘤病变,良性肿瘤或恶性肿瘤。

(二) 鉴别诊断思路

先判断是继发性病变还是原发性咀嚼肌间隙病变。咀嚼肌间隙继发性病变较原发性病变更常见。继发性病变中又以牙源性感染和咽黏膜、颊黏膜恶性肿瘤如颊癌、口咽癌或鼻咽癌侵犯最常见。诊断咀嚼肌间隙病变时要时刻想到牙源性感染和鼻咽、口腔恶性肿瘤侵犯的可能。值得注意的是要重视观察沿下颌神经周播散的恶性肿瘤,因为它直接影响临床医生的治疗决策和患者的预后,而且容易被忽略。

再判断是原发于咀嚼肌间隙中咀嚼肌、下颌骨还是间隙内的神经、血管组织。原发于咀嚼肌的病变以肉瘤多见,其中又以儿童好发的横纹肌肉瘤最常见。原发于咀嚼肌的良性病变相对少见。原发于下颌骨升支和磨牙区的病变中,囊肿最常见,成釉细胞瘤和骨肉瘤相对少见。原发于咀嚼肌间隙中神经、血管组织的肿瘤以下颌神经来源的良性神经鞘瘤多见。

跨多间隙病变常见于先天性病变(如血管畸形或淋巴管瘤)和后天性侵袭性病变(如炎症或恶性肿瘤)。血管畸形和淋巴管瘤影像上有明显特征,诊断不难。对于炎症和恶性肿瘤来说,需要结合临床(如患者症状、病程、起病急缓、进展快慢、炎症和肿瘤实验室指标等)综合判断。

报告书写规范要点

（1）描述病变部位、大小及范围、形态、边界、内部组织均匀度、密度/信号特点、是否合并出血坏死、血供丰富与否及其与邻近重要结构的关系等。

（2）全面观察，注意对病变始发因素的描述，由病变主体开始，除描述病变的重要阳性影像特征外，还要描述有鉴别诊断或临床意义的重要阴性征象。要描述病变与周围邻近结构的关系及伴发改变。

例如：左侧下颌骨升支病变

影像描述：CT平扫示左侧下颌骨升支一边界清楚的椭圆形骨质破坏区，约1.8cm×0.8cm，长轴与颌骨长轴一致。病灶膨胀不明显，周边骨质光滑完整并可见骨质硬化，未见骨膜反应。病灶内未见骨性分隔，未见牙齿和软组织肿块。CT增强扫描病灶未见强化。邻近磨牙未见受压移位。左侧下牙槽神经骨管和左下颌孔结构未见异常。邻近咀嚼肌形态、密度未见异常。

影像诊断：左侧下颌骨升支良性骨肿瘤或肿瘤样病变，以角化囊性瘤可能性大。

═══ 练习题 ═══

1. 名词解释

（1）去神经萎缩

（2）临界瘤

（3）下颌神经周播散肿瘤

2. 选择题

（1）关于咀嚼肌周围的毗邻结构，错误的是

　　A. 颊间隙和上颌窦位于咀嚼肌间隙的前方

　　B. 腮腺间隙和颞下颌关节位于咀嚼肌间隙的后外侧

　　C. 颧弓和脸颊皮下的脂肪位于咀嚼肌间隙的外侧

　　D. 咽黏膜间隙、咽旁间隙位于咀嚼肌间隙的后内侧

　　E. 咀嚼肌间隙病变推移咽旁脂肪间隙向前内侧移位

（2）穿过卵圆孔的脑神经是

　　A. V1　　　　　B. V2　　　　　C. V3　　　　　D. Ⅶ　　　　　E. Ⅷ

（3）下颌神经、下牙槽神经导致的自然孔道扩大，不包括

　　A. 圆孔　　　　　B. 卵圆孔　　　　　C. 下颌孔

　　D. 下牙槽神经管　　　　　E. 以上均不是

（4）沿神经周播散最常见的恶性肿瘤是

　　A. 鳞状细胞癌　　　　　B. 鼻咽癌　　　　　C. 腺样囊性癌

　　D. 黑色素瘤　　　　　E. 甲状腺癌

（5）咀嚼肌间隙神经鞘瘤影像表现的描述，错误的

　　A. 下颌神经鞘瘤好发生于颅外段远端

　　B. 呈类圆形或梭形，边界清晰，可见包膜

　　C. 增强扫描呈均匀或不均匀强化

D. 肿瘤内部有黏液变性或囊变,呈 T_1WI 低信号,T_2WI 高信号

E. 可伴有咀嚼肌萎缩,表现为体积缩小和脂肪浸润

(6) 恶性神经鞘瘤影像表现的描述,错误的是

A. 浸润性生长,界限不清,可有假包膜

B. 常伴有邻近骨管或骨壁的溶骨性骨质破坏

C. 肿瘤内部有出血,T_1WI 呈高信号

D. 增强扫描呈不均匀强化

E. DWI 肿块呈低信号,ADC 图呈高信号

(7) 咀嚼肌间隙海绵状血管瘤特征性 CT 表现为

A. CT 呈软组织密度　　B. 渐进性强化　　C. 早期无强化

D. 边界清楚　　E. 静脉石

(8) 成釉细胞瘤的诊断要点,错误的是

A. 膨胀性囊实性肿块

B. 边缘分叶,边缘骨皮质可中断

C. 增强扫描囊性部分无强化,实性部分可明显强化

D. DWI 实性部分呈低信号,ADC 图呈高信号

E. 肿瘤具有侵袭性

(9) 咀嚼肌间隙软骨肉瘤影像描述,正确的是

A. 软组织肿块伴点状、环形或弧形钙化

B. T_1WI 呈高信号,T_2WI 呈低信号

C. 增强扫描呈显著均匀强化

D. MRI 检查显示肿瘤骨化较好

E. 低级别软骨肉瘤通常钙化不规则或无钙化

(10) 关于咀嚼肌间隙肉瘤的描述,错误的是

A. 横纹肌肉瘤较多见

B. 3~12 岁儿童好发

C. CT 平扫密度高于肌肉密度

D. T_1WI 呈稍低信号,T_2WI 呈稍高信号

E. 局部侵袭性较强,易向颅内侵犯或沿下颌神经周播散

3. 简答题

(1) 简述牙源性角化囊性瘤、牙源性囊肿和成釉细胞瘤的影像鉴别诊断要点。

(2) 简述神经鞘瘤和神经纤维瘤的影像鉴别诊断要点。

(3) 简述咀嚼肌间隙下颌神经周播散肿瘤的影像诊断要点。

(4) 简述咀嚼肌间隙软骨肉瘤和下颌骨骨肉瘤的影像鉴别诊断要点。

(5) 简述咀嚼肌间隙横纹肌肉瘤的临床及影像特点。

(6) 简述常见的咀嚼肌间隙跨多间隙病变及其跨间隙途径及影像特征。

选择题答案:(1) E　(2) C　(3) A　(4) C　(5) A　(6) E　(7) E　(8) D　(9) A　(10) C

(李亚军　骆永恒　肖曼君)

推荐阅读资料

［1］胡春淼,陈韵彬,曹喜生,等.原发咽旁间隙肿瘤的 MRI 表现与病理对照研究.中国 CT 和 MRI 杂志,2018,16(1):40-42.

［2］孟圆,张亚琼,叶欣,等.上颌成釉细胞瘤、牙源性角化囊肿及含牙囊肿的螺旋 CT 和锥形束 CT 影像分析.中华口腔医学杂志,2018,53(10):659-664.

［3］张学渊.头颈部软骨肉瘤.临床耳鼻咽喉头颈外科杂志,2015,29(24):2111-2113.

［4］钟丽君,王朝阳.咀嚼肌间隙侵犯和鼻咽癌关系的研究进展.中华实用诊断与治疗杂志,2019,33(5):518-520.

［5］CHENGAZI H U,BHATT A A. Pathology of the carotid space. Insights Imaging,2019,10(1):21.

［6］HERMANS R. Head and neck cancer imaging. 2nd ed. Milan:Springer,2012.

［7］KOCH B L,HAMILTON B E,HUDGINS P A,et al. Diagnostic imaging:head and neck. 3rd ed. Philadephia:Elsevier,2016.

［8］PÉREZ-BOVETJ,RIMBAU-MUÑOZ J. Glioblastoma multiforme metastases to the masticator muscles and the scalp. J Clin Neurosci,2018,53(7):237-239.

［9］RAZEK A,KHALEK A A. Computed tomography and magnetic resonance imaging of lesions at masticator space. Jpn J Radiol,2014,32(3):123-137.

［10］SOM P M,CURTIN H D,SILVERS A R. A re-evaluation of imaging criteria to assess aggressive masticator space tumors. Head Neck,2015,19(4):335-341.

［11］TRIVEDI N P. Oral cancer involving masticator space (T4b):review of literature and future directions. Head Neck,2018,40(10):2288-2294.

［12］ZHANG G Y,HUANG Y,CAI X Y,et al. Prognostic value of grading masticator space involvement in nasopharyngeal carcinoma according to MR imaging findings. Radiology,2014,273(1):136-143.

第 七 章

腮腺间隙病变

腮腺间隙(parotid space)属于舌骨上颈部间隙,位于腮腺鞘膜囊内,包含腮腺、腺体内及周围的淋巴结、面神经、下颌后静脉、颈外动脉远端及一些分支的起始段。腮腺间隙前方为咀嚼肌间隙,内面与咽旁间隙相通,向上与外耳道相邻,向下达下颌角。以面神经平面为界,腮腺被人为地划分为深、浅两叶。发生于腮腺间隙的疾病种类繁多,尤其是腮腺肿瘤,其组织病理分型复杂。临床上常以腮腺区肿胀或肿块就诊,腮腺间隙影像学可为临床医生确诊疾病并选择合适的治疗方案提供有效信息。

第一节 先天发育性疾病

腮腺先天发育性疾病主要有腮腺发育不全或缺失、副腮腺、腮腺异位、先天性腮腺导管闭锁、腮腺区先天发育性囊肿(包括鳃裂囊肿、表皮样囊肿和皮样囊肿等)、脉管畸形和血管瘤。

一、鳃裂囊肿

【简介】

鳃裂囊肿(branchial cleft cyst)是发生在颈颌面部的一种良性、先天发育性囊肿。关于鳃裂囊肿的起因尚无定论,但一般认为同胚胎期鳃器或咽囊的上皮残余有关。根据发生部位不同,鳃裂囊肿可分为第一至第四鳃裂囊肿。临床上以发生于下颌下间隙的第二鳃裂囊肿最常见。腮腺间隙区鳃裂囊肿属于第一鳃裂囊肿,临床很少见,多为单侧发病,发病年龄多为10~29岁,大多表现为孤立性囊肿,少数可伴瘘管或窦道形成。

【病理基础】

1. 大体检查 肿物呈囊性,界清,囊液多为清亮液体或黏液样,继发感染则为黄色浑浊液。

2. 镜下表现 囊壁内层衬以无角化的扁平或柱状鳞状上皮,外层为纤维组织。由于感染,可见大量炎症细胞、纤维结缔组织和肉芽组织。

【影像学表现】

腮腺间隙周围圆形或类圆形单囊性病灶,边界清晰,密度/信号相对均匀,直径通常小于3cm。合并感染时,可出现密度/信号不均匀,边缘模糊。

1. X线瘘管造影 可显示瘘管或窦道形态、大小及瘘口。

2. CT表现 第一鳃裂囊肿多为类圆形肿物,平扫为CT值等于或接近于水的低密度肿

135

物,增强囊内容物不强化,囊壁可强化或强化不明显。合并感染时,囊内容物密度不均匀,囊壁可增厚或明显强化。

3. MRI 表现 因囊内容物性质不同,T_1WI 和 T_2WI 信号也不同。一般 T_1WI 呈低信号,T_2WI 呈高信号。增强 MRI 囊内部表现为无强化,但边缘可呈环形强化。

【典型病例】

病例1 患者,男,9岁,发现左侧腮腺区包块半年余(图 7-1-1)。

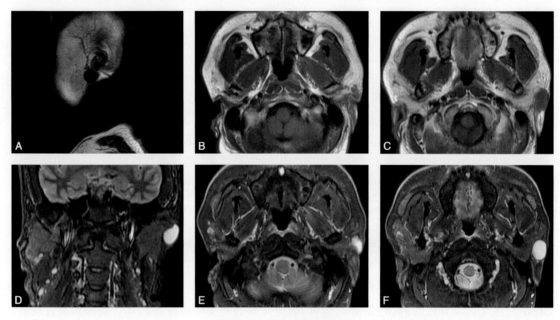

图 7-1-1 第一鳃裂囊肿

MRI 示左侧腮腺上极毗邻外耳道的类圆形肿物;矢状位(图 A)和轴位 T_1WI(图 B、图 C)呈低信号;冠状位(图 D)和轴位(图 E、图 F)T_2WI 为液性高信号,边界清晰。

【诊断思路与诊断要点】

1. 青少年,腮腺间隙区,类圆形肿块,边界清晰。

2. 超声为低回声或无回声囊性肿块;CT 为单囊液性低密度灶;MRI 呈 T_1WI 低信号,T_2WI 高信号。

3. 增强内部无强化,囊壁可强化。

4. 合并感染时,内部回声、密度/信号增高且不均,边缘模糊。

二、表皮样囊肿和皮样囊肿

【简介】

表皮样囊肿(epidermoid cyst)也是一种起源于胚胎残余上皮的囊肿性病变。皮样囊肿(dermoid cyst)病因、发病部位及临床表现与表皮样囊肿相似,临床上不易区别。组织病理上两者差异较大:前者囊壁仅含有胚胎外胚层结构;后者则含有胚胎外胚层和中胚层结构。腮腺间隙周围的表皮样囊肿和皮样囊肿临床少见,可发生于任何年龄,以青少年多见,无明显性别差异,主要表现为无痛性、缓慢生长、质软的软组织包块。当合并感染时,包块可突然增大和出现疼痛症状。治疗以手术切除为主,预后良好。

【病理基础】

1. **大体检查**　表皮样囊肿和皮样囊肿多为包膜完整的囊性肿物,边界清晰。

2. **镜下表现**　表皮样囊肿为内衬复层鳞状上皮,囊壁内无皮肤附属器结构,囊内可见上皮碎屑、角化物和胆固醇。皮样囊肿亦为上皮衬里囊肿,上皮下结缔组织内伴有毛发、皮脂腺、汗腺等皮肤附属器结构。

【影像学表现】

腮腺间隙及其皮下类圆形或圆形囊性病灶,边界清晰。

1. **CT表现**　表皮样囊肿多表现为单囊均匀水样低密度灶,偶因含少许角蛋白和胆固醇,可密度局部混杂,增强扫描无强化;皮样囊肿因含皮肤附属器结构囊壁稍厚,可有钙化,内可见典型脂肪密度改变。

2. **MRI表现**　因囊内容物(蛋白、胆固醇等)性质、含量不同,T_1WI和T_2WI信号不同。一般为T_1WI低信号,T_2WI均匀高信号,表皮样囊肿因弥散受限DWI呈高信号。

【典型病例】

病例2　患者,男,19岁,发现右侧耳后肿物半月余(图7-1-2)。

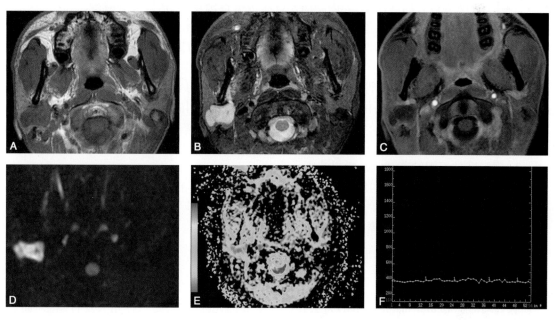

图7-1-2　表皮样囊肿

MRI示右侧腮腺后上极不规则肿块,边界尚清晰。轴位T_1WI(图A)呈低信号,内信号不均,可见局部点状高信号;轴位脂肪抑制T_2WI(图B)呈高信号;轴位增强T_1WI(图C)病变边缘似可见环状强化,中央无强化,动态增强曲线(图F)呈基线平坦型;轴位DWI(图D)病变呈明显高信号,ADC(图E)值减低。

【诊断思路与诊断要点】

1. 儿童、青少年多见。

2. 腮腺间隙及皮下表浅部位。

3. 一般囊肿形态,圆形或类圆形,边界清晰。

4. CT示囊性低密度灶,MRI发现脂肪信号可诊断为皮样囊肿,DWI弥散受限则支持表皮样囊肿的诊断。

三、血管瘤

【简介】

血管瘤(hemangioma)是以血管内皮细胞和外皮细胞增生为特征的真性肿瘤。血管肿瘤包括良性、局部侵袭性或交界性和恶性3种类型。通常意义上,血管瘤是指良性血管肿瘤,以婴幼儿血管瘤(infantile hemangioma)为主,其病因及发病机制尚不明确,有学者认为其可能源于胚胎单个幼稚内皮前体细胞的基因突变,并在雌激素水平升高、血管形成因子与抑制因子间平衡失调等因素作用下促使血管内皮细胞的异常增殖。大多数血管瘤为孤立性病变,主要发生于皮肤和皮下组织;约20%血管瘤为多发性病变。血管瘤可发生于任何年龄,大多发生于婴幼儿,女性多见。

【病理基础】

病理上,婴幼儿血管瘤包括3个明显发展阶段:①增殖期,出生后1~6个月(血管内皮增殖期);②稳定期,出生后6~12个月;③消退期,1~5岁,病理表现为纤维脂肪组织残留。

【影像学表现】

腮腺区血管瘤一般表现为皮下或深部圆形或类圆形软组织结节/肿块,边界清晰。

1. 超声表现 血管瘤内部以混合性低回声为主,可见大量管状或条束状结构,可伴后方回声增强。伴随着血管瘤的消退,其内脂肪及纤维成分逐渐增多,血管成分减少。

2. CT表现 常表现为软组织密度灶。增殖期血管瘤多密度均匀,消退期血管瘤因含有低密度的纤维脂肪组织而呈不均匀密度改变;增强CT上,增殖期血管瘤多表现为明显强化软组织肿块。

3. MRI表现 增殖期血管瘤呈T_1WI等信号、T_2WI不均匀高信号;消退期血管瘤可在T_1WI和T_2WI上均呈不均匀高信号改变。增强MRI上,增殖期血管瘤可见明显强化表现。

【诊断思路与诊断要点】

1. 多见于婴幼儿。
2. 腮腺区软组织结节/肿块,边界清晰。
3. 平扫CT上,病变呈软组织密度;增强CT增殖期血管瘤可明显强化。
4. MRI上,病变呈T_1WI等、稍高信号,T_2WI不均匀高信号。
5. 增强MRI增殖期血管瘤早期可明显强化。

四、脉管畸形

【简介】

脉管畸形(vascular malformation)过去传统上也被称为脉管瘤,是一种先天发育畸形,而非真性肿瘤。脉管畸形主要分为毛细血管畸形(capillary malformation)、静脉畸形(venous malformation)、动静脉畸形(arteriovenous malformation)和淋巴管畸形(lymphatic malformation)。混合性血管畸形是指同一病变内含有上述两种或两种以上的脉管畸形。脉管畸形是头颈部最为常见的良性病变之一,可见于任何年龄,但常在出生后不久即被确诊。脉管畸形男女发病率无差异。临床上和影像上脉管畸形可分为低流量和高流量两型。前者主要是指毛细血管畸形、淋巴管畸形和静脉畸形;后者主要指动静脉畸形和动静脉瘘。

【病理基础】

病理上,脉管畸形是由异常扩张的脉管结构组成,管壁是成熟的内皮细胞。毛细血管畸形由内衬以扁平内皮细胞的扩张毛细血管网构成,主要位于皮下,周围可伴有不规则胶原。静脉血管畸形由扩张的厚壁静脉血管腔组成。由于静脉血管壁缺乏弹力层,其随全身生长而不断扩张,内可伴静脉石形成。淋巴管畸形则由内衬内皮细胞的囊状结构及不同程度的结缔组织基质组成,可局部浸润或沿着组织间隙蔓延。动静脉畸形是动静脉的异常沟通、吻合,为动脉血未经正常的毛细血管进入静脉,导致静脉的动脉化。

【影像学表现】

脉管畸形可发生于口腔颌面部的任何部位。颈部间隙,尤其是腮腺间隙和颌下间隙,为其常见部位。不同部位或不同类型的脉管畸形形态表现各异,可表现为圆形或类圆形,也可表现为不规则。一般情况下,形态规则的脉管畸形多边界清晰,甚至可见假包膜形成;形态不规则者则多无清晰界限。

1. CT表现 平扫大部分脉管畸形为软组织密度改变,淋巴管畸形则多为液性低密度灶。部分静脉或毛细血管畸形(如海绵状血管畸形)内可见钙化或静脉石。静脉或毛细血管畸形早期多无明显强化,而随着对比剂的逐渐进入,可表现为渐进性强化。淋巴管畸形内部无明显强化表现,但囊内分隔和包膜可轻中度强化。动静脉畸形为高流量畸形,可早期明显强化,并可见增粗的供血动脉和迂曲、扩张的引流静脉。

2. MRI表现 脉管畸形 T_1WI 多呈低、等信号, T_2WI 呈高信号改变。部分病变内可见斑点状无信号区,为静脉石或钙化。淋巴管畸形部分病变内有出血或液体内富含蛋白成分则可出现液-液平面。增强 MRI 上,低流量脉管畸形一般呈渐进性强化改变,淋巴管畸形可仅边缘或分隔轻中度强化;高流量脉管畸形因流空效应可无明显强化,但有静脉早期显影。

【典型病例】

病例3 患者,男,22岁,发现左侧腮腺区包块2个月(图7-1-3)。

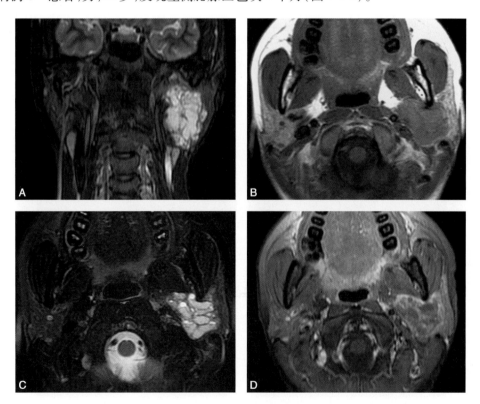

图7-1-3 海绵状血管畸形

MRI 冠状位和轴位脂肪抑制 T_2WI(图A、图C)示左侧腮腺深部不规则的高信号灶,其内可见液-液平面;轴位 T_1WI(图B)示病变呈稍低信号;增强轴位(图D)示病变呈明显不均匀强化。

病例4 患者,女,18日龄,出生后发现左侧颌面部肿胀(图7-1-4)。

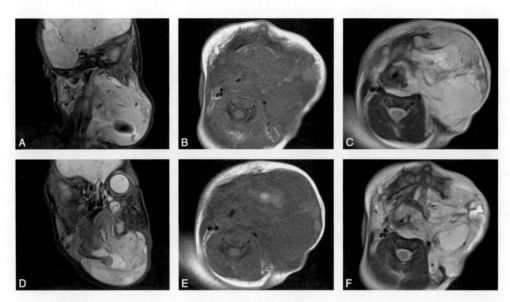

图7-1-4 淋巴管畸形1

MRI 冠状位(图 A、图 D)和轴位(图 C、图 F)T$_2$WI 示左侧颌面部间隙不规则高信号肿块,呈蔓延性生长,边界欠清;轴位 T$_1$WI(图 B、图 E)病变为稍低信号,局部可见稍高信号。

病例5 患者,女,7岁,左侧颌面部肿物3个月(图7-1-5)。

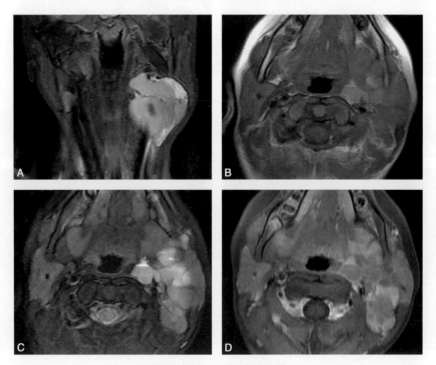

图7-1-5 淋巴管畸形2

MRI 冠状位及轴位 T$_2$WI(图 A、图 C)示左侧腮腺深部高信号肿物,信号不均,内可见液-液平面及分隔;轴位 T$_1$WI(图 B)病变呈稍高信号改变,轴位增强(图 D)病变内部无明显强化表现,分隔可见轻度强化。

【诊断思路与诊断要点】

1. 多见于婴幼儿。

2. 颌面部间隙多见,可多发。

3. 低流量病变多为类圆形或团块状;高流量病变多不规则,界限不清。

4. CT 平扫病变为液性低密度灶或软组织密度灶,部分内可见钙化或静脉石。增强 CT 上,低流量血管畸形呈渐进性强化改变,高流量病变则为早期强化改变,且静脉回流早期显影。

5. MRI 病变 T_1WI 呈低或等信号,T_2WI 低流量病变可呈多囊状均匀高信号,高流量病变内可见管束状或小囊状流空信号区;增强 T_1WI 低流量病变呈不均匀渐进性强化改变,高流量病变则可见无强化的流空血管及早期显影的引流静脉。

第二节 感染性和炎性反应性疾病

腮腺感染和炎性疾病可发病急剧或缓慢。急性疾病主要包括细菌感染所致急性化脓性腮腺炎和病毒感染所致的流行性腮腺炎;慢性疾病则包括慢性复发性腮腺炎、慢性阻塞性腮腺炎、慢性肉芽肿性病变(结核病、结节病、嗜酸性粒细胞增生性淋巴肉芽肿)、淋巴上皮性唾液腺炎和干燥综合征(Sjögren syndrome)、IgG4 相关性疾病及 HIV 相关淋巴上皮病。

一、急性化脓性腮腺炎和流行性腮腺炎

【简介】

急性化脓性腮腺炎(acute pyogenic parotitis)是一种细菌感染性疾病,多见于合并严重全身疾病的患者,其常见的病原体为金黄色葡萄球菌、链球菌。临床上现在相对少见,表现为单侧腮腺弥漫性肿胀伴局部红、肿、热、痛。

流行性腮腺炎(epidemic parotitis,mumps)则是由流行性腮腺炎病毒引起的急性传染病,多见于儿童,临床上多以腮腺肿大、副性水肿明显、头痛、发热及全身乏力为特点,春秋季节流行且右侧明显接触史。儿童患者易合并脑膜脑炎及睾丸炎,感染流行性腮腺炎后绝大多数患者即获终身免疫。

【病理基础】

1. 急性化脓性腮腺炎早期为浆液性炎症,表现为导管上皮肿胀,管腔狭窄,分泌物阻塞腺管,导管周围炎性肿胀;后期为化脓性炎症阶段,腺泡坏死、化脓,导管上皮破坏,大量脓性分泌物潴留,可破溃进入邻近组织或间隙引起周围蜂窝织炎和脓肿。

2. 流行性腮腺炎则为感染后腺体腺泡胞质肿胀,胞核皱缩,内质网及分泌颗粒溶解,病毒颗粒形成。随后浆液性腺泡溶解,导管上皮空泡性变,导管内黏液分泌物增多,导管及腺泡周围间质内炎症细胞浸润,无脓肿形成。

【影像学表现】

根据流行性腮腺接触史、临床体征及生化检查,流行性腮腺炎常诊断不难,无须影像学检查。CT/MRI 对急性化脓性感染及脓肿显示则非常有帮助,可见腮腺弥漫性肿大,腺体内单房或多房脓腔及周围感染播散范围。

1. X 线平片和腮腺造影　价值有限,主要用于排除有无唾液腺结石,急性腮腺炎期禁忌有创性腮腺造影。

2. CT 表现　腮腺单侧弥漫性肿大,轮廓欠清。早期腺体密度增高,不均匀,后期脓肿形

成,可见斑点状或空洞状液性低密度坏死区。邻近颈深筋膜增厚,皮下脂肪模糊、密度增高。增强扫描显示腮腺弥漫性明显强化,内或伴无强化的坏死脓腔。

3. MRI表现 腮腺弥漫性肿大,T_1WI呈低信号,T_2WI呈高信号,周围筋膜及皮下脂肪充血水肿,T_2WI信号增高。增强扫描腮腺及邻近筋膜明显强化,坏死脓腔无强化。

【典型病例】

病例1 患者,女,17岁,右侧颌面部肿痛2个月(图7-2-1)。

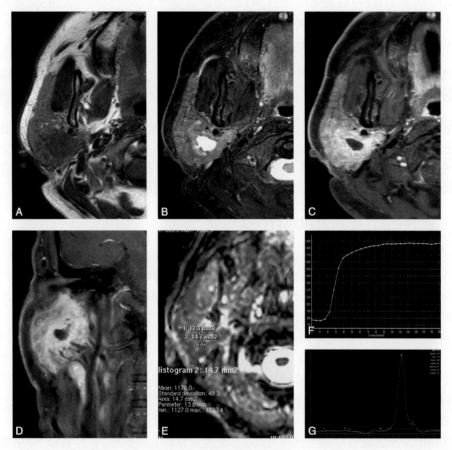

图7-2-1 急性化脓性腮腺炎

MRI示右侧腮腺肿胀,内有不规则异常信号灶,边界不清。轴位T_1WI(图A)呈稍低信号,局部小圆形低信号;轴位脂肪抑制T_2WI(图B)病变呈稍高信号,其内另见更高信号;轴位增强T_1WI(图C)及冠状位(图D)病变中央坏死脓腔无强化,边缘呈明显环状强化;ADC图(图E)示ADC值约$1.17×10^{-3}mm^2/s$;动态增强扫描(图F)呈平台型曲线;MRS(图G)未见明显增高Cho峰。

【诊断思路与诊断要点】

1. 急性化脓性腮腺炎:①发病急,单侧腮腺受累;②腮腺区红、肿、热、痛,压痛明显,白细胞增高;③腮腺呈弥漫性肿大;④邻近颈深筋膜增厚,皮下脂肪层模糊;⑤增强扫描可见明显强化。

2. 流行性腮腺炎诊断多依据流行性腮腺接触史、临床体征及生化检查,一般无须做影像学检查。

二、慢性复发性腮腺炎和慢性阻塞性腮腺炎

【简介】

1. **慢性复发性腮腺炎**（chronic recurrent parotitis）　又称儿童复发性腮腺炎。病因复杂，可能与腮腺先天发育不全、自身免疫异常和细菌逆行感染等有关。该病多自儿童（5岁左右最常见）起病，男性多于女性，表现为腮腺反复肿胀伴不适，间隔发作时间不等，可随年龄增长而间隔延长。

2. **慢性阻塞性腮腺炎**（chronic obstructive parotitis）　系由各种原因如结石、狭窄、异物等引起腮腺唾液流出受阻引起腮腺反复肿胀，腮腺造影及病理上表现为主导管及分支导管炎性改变为主的病变。本病多见于成年人，男性较女性稍多见，典型临床表现为进食中或进食后腮腺出现肿胀。触诊受累腺体可扪及条索状粗硬的腮腺导管。

【病理基础】

1. **慢性复发性腮腺炎**　早期主要为导管系统病变，小叶间及小叶内导管轻度扩张，管腔内黏液分泌物浓缩；病变中期，导管周围炎症反应明显，淋巴细胞、组织细胞及巨细胞浸润，结缔组织纤维化；晚期则腺小叶结构被破坏，被增殖的间质脂肪及结缔组织所替代。

2. **慢性阻塞性腮腺炎**　主要表现为导管系统扩张，管周淋巴细胞、浆细胞及巨噬细胞浸润；导管上皮退变，有修复及纤维化引起节段性导管狭窄及扩张；腺泡可萎缩。

【影像学表现】

1. **慢性复发性腮腺炎**

（1）X线腮腺造影表现：腮腺腺体及副腺体的末梢导管点状、球状扩张，大小一致，分布均匀。少数可见囊状扩张。对比剂排空延迟。腮腺主导管及腺内导管无明显异常。随着年龄的增长，末梢导管扩张的数目逐渐减少，甚至会消失。

（2）CT表现：主要为局限性或弥漫性腺体增大。正常腮腺腺体内低密度表现被不规则增生的软组织密度影替代，叶间间隔和包膜可有增厚。

（3）MRI表现：T_1WI 呈不均匀等、低信号，T_2WI 则为不均匀等、高信号。部分慢性腮腺炎 T_2WI 可出现线状低信号，可能与病理上明显的组织纤维化有关。

2. **慢性阻塞性腮腺炎**

（1）X线腮腺造影表现：主要为腮腺导管系统的明显增粗、扩张，病变可单独累及主导管，也可同时累及分支导管。有时可见导管内充盈缺损区出现，多为结石所致。如果病变继续进展，则可累及腮腺腺体，形成末梢导管的点状扩张。对比剂排空延迟。

（2）CT表现：CT可直接显示导管内高密度结石或腺体内营养不良性钙化，有时亦可见扩张的腮腺导管。当病变累及腮腺腺体时，腮腺可出现肿胀，密度增高。

（3）MRI表现：可见明显扩张的腮腺导管，呈 T_1WI 低信号、T_2WI 高信号。在MR腮腺导管水成像上，可清晰观察到扩张的腮腺主导管和/或分支导管，部分严重者可同时观察到受累点状扩张的末梢导管。

【典型病例】

病例2　患者，女，68岁，双侧腮腺进食后肿胀（图7-2-2）。

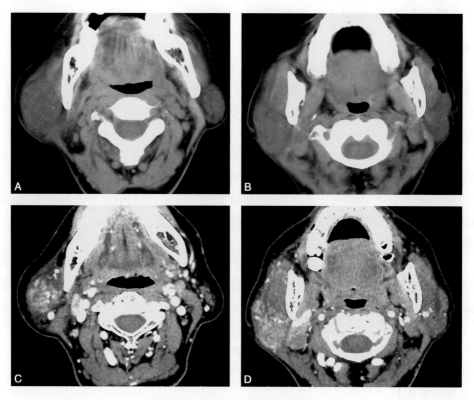

图 7-2-2　双侧慢性阻塞性腮腺炎

CT 示双侧腮腺肿胀,右侧为著;轴位平扫(图 A、图 B)示双侧腮腺密度增高,局部见细小点状钙化,双侧主导管扩张;增强扫描(图 C、图 D)示双侧腮腺明显不均匀强化,右侧明显,扩张的腮腺导管显示更加清楚。

病例 3　患者,女,58 岁,右侧腮腺反复肿胀 3 月余(图 7-2-3)。

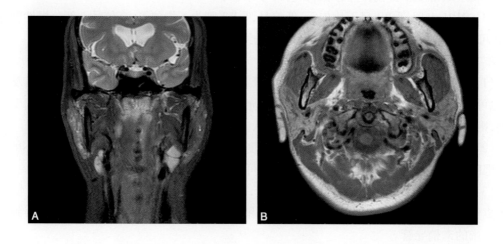

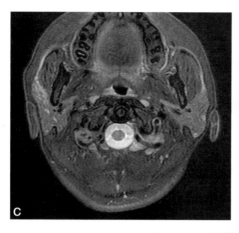
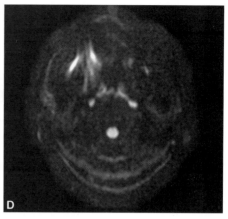

图 7-2-3　右侧慢性阻塞性腮腺炎

MRI 冠状位及轴位 T_2WI(图 A、图 C)示右侧腮腺局部 T_2WI 信号增高,右侧腮腺导管较对侧轻度扩张;轴位 T_1WI(图 B)病变呈低信号,边界不清,DWI(图 D)信号无明显变化。

【诊断思路与诊断要点】

1. 慢性复发性腮腺炎

(1) 男性儿童患者多见。

(2) 反复发作性腮腺肿胀,进食后明显。

(3) X 线腮腺导管造影上,病变以腮腺末梢导管呈点、球状扩张表现为主。

(4) CT 上,腮腺肿大,密度增高。

(5) 病变腺体呈 T_1WI 不均匀等、低信号、T_2WI 不均匀等、高信号。

2. 慢性阻塞性腮腺炎

(1) 成年男性多见。

(2) 进食中或进食后腮腺明显肿大。

(3) X 线腮腺造影上,病变以腮腺主导管扩张为主要表现,偶可见腺体内末梢导管的扩张。

(4) CT 上,腮腺主导管扩张,腺体肿大、密度增高;偶尔可见导管或腺体内结石、钙化。

(5) MR 腮腺导管水成像上,可见异常扩张、增粗的腮腺导管。

三、腮腺结核

【简介】

腮腺结核(tuberculosis of parotid gland)是一种少见的腮腺特异性感染,主要以腮腺淋巴结结核为主,腮腺腺体实质结核少见。腮腺结核多见于 20~30 岁成年人,性别及种族无明显差异。临床上,急性腮腺结核的表现与急性腮腺炎类相似,但多数腮腺结核无明显自觉症状,常以腮腺区无痛性肿块就诊。

【病理基础】

腮腺结核大多数由口咽、颌面部的结核分枝杆菌感染,尤其是扁桃体区域,引流至腮腺淋巴结。早期表现为结核肉芽肿形成,由上皮样细胞、淋巴细胞及朗格汉斯细胞组成,随后发生干酪样坏死,最后出现组织溶解、腺体破坏,可形成空洞或钙化。另少数经腮腺主导管逆行感染腺体实质,可直接在腺体内形成结核的一系列病理变化,造成腺体破坏。

【影像学表现】

腮腺结核表现多样,常与病理改变密切相关。腮腺结核多表现为腮腺淋巴结肿大伴脓肿形成。

1. X 线腮腺造影表现 腮腺结核可为良性占位和/或恶性表现,前者为病变内规则充盈缺损,伴分支导管受压移位;后者则为病变内不规则充盈缺损,伴腮腺导管系统破坏、对比剂外溢。

2. CT 表现 腮腺腺体实质结核多表现为不规则结节或肿块,边缘模糊;淋巴结结核则以类圆形肿块为主。结核肉芽肿形成期,病变多呈密度均匀的软组织肿块,增强扫描病变呈非特异性均匀强化。结核干酪样坏死期,病变内部出现囊状低密度坏死区,病变边缘规则或不规则增厚,增强呈花环状或不均匀强化。结核晚期,病变 CT 平扫仍呈软组织密度灶,但增强无明显强化,此期结核可见钙化。腮腺周围脂肪间隙模糊,表现为密度增高,并可见颈部淋巴结的肿大。

3. MRI 表现 腮腺结核的信号变化因病变内部变化而多样。病灶一般 T_1WI 呈等、低信号,T_2WI 呈等、高信号。增强 MRI 扫描,病变实质呈环形、花环状或不均匀强化。

【典型病例】

病例 4 患者,女,25 岁,发现双侧腮腺区占位 1 月余(图 7-2-4)。

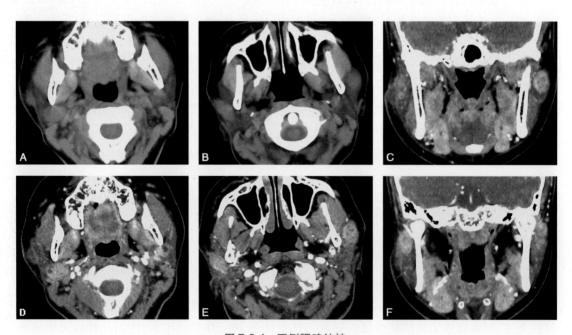

图 7-2-4 双侧腮腺结核

CT 平扫轴位(图 A、图 B)示双侧腮腺多发类圆形肿块影,境界清楚,密度不均匀,内可见稍低密度影;增强扫描轴位(图 D、图 E)及冠状位(图 C、图 F)示双侧腮腺病变明显不均匀强化,部分呈环形强化。

病例5　患者,男,27 岁,左侧腮腺肿物 1 月余,轻度压痛(图 7-2-5)。

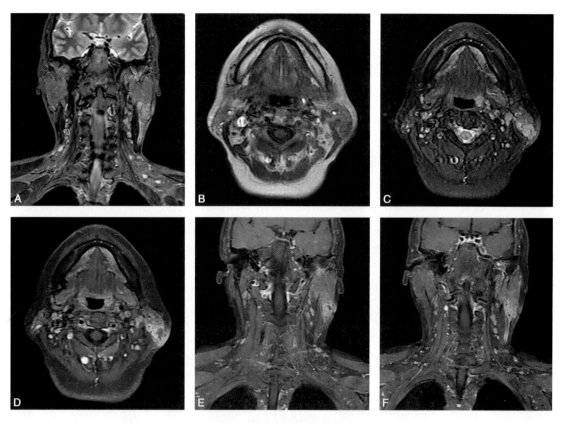

图 7-2-5　左侧腮腺结核

MRI 平扫冠状位和轴位 T_2WI(图 A、图 C)示左侧腮腺不规则肿块,信号不均匀,邻近皮下脂肪信号增高;轴位 T_1WI(图 B)呈等低信号;增强扫描轴位(图 D)及冠状位(图 E、图 F)见病变呈花环状强化。

【诊断思路与诊断要点】

1. 青年患者多见。

2. 腮腺区无痛性肿块。

3. 类圆形,边界清晰或不清晰(包膜侵犯与否)。

4. CT 上,腮腺淋巴结结核表现多样,早期为类圆形肿块,明显均匀强化;干酪样坏死期表现常见,平扫可见囊状低密度液化坏死区,增强呈花环状或不均匀明显强化。

5. MRI 上,一般呈 T_1WI 低、等信号,T_2WI 等、高信号,增强病变实质不均匀强化,可伴颈部淋巴结肿大、异常强化。

四、嗜酸性粒细胞增生性淋巴肉芽肿

【简介】

嗜酸性粒细胞增生性淋巴肉芽肿(eosinophilic hyperplastic lymphogranuloma)又称木村病(Kimura disease)、嗜酸性淋巴肉芽肿等,临床上相对少见,被认为是一种慢性炎性肉芽肿性疾病。本病病因不清,可能与自身免疫性疾病、病原体过敏及内分泌紊乱等相关。该病多见于东亚地区,以 20～40 岁成年人好发,男性发病多于女性。临床上,主要表现为头颈部皮下无痛性软组织肿块,常伴大唾液腺及区域淋巴结受累。实验室检查常发现外周血嗜酸性粒细胞比例和计数明显升高,血清 IgE 亦升高。

【病理基础】

1. 大体检查　肉眼呈灰白或红色结节,切面灰白,质中。

2. 镜下表现　病变呈肉芽肿结构表现,内可见淋巴滤泡增生、嗜酸性粒细胞浸润、血管增生和间质纤维化。

【影像学表现】

主要为腮腺及邻近区域皮肤及皮下多发软组织结节/肿块,边界模糊(皮肤、皮下受累)或较清晰(淋巴结受累)。

1. CT 表现　病变主要呈类圆形软组织密度结节,内无钙化、坏死,增强扫描病变实质呈不同程度强化,但病变边缘可呈环状强化。局部皮肤及皮下组织受累时,可见皮下脂肪消失,邻近皮肤增厚。此外,腮腺腺体周围区域可见淋巴结肿大,与腺体内结节表现类似,并且互不融合。

2. MRI 表现　病变信号表现多样,T_1WI 呈不均匀等、低信号,T_2WI 上呈稍高或高信号,但亦可见 T_1WI 和 T_2WI 均为高信号改变。增强扫描呈不同程度强化。

【典型病例】

病例 6　患者,男,62 岁,左侧腮腺区肿大伴皮肤瘙痒半年余(图 7-2-6)。

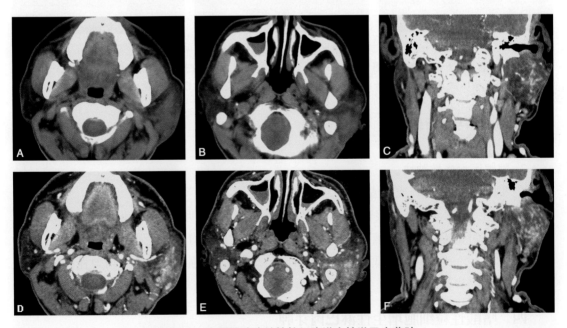

图 7-2-6　左侧腮腺嗜酸性粒细胞增生性淋巴肉芽肿

CT 平扫轴位(图 A、图 B)示左侧腮腺肿大,内见不规则软组织密度增高影,境界不清,邻近皮肤及皮下可见受累;增强扫描轴位(图 D、图 E)及冠状位(图 C、图 F)示左侧腮腺病变较明显强化,密度不均匀。

病例 7　患者,男,46 岁,双侧腮腺逐渐肿大 4 个月(图 7-2-7)。

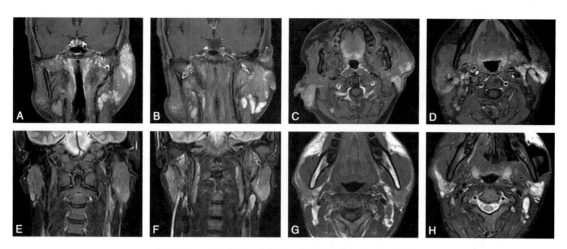

图 7-2-7　双侧腮腺嗜酸性粒细胞增生性淋巴肉芽肿

MRI 增强冠状位(图 A、图 B)及轴位(图 C、图 D)示双侧腮腺弥漫性肿大,双侧腮腺内多发异常强化结节灶,邻近颈部淋巴结肿大、强化。同一患者治疗后冠状位 T_2WI(图 E、图 F)和轴位 T_2WI(图 H)示腮腺内结节呈稍高信号改变,病变较前减小;轴位 T_1WI(图 G)呈等、稍低信号。

【诊断思路与诊断要点】

1. 青、中年男性多见。

2. 多发性,多累及腮腺及皮下组织和区域淋巴结。

3. 不规则形或类圆形(淋巴结受累时),边界模糊或较清晰。

4. 平扫 CT 呈软组织密度改变,增强扫描不同程度强化,可见边缘环状强化。

5. T_1WI 上不均匀等、低信号,T_2WI 为稍高或高信号,增强多有轻中度强化。

6. 实验室检查发现外周血嗜酸性粒细胞比例和计数明显升高,血清 IgE 亦升高,则应考虑本病。

五、结节病

【简介】

结节病(sarcoidosis)是一种病因不明,可累及多器官的非干酪样坏死性肉芽肿性疾病。结节病的发生具有一定的区域和种族分布特点,以美洲黑种人、瑞典和丹麦白种人最易受累。该病的好发年龄为 20~40 岁,女性略多见。结节病多侵犯肺、淋巴结、皮肤等组织,累及腮腺少见,仅占约 6%。临床上,结节病腮腺受累多表现为双侧腮腺无痛性弥漫性肿大,可伴有口干。

【病理基础】

1. **大体检查**　结节病为融合性肿块,质地均匀较软,边界清晰。

2. **镜下表现**　病变呈非坏死性上皮细胞肉芽肿改变,肉芽肿细胞内可见星状包涵体。

【影像学表现】

结节病累及腮腺多表现为腮腺弥漫性增大,可见多个类圆形结节或肿块,部分融合或呈分叶状改变,边界清晰。

1. **CT 表现**　双侧腮腺对称性弥漫性增大,病变为软组织密度肿块结节改变,边界清晰,增强扫描病变可均匀强化或无明显强化。

2. MRI 表现 病变 T_1WI 呈等信号，T_2WI 呈稍高或高信号。增强 MRI，可见轻中度强化。

【诊断思路与诊断要点】

1. 青中年患者多见。

2. 双侧腮腺弥漫性肿大，边界清晰。

3. 平扫 CT 上病变呈软组织密度改变，偶可见钙化；增强呈均匀强化或无明显强化。

4. T_1WI 呈等信号，T_2WI 呈稍高或高信号，增强可均匀轻中度强化。

5. 结合其他部位(肺部、上呼吸道)受累情况，应考虑为腮腺结节病可能。

六、干燥综合征

【简介】

干燥综合征(Sjögren syndrome)又称舍格伦综合征，是一种以唾液腺淋巴细胞浸润及破坏为特征的系统性自身免疫疾病。该病可分为原发性和继发性两类：前者仅有泪腺和唾液腺受累；后者则合并有全身结缔组织疾病(如类风湿性关节炎、系统性红斑狼疮)。干燥综合征主要见于中老年女性患者，以 40~60 岁多见。本病起病多隐匿，临床表现多样，可表现为口眼干燥，腮腺反复肿大，或伴随一些系统性损害改变。

【病理基础】

干燥综合征患者的组织病理标本常取自于腮腺或小唾液腺(唇腺为主)。病理学特点主要表现为腺体实质萎缩、淋巴细胞浸润及肌上皮岛。大量淋巴细胞和组织细胞浸润唾液腺实质，腺体萎缩或消失，导管增生伴上皮岛形成，导管管腔扩张或闭塞。

【影像学表现】

1. 唾液腺造影 干燥综合征影像表现多样：①早期腺体形态正常，排空功能迟缓；②唾液腺末梢导管扩张型，最为常见，可分为 4 期，分别为点状扩张期(扩张直径小于 1mm)、球状扩张期(直径 1~2mm)、囊状扩张期(直径大于 2mm)和腺体破坏期；③腺体萎缩型，主导管和少量分支导管显影，腺体内末梢导管少量点状显影或基本不显影；④肿块型改变，腺体内对比剂充盈缺损、分支导管移位和对比剂外漏。

2. CT 表现 早期可表现为非特异性腮腺肿大，可双侧对称或不对称，但基本保持正常形态。后期腮腺密度不均匀增高，局部呈结节状改变，或腺体内出现异常脂肪沉积和弥漫性点状钙化。增强扫描，病变实质呈不均匀强化。

3. MRI 表现 肿大的腮腺内信号不均匀，间隔 T_1WI 低信号、T_2WI 低信号的斑点和结节灶("盐-胡椒征")。病理上局部淋巴细胞聚集和小叶间隔纤维化与局部 T_2WI 信号减低相关。随着病情进展，病变内扩张的导管表现为球状和囊状 T_2WI 高信号。疾病晚期，可见腺体内导管分支不规则扩张或局部破坏、腺体萎缩改变。MR 腮腺导管水成像与常规唾液腺造影类似，且无创、无辐射，可逐渐替代后者用于干燥综合征的诊断与分期。部分研究显示 DWI 可早期发现干燥综合征信号改变。

【典型病例】

病例 8 患者，女，64 岁，口干、眼干 1 余年(图 7-2-8)。

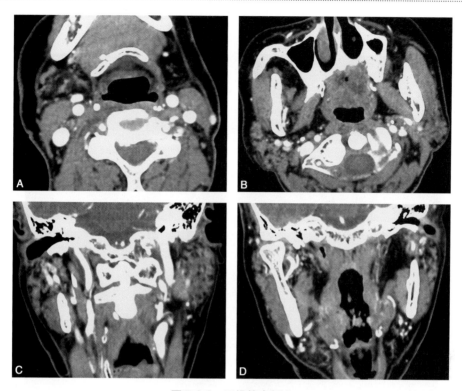

图 7-2-8 干燥综合征 1
CT 轴位(图 A、图 B)和冠状位(图 C、图 D)示双侧颌下腺及腮腺萎缩性改变,密度不均,
呈颗粒状。

病例 9 患者,女,58 岁,口、眼干燥 2 年(图 7-2-9)。

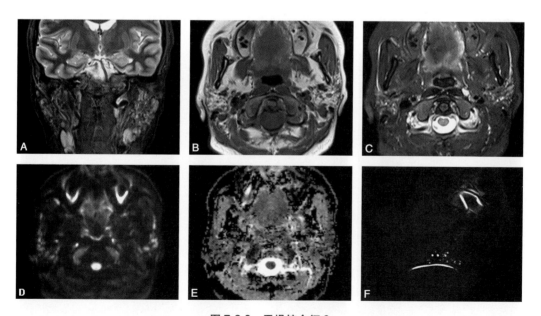

图 7-2-9 干燥综合征 2
MRI 冠状位及轴位 T_2WI(图 A、图 C)和轴位 T_1WI(图 B)示双侧腮腺信号不均,内夹杂 T_1WI 低信号、
T_2WI 低信号斑点、结节灶及球状 T_2WI 高信号灶。DWI(图 D)示腺体信号不均匀增高,ADC 图(图 E)
局部 ADC 值减低;MR 腮腺导管水成像(图 F)示腺体末梢导管点状扩张。

病例 10　患者,女,73 岁,口干 1 余年(图 7-2-10)。

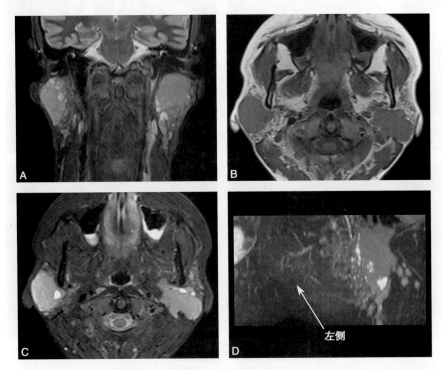

图 7-2-10　干燥综合征 3
MRI 冠状位及轴位 T_2WI(图 A、图 C)和轴位 T_1WI(图 B)示双侧腮腺肿胀,内可见肿块样 T_1WI 等、稍低信号和 T_2WI 稍高信号灶,信号不均,局部夹杂囊状 T_1WI 低信号、T_2WI 高信号。MR 腮腺导管水成像(图 D)显示腮腺内不规则肿块,分支导管扩张、变形。

病例 11　患者,女,58 岁,四肢关节肿痛 10 余年,伴口干 1 年(图 7-2-11)。

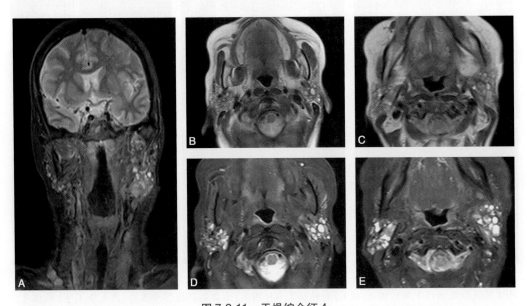

图 7-2-11　干燥综合征 4
MRI 冠状位及轴位 T_2WI(图 A、图 D、图 E)和轴位 T_1WI(图 B、图 C)示双侧腮腺肿胀,信号不均,内可见多发球状 T_1WI 低信号、T_2WI 高信号。

【诊断思路与诊断要点】

1. 中老年女性患者多见。

2. 有口干、眼干和腮腺肿大,或伴其他结缔组织疾病。

3. 腮腺导管造影常表现为末梢导管呈点状、球状、囊状扩张或融合不规则状改变,对比剂外漏和排空延迟。

4. CT 和 MRI 表现为腺体非特异性增大,密度/信号不均,呈"盐-胡椒征"改变,斑点状钙化、异常脂肪沉积及腺管异常扩张。

七、IgG4 相关性疾病

【简介】

IgG4 相关性疾病(IgG4-related disease,IgG4-RD)是一种与 IgG4 相关的累及多器官或组织,慢性、进行性自身免疫性疾病。该病临床谱广泛,IgG4 相关头颈部病变包括肥厚性脑膜炎、眼眶炎性假瘤、慢性硬化性唾液腺炎(Küttner 瘤)、Mikulicz 病(米库利奇病)、Riedel 甲状腺炎和部分桥本甲状腺炎和垂体炎。血清 IgG4 水平升高,受累组织中可见大量 IgG4 阳性浆细胞浸润,伴席纹状纤维化、闭塞性静脉炎是其显著特点。临床上,累及唾液腺者以双侧对称性唾液腺肿胀为主要表现,可伴眼干、口干及关节肿痛,常见于中老年男性,可与其他脏器病变同时存在。

【病理基础】

1. 大体检查 唾液腺弥漫性肿大或形成肿块。切面呈淡黄色至褐色,小叶结构存在。

2. 镜下表现 镜下可见腺体组织内小叶轮廓尚在,但部分腺泡被淋巴组织取代,伴有淋巴滤泡形成,高倍镜下可见淋巴组织内含有较多浆细胞。小叶之间可见细胞量较丰富的纤维组织增生,主要为肌成纤维细胞。

在 IgG4 相关性疾病中,浸润在腺体内的 IgG4 阳性浆细胞计数和表达 IgG4/IgG 阳性浆细胞比值尚无一致意见,部分研究认为 IgG4 阳性浆细胞计数应大于 50 个/每高倍镜视野和 IgG4/IgG 比例大于 40%。

【影像学表现】

1. CT 表现 多为双侧唾液腺和/或泪腺弥漫性肿大,密度相对均匀,无钙化或结石。增强后明显强化,局部可不均匀。孤立性肿块样病变与肿瘤性病变类似。

2. MRI 表现 双侧唾液腺弥漫性肿胀,大部分病变信号均匀,T_1WI 和 T_2WI 均呈等/低信号改变;增强 MRI 扫描,病变呈均匀强化。DWI 示大部分病变轻度扩散受限,主要依赖于病变内细胞密度和间质纤维化程度。

【典型病例】

病例 12 患者,男,42 岁,双侧耳前区肿胀 2 年(图 7-2-12)。

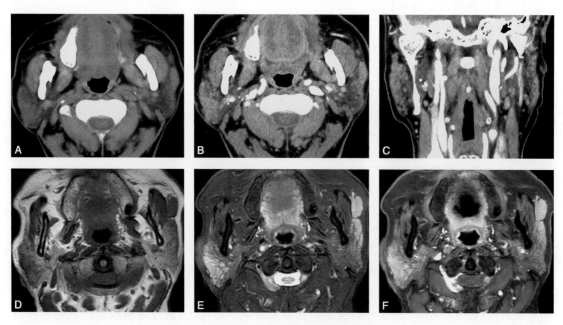

图 7-2-12 IgG4 相关性疾病累及双侧腮腺 1

CT 平扫轴位(图 A)示双侧腮腺密度不均,见多发不规则肿块影,境界不清;增强轴位(图 B)及冠状位(图 C)示双侧腮腺病变明显强化,密度尚均匀。MRI 轴位 T_1WI(图 D)病变呈低信号,轴位脂肪抑制 T_2WI(图 E)呈明显高信号,与正常腮腺组织分界不清;轴位增强脂肪抑制 T_1WI(图 F)显示病变区明显均匀强化。

病例 13 患者,男,70 岁,双侧腮腺区肿大 3 余年(图 7-2-13)。

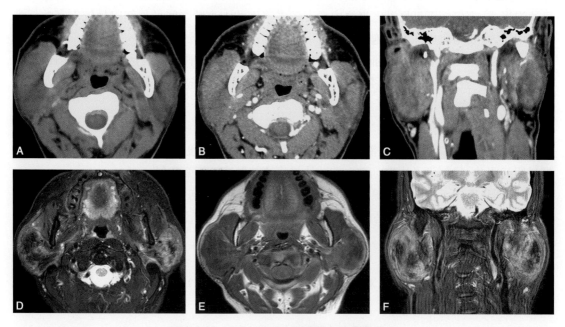

图 7-2-13 IgG4 相关性疾病累及双侧腮腺 2

CT 平扫轴位(图 A)示双侧腮腺肿大,见弥漫团块状密度增高;增强轴位(图 B)及冠状位(图 C)示双侧腮腺病变较明显强化,强化不均匀。MRI 轴位(图 D)和冠状位(图 F)脂肪抑制 T_2WI 示双侧腮腺以高信号为主,内混杂不规则片状低信号;轴位 T_1WI(图 E)呈不均匀低信号。

病例 14　患者,男,55 岁,双侧腮腺区逐渐肿大 2 年(图 7-2-14)。

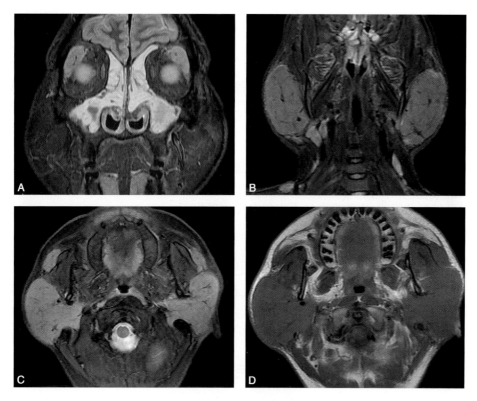

图 7-2-14　米库利兹病

MRI 冠状位和轴位(图 A~图 C)脂肪抑制 T_2WI 示双侧腮腺弥漫性肿大,呈高信号,内夹杂点、线状低信号;轴位 T_1WI(图 D)呈不均匀等、低信号。

【诊断思路及诊断要点】

1. 中老年男性。
2. 双侧腮腺弥漫性肿胀。
3. CT 和 MRI 示双侧唾液腺的弥漫性、对称性增大,病变信号均匀,增强明显强化。
4. 常合并多腺体或组织、器官受累。
5. 需与干燥综合征鉴别,最终主要靠组织病理确诊。

八、HIV 相关良性淋巴上皮病变

【简介】

　　HIV 相关良性淋巴上皮病变(benign lymphoepithelial lesions of HIV,BLEL-HIV)又称 HIV 相关淋巴上皮囊肿(HIV associated lymphoepithelial cyst),是指 HIV 感染患者出现腮腺肿大的淋巴增生性疾病。该病在组织学上类似于干燥综合征的淋巴上皮性唾液腺炎。HIV 相关的唾液腺疾病大部分为唾液腺的囊性病变,且后者是非 HIV 人群淋巴上皮囊肿发病率的 10 倍。临床上,该病可发生于任何年龄,主要分布于两个高峰:母亲为 HIV 感染者的儿童和 20~60 岁成人。男性多于女性。病变可单侧发病,但大多数为双侧,主要表现为双侧腺体的无痛性缓慢肿大,伴有颈部淋巴结肿大。

【病理基础】

1. **大体检查**　腺体内多发薄壁光滑的囊肿,最大直径可达 5cm,腺体小叶结构存在。

2. 镜下表现　主要为腺体萎缩、滤泡样淋巴增生和伴有鳞状化生的导管囊性扩张的特征性表现。

3. 免疫组化　囊壁主要由 CD20 阳性 B 淋巴细胞浸润，且生发中心可检测到 P24 核心蛋白和 HIV-1 RNA。

【影像学表现】

主要表现为双侧肿大腮腺内多发囊性和实性肿块/结节，可伴扁桃体和颈部淋巴结增生。

1. CT 表现　双侧腮腺腺体增大、密度增高，腺体内可见多发囊性和/或实性肿块。增强扫描囊性病灶为薄壁环状强化，实性病灶为不均匀强化，可有颈部淋巴结或扁桃体反应性增生改变。

2. MRI 表现　肿大腮腺内多发圆形或类圆形 T_1WI 低信号、T_2WI 高信号的囊性病变夹杂信号多样的实性结节，咽淋巴环组织及颈部淋巴结增生亦呈 T_2WI 高信号。增强 MRI 扫描囊性病变呈薄壁环状强化，实性病变呈不均匀多样化强化。

【诊断思路及诊断要点】

1. 儿童和中老年患者。

2. 双侧腮腺无痛性缓慢肿大，或伴颈部淋巴结和扁桃体肿大。

3. CT 和 MRI 表现为肿大腺体内多发囊性和实性病灶，增强囊性病灶呈边缘环状强化，实性病灶及腺体不均匀强化。

4. 与干燥综合征表现类似，但较前者囊更多、更大，且伴有扁桃体和颈部淋巴结增生改变。

第三节　腮腺良性肿瘤性疾病

腮腺肿瘤病理复杂，包括多种多样良恶性病变，临床鉴别困难。腮腺肿瘤多为良性（占68%~85%），恶性肿瘤相对少见（占 15%~32%）。最新 2017 版 WHO 唾液腺肿瘤组织分类将良性上皮肿瘤分为 11 类（包括多形性腺瘤、Warthin 瘤、肌上皮瘤、基底细胞腺瘤等），软组织肿瘤分为 3 类（非肿瘤性上皮病变、软组织良性病变及淋巴造血系统肿瘤），恶性上皮肿瘤为 20类（黏液表皮样癌、腺样囊性癌、腺泡细胞癌、多形性腺癌等）。其中，新增一些新的肿瘤实体（包括内分泌癌、硬化性多囊性腺病、闰管增生等非肿瘤上皮性病变和脂肪瘤、结节性筋膜炎等软组织良性肿瘤）。

一、多形性腺瘤

【简介】

多形性腺瘤（pleomorphic adenoma）又名良性混合瘤（benign mixed tumor），是最常见的唾液腺良性肿瘤，约占所有唾液腺肿瘤的 60%。WHO 唾液腺肿瘤组织分类定义其为一种包膜情况不定、以镜下结构多形性为特点的肿瘤，常可见上皮、肌上皮和黏液软骨样基质成分相混合。多形性腺瘤多见于中年女性，生长缓慢，病程长，预后好，术后易复发，少数恶变。临床主要表现为无痛性、孤立性软组织肿块，偶感疼痛和面部麻痹，一般不影响唾液腺的分泌功能及面神经功能。虽然多形性腺瘤属于良性肿瘤，但由于其易复发倾向及恶变的可能，以扩大手术为主要治疗手段。影像学诊断对于术前手术方案的制订、术后评估及随访监管具有重要的指导意义。

【病理基础】

1. 大体检查　肿块大小不一，表面光滑或呈分叶状。位于大唾液腺者常有包膜，位于小唾液腺者可无包膜或包膜不完整。肿块剖面灰白或灰黄色,可夹杂浅蓝色软骨样组织、半透明黏液样组织及圆形小块状灰白色角化物,偶可伴囊变、出血、钙化。

2. 镜下表现　镜下多形性腺瘤具有多形性的特征,即不同肿瘤或同一肿瘤的不同部位表现均可有较大的形态学变异。肿瘤主要由肿瘤性上皮细胞成分、黏液样组织和软骨样组织构成。不同成分在不同肿瘤中的比例不一,有时可构成肿瘤的主体。当肿瘤的主体构成是细胞成分时,称细胞性多形性腺瘤(cellular pleomorphic adenoma);当肿瘤的主体是黏液软骨样成分时,称黏液样多形性腺瘤(myxoid pleomorphic adenoma)。与细胞性多形性腺瘤相比,黏液样多形性腺瘤具有更高的复发倾向。

【影像学表现】

腮腺是多形性腺瘤最好发部位,其次是下颌下腺及小唾液腺(腭部、鼻腔、鼻窦和上呼吸道黏膜内)。腮腺多形性腺瘤主要表现为腮腺区肿块,圆形或类圆形,亦可呈分叶状,边界清楚。

1. X线表现　无法显示,唾液腺造影已很少应用。

2. CT表现　较小的多形性腺瘤表现为密度均匀的类圆形肿块,密度一般高于正常唾液腺组织,增强扫描呈明显均匀强化;较大者则表现为密度不均的分叶状肿块,其内可见低密度液化坏死灶或囊变区、高密度的出血灶或钙化灶,增强呈不均匀强化。

3. MRI表现　T_1WI 呈均匀低信号,T_2WI 呈不均匀高信号,常可见周边低信号包膜。病变内 T_2WI 更高信号区可能与病理上黏液样基质成分相关,而 T_2WI 相对低信号区则为黏液样组织较少的多细胞区。在DWI上,多细胞区较黏液样区弥散受限、ADC值相对更低,动态增强扫描呈缓慢持续强化(缓慢流入型)改变。

【典型病例】

病例1　患者,女,25岁,发现右侧腮腺肿物半年余(图7-3-1)。

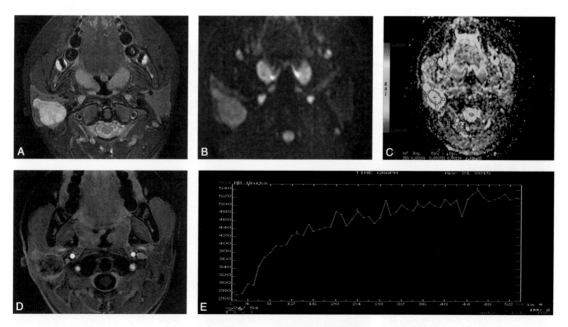

图 7-3-1　右侧腮腺多形性腺瘤

MRI 轴位 T_2WI(图 A)示右侧腮腺后部圆凸形肿块,信号不均,以高信号为主,边界清晰;DWI(图 B)及 ADC 图(图 C)呈稍高信号;增强扫描(图 D)不均匀强化,动态增强曲线(图 E)为缓慢持续强化改变。

【诊断思路与诊断要点】

1. 中年患者多见,女性略多于男性。

2. 病变主要位于腮腺区。

3. 病变呈圆形或类圆形,可呈分叶状,边界清楚。

4. CT 平扫呈软组织密度灶,均匀或不均匀,可伴钙化、囊变;增强扫描呈均匀或不均匀明显强化。

5. T_2WI 呈不均匀高信号,分叶状或圆凸状,可伴弧形低信号包膜;DWI 信号不均匀;动态增强扫描呈缓慢持续强化改变。

二、Warthin 瘤

【简介】

Warthin 瘤又名腺淋巴瘤(adenolymphoma)、腺淋巴囊瘤(cystadenolymphoma),是第二常见的唾液腺肿瘤,好发于亚洲人和欧罗巴人。病变多见于中老年男性,与吸烟相关,推测可能与刺激物导致腮腺组织化生有关。另有学者认为该病与迟发性过敏反应、腮腺内或周围淋巴结内唾液腺组织异位增殖相关。临床主要表现为无痛而活动的软组织肿块;疼痛及面部麻痹者少见。病变生长缓慢,手术切除复发少见,恶变罕见。

【病理基础】

1. **大体检查** 肿块呈类圆形,表面光滑,质软,包膜薄。切面部分实性,部分囊性。实性区多呈灰白色,化生型较硬;囊腔呈小裂隙或腔隙样改变,内可有黏液样物质。

2. **镜下表现** 肿瘤实质由上皮和淋巴样组织组成。上皮成分形成不规则腺管或囊腔,并呈乳头状突向腔内。腔内上皮细胞排列成假复层,间质内许多团块状淋巴细胞聚集,部分可形成淋巴滤泡。囊腔内为嗜酸性分泌物。

【影像学表现】

腮腺 Warthin 瘤一般都发生在腮腺内或周围淋巴结内,常累及腮腺后下极,约 20% 为多灶性改变。

1. **CT 表现** 平扫可呈低密度的囊性伴瘤结节改变或均匀软组织密度实性改变,边界清楚,内钙化罕见;增强扫描动脉期明显强化,静脉期强化减退,可见贴边血管征。

2. **MRI 表现** MRI 信号变化多样且复杂,大部分缺乏特异性。T_1WI 一般呈低、等信号,偶见高信号,后者具有一定提示作用;T_2WI 呈等、高信号,亦可呈等、低信号;动态增强扫描病变多呈快速流入和快速流出(廓清率>30%)改变;DWI 呈高信号,ADC 值常明显低于腮腺恶性肿瘤。

【典型病例】

病例 2 患者,男,46 岁,右侧耳后肿物 10 个月(图 7-3-2)。

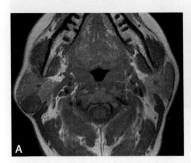
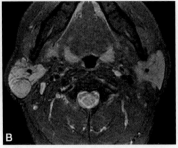
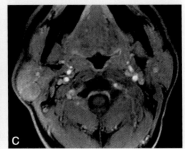

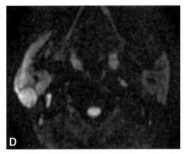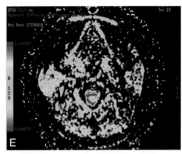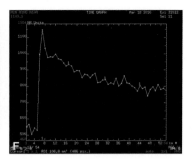

图 7-3-2　右侧腮腺 Warthin 瘤

MRI 示右侧腮腺后下极一类圆形异常信号,境界清楚;轴位 T_1WI(图 A)病变呈稍低不均匀信号,内夹杂少许点片状高信号;轴位 T_2WI(图 B)病变呈稍高信号;DWI(图 D)病变呈高信号,ADC 图(图 E)呈稍低信号;轴位增强 T_1WI 病变明显不均匀强化(图 C);动态增强曲线呈速升速降趋势(图 F)。

【诊断思路与诊断要点】

1. 中老年男性和吸烟者多见。

2. 病灶多位于腮腺后下极,可双侧发病或多灶性改变。

3. 病变多呈类圆形,边界清楚,可囊变,无钙化。

4. 增强 CT 和 MRI 扫描可见贴边血管征。

5. 动态增强曲线呈快速流入和快速流出型;DWI 明显弥散受限,ADC 值低于腮腺恶性肿瘤。

三、肌上皮瘤

【简介】

肌上皮瘤(myoepithelioma)又称肌上皮腺瘤(myoepithelial adenoma)和良性肌上皮瘤(be-nign myoepithelioma),是一种比较少见的良性唾液腺上皮性肿瘤。肌上皮瘤几乎完全由具有肌上皮分化特点的细胞组成。其发病无明显性别差异,多见于青中年,可复发和具有恶性潜能,常需手术彻底切除。

【病理基础】

1. 大体检查　圆形或类圆形肿块,直径通常小于 3cm,边界尚清。切面实性,呈褐色或黄褐色,质地中等。

2. 镜下表现　肿瘤细胞形态多样,呈梭形、浆细胞样、上皮样和透明细胞样。多数肌上皮瘤由单一细胞类型构成,少数由多种细胞类型组成。目前主要认为其由肌上皮细胞、腺管样结构、黏液及软骨等成分组成。S-100 呈强阳性改变。

【影像学表现】

肌上皮瘤多见于腮腺和小唾液腺(腭部为主),其影像学表现缺乏特异性。常表现为圆形或类圆形较小肿块,边界尚清。

1. CT 表现　病变典型表现为腮腺浅叶的软组织密度肿块,毗邻腮腺包膜,密度均匀,少数内可见高密度钙化,增强扫描较小病灶多呈明显均匀强化,较大病灶可呈不均匀强化。

2. MRI 表现　T_1WI 呈等、低信号,T_2WI 呈高信号,增强扫描可见明显强化。

【典型病例】

病例 3　患者,男,27 岁,发现面部包块半年余(图 7-3-3)。

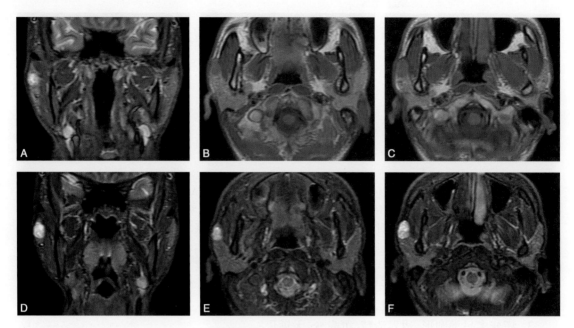

图 7-3-3　右侧腮腺肌上皮瘤

MRI 冠状位(图 A、图 D)及轴位(图 E、图 F)T_2WI 示右侧腮腺浅叶前部一类圆形高信号灶,内信号欠均匀,边界清晰,紧贴腮腺包膜;轴位 T_1WI(图 B、图 C)呈低信号。

【诊断思路与诊断要点】

1. 青中年多见。

2. 病变多位于腮腺和腭部小唾液腺,腮腺区病变多位于浅叶,紧邻腮腺包膜,单发。

3. 病变多较小(小于 3cm),圆形或类圆形,边界尚清。

4. CT 平扫呈软组织密度,可伴有钙化,增强呈均匀或不均匀明显强化。

5. T_1WI 多呈等、低信号,T_2WI 呈高信号,增强呈明显强化改变。

四、基底细胞腺瘤

【简介】

基底细胞腺瘤(basal cell adenoma)又称基底样单形性腺瘤,是一种罕见的良性唾液腺上皮性肿瘤。该肿瘤起源于闰管细胞或储备细胞,以基底样形态的肿瘤细胞为特征,缺乏多形性腺瘤中的黏液软骨样成分。基底细胞瘤约占唾液腺肿瘤的 2%,约 70% 发生于腮腺,20% 发生于上唇腺区。其预后好,极少复发(膜型基底细胞瘤除外)。临床表现多为无痛性、可活动性肿块,无面神经麻痹症状。

【病理基础】

1. **大体检查**　肿瘤呈圆形,表面光滑,境界清楚,包膜完整,切面实性,灰白色,肿瘤可囊性变,囊腔内含褐色黏液样物质。

2. **镜下表现**　肿瘤由基底细胞样细胞构成,可排列成实性、梁状、管状和膜状结构。单一肿瘤中多以单一细胞形态出现,少数也可有多种形态出现。

【影像学表现及诊断要点】

病变好发于腮腺浅叶,圆形或类圆形,边缘光滑,肿块较小,一般直径小于 4cm。

1. **CT 表现**　平扫多表现为软组织密度灶,密度不均匀,内可见囊变低密度区,可显示周围低密度包膜;动态增强扫描实性部分呈多期持续显著性强化,薄壁病灶可呈环状强化,或伴壁结节形成,特征性表现为病灶内条带状或星状低密度无强化区。

2. MRI 表现　肿瘤信号多样,实性部分呈 T_1WI 低信号和 T_2WI 等、稍高信号,包膜呈 T_2WI 低信号改变;动态增强扫描多表现为对比剂早期快速流入,后期持续强化,强化曲线类型呈"速升平台"型改变。

【典型病例】

病例 4　患者,女,47 岁,偶然发现左侧面颊部肿物数日(图 7-3-4)。

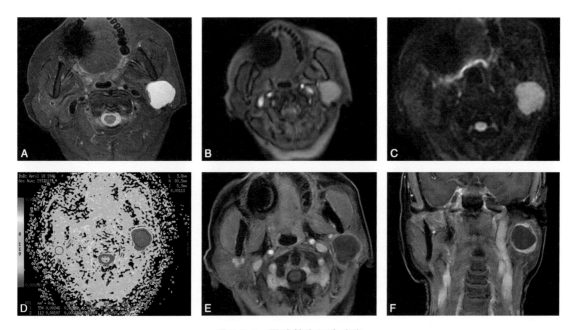

图 7-3-4　腮腺基底细胞腺瘤

MRI 示左侧腮腺一类圆形异常信号灶,境界清楚,轴位 T_2WI(图 A)呈高信号,轴位 T_1WI(图 B)呈稍低信号;DWI(图 C)呈稍高信号,ADC 图呈低信号(图 D);轴位及冠状位增强(图 E、图 F)病变包膜明显强化,中央病变区无强化。

【诊断思路与诊断要点】

1. 中老年女性多见。

2. 病变多见于腮腺区。

3. 类圆形,边界清晰,直径多小于 4cm。

4. CT 平扫呈软组织密度灶,内可见囊变低密度区;增强 CT 病变呈中度强化,部分薄壁病变为环状强化伴内壁结节形成。

5. MRI 病变实质 T_1WI 呈低信号,T_2WI 呈等、稍高信号,包膜呈低信号改变;增强病变呈早期快速流入,晚期持续强化改变(速升-平台型)。

五、嗜酸细胞瘤

【简介】

嗜酸细胞瘤(oncocytoma)又称嗜酸细胞腺瘤(oncocytoma)、嗜酸性腺瘤(oxyphil adenoma),是一种极少见的良性唾液腺肿瘤,占唾液腺肿瘤少于1%。嗜酸细胞瘤来源于唾液腺导管的嗜酸细胞腺和/或失去酶原颗粒的腺泡细胞。唾液的腺嗜酸细胞瘤主要发生于腮腺,约

80%以上,发病年龄多为60岁以上,性别无明显差异。病变可单发,也可为多灶性或双侧同时或先后发病,主要表现为圆形或卵圆形、缓慢生长、无痛性、可活动性包块。

【病理基础】

1. **大体检查** 肿块为单个、圆形或卵圆形,直径1~3cm,质地中等,包膜完整。剖面为淡黄色、黄褐色或暗红色,均质,偶可见小囊腔,内含透明或褐色液体,可伴出血。肿瘤中央可有纤维化。

2. **镜下表现** 肿瘤细胞呈圆形、多边形或立方形,胞质丰富,其间充满嗜酸性细小颗粒,胞核空泡状,为典型的明细胞(light cell)改变;嗜酸性细胞排列成团状、巢状或小梁状。

【影像学表现】

腮腺嗜酸细胞瘤多具有典型良性腮腺肿瘤表现,可为单侧腮腺内单发或多发、双侧腺体内多发性的肿块,边界清晰,肿瘤较大时可不规则。

1. **CT表现** 多为腮腺内单发或多发软组织密度灶,密度均匀或不均匀,边缘光滑或分叶状;增强呈均匀强化,内可见中央无强化曲线性裂隙(curvilinear clefts)或囊变区。

2. **MRI表现** T_1WI多呈等、低信号,T_2WI呈稍高信号,囊变区可T_1WI和T_2WI均为高信号,中央纤维结缔组织T_2WI呈低信号;增强病变实质中等均匀强化。

【诊断思路与诊断要点】

1. 多见于60岁以上老年患者。

2. 可为单侧腮腺单个/多个或双侧多发肿块。

3. 边界清晰,可呈分叶状改变。

4. CT平扫呈软组织密度灶,密度均匀;增强实质均匀强化,内可见无强化的曲线性裂隙或囊变区。

5. T_1WI多呈等/低信号,T_2WI呈稍高信号;增强中等强化。

六、结节性筋膜炎

【简介】

结节性筋膜炎(nodular fasciitis,NDF),又称假性肉瘤样纤维瘤病(pseudosarcomatous fibromatosis)、假肉瘤样筋膜炎(pseudosarcomatous fasciitis),为原因不明的良性、反应性纤维细胞/肌成纤维细胞结节状增生病变。组织学形态类似于软组织肉瘤,极易误诊为恶性肿瘤。该病为最新WHO唾液腺软组织肿瘤新增部分。NDF比较罕见,好发于青壮年,以上肢、躯干及头颈部较常见。依据发生部位,可将其分为皮下型、肌间筋膜型和肌内型,以皮下型最多见。腮腺区NDF多累及腮腺浅叶,好发于年轻成人,发病高峰年龄30~40岁。临床表现为迅速生长的肿块(1个月内),体积较小。NDF具有惰性生物学行为,有可能自发消退,临床可随访观察或手术切除,复发率低。

【病理基础】

1. **大体检查** 为界限清楚的结节性肿物,无包膜。切面为黏液样或纤维样,呈灰白色、黄色或粉红色,偶可见中心囊性改变。

2. **镜下表现** 肿瘤由梭形或星形的成纤维细胞构成并呈席纹状排列,肿瘤细胞核分裂象可丰富,但缺乏病理性核分裂象。细胞间常有黏液样基质、胶原纤维成分、血管结构及炎性细胞。依据细胞外基质的含量和类型,NDF可分为黏液型、细胞型和纤维型。

【影像学表现】

腮腺区NDF多表现为皮下软组织结节灶,边界清晰或不清,可浸润生长,侵及腺体、皮下组织及邻近骨质。

1. **CT 表现**　平扫病变相对邻近肌肉组织呈等、低密度,大部分为实性,少数可为囊性,内无钙化,皮下型病灶多边界清晰。增强扫描明显强化,强化均匀或不均匀。

2. **MRI 表现**　不同病理类型的 NDF MRI 信号不一。黏液型及细胞型 NDF:T_1WI 多呈等、稍高信号,T_2WI 呈高信号,部分病变可呈中央高信号、外周为相对低信号(反靶征);纤维型 NDF:病灶 T_1WI、T_2WI 均呈等、低信号。增强扫描病灶呈中重度强化,可见沿筋膜延伸强化(筋膜尾征)。

【诊断思路与诊断要点】

1. 青壮年患者多见。

2. 腮腺区皮下迅速生长的包块,体积较小。

3. CT 表现为皮下、颈深筋膜表面不规则软组织密度结节灶,边界清晰,可浸润性生长;增强扫描呈中重度强化。

4. MRI 表现多样,多呈 T_1WI 等信号、T_2WI 高信号改变,边界清晰;增强明显强化,可见筋膜尾征,并可累及皮下脂肪及邻近肌肉、骨质。

七、脂肪瘤

【简介】

腮腺脂肪瘤(lipoma)是来源于间叶组织的良性肿瘤,临床很少见,约占腮腺肿瘤的 1.3%。本病好发于男性,发病高峰年龄为 40～60 岁。临床表现为腮腺区缓慢生长的无痛性肿块,质软,活动,无压痛,通常为无意间发现。

【病理基础】

1. **大体检查**　肿块呈黄色,有薄包膜包绕,边界清晰。切面呈淡黄色,质软。

2. **镜下表现**　由分化成熟的脂肪细胞构成,被少量纤维结缔组织及毛细血管分隔成大小不规则的小叶结构。肿块周围包膜完整。

【影像学表现】

腮腺脂肪瘤主要表现为腮腺内类圆形或卵圆形肿块,边界清楚。

1. **CT 表现**　平扫成低密度肿块,CT 值约为 -100HU,边缘清楚;增强扫描未见明显强化。

2. **MRI 表现**　T_1WI 呈高信号,T_2WI 亦为高信号,脂肪抑制序列为低信号,内可见少许条索高信号。

【诊断思路及诊断要点】

1. 中老年男性多见。

2. 腮腺区无痛性、质软、可活动肿块。

3. CT/MRI 显示为脂肪密度/信号肿块,边界清楚,单侧发病,常可诊断。

第四节　腮腺恶性肿瘤性疾病

腮腺的恶性肿瘤包括上皮来源、非上皮来源和转移性 3 大类,以下叙述主要包括黏液表皮样癌、腺样囊性癌、腺泡细胞癌、非特异性腺癌、淋巴上皮样癌、癌在多形性腺瘤中、鳞状细胞癌、淋巴瘤和转移瘤。

一、黏液表皮样癌

【简介】

黏液表皮样癌(mucoepidermoid carcinoma)又称混合性表皮样和黏液分泌癌,是最常见的唾液腺恶性肿瘤。WHO 唾液腺肿瘤分类定义其为以黏液细胞、中间细胞和表皮样细胞为特点,伴有柱状细胞、透明细胞和嗜酸细胞的恶性腺体上皮性肿瘤。黏液表皮样癌可发生于任何年龄,但以 30~50 岁多见,女性多于男性。黏液表皮样癌在儿童中尽管少见,但仍是儿童最常见的唾液腺恶性肿瘤。临床主要表现为无痛性固定肿块,可有面神经麻痹症状。

【病理基础】

1. **大体检查** 肿瘤为圆形或不规则包块,无完整包膜。切面为实性,呈灰白色或粉红色或褐色,其中可见大小不等囊腔,内含有透明黏液状液体或含血丝。

2. **镜下表现** 肿瘤由黏液细胞、中间细胞和表皮样细胞构成。依据组织病理上细胞成分、形态和结构生长类型,可将其分为低级、中级、高级。

【影像学表现】

发生于大唾液腺的黏液表皮样癌以腮腺最为常见,CT/MRI 表现因组织病理的分级而不同。低度恶性者可呈良性特征,边缘清晰,内可囊变和出血,同多形性腺瘤表现相似;中、高度恶性者囊变少见,边缘多模糊,可侵犯腮腺内面神经、血管(面内静脉和颌内动脉)及下颌骨,甚至可向内后侵犯颈血管鞘。

1. **CT 表现** 病变密度变化多样,可表现为密度不均或均匀的软组织肿块;增强病变为轻中度或明显均匀或不均匀强化,复发者则多为中度或明显强化。

2. **MRI 表现** T_1WI 呈等、低信号,T_2WI 呈等、低信号;增强呈轻中度甚至明显强化。动态增强 MRI 扫描示早期明显强化,晚期为下降平台型改变,流出率(wash-out ratio)低于30%。

【典型病例】

病例 1 患者,女,56 岁,右侧腮腺区肿物伴压痛 3 个月(图 7-4-1)。

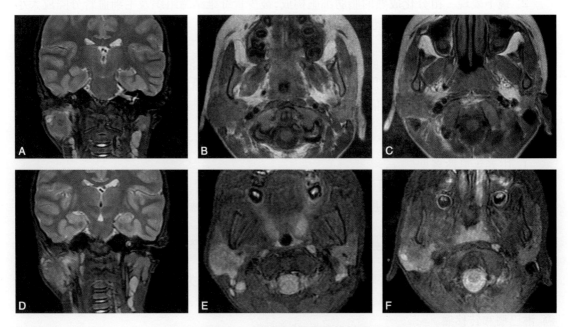

图 7-4-1 右侧腮腺黏液表皮样癌

MRI 冠状位(图 A、图 D)及轴位(图 E、图 F)T_2WI 示右侧腮腺跨深浅叶的不规则肿块,信号不均,以稍高信号为主,边界不清;轴位 T_1WI(图 B、图 C)呈等、低信号。

病例2　患者,女,72岁,左侧颌面部肿大伴压痛半年(图7-4-2)。

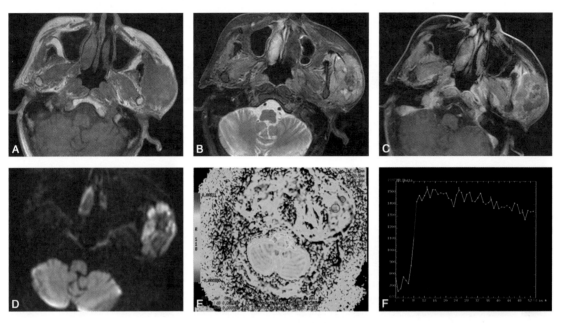

图7-4-2　左侧腮腺黏液表皮样癌

MRI轴位T_1WI(图A)及T_2WI(图B)示左侧腮腺区不规则混杂信号肿块,以T_1WI稍低信号、T_2WI稍高信号为主,内夹杂斑片状T_1WI高信号、T_2WI低信号,边界模糊;轴位增强扫描(图C)呈不均匀明显强化;DWI(图D)以高信号为主;ADC图(图E)呈低信号;动态增强曲线(图F)为快升缓降型改变。

【诊断思路与诊断要点】

1. 30~50岁中年女性多见。

2. 多见于腮腺和小唾液腺区。

3. CT示密度不均匀或均匀肿块,低度恶性者边界清晰,高度恶性者边缘模糊。

4. T_1WI呈等、低信号,T_2WI呈等、低信号;增强呈不均匀或均匀强化;动态增强呈早期明显强化,晚期为下降平台型改变,流出率低于30%,可有助于肿瘤良恶性鉴别。

二、腺样囊性癌

【简介】

腺样囊性癌(adenoid cystic carcinoma)又称圆柱瘤样癌、假腺瘤基底样细胞癌,是一种由上皮细胞和肌上皮细胞组成,具有管状、筛状和实体等不同形态结构的基底样细胞肿瘤。腺样囊性癌约占唾液腺肿瘤的10%,其发生于腮腺少见,但是小唾液腺最常见的恶性肿瘤。其主要发生于40~60岁的中老年人,无明显性别差异,但资料显示发生于下颌下腺者,以女性多见。腺样囊性癌具有高度侵袭性,易侵犯神经及周围间隙,术后易复发及远处转移,预后较差。临床主要表现为疼痛性或无痛性肿块,可伴面部麻木和面瘫等症状。

【病理基础】

1. **大体检查**　肿瘤呈圆形或结节状的实性结构,大小不等,无包膜,可向周围组织浸润。切面呈灰白色,质地均匀、较硬,偶可见出血、囊变。

2. **镜下表现**　肿瘤由腺上皮和肌上皮细胞组成,可分为管状、筛状和实性3种类型。

【影像学表现】

腺样囊性癌表现为腮腺区肿块,边缘和形态可因肿块大小而异:较小者可呈类圆形,边缘清晰;较大者多为不规则形,边缘模糊。

1. **CT 表现**　多为软组织肿块,内可见囊变、坏死,密度不均匀;增强扫描多呈不均匀强化,强化的肿块可沿神经及周围间隙蔓延,并引起局部颅底孔道的扩大和邻近骨质的吸收、破坏。

2. **MRI 表现**　多呈 T_1WI 等、低信号和 T_2WI 混杂高信号,可侵犯周围神经、血管及周围间隙;增强扫描病变及邻近受累组织呈不均匀强化。动态增强 MRI 扫描可见病变呈早期明显强化。

【典型病例】

病例 3　患者,男,41 岁,发现右侧耳前缓慢增大肿物 5 月余(图 7-4-3)。

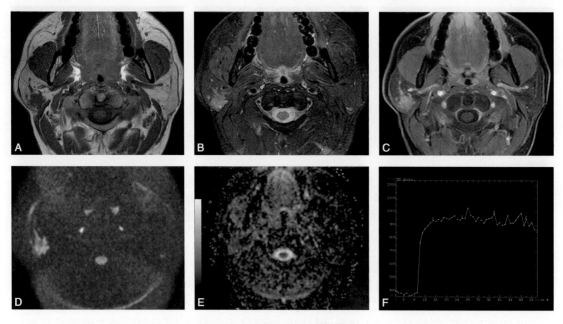

图 7-4-3　右侧腮腺腺样囊性癌 1

MRI 轴位 T_1WI(图 A)及 T_2WI(图 B)可见右侧腮腺区不规则 T_1WI 低信号、T_2WI 稍高信号肿块,边界不清;轴位增强扫描(图 C)呈轻中度强化;DWI(图 D)为高信号;ADC 图(图 E)呈低信号;动态增强曲线(图 F)为快升平台型改变。

病例 4　患者,女,51 岁,发现右侧腮腺肿物伴压痛 3 个月(图 7-4-4)。

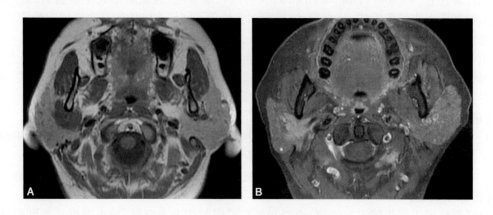

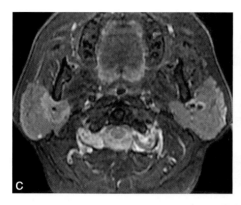
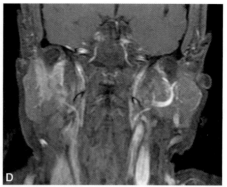

图 7-4-4　右侧腮腺腺样囊性癌 2

MRI 轴位 T_1WI（图 A）及 T_2WI（图 C）示右侧腮腺深叶不规则 T_1WI 稍高信号、T_2WI 稍高信
号肿块，边界不清；轴位（图 B）及冠状位增强扫描（图 D）呈中度强化，并可见面神经受累。

【诊断思路与诊断要点】

1. 中老年人多见。

2. 多见于小唾液腺区，表现为疼痛性或无痛性肿块。

3. 不规则形，边界不清。

4. 平扫 CT 呈软组织密度，内密度不均；增强呈不均匀强化。

5. T_1WI 呈等、低信号，T_2WI 呈等、高信号；增强扫描不均匀强化，动态增强可早期强化。
肿块具有高度侵袭性，可沿神经、周围间隙扩散并引起局部骨质异常，是其相对特征性改变。

三、腺泡细胞癌

【简介】

腺泡细胞癌（acinic cell carcinoma）又称浆液细胞腺癌和腺泡细胞腺癌，是一种唾液腺恶性
上皮性肿瘤，约占恶性唾液腺肿瘤的 18%。目前研究认为腺泡细胞癌来源于朝向腺泡分化的
终末导管细胞。该病可发生于任何年龄，以 30~50 岁多见，女性略多于男性。临床上，其主要
表现为缓慢增大的实性肿块，边界清楚，质地较硬，具有活动性，偶可出现面部疼痛或面神经受
累症状。数据显示腺泡细胞癌的复发率较高，可能与肿瘤侵犯包膜或包膜外及手术不彻底有
关。晚期，肿瘤可转移至颈部淋巴结和肺。

【病理基础】

1. **大体检查**　肿块多呈圆形，界清，包膜不完整。切面为实性分叶状，褐色或黄白色，质
地柔软，偶可见出血、坏死或囊变。

2. **镜下表现**　肿瘤主要特点是具有浆液性腺泡细胞的分化，主要由腺泡细胞、闰管样细
胞、空泡样细胞、透明样细胞和非特异腺样细胞等组成，排列成实性、微囊性、乳头状囊性、滤泡
状结构。肿瘤细胞多呈圆形或多边形，大小一致，且胞质内多含有特征性的嗜碱性颗粒。

【影像学表现】

腺泡细胞癌 80% 发生于腮腺，其中约 3% 发生于双侧腮腺；发生于小唾液腺者约占 17%。
表现为腮腺区圆形或不规则形肿块，一般边缘清楚，常局限于腺体内。病变易复发，复发者可
边界模糊，侵犯周围组织，甚至可侵犯至颅内。

1. **CT 表现**　多表现为腮腺区圆形或类圆形实性软组织密度灶，密度均匀或不均匀，可见

囊变、坏死或出血,边缘清楚或不清,增强后可轻度强化。

2. **MRI 表现** 腺泡细胞癌多表现为 T_1WI 等、低信号和 T_2WI 高信号,少数 T_2WI 可呈低信号,囊变区呈 T_1WI 低信号、T_2WI 高信号,出血则可表现为 T_1WI 高信号、T_2WI 高信号;增强 MRI 扫描实质部分可轻中度强化。

【典型病例】

病例 5 患者,女,49 岁,右侧腮腺包块 3 月余(图 7-4-5)。

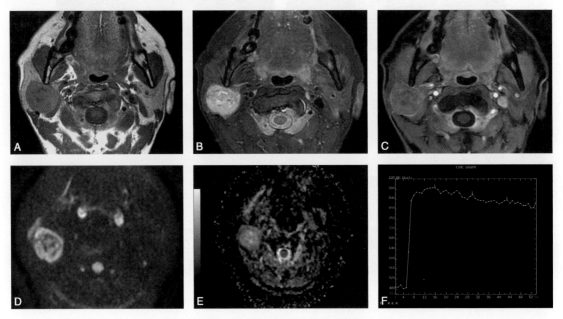

图 7-4-5 右侧腮腺腺泡细胞癌

MRI 轴位 T_1WI(图 A)及 T_2WI(图 B)示右侧腮腺区不规则 T_1WI 稍低信号、T_2WI 稍高信号肿块,内信号不均,边界尚清;轴位增强扫描(图 C)呈轻中度强化;DWI(图 D)呈高信号;ADC 图(图 E)呈稍低信号;动态增强曲线(图 F)为快升缓降型改变。

【诊断思路与诊断要点】

1. 30~50 岁女性多见。
2. 圆形或不规则形,边缘清楚或不清楚。
3. CT 平扫为实性或囊实性肿块;增强扫描实性部分轻度强化。
4. T_1WI 多为等、低信号,T_2WI 为高信号;增强扫描为实性部分轻中度强化。
5. 临床和影像表现可类似良性肿瘤,当病灶边缘不清,T_2WI 呈低信号时,提示恶性可能。

四、非特异性腺癌

【简介】

非特异性腺癌(adenocarcinoma,no otherwise specified,NOS)是一种唾液腺恶性肿瘤,有导管分化但无任何相似于其他确定类型唾液腺肿瘤的组织形态学特征。该肿瘤并不少见,多发生于腮腺,以 60~80 岁老年患者多见,女性发病略多于男性。临床多表现为实性、无症状、质硬肿块,可伴局部疼痛和面部不适。治疗主要以手术切除为主,预后与病变的临床分期、病变部位及组织学分级密切相关。

【病理基础】

1. **大体检查** 为实性、质硬肿块,多数界限不清。剖面呈白色或黄白色,可有出血、坏死。

2. **镜下表现** 有腺样或导管样结构出现,并向腺实质和周围浸润。高、中分化者则有广泛的导管分化,低分化者则分化导管较少,细胞异型性显著,有丝分裂多。

【影像学表现】

非特异性腺癌多表现为腮腺区的类圆形或不规则肿块,边界多不清楚。

1. **CT 表现** 平扫表现为类圆形或不规则软组织密度灶,内密度均匀或不均匀,边缘模糊、不清,可见周围组织受侵犯;增强扫描呈不均匀强化。

2. **MRI 表现** T_1WI 呈等、低信号,T_2WI 呈等或稍高混杂信号;增强扫描表现为不均匀强化。

【典型病例】

病例6 患者,男,69岁,左侧颌面部肿胀伴疼痛半个月(图7-4-6)。

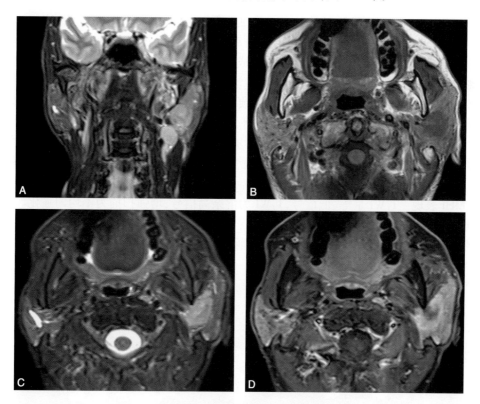

图7-4-6 左侧腮腺非特异性腺癌

MRI 冠状位及轴位 T_2WI(图 A、图 C)及轴位 T_1WI(图 B)示左侧腮腺区不规则 T_1WI 低信号、T_2WI 稍高信号肿块,伴左侧颈部淋巴结肿大;轴位增强扫描(图 D)示肿块呈中度强化,内强化不均匀。

【诊断思路及诊断要点】

1. 中老年女性多见。

2. 病变多见于腮腺,具有恶性肿瘤相关体征。

3. CT 平扫病变呈类圆形或不规则形软组织密度,边界不清;增强呈不均匀强化。

4. MRI 上 T_2WI 为等、稍高混杂信号,不均匀强化,可伴邻近组织侵犯或肿大淋巴结征象。

5. 需注意非特异性腺癌高分化者影像学表现类似良性肿瘤,低分化者易与良性肿瘤鉴别,但与其他恶性肿瘤类型不易鉴别。

五、淋巴上皮样癌

【简介】

淋巴上皮样癌(lymphoepithelial carcinoma)又称淋巴上皮瘤样癌、恶性淋巴上皮病,是一种罕见的伴有丰富淋巴细胞和浆细胞浸润的未分化癌,约占唾液腺肿瘤的 1%。淋巴上皮癌可能与种族、地区和病毒等相关。临床上,其好发于腮腺,以中年人多见,女性略多于男性。其主要表现为腮腺区疼痛性或无痛性肿块,病程长短不一,质硬,早期可活动,病程长者可发生粘连、固定。少部分患者可合并面瘫,并出现淋巴结和远处转移,预后较差。

【病理基础】

1. **大体检查**　肿块呈实性,质硬,大部分无包膜或包膜不完整。剖面为鱼肉状,呈灰黄色或褐色。

2. **镜下表现**　由浸润性生长的肿瘤上皮细胞和间质淋巴样组织组成。肿瘤细胞胞质嗜酸性,为椭圆形泡状核,染色质空,核仁明显,排列成片状、岛状或条索状。间质淋巴样组织多为成熟淋巴细胞,局部可有反应性淋巴滤泡形成。

【影像学表现】

80% 的淋巴上皮样癌发生于腮腺,其次为颌下腺,小唾液腺罕见。病变多表现为腮腺区圆形或类圆形肿块,大部分边界清晰,少部分模糊。

1. **CT 表现**　腮腺单侧软组织肿块,密度均匀或不均匀,少数可为多发囊性和实性肿块改变,可伴扁桃体或颈部淋巴结肿大;增强扫描病变实性部分表现为轻中度强化,囊性部分可边缘强化。

2. **MRI 表现**　T_1WI 呈等、低信号,T_2WI 为混杂高信号;增强扫描为不均匀强化。

【典型病例】

病例 7　患者,男,23 岁,发现右侧腮腺逐渐增大的肿块 1 个月(图 7-4-7)。

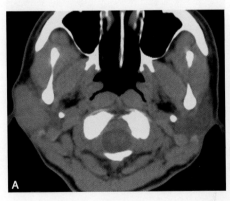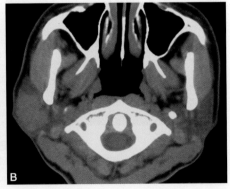

图 7-4-7　右侧腮腺淋巴上皮样癌

CT 平扫(图 A)示右侧腮腺软组织肿块,密度均匀;增强扫描(图 B)病变呈轻度强化。

【诊断思路与诊断要点】

1. 多见于中老年人。

2. 病变发生于腮腺和颌下腺区。

3. 圆形或类圆形肿块,边界清楚或不清。

4. CT/MRI 表现与良性淋巴上皮病变、腮腺低分化腺癌及鼻咽癌、胸腺癌等腮腺区转移具有一定相似性,最终需病理确诊。

5. 良性淋巴上皮病患者多囊病变部分或全部变实时,须考虑恶变可能(淋巴瘤或淋巴上皮样癌)。

六、癌在多形性腺瘤中

【简介】

癌在多形性腺瘤中(carcinoma ex pleomorphic adenoma,Ca-ex-PA)又称恶性混合瘤、恶性多形性腺瘤及癌在良性混合瘤中,是来自多形性腺瘤的上皮恶性肿瘤,约占恶性唾液腺肿瘤的12%。90%癌在多形性腺瘤中来源于多形性腺瘤恶变,少数为原发性恶性病变。临床上,本病多见于 50~70 岁的中老年人,较良性混合瘤发病年龄约晚 10 年。其主要表现为长期存在的无痛性肿块,偶可见出血、疼痛、面瘫和出现固定肿块改变。

【病理基础】

1. **大体检查** 肿瘤平均大小是多形性腺瘤的 2 倍,边界不清,无包膜或包膜大部分不完整,呈浸润性生长,切面实性,灰白色或褐色,可伴出血、囊变和坏死。

2. **镜下表现** 肿瘤具有典型多形性腺瘤结构和恶性癌或肉瘤成分,两者成分比例变化大。最新 WHO 唾液腺肿瘤分类指出:因 Ca-ex-PA 与生物学行为密切相关,故其不应作为一个单独的诊断,而须明确指出恶性成分的类型与比例;另外,根据浸润包膜或邻近组织的范围和程度将其分为非浸润型、微浸润型和广泛浸润型。

【影像学表现】

Ca-ex-PA 表现为腮腺区圆形或类圆形肿块,边界清晰或模糊,可侵犯周围组织(神经、血管及骨质等)。

1. **CT 表现** 多为软组织密度肿块,部分内可见钙化或骨化,可出现面神经、周围间隙浸润及颈部淋巴结肿大;增强扫描病变内可见轻中度强化。

2. **MRI 表现** T_1WI 呈低信号,T_2WI 多呈高信号,内信号不均,边缘模糊;增强可轻中度强化。

【诊断思路与诊断要点】

1. 中老年人多见。

2. 有良性肿块病史、病程长或有多形性腺瘤手术史。

3. 腮腺肿块突然增大,或出现出血、疼痛或面瘫等症状。

4. 肿块多为圆形或分叶状,边界清或模糊,密度/信号不均,可伴周围组织浸润及颈部淋巴结肿大。

七、腮腺鳞状细胞癌

【简介】

唾液腺原发性鳞状细胞癌(primary squamous cell carcinoma,PSCC)又称表皮样癌(epidermoid carcinoma),是指一种由表皮样细胞构成的原发性唾液腺上皮性肿瘤,占所有唾液腺肿瘤的比例不足 1%。由于小唾液和黏膜来源的鳞状细胞癌常不能明确分开,故诊断唾液腺鳞状细胞癌通常仅限于大唾液腺。该肿瘤以中老年人多见,平均年龄 60~65 岁,男性多于女性。临床主要表现为快速生长、质硬、活动欠佳的肿块,常伴有表面溃疡及疼痛、麻木、面瘫等症状。临床主要以手术切除为主,并辅以放疗和化疗。本病局部复发率高,年龄大于 60 岁、肿块固定、有溃疡形成及出现面瘫者预后不良。

【病理基础】

1. **大体检查** 肿块多为不规则状,大于3cm,质硬,无包膜,边界模糊。切面为实性,呈灰白色、褐色或白色,易碎。

2. **镜下表现** 不规则巢状和梁状的异型鳞状上皮细胞侵入腺体实质内,胞外可见细胞间桥,伴有纤维性或促结缔组织性反应,无黏液分泌。

【影像学表现】

唾液腺原发性鳞状细胞癌通常仅限于大唾液腺,其中约80%发生于腮腺,20%见于下颌下腺。腮腺原发性鳞状细胞癌多表现为腮腺区不规则形肿块,边界模糊,密度不均。可侵犯腺体内血管、神经,并破坏邻近骨质。

1. **CT表现** 为不规则软组织密度肿块,密度不均;增强扫描呈不均匀强化,伴颈部肿大淋巴结及远处转移。

2. **MRI表现** T_1WI呈等、低信号,T_2WI呈不均匀稍高信号;增强MRI扫描为不均匀强化。

【典型病例】

病例8 患者,女,81岁,左侧腮腺肿痛1月余(图7-4-8)。

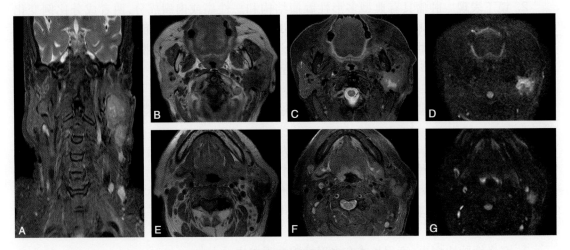

图7-4-8 左侧腮腺原发性鳞状细胞癌

MRI冠状位T_2WI(图A)示左侧腮腺深部不规则肿块伴邻近颈部淋巴结肿大;轴位T_1WI(图B、图E)和T_2WI(图C、图F)示病变呈T_1WI稍低信号、T_2WI稍高信号,信号不均,内可见T_1WI低信号、T_2WI高信号坏死区;DWI(图D、图G)示病变及颈部淋巴结呈明显高信号。

【诊断思路与诊断要点】

1. 中老年男性多见。

2. 腮腺区不规则肿块,伴面神经侵犯、颈部淋巴结肿大。

3. CT平扫为不规则软组织密度灶,密度不均,边界模糊;增强为不均匀强化,伴异常强化淋巴结、邻近骨质破坏或远处转移征象。

4. MRI中T_1WI呈等、低信号改变,T_2WI呈不均匀稍高信号;增强呈不均匀强化。

八、腮腺淋巴瘤

【简介】

腮腺淋巴瘤(lymphoma)少见,近年来呈增长趋势,占唾液腺肿瘤的3%~5%。其可分为原发性和继发性,以后者多见。根据病变部位,淋巴瘤可分为结内型和结外型,前者主要发生在腮腺内淋巴结而后者为腮腺实质。腮腺淋巴瘤发病的高峰年龄为 50~80 岁,男女差异不大,临床预后相对较好。临床主要表现为无痛性肿块,快速增长,病程多在半年内。肿块可单发或多发,质地中等,早期界限较清。原发于腺体实质者可呈弥漫性浸润,类似腮腺炎,表现为腮腺弥漫持久性肿大。腮腺淋巴瘤患者极少伴有面瘫,且全身症状不明显。

【病理基础】

腮腺淋巴瘤可为恶性淋巴瘤组织病理类型的任一型,但主要为非霍奇金淋巴瘤,霍奇金淋巴瘤少见。前者多数为 B 细胞淋巴瘤,约 2/3 分化好。滤泡型淋巴瘤是最常见的类型,其次为弥漫大 B 细胞淋巴瘤、套细胞淋巴瘤和黏膜相关淋巴组织淋巴瘤等。

【影像学表现】

1. CT 表现 腮腺内或周围单发/多发、边缘清楚、密度均匀的肿块,可单侧或双侧发病;增强为轻中度均匀强化,少见坏死、钙化或出血;可伴有颈部淋巴结肿大,部分融合成团块状。

2. MRI 表现 T_1WI 呈低信号,T_2WI 呈高信号,信号均匀,边缘清楚;增强扫描为轻中度强化,可伴颈部肿大淋巴结;DWI 示病变为高信号,ADC 图示明显弥散受限。

【典型病例】

病例 9 患者,女,34 岁,发现左侧腮腺肿物 10 日(图 7-4-9)。

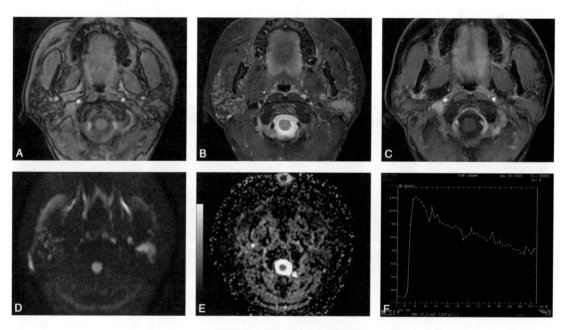

图 7-4-9 左侧腮腺淋巴瘤

MRI 轴位 T_1WI(图 A)和轴位 T_2WI(图 B)示双侧腮腺信号不均,内可见斑点状及结节状 T_1WI 稍高信号、T_2WI 稍高信号灶;增强扫描(图 C)呈轻度强化;DWI(图 D)示左侧结节呈明显高信号,ADC 图(图 E)呈明显低信号;动态增强曲线(图 F)为速升速降型。

【诊断思路与诊断要点】

1. 老年人多见。

2. 腮腺内单发/多发肿块,密度相对均匀,边缘清楚,肿块大而无坏死。

3. 增强后轻中度均匀强化。

4. 可伴有颈部淋巴结肿大并部分融合团块状。

5. 有恶性淋巴瘤和自身免疫性疾病病史患者诊断腮腺淋巴瘤可能性更大。

九、腮腺转移瘤

【简介】

腮腺转移瘤（metastatic tumor of parotid gland）是指原发于腮腺以外部位的肿瘤通过淋巴系统或血行转移到腮腺内淋巴结或腺体实质，一般不包括腮腺间隙周围肿瘤直接侵犯腮腺者。原发肿瘤多以头颈部常见，少数来源于远隔器官（肺、乳腺及前列腺等）。腮腺转移瘤较少见，约占腮腺肿瘤的 2.8%，好发于 60~80 岁的老年男性，预后差。临床早期可无症状，后期增大可表现围腮腺区质硬、活动度差、无压痛或轻度压痛肿块，可伴邻近淋巴结肿大。

【病理基础】

病理类型以鳞状细胞癌及恶性黑色素瘤常见。病理表现与原发肿瘤类似，鳞状细胞癌镜下为异型鳞状上皮细胞排列成团块状、索状或不规则状，肿瘤细胞可见病理性核分裂，胞外可见细胞间桥。与唾液腺原发性鳞状细胞癌相比，转移瘤多分化程度更低，无角化。

【影像学表现】

腮腺转移瘤表现为腮腺区结节或肿块，边缘欠清，可发生于一侧或双侧，一般为多灶性改变。

1. **CT 表现**　腮腺区圆形、类圆形或不规则软组织密度灶，密度均匀或不均匀，边缘清楚或不清；增强扫描为不均匀强化。

2. **MRI 表现**　T_1WI 呈低信号，T_2WI 呈高信号，信号均匀或不均匀；增强多不均匀强化，可伴邻近颈部淋巴结肿大。

【典型病例】

病例 10　患者，男，78 岁，右侧眼睑肿痛伴右侧腮腺肿物 1 月余（图 7-4-10）。

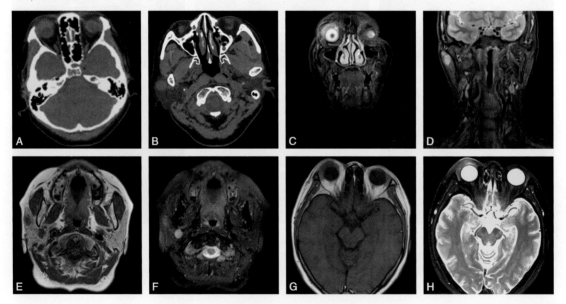

图 7-4-10　右侧眼睑鳞状细胞癌伴腮腺转移

CT 轴位平扫（图 A、图 B）示右侧眼睑肿胀，密度增高，且右侧腮腺可见多发软组织密度结节灶。MRI 眼眶冠状位（图 C、图 D）及轴位（图 H）T_2WI 及轴位 T_1WI（图 G）示右侧眼睑肿胀，T_2WI 信号增高，边界模糊；腮腺轴位 T_1WI（图 E）及 T_2WI（图 F）示右侧腮腺多个结节状 T_1WI 稍低信号、T_2WI 稍高信号灶，边界欠清。

【诊断思路及诊断要点】

1. 老年患者，耳前区逐渐增大的包块。

2. 影像学表现为腮腺区肿块,类圆形或不规则状,双侧可多发,伴邻近颈部淋巴结肿大。

3. 原发肿瘤病史。

4. 首先应排除转移可能,确诊须靠穿刺活检或手术病理检查。

第五节　腮腺间隙病变影像诊断思路

(一) 诊断思路

1. 腮腺非肿瘤性(肿瘤样)病变和良性肿瘤的影像诊断思路

(1) 定位:病灶是否来源于腮腺,病灶与腮腺及周围结构的关系有助于鉴别腮腺外病变引发的腮腺病变;病变位于腮腺浅叶、深叶还是跨深浅叶;是否双侧发病、多灶性;是否合并其他唾液腺和泪腺病变。

(2) 定性:观察病变范围及形态学特点,判断是否为非肿瘤性病变,唾液腺非肿瘤性病变多表现为唾液腺内弥漫性、片状异常密度/信号,多无明确的肿块形态,范围较弥漫或有较明显的影像学特征(结石/淋巴结改变等),病变内可见导管扩张,而无血管变形、破坏征象。

(3) 应结合临床症状/体征及实验室指标,综合影像学表现进一步定性。

2. 腮腺良恶性肿瘤的影像诊断思路

(1) 定位:病灶是否来源于腮腺,病灶与腮腺及周围结构的关系,应重点与咽旁间隙神经源性肿瘤、小唾液腺肿瘤鉴别。

(2) 定性:病灶边缘光滑,境界清楚,T_2WI 呈高信号,位于腺体的表浅部位或完全囊性改变,多考虑良性肿瘤病变;反之,病灶境界不清,向周围间隙侵犯,T_2WI 呈低信号,则考虑恶性肿瘤病变。

(3) 进一步的功能影像技术(DWI、动态增强 MRI 等)有助于鉴别诊断良恶性肿瘤。良性肿瘤除 Warthin 瘤外 ADC 值高于恶性肿瘤,Warthin 瘤 ADC 值与恶性肿瘤有重叠,淋巴瘤 ADC 值最低。多数多形性腺瘤强化曲线为缓慢流入型改变(A 型),Warthin 瘤强化曲线基本为快速强化、快速廓清改变(B 型),恶性肿瘤多表现为快速强化、缓慢廓清改变(C 型),囊性病变或无强化病变强化曲线为基线平坦型改变(D 型),故 A、B、D 型强化曲线的病变多为良性,C 型曲线的病变则考虑为恶性。

(二) 鉴别诊断

1. 腮腺非肿瘤性(肿瘤样)病变和良性肿瘤的鉴别诊断　　腮腺非肿瘤性病变,如脉管畸形和唾液腺结石病较易诊断。感染性和炎性病变多有较典型的临床症状和影像学表现;自身免疫性病变多为双侧或多腺体发病。结合各自影像学特点及实验室检查可给出进一步诊断。

2. 腮腺良恶性肿瘤的鉴别诊断

(1) 定位:腮腺深叶的多形性腺瘤应与咽旁间隙肿瘤鉴别,根据咽旁间隙脂肪存在情况与移位方向鉴别,腮腺深叶肿瘤一般可见咽旁间隙脂肪存在,并推移咽旁间隙脂肪向前内移位。

(2) 定性:影像学检查对大多数典型的良恶性肿瘤可作出正确诊断,少数无包膜或包膜不完整的多形性腺瘤及低级别恶性肿瘤(黏液表皮样癌、腺样囊性癌和肌上皮癌等)在鉴别诊断方面存在一定困难。掌握常见病、多发病的临床特征和典型影像学征象非常重要。

腮腺良性肿瘤中,多形性腺瘤一般边界清晰,呈多分叶或圆凸形,T_2WI 呈高信号并可见低信号包膜,增强不均匀强化,强化曲线为缓慢持续流入(持续上升型)改变;Warthin 瘤多位于腮腺下极,老年吸烟男性患者多见,双侧发病或多发性,病变 MRI 出现 T_1WI 高信号、T_2WI 低信号具有提示意义,动态增强曲线呈快速流入、快速流出(速升速降型);嗜酸细胞瘤可呈"消失瘤"表现,即 T_1WI 病灶对比显示清晰,但脂肪抑制 T_2WI 和增强 T_1WI 呈相对等信号;肌上皮瘤和基底细胞瘤多病变较小,类圆形,前者多位于腮腺浅叶,紧邻腮腺包膜,信号/密度均匀;后者以实性病灶常见并位于腮腺浅叶,偶见的囊性病变多位于浅叶深部或深叶,增强扫描早期明显强化。

腮腺恶性肿瘤缺乏特异性征象,其中腺样囊性癌多见肿瘤沿神经侵犯、播散征象,淋巴瘤多双侧发病伴颈部淋巴结肿大,转移瘤可显示原发灶和颈部转移淋巴结改变。

腮腺常见良恶性肿瘤鉴别诊断要点见表 7-5-1。

表 7-5-1 腮腺常见良恶性肿瘤鉴别诊断要点

鉴别诊断要点	良性肿瘤	恶性肿瘤
病灶部位	多为浅叶,部分为深叶	多跨深、浅叶
单发/多发	均可(如 Warthin 瘤、嗜酸细胞瘤)	均可(淋巴瘤、转移瘤)
形态、边缘	圆形、类圆形或分叶状,边缘清晰,有包膜	不规则状或浸润性改变,边界毛糙、模糊
T_2WI 信号	多为高信号(Warthin 瘤和细胞型混合瘤为等、低信号)	低信号为主
囊变情况	50%可见,多为偏心性区域,囊壁光整	78%可见,多为中心性,可伴囊壁不规则增厚和囊壁结节
邻近组织关系	邻近血管可受压移位,可推挤周围筋膜、间隙	邻近血管包绕、破坏;向周围筋膜、脂肪间隙浸润生长
强化曲线	A、B、D 型	C 型
DWI 及 ADC 值	ADC 值高(Warthin 瘤除外)	ADC 值低

报告书写规范要点

(1) 描述病变部位、大小、形态、边界、累及范围等。

(2) 全面观察,注意病变始发因素的描写,由病变主体开始描述,注意周围邻近组织关系及伴发改变。腮腺病变要注意描述邻近血管、面神经、颌骨及颅底骨质结构的情况,以及颈部淋巴结及咽黏膜间隙情况等。

1. 腮腺非肿瘤性(肿瘤样)病变

例如:右腮腺导管结石,伴右侧阻塞性腮腺炎改变

影像描述:右侧腮腺导管近开口处见一小结节状异常信号,直径约4mm,T_1WI 及 T_2WI 均呈低信号,增强后无强化。右侧腮腺端导管可见扩张,右腮腺浅叶见斑片状异常信号,境界不清,范围约 2.3cm×3cm,T_1WI 呈低信号,脂肪抑制 T_2WI 呈不均匀高信号;增强后见明显不均匀强化;DWI 呈高信号,ADC 值约 1.1×10^{-3} mm^2/s;动态增强曲线呈逐渐上升型;病变内血管未见变形、破坏征象,相邻颌骨骨质及颅底结构信号未见明显异常。双侧颈部

未见明显肿大淋巴结,咽部组织未见异常增厚。

影像诊断:右腮腺导管结石,伴右侧阻塞性腮腺炎改变。

2. 腮腺良恶性肿瘤

左(右)侧腮腺(下颌下腺等)深(浅)叶上(中、下)极可见一类圆形或分叶状/不规则状异常信号(密度)影,T_2WI、T_1WI、DWI 信号特点描述,动态增强曲线呈……,增强扫描动脉期……静脉期……;病灶境界清楚(不清),可见(不见)完整包膜,见分叶征("贴边血管"征);病变腮腺内导管是否扩张,病灶相邻血管、面神经、下颌骨及颅底结构、咽黏膜间隙及双侧颈部淋巴结情况描述。

═══ 练习题 ═══

1. 名词解释

(1) 干燥综合征

(2) 木村病

(3) 唾液腺结石病

(4) 贴边血管征

(5) perineural invasion

2. 选择题

(1) 慢性阻塞性腮腺炎(管炎)的 X 线造影表现为

　　A. 主要是主导管扩张变形

　　B. 末梢导管扩张为主,呈点状、球状和腔状

　　C. 逐渐波及叶间、小叶间导管,晚期末梢导管扩张呈点状

　　D. 晚期点状扩张逐渐减少甚至消失

　　E. 排空正常

(2) 唾液腺造影检查的禁忌证是

　　A. 对碘化物过敏者　　　　　B. 唾液腺肿瘤　　　　　C. 慢性炎症

　　D. 涎腺瘘　　　　　　　　　E. 阴性结石

(3) 干燥综合征腮腺造影 X 线表现分型不包括

　　A. 腺体形态正常,排空功能差　　B. 腺体末梢导管扩张　　C. 向心性萎缩

　　D. 肿瘤样改变　　　　　　　　　E. 良性肥大

(4) 慢性复发性腮腺炎的主要表现是

　　A. 排空正常

　　B. 主导管边缘呈羽毛状、花边状、葱皮状等变形

　　C. 主导管呈腊肠状扩张

　　D. 腺体内充盈缺损(小块状)

　　E. 末梢导管扩张

(5) 腮腺结核 X 线造影表现正确的是

　　A. 腮腺淋巴结结核可见腺实质中有占位改变,如良性肿瘤所见

B. 腮腺导管壁破坏、扩张、变形

C. 腮腺实质结核不会见到对比剂外溢

D. 腮腺内末梢导管扩张,呈点状、球状和腔状

E. 主导管腊肠样扩张

(6) 正常腮腺 CT 表现的描述,错误的是

A. 密度与腺体内脂肪含量相关   B. 密度低于肌肉   C. 密度高于脂肪

D. 腺体萎缩时密度增高   E. 密度低于颌下腺

(7) 腮腺混合瘤典型 CT 表现为

A. 轻度强化   B. 缓慢上升型   C. 不强化

D. 延迟强化   E. 速升速降型强化

(8) 腮腺混合瘤的诊断要点,错误的是

A. 肿块圆形或类圆形,为良性的典型表现

B. 增强扫描呈均匀或环形强化

C. 平扫呈低密度

D. 较常见的腮腺良性肿瘤

E. 边界清楚锐利

(9) 双侧腮腺肿块病变一般不考虑

A. Warthin 瘤   B. 淋巴瘤   C. 嗜酸细胞瘤

D. 转移瘤   E. 多形性腺瘤

(10) 定位于腮腺深叶肿瘤的影像征象不包括

A. 肿块与咽旁间隙间存在脂肪带   B. 咽旁间隙脂肪向前内移位

C. 茎突颌骨间隔扩大   D. 二腹肌后腹内移

E. 二腹肌后腹外推

3. 简答题

(1) 简述干燥综合征腮腺 X 线造影的诊断分型及分期特点。

(2) 简述腮腺结核的感染途径及病理特点。

(3) 简述腮腺多形性腺瘤与腺淋巴瘤的影像鉴别诊断要点。

(4) 简述腮腺动态增强强化曲线的分型及各分型常见的肿瘤。

选择题答案: (1) A   (2) A   (3) E   (4) E   (5) A   (6) D   (7) B   (8) C (9) D   (10) E

(郝永红 潘 初 徐 琪)

═══ 推荐阅读资料 ═══

[1] 邹运,陈辉,林晓曦. ISSVA 血管瘤和脉管畸形新分类(2018 版). 中国美容整形外科杂志,2018,29(12):711-713.

[2] ABDEL RAZEK A A K, MUKHERJI S K. State-of-the-art imaging of salivary gland tumors. Neuroimaging Clin N Am,2018,28(2):303-317.

［3］ABDULLAH A,RIVAS F R,SRINIVASAN A. Imaging of the salivary glands. Sem Roentgenol,2013,48(1):65-74.

［4］ATKINSON C,FULLER J,HUANG B. Cross-sectional imaging techniques and normal anatomy of the salivary glands. Neuroimaging Clin N Am,2018,28(2):137-158.

［5］ESPINOZA S,HALIMI P. Interpretation pearls for MR imaging of parotid gland tumor. Eur Ann Otorhinolaryngol Head Neck Dis,2013,130(1):30-35.

［6］FUJITA A. Imaging of Sjögren syndrome and immunoglobulin G4-related disease of the salivary glands. Neuroimaging Clin N Am,2018,28(2):183-197.

［7］GINAT D T. Imaging of benign neoplastic and nonneoplastic salivary gland tumors. Neuroimaging Clin N Am,2018,28(2):159-169.

［8］HABERMANN C R,ARNDT C,GRAESSNER J,et al. Diffusion-weighted echo-planar MR imaging of primary parotid gland tumors:is a prediction of different histologic subtypes possible? AJNR Am J Neuroradiol,2009,30(3):591-596.

［9］INAREJOS E J,NAVALLAS M,TOLEND M,et al. Imaging evaluation of pediatric parotid gland abnormalities. Radiographics,2018,38(5):1552-1575.

［10］PRASAD R S. Parotid gland imaging. Otolaryngol Clin N Am,2016,49(2):285-312.

第 八 章

咽旁及咽后间隙病变

第一节 影像学检查方法

（一）X 线平片

颈部侧位 X 线片是颈部最常用的影像学检查方法之一,适用于各种咽喉病变,如急性或慢性炎症、外伤、异物和各种良恶性肿瘤。如怀疑有外伤或异物时,可在平静呼吸下摄片。颈部侧位片要求上达斜坡、下达颈根部,前方覆盖颈前皮肤和颈椎。但颈部侧位 X 线片在咽旁间隙及咽后间隙病变影像诊断的运用范围比较有限,CT 和 MRI 能提供关于咽旁间隙及咽后间隙的更多清晰的图像和更多的信息。咽部侧位片的摄片条件同颈部侧位片,但投照中心较颈部侧位片高,以外耳孔为中心,可以观察到鼻咽、口咽的咽腔与咽后壁及软腭等结构。

（二）X 线造影

临床怀疑咽部异物、食管异物、吞咽梗阻/不畅或声音嘶哑者,为了明确诊断,应进行梨状隐窝吞钡造影检查。对比剂可以选择普通硫酸钡或硫酸钡混悬剂,为了使对比剂能够缓慢地通过梨状隐窝,可使用较高浓度的钡剂。选用不同浓度的钡混悬剂对咽进行造影检查,可观察咽和咽食管连接的形态和功能改变,在吞咽过程中拍摄可以记录对比剂通过咽和咽食管连接处的全过程。X 线吞钡检查发现钡剂通过迟缓及梨状隐窝、会厌谷钡剂滞留或漏溢等异常时,仍需进一步进行影像学检查(如 CT 或 MRI)以明确病因。

（三）CT 检查

CT 可很好地显示咽旁间隙,尤其高分辨率 CT 和 CT 三维重建,不仅能够清楚地显示骨质结构,而且对其中的软组织及毗邻结构也能提供较详细的信息。CT 检查是无创性检查方法,且具有良好的空间分辨率和密度分辨率。近年来,随着检查技术的成熟和诊断经验的积累,CT 检查已成为咽部疾病影像学检查的常规方法之一。

由于咽旁间隙的多形性,选择正确的断面进行成像,对咽旁间隙疾病的显示及诊断具有重要的价值。CT 平扫适用于咽部所有能引起组织形态学改变的疾病,定位诊断率达 95% 以上,定性准确率达 75%,可获得较为准确的定性诊断。增强 CT 扫描的定性诊断率明显提高。

（四）MRI 检查

MRI 对咽旁间隙内的血管、神经、脂肪及周围软组织结构能提供更为可靠的信息。有些学者还通过建立咽旁间隙三维模型来更好地显示其结构及其毗邻关系。MRI 检查对解剖结构、病变内部成分及病变与邻近结构的关系显示更为清楚。MRI 可以行咽喉部冠状位和矢状位扫描,对于显示三维结构及判断病变的范围更具有优势。

第二节　正常解剖基础

咽旁间隙(parapharyngeal space,PPS)又称咽侧间隙,位于咽肌环和咀嚼肌群之间,呈倒立的三菱锥形,左右各一,底朝向颅底并紧靠颈静脉孔,尖朝向舌骨大角,外侧壁为翼内肌及腮腺深部,内侧壁为咽侧壁,后壁为椎前筋膜。咽旁间隙前下与下颌下间隙相通,内后与咽后间隙相通,外侧与腮腺间隙相通。

咽旁间隙内无黏膜、腺体、肌肉、骨骼。由茎突及其附着的肌肉、韧带、筋膜组成的隔膜将咽旁间隙分为茎突前、茎突后两个间隙。

茎突前间隙(咽旁前间隙)较小,前界为蝶骨翼突内侧板后缘及颊咽筋膜;后界则借脂肪组织与咽旁后间隙相延续;内侧通过隔咽肌与腭扁桃体相邻;外侧界是翼内肌和腮腺;上界为蝶骨大翼,通过卵圆孔与颅中窝相通;下界是下颌下腺囊。与该间隙关系最密切的器官是腮腺深叶,内侧则为腭帆张肌、腭帆提肌,下部有二腹肌后腹穿过,还有下颌神经及其分支及上颌动脉的分支等。

茎突后间隙较大,前界通过脂肪组织与咽旁前间隙延续;后界为头前直肌和头长肌;内侧界是枕骨和颈椎的外侧缘;外侧界是茎突及其附着的茎突咽肌、茎突舌肌和茎突舌骨肌组成的茎突隔;上界为颈静脉孔及其附近骨质;向下通过颈动脉鞘与纵隔相连通。茎突后间隙内有颈内静脉、颈内动脉、升动脉、腭升动脉、后4对脑神经等(图8-2-1)。

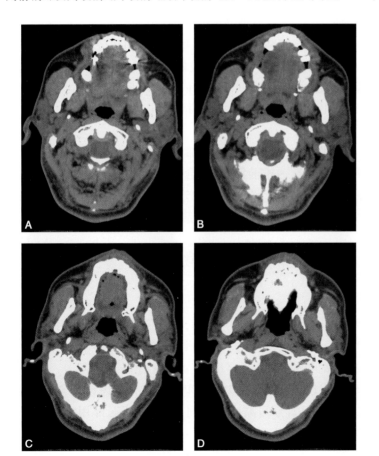

图 8-2-1　咽旁间隙正常解剖
CT 平扫轴位(图 A ~ 图 D)咽旁间隙内界为覆盖咽缩肌、腭帆张肌、腭帆提肌的筋膜(颈内筋膜脏层),前界为覆盖咀嚼肌间隙的筋膜(颈深筋膜浅层),外界为覆盖腮腺深叶的筋膜(颈深筋膜浅层),后方为颈动脉间隙和咽后间隙前缘的筋膜(颈内筋膜壁层);咽旁间隙内容物以脂肪成分为主,还包括血管、神经。

在轴位上,咽旁间隙出现于枕骨大孔至C_3椎体平面的范围内。两侧咽旁间隙大致对称,老年人因深部组织和淋巴结萎缩,常较青年人的宽大。枕骨大孔层面是咽旁间隙出现的层面,在该层面可见咽旁间隙略呈前窄后宽的三角形并有脂肪充填,在 CT 上为低密度,在 MRI 上为高信号;前侧为翼内肌,外侧为翼外肌、下颌颈、腮腺深叶,内侧为鼻咽、腭帆张肌、咽鼓管软骨,后方为椎前筋膜。经寰枢关节层面可见咽旁间隙呈"八"字形,位于鼻咽的两侧,前方为翼内肌,外侧为茎突诸肌及腮腺深叶,内侧为口咽及颈长肌和头长肌,后侧是椎前筋膜,该层面是观察咽旁及其周围的腮腺间隙、颈动脉间隙、翼颌间隙及咽后间隙的最佳层面。经枢椎椎体下份的轴位上咽旁间隙只剩下一小部分,茎突咽肌和茎突舌肌已靠近咽壁,茎突后间隙内除颈动脉鞘、颈交感干外,外侧出现颈深淋巴结上组。

在冠状位上,咽旁间隙为倒置的三角形形状,靠前的层面咽旁间隙较小,上方为颅底,外侧为翼内肌,内侧是咽壁,下方是下颌下腺,中间的层面间隙较大,基本平咽隐窝层面,其上方是蝶骨大翼,且有卵圆孔与颅中窝相通,外侧还是翼内肌,向下达下颌下腺,内侧为咽壁。

咽旁间隙的内上方有斜行的腭帆提肌和纵行的腭帆张肌,腭帆张肌的内侧有咽鼓管断面;靠后的层面也较小,外侧出现腮腺深叶和茎突诸肌,上面可达颈内静脉孔,内侧出现腮腺深叶和茎突诸肌,上面可达颈内静脉孔,内侧为椎前筋膜或颈长肌、头长肌。CT 和 MRI 的冠状位可以较好地显示咽旁间隙的上、下界及与颅内的自然通道,能够明确一些病变的来源及其侵犯的结构。

在矢状位上,咽隐窝层面可见其后壁自上而下为颞骨岩部、颈内动脉的断面、纵行的椎前肌,前壁自上而下是蝶骨翼突、翼内肌、腭舌肌、腭咽肌达舌骨水平。矢状层面可以较好地显示咽旁间隙的纵行轮廓,并且清楚地显示茎突隔将茎突前间隙和茎突后间隙分割开来,对翼内肌、腭帆提肌、咽鼓管和腭扁桃体的位置、形态及其变化得到较好的判断;结合冠状位可准确地了解咽鼓管、腭扁桃体的毗邻关系;矢状位对茎突后间隙结构的显示明显优于轴位和冠状位,可清楚地显示颈内动脉和颈内静脉的形态及走行,同时显示颈静脉孔、舌下神经管的内外口及管道全程。

咽后间隙位于颊咽筋膜与椎前筋膜之间,咽后壁黏膜深部,上自颅底,下达咽下部和食管后方,延伸至后纵隔,前壁为颊咽筋膜,后壁为椎前筋膜,内含淋巴结(咽后淋巴结)和脂肪。椎前筋膜与颊咽筋膜在咽后正中线处紧密附着,将咽后间隙分为左右两个互不相通的间隙。此间隙向外扩展即达咽旁间隙,后方为椎前间隙(椎骨与椎前筋膜之间的间隙)。

第三节 咽旁间隙及咽后间隙异物

【简介】

口咽、喉咽和食管异物是耳鼻喉科急诊中最常见的疾病,因为解剖结构的原因,偶尔异物也会进入咽旁间隙或咽后间隙。异物常以鱼刺、肉骨、鸡骨和鸭骨多见。症状因异物种类及刺入部位不同而异,常表现为自觉咽喉部不适、疼痛、流涎和不愿转动颈部等。异物导致的咽后、咽旁间隙脓肿多发生于 5 岁以下儿童,所以在临床需要充分考虑该因素,追问病史,将异物史和病症联系起来。异物位于咽旁间隙或咽后间隙时,临床医师用喉镜检查并不能完全确诊,但患者有明确的病史和症状,X 线检查对定位具有一定的局限性,但也可以发现异物的存在。

【影像学表现】

1. **X线检查**　对非透光性异物(如金属),钡剂食管造影或X线平片可不吞咽钡剂,先进行颈部侧位透视或摄片,可见椎前软组织内有不透光致密影。对透光性异物可吞钡后观察,见椎前软组织内有与食管黏膜方向不一致条状钡剂残留,空咽多次后仍保留残钡,可勾画出异物的形态和停留的部位。但咽旁间隙或咽后间隙异物的定位比较困难,一般还需要CT或MRI来诊断咽部和食管异物。

2. **CT表现**　可以清楚显示异物和邻近软组织结构的改变,如炎性渗出、脓腔形成。此外,颈部增强CT还可定位,判断感染程度、感染范围,三维重建可明确异物与颈部重要血管的空间关系;咽旁后间隙有重要的血管神经,增强CT可清楚显示颈动脉鞘及周围重要组织结构的位置,从而为选择合适的手术入路提供了依据。

【典型病例】

病例1　患者,女,61岁,误吞鸭骨9h,喉部异物感(图8-3-1)。

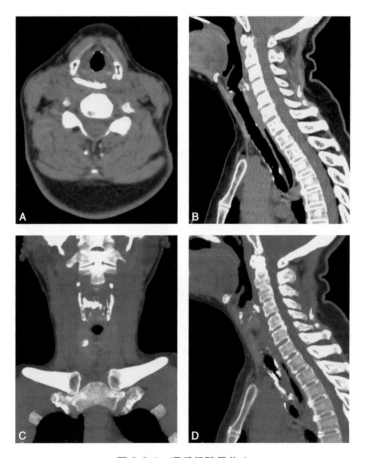

图 8-3-1　咽后间隙异物1

CT示(图A~图D)右侧口咽后方($C_{3~4}$椎体水平,咽后间隙)见一
不规则形致密影,大小约2.4cm×0.3cm×0.6cm,邻近软组织肿胀,
病灶与气管分界清楚,口咽腔未见异常密度影。

病例2　患者,女,72岁,误食鹅骨1个月,当时稍觉异物感,吞咽痛。遂至当地医院就诊,未能查出食管异物,未予特殊处理。患者未予重视,20日后仍感异物感伴吞咽痛(图8-3-2)。

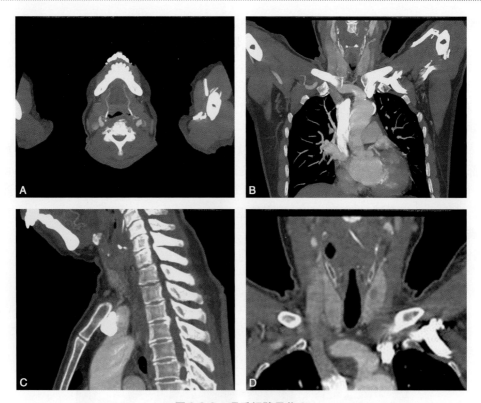

图 8-3-2 咽后间隙异物 2

CT(图 A~图 D)示下咽部-食管入口处咽后间隙内(C₄~C₅ 水平)可见条状高密度,长度约 0.8cm,邻近软组织肿胀,食管胸段未见明显异常密度影。

【诊断思路及诊断要点】

患者多有明确的异物史、相应的症状或体征。在 X 线、CT 检查上发现异物,还需要注意邻近结构的改变,是否合并感染、脓肿形成或累及大血管。

第四节 咽旁间隙及咽后间隙感染性病变

一、炎性病变

(一)扁桃体炎

【简介】

急性扁桃体炎(acute tonsillitis)病原菌主要是乙型溶血性链球菌,此外,葡萄球菌、肺炎链球菌和腺病毒也可引起。急性扁桃体炎大多是在机体抵抗力降低时感染细菌或病毒所致,起病急,以咽痛为主要症状,伴有畏寒、发热、头痛等症状,是儿童和青少年的常见病。扁桃体肿大显著时,在婴幼儿还可引起呼吸困难。慢性扁桃体炎(chronic tonsillitis)多由急性扁桃体炎反复发作演变而来,在慢性期表现为咽部和扁桃体潮红,可见黄色分泌物,咽喉疼痛不明显,偶尔有低热及食欲不佳等。

【病理基础】

急性扁桃体炎包括急性卡他性扁桃体炎和急性化脓性扁桃体炎。急性卡他性扁桃体炎病变轻,且多局限于黏膜层,可见炎症细胞浸润,扁桃体充血、肿胀,但肿大不明显,表面也无渗出物。急性化脓性扁桃体炎扁桃体明显肿大,普遍充血及大量中性粒细胞浸润,隐窝内充满脓性渗出物;病变较重者,多数淋巴滤泡增大、化脓,形成多发性滤泡脓肿,并可向隐窝或表面穿破,形成溃疡,小脓肿也可融合,使整个扁桃体化脓。

慢性扁桃体炎大体表现为扁桃体肿大,表面光滑,隐窝明显;镜下表现为黏膜鳞状上皮增生、角化,黏膜上皮可见乳头状增生,淋巴滤泡增大、增多,滤泡间淋巴组织增生、浆细胞浸润、免疫母细胞增生,可有纤维化,此表现儿童多见。还有一种慢性纤维化扁桃体炎,表现为淋巴组织萎缩,纤维组织增生,多见于成人。

【影像表现】

1. **CT 表现**　急性扁桃体炎表现为扁桃体增大,密度欠均匀,边界不清,增强呈轻至中度强化,可伴有周围软组织肿胀;脓肿形成后,肿胀的扁桃体内出现代表脓液的低密度区,增强后脓肿壁呈环形强化,低密度区无强化;脓肿可超过扁桃体窝进入咽后间隙、咽旁间隙及颌下间隙,并侵犯翼内肌、咬肌间隙和软腭。慢性扁桃体炎一般表现为扁桃体肿大,密度可均匀或不均匀,周围渗出较少,边界较清。

2. **MRI 表现**　急性扁桃体炎表现为扁桃体肿胀,呈 T_1WI 低信号、T_2WI 高信号,与周围肿胀的软组织分界不清;脓液在 MRI 上 T_1WI 呈低、等或高信号,边缘有一圈呈中等信号的脓肿壁,T_2WI 脓液呈高信号,脓肿壁呈略低信号,增强扫描时脓肿壁呈环形强化。慢性扁桃体炎一般表现为扁桃体肿大,信号可均匀或不均匀,边界较清,周围软组织肿胀不明显。

【典型病例】

病例 1　患者,男,12 岁,有咽炎病史(图 8-4-1)。

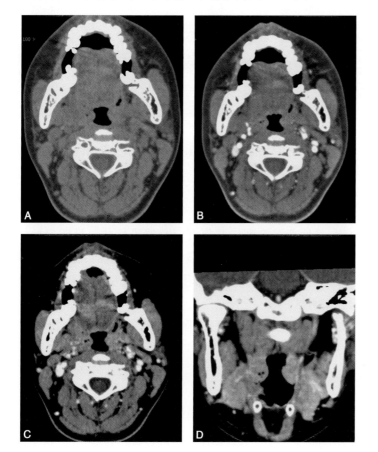

图 8-4-1　急性扁桃体炎
CT 平扫轴位(图 A)示双侧扁桃体肿大,密度欠均匀,右侧有少量气体密度影,边界不清;增强扫描动脉期轴位(图 B)及静脉期轴位(图 C)和冠状位(图 D)示双侧扁桃体呈轻中度不均匀强化。

病例2　患者,男,18岁,扁桃体肿大1个月(图8-4-2)。

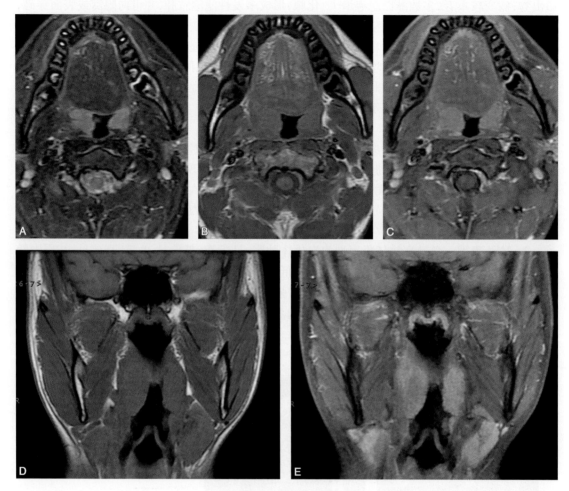

图8-4-2　慢性扁桃体炎

MRI示双侧扁桃体肿大;轴位脂肪抑制T_2WI(图A)呈高信号,边界较清,轴位及冠状位T_1WI(图B、图D)呈低信号;轴位及冠状位增强(图C、图E)呈均匀强化。

【诊断思路与诊断要点】

1. 急性扁桃体炎好发于青少年,急性者多有咽痛并伴有全身感染症状。早期扁桃体肿大,密度/信号可均匀或不均匀,增强扫描呈不均匀轻至中度强化。脓肿形成后,肿胀的扁桃体内出现坏死脓液,CT表现为低密度,MRI上T_1WI可呈低至高信号,T_2WI呈高信号,周围脓肿壁呈明显的环形强化,周围软组织肿胀明显。

2. 慢性扁桃体炎多由急性扁桃体炎反复发作演变而来,临床症状一般不明显。影像表现一般表现为扁桃体肿胀,边界较清,周围软组织肿胀不明显。

（二）咽旁间隙感染

【简介】

咽旁间隙感染多发生于儿童和成人,常继发于鼻咽部和口咽部急性炎症,尤其是扁桃体周围脓肿扩散至咽旁间隙。致病菌为溶血性链球菌、金黄色葡萄球菌、大肠埃希菌等。临床检查为咽侧壁红肿,脓肿形成后可有波动感,可伴有颌下及颈深组淋巴结肿大,炎症侵及颈动脉鞘会出现严重脓毒血症,腐蚀颈动脉壁甚至会导致大出血。

【病理基础】

蜂窝织炎表现为明显水肿及大量嗜中性粒细胞弥漫性浸润,因而与周围组织无明显分界,之后组织和白细胞坏死、液化,局部出现圆形或不规则形的脓肿腔,腔内充满脓液,周围有肉芽组织增生,包绕脓腔,形成脓肿壁。

【影像表现】

1. CT 表现　炎症早期发展阶段为蜂窝织炎,表现为咽旁间隙软组织肿胀,脂肪组织被炎症组织替代,表现为正常的低密度脂肪间隙密度不同程度增高。炎症进一步发展则形成脓肿,表现为肿胀的软组织内出现液性低密度区,增强扫描脓肿壁和周围软组织强化,液性坏死区不强化,出现气体影或气-液平面为特征性表现。炎症累及颈动脉壁甚至会导致大出血,因此需要注意炎症组织与颈动脉的关系。

2. MRI 表现　蜂窝织炎表现为病灶呈 T_1WI 低信号、T_2WI 高信号,且增强呈不均匀强化,边界不清。脓肿形成后脓液 T_2WI 呈更高信号,因脓液蛋白含量不同,T_1WI 信号亦有不同程度的增高,脓腔壁大多表现为 T_1WI 等信号、T_2WI 稍低信号,且增强呈环形强化。

【典型病例】

病例 3　患者,男,48 岁,发现颈深部肿物、发热 3 日(图 8-4-3)。

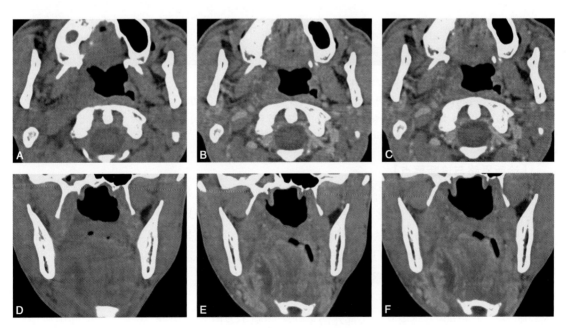

图 8-4-3　咽旁间隙脓肿

CT 平扫轴位及冠状位(图 A、图 D)可见右侧咽旁间软组织肿胀,脂肪间隙密度增高,内见低密度区;增强扫描动脉期轴位和冠状位(图 B、图 E)及静脉期轴位和冠状位(图 C、图 F)呈不均匀强化,低密度区周围可见呈环形强化的脓肿壁。

病例 4　患者,女,22 岁,发现颈部肿物 1 年(图 8-4-4)。

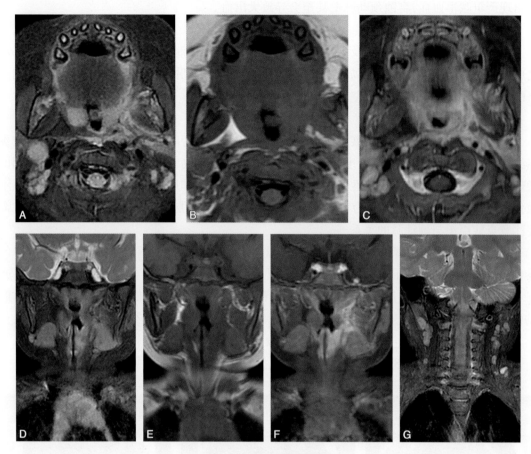

图 8-4-4　咽旁间隙蜂窝织炎

MRI 轴位和冠状位示左侧咽旁间隙肿胀;可见大片状的 T_1WI(图 B、图 E)低信号、脂肪抑制 T_2WI(图 A、图 D)高信号病灶,边界不清;轴位及冠状位增强(图 C、图 F)呈不均匀明显强化,并与左侧扁桃体分界不清;冠状位脂肪抑制 T_2WI(图 G)示双侧颈部多发肿大淋巴结。

【诊断思路与诊断要点】

1. 咽旁间隙感染常继发于鼻咽部和口咽部急性炎症,尤其是扁桃体周围脓肿。

2. 咽旁间隙肿胀,CT 表现为密度不同程度增高,脓肿形成后咽旁间隙出现液性低密度区,并可见呈环形强化的脓肿壁。MRI 表现为肿胀的咽旁间隙呈 T_1WI 低信号、T_2WI 高信号,边界不清,脓肿形成后 T_2WI 可见更高信号的脓液,并可清晰显示周围的脓肿壁。

(三)咽旁间隙外伤并发感染

【简介】

咽旁间隙外伤并发感染常由头部外伤累咽旁间隙不及时治疗引起,表现为咽旁间隙软组织肿胀,可伴有出血及积气,严重时可伴有呼吸道狭窄,头部外伤需要注意观察是否累及咽旁间隙。

【病理基础】

外伤所致的咽旁间隙感染与其他原因所致的感染病理表现相仿。蜂窝织炎表现为明显水肿及大量嗜中性粒细胞弥漫性浸润,因而与周围组织无明显分界;之后组织和白细胞坏死、液化,局部出现圆形或不规则形的脓腔,腔内充满脓液,周围有肉芽组织增生,包绕脓腔,形成脓肿壁。

【影像表现】

1. **CT 表现**　在头部外伤的其他影像学表现基础上,咽旁间隙外伤并发感染表现为咽旁间隙软组织肿胀,脂肪间隙密度增高或消失,内可见出血或气体,严重者可伴有呼吸道狭窄的表现。

2. **MRI 表现**　脂肪间隙肿胀,呈 T_1WI 低信号、T_2WI 高信号,内可见 T_1WI 和 T_2WI 均为高信号的出血信号灶或 T_1WI 和 T_2WI 均为低信号的气体。

【典型病例】

病例 5　患者,男,20 岁,有高处坠落病史(图 8-4-5)。

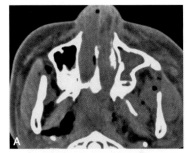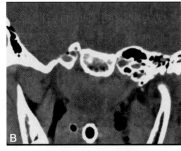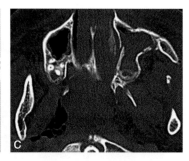

图 8-4-5　咽旁间隙外伤

CT 轴位及冠状位软组织窗(图 A、图 B)示双侧咽旁间隙软组织肿胀,内见气体影,鼻咽狭窄;轴位骨窗(图 C)可见颌面部及寰椎多发骨折。

【诊断思路及诊断要点】

1. 咽旁间隙外伤并发感染患者常有头部外伤病史。

2. 影像表现为咽旁间隙软组织肿胀,内可见出血或气体,可伴有呼吸道狭窄。

二、咽旁间隙及咽后间隙结核

【简介】

结核好发于成年人,近年来上呼吸道结核病有增多趋势,但咽旁间隙及咽后间隙结核病较为少见,结核性脓肿更为罕见,易误诊。多数病例伴有颈部淋巴结肿大。许多病例是由上呼吸道孤立性感染所致,而不是由肺结核播散所致。黏膜表面无明显充血,发病缓慢,早期可无明显症状,或有低热或结核中毒症状。脓肿增大后可造成咽部堵塞症状。患者可伴骨结核表现,如颈椎骨质破坏、畸形、椎间隙变窄或消失等。

【病理基础】

结核性炎症的早期或机体抵抗力低下、菌量多、毒力强或变态反应较强时,以渗出为主,表现为充血、水肿和白细胞浸润。早期渗出性病变中有嗜中性粒细胞,以后逐渐被巨噬细胞所代替。

当菌量少、毒力较低或人体免疫反应较强时,则以增生为主。当巨噬细胞吞噬并消化了结核分枝杆菌后,菌的磷脂成分使大单核细胞形态变大并呈扁平状,类似上皮细胞,称"类上皮细胞",类上皮细胞聚集成团,中央可出现朗汉斯巨细胞,在其外围常有较多的淋巴细胞,形成典型的结核结节,为结核病的特征性病变。

当菌量多、毒力强、机体抵抗力低或变态反应强烈时,渗出或增殖性病变中结核分枝杆菌在巨噬细胞内不断繁殖,使细胞混浊肿胀后,发生脂肪变性,溶解碎裂。炎症细胞坏死后释放蛋白溶解酶,使组织溶解坏死,形成凝固性坏死。因含多量脂质使病灶在肉眼观察下呈黄灰色,质松而脆,状似干酪,故名干酪样坏死。镜检可见凝固的、嗜伊红色的、无结核的坏死组织。

渗出、坏死和增殖 3 种病变往往同时存在或以某一种改变为主,而且可以相互转化。

【影像表现】

1. **CT 表现**　早期表现为渗出性病变,影像学表现类似于非特异性感染,表现为咽旁间隙及咽后间隙软组织肿胀,脂肪密度影增高或消失,可见条片状模糊影。结核脓肿(冷脓肿)的壁较厚,且常伴有钙化,增强扫描脓肿壁表现为环形强化。咽后间隙结核可伴有脊柱结核表现,如椎体破坏、椎间隙变窄或消失。患者多伴有颈部淋巴结肿大,部分患者因颈部淋巴结肿大就诊检查发现本病。

2. **MRI 表现**　渗出性病变表现为咽旁间隙或咽后间隙脂肪信号减低,病灶呈 T_1WI 低信号、T_2WI 高信号。冷脓肿形成后,脓腔内的干酪样坏死组织常表现为 T_1WI 稍低或等信号、T_2WI 高信号,脓肿壁表现为 T_1WI 等信号、T_2WI 稍低信号。

【典型病例】

病例 6　患者,女,41 岁,发现颈部肿物 2 个月,左侧咽旁及咽侧壁隆起(图 8-4-6)。

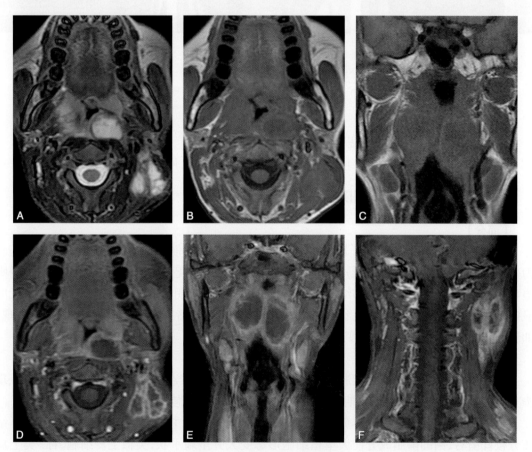

图 8-4-6　咽旁间隙和咽后间隙结核

MRI 示双侧咽旁间隙和咽后间隙肌群软组织肿胀,信号不均匀;轴位 T_2WI(图 A)呈高信号;轴位及冠状位 T_1WI(图 B、图 C)呈低信号,并可见多发囊状 T_1WI 稍低信号、T_2WI 高信号,囊壁较厚,呈 T_1WI 等信号、T_2WI 低信号;轴位及冠状位增强扫描(图 D~F)囊壁呈明显环形强化,囊腔无强化,左侧颈部见多发淋巴结结核。

【诊断思路与诊断要点】

1. 好发于成年人,全身症状表现不明显,或有低热及结核中毒症状。局部症状如咽痛也不明显,冷脓肿增大后,可出现咽部堵塞征象。

2. 影像学表现早期类似于非特异性感染,表现为咽旁间隙及咽后间隙软组织肿胀。冷脓肿形成后,脓肿壁较厚并常伴有钙化。干酪样坏死成分 CT 表现为低密度,MRI 表现为 T_1WI 等或稍高信号、T_2WI 高信号。

第五节　咽旁间隙及咽后间隙肿瘤及肿瘤样病变

一、异位多形性腺瘤

【简介】

异位多形性腺瘤(pleomorphic adenoma)又称异位混合瘤,是咽旁间隙最常见的肿瘤,常发生在茎突前区,多数源自腮腺深叶,少数来自咽旁间隙内异位小唾液腺组织或鼻、口咽部黏膜下腺瘤的侵犯,可单发或多发。异位多形性腺瘤男女发生比例无明显差异,多发生在中年人,生长较缓慢,病程较长,一般无特殊临床症状,常因肿瘤较大时压迫周围组织引起症状而被发现。与腮腺的多形性腺瘤一样,虽然属于良性肿瘤,但其有易复发倾向和恶变的可能,治疗以扩大手术切除为主。术前影像学的准确诊断及判断瘤内是否存在恶变,对指导临床手术方案的制订具有重要意义。

【病理基础】

1. **大体检查**　不规则结节状,剖面呈实性,灰白色或黄色,常有囊腔形成,囊腔内有透明黏液,有时可见浅蓝透明的软骨样区域。肿瘤有包膜,但厚薄不一,瘤细胞可突入包膜,易种植、复发。

2. **镜下表现**　瘤细胞形态多样,组织结构复杂。主要有以下结构:由矮柱状或立方状腺上皮构成的双层腺管样结构,内层由腺上皮围绕,外层由肌上皮细胞组成;肿瘤有时以肿瘤性肌上皮成分为主,该类细胞可呈浆细胞样细胞、梭形细胞、透明肌上皮细胞和上皮样细胞 4 种形态;黏液样或软骨样组织,黏液样组织的细胞呈星形或梭形,疏松排列,PAS 弱阳性,软骨样组织类似透明软骨,软骨样细胞大小不一,胞质呈空泡状,可位于软骨样陷窝中,Mallory 染色呈蓝色。

3. **免疫组化**　腺上皮细胞表达广谱细胞角蛋白(pan-cytokeratin,CKpan)及 CK7、CK8、CJ14、CK19 等。vimentin、p63、S-100、SV1A、CD10、GFAP 和 calponin 表达于肌上皮。

【影像学表现】

肿瘤多呈圆形或卵圆形,包膜完整,与周围组织分界清楚;体积较大时,常合并囊变坏死,约 10% 可发生恶变。当源自腮腺深叶的肿瘤较大时(最大径>4cm),病灶最大径层面不位于腮腺内,多突向同侧咽旁间隙生长。

1. **CT 表现**　呈中等密度,均匀或不均匀,多不均匀,少数肿瘤内可见钙化灶;多期增强扫描呈轻中度强化且伴延迟性强化,囊变坏死区不强化。

2. **MRI 表现**　信号多不均匀,T_1WI 呈中低信号,T_2WI 呈中高或较高信号,边界多较清晰,如出现边界不清、边缘有小突起、形态不规则时需警惕恶变可能;动态增强扫描呈缓慢持续强化,实性部分多轻中度强化。

【典型病例】

病例1 患者,男,53岁,发现左腭部肿物5年(图8-5-1)。

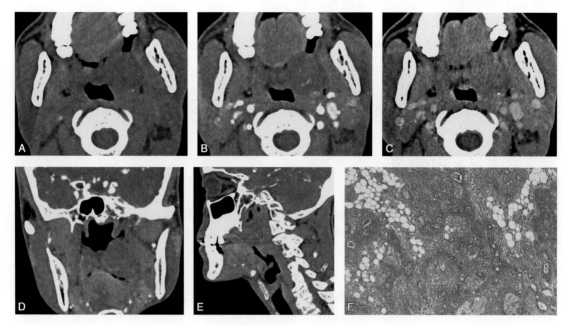

图8-5-1 咽旁多形性腺瘤

CT平扫轴位(图A)可见左侧咽旁茎突前间隙的左腭旁一软组织密度肿块影,密度不均匀,边界清晰,周围见斑点状高密度钙化灶;增强CT动脉期轴位、冠状位、矢状位(图B、图D、图E)示肿块强化不明显;增强CT延迟期轴位(图C)示肿块延迟强化;镜下(图F;HE,×100)可见肿瘤有包膜,由腺上皮和肌上皮细胞构成,细胞丰富,无异型性,未见核分裂,腺上皮围成管状,肌上皮片状分布,可见黏液样区域。

病例2 患者,男,36岁,发现咽旁肿物4月余(图8-5-2)。

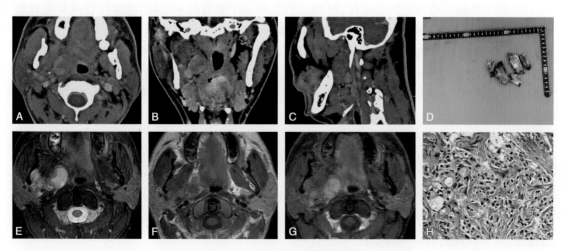

图8-5-2 咽旁间隙多形性腺瘤

右侧咽旁茎突前间隙及茎突周围数个肿块,病灶主体位于茎突前间隙,邻近骨质未见骨质破坏;平扫CT轴位(图A)示软组织密度,密度不均匀;增强CT延迟期冠状位、矢状位(图B、图C)示肿块不均匀强化。MRI示肿块在轴位T$_2$WI(图E)呈等高混杂信号,内见小片状水样高信号的囊变坏死区;平扫轴位T$_1$WI(图F)呈等低信号,边界尚清,与腮腺深叶关系不清;增强轴位脂肪抑制T$_1$WI(图G)见明显不均匀强化。病理大体检查(图D)示肿块呈不规则结节状,剖面实性,呈黄色,有囊腔形成;镜下(图H;HE,×200)见腺上皮及肌上皮,腺上皮排列成管状,肌上皮分布于管腔周围,见黏液样组织与肌上皮延续。

【诊断思路及诊断要点】

咽旁间隙的异位多形性腺瘤与唾液腺的多形性腺瘤影像学表现相似。与影像学表现有关的两大主要病理特点：①包膜是否完整；②成分多样，分细胞性、黏液样两大类。MRI 对包膜显示及成分分析均优于 CT。

CT 图像特点：包膜显示欠清，密度呈多样化，可有钙化，多期增强扫描呈延迟强化。

MRI 图像特点：显示包膜、边界较 CT 清晰，T_1WI 可见清晰包膜，或部分包膜欠清晰。若包膜欠光整、局部见突起，需警惕恶变可能。黏液成分 T_2WI 呈高信号，钙化成分 T_1WI、T_2WI 均呈低信号。DCE 示 TIC 呈持续上升型。

此外，咽旁间隙的异位多形性腺瘤发生的位置具有特征性，多发生于茎突前区，多源自腮腺深叶，少数来自咽旁间隙。区分肿瘤是否来自腮腺深叶，可依据肿瘤与腮腺之间有无脂肪间隙及肿瘤与二腹肌后腹的关系。若肿瘤源于腮腺深叶，则位于二腹肌后腹的外侧，与腮腺分界不清，两者间无明显脂肪间隙。若其源于咽旁间隙小涎腺时，肿瘤与腮腺间可见脂肪间隙。肿瘤较大时，使同侧咽旁间隙受压变窄，向内移位，咽腔受压变窄，同侧腮腺受压外移，茎突向后内移位，颈动脉鞘区血管向后内移位。

腮腺深叶起源肿瘤自二腹肌后腹前外侧伸入咽旁间隙，故肿瘤较大时可压迫该肌肉向后内方移位，而咽旁间隙肿瘤向腮腺生长时应将二腹肌压向外侧移位。当咽旁间隙肿瘤较大时，非腮腺来源的肿瘤亦紧贴腮腺，造成鉴别困难，应观察肿瘤是否在某些层面与腮腺相连或蒂位于腮腺，如是则提示该肿瘤来自腮腺。

二、神经鞘瘤

【简介】

神经鞘瘤（neurilemmoma）是咽旁间隙第二常见的肿瘤，常发生在咽旁茎突后区，即二腹肌后腹以上水平的茎突后间隙和二腹肌后腹以下水平的颈动脉间隙，亦可发生于咽旁茎突前区。男女发病率无明显差异，可发生于各年龄段，因病变部位隐匿，早期常无症状，亦无神经症状。多数患者体检时偶然发现，肿瘤较大时可压迫邻近器官或神经出现症状，临床常表现为咽部不适、吞咽不适、颈部肿块等，压迫或侵犯后组脑神经可出现声音嘶哑、吞咽呛咳、声带麻痹和伸舌偏移等。治疗以手术切除为主，不易复发和恶变。术前影像学了解周围的解剖情况，对手术方案的制订有帮助。

【病理基础】

1. **大体检查**　典型的为孤立性肿块，界限清楚，有包膜，一般直径小于 5cm。肿瘤切面呈多种形态，可呈实质性灰白色质地均匀的包块，或呈串状不规则结节状，或呈大小不等的多房囊性，或有出血、坏死区。

2. **镜下表现**　以神经鞘细胞为主要成分，有两种不同的形态结构：一种是富于细胞的 antoni A 区，由梭形或卵圆形细胞构成，细胞境界不清楚，排列成栅栏状、丛状、编织状、旋涡状，或呈触觉小体样，有的可见 Verocay 小体，这是由两排对称、密集排列的核环绕形成的嗜酸性粒细胞小体。另一种是细胞稀疏、排列无序的 antoni B 区，细胞呈梭形卵圆形、星状或小淋巴细胞样，疏松地排列在水肿和黏液样基质中，伴有细胶原纤维带。这两种区域的比例变化不定，故肿瘤由大小不等的实质区和囊性区相间组成，在影像学上有相应的表现，即大小和多少不等的囊性改变;神经鞘瘤一般以 antoni A 区为主,少数基本由 antoni B 区组成,表现可近似囊肿。此外,肿瘤内厚壁血管明显,有的伴有血栓形成。

3. **免疫组化**　S-100 是此瘤的重要标记,其阳性率和反应强度与瘤细胞的分化程度有关,还可表达 vimentin、Leu-7、PGP9.5、GFAP 和 CD68。髓鞘碱性蛋白(MBP)的表达尚不一致。

【影像学表现】

神经鞘瘤常为椭圆形实质性肿块,一般包膜完整,边界清楚,因其沿神经生长,故一般上下径大于横径。

1. **CT 表现**　平扫肿块呈软组织密度,对比肌肉为稍低密度,边界清楚,包膜光整;常导致相应颅底神经管(孔)扩大和骨质吸收破坏,并可累及颅内,呈"哑铃状"跨颅内外生长。增强扫描实质区轻中度强化,囊性区无强化,呈斑驳状改变。但亦有文献报道囊性区可呈延迟性渐进性强化。

2. **MRI 表现**　平扫 T_1WI 呈类似肌肉信号的中低信号,T_2WI 呈中高混杂信号。增强扫描肿块实性部分强化明显,而囊性区无强化。但亦有文献报道囊性区可呈延迟性渐进性强化。肿瘤体积较大时,多伴较多囊变区。

【典型病例】

病例 3　患者,男,27 岁,发现左侧颈部肿块 3 月余(图 8-5-3)。

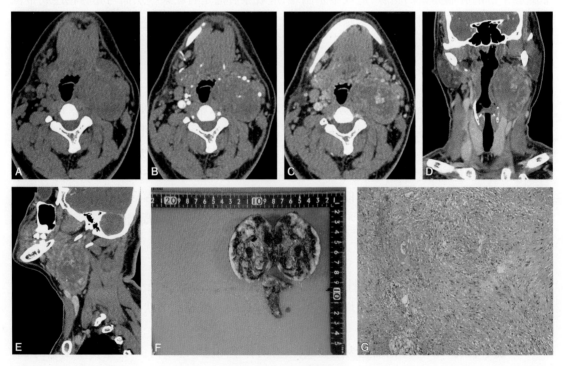

图 8-5-3　神经鞘瘤

CT 平扫(图 A)示左侧颈动脉鞘区一混杂密度肿块,边界清晰,左颌下腺受压向前移位;增强动脉期轴位(图 B)可见左颈动脉受压变扁并向外移;静脉期轴位(图 C)示肿块呈明显不均匀强化,内见无强化低密度区;冠状位(图 D)示肿瘤与腮腺分界清晰;矢状位(图 E)示肿瘤位于茎突后下缘。病理大体检查(图 F)示切面呈灰白色、灰褐色、灰黄色,质中,见包膜;镜下(图 G;HE,×100)见肿瘤由梭形细胞组成,核呈梭形,无明显异型性,形成细胞密集区和疏松区,密集区细胞排列成栅栏状和旋涡状,疏松区间质水肿,细胞少而无序。

病例 4 患者,女,49 岁,发现右侧咽旁肿块 1 余年(图 8-5-4)。

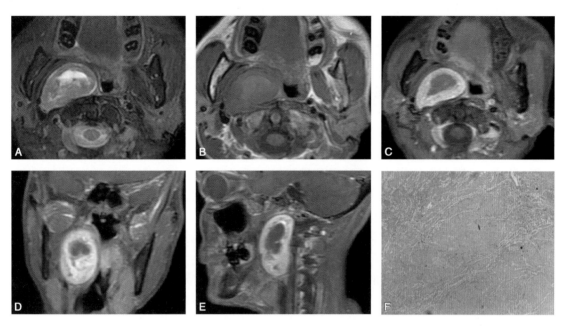

图 8-5-4 咽旁神经鞘瘤

MRI 示右侧咽旁间隙一软组织肿物,内见囊变区;T₂WI(图 A)以稍高信号为主,囊变区呈稍高-高信号;平扫 T₁WI(图 B)以等信号为主,囊变区呈稍高信号;轴位增强脂肪抑制 T₁WI(图 C)明显不均匀强化,其内囊变区无明显强化,肿物推压右侧颈动脉鞘结构向右侧偏移;冠状位增强脂肪抑制 T₁WI(图 D)示肿物推压口咽腔,口咽腔变窄;矢状位增强脂肪抑制 T₁WI(图 E)示肿瘤位于茎突后间隙。镜下(图 F;HE,×100)见 antoni A 区和 antoni B 区,密集区可见肿瘤细胞形成 Verocay 小体,疏松区细胞散在分布,间质玻璃样变。

【诊断思路及诊断要点】

神经鞘瘤与影像表现有关的主要有两大病理特点:①有包膜;②主要由比例不等的 antoni A 区和 antoni B 区组成,故肿瘤由大小不等的实质区和囊性区相间组成。CT 对颅底神经管(孔)骨质的显示较 MRI 好;病灶成分及结构以 MRI 显示为佳。

CT 图像特点:密度不均,常有囊变,少数表现可近似囊肿,多期增强扫描一般无延迟强化。

MRI 图像特点:T₂WI 呈中高混杂信号,缺乏特异性,含 antoni B 区较多的病灶,T₂WI 混杂信号较亮,可近似囊肿。DCE 示 TIC 很少出现持续上升型。

咽旁间隙的神经鞘瘤发生的位置具有特征性,多发生于茎突后间隙,与腮腺深叶分界清晰。发生于颈动脉间隙时对同侧咽旁间隙的影响不大;发生于茎突后间隙时,多推挤同侧咽旁间隙向前外移位变窄,向外侧推移脂肪间隙。位于颈动脉间隙时,血管受压向前内移位;位于茎突后间隙时,血管受压向外移位至腮腺与肿块之间形成明显分界。咽旁间隙的神经鞘瘤多来源于交感神经与迷走神经,交感神经来源的神经鞘瘤多推挤颈内动脉向前外移位,颈内动脉和静脉分离 <60°;迷走神经来源的神经鞘瘤使颈内动脉向前内移位,使颈内动脉和静脉分离 >120°。

三、副神经节瘤

【简介】

副神经节瘤(paraganglioma)亦是茎突后间隙颈动脉鞘内的常见肿瘤,发病率仅次于异位多形性腺瘤、神经鞘瘤,可来自颈动脉体(颈动脉体瘤)、迷走神经上的化学感受器组织(迷走体瘤),或颈静脉球瘤向咽旁间隙侵犯。发病率从高到低依次为颈动脉体瘤、颈静脉球瘤、迷走体瘤。头颈部副神经节瘤绝大多数无内分泌功能,肿瘤生长缓慢,病程较长,最常见的症状为颈部包块,其次为搏动性耳鸣、咽部肿块、声音嘶哑、听力下降等。偶有脑神经受损,其中迷走神经最易受累。治疗方式的选择取决于肿瘤的大小、患者的状况和症状、治疗的并发症和手术的难易程度,最有效的治疗是手术切除。

【病理基础】

1. **大体检查**　表现为卵圆形、略呈分叶状、有弹性的肿块,表面光滑,常与大血管壁紧密相贴。有包膜,但包膜往往不完整,尤其在颈动脉体的副神经节瘤,常有局部浸润。切面灰红色至棕红色,血管非常丰富,有时与血管瘤很相似。

2. **镜下表现**　肿瘤由上皮样细胞排列,呈腺泡状或团块状,其间为富于血管的纤维组织,肿瘤细胞大而胞质丰富,核分裂象少见。

3. **免疫组化**　NSE、S-100 阳性,NF、EMA、CEA 和 keratin 阴性,PAS 染色阴性。

【影像学表现】

1. **CT 表现**　表现为颈部的软组织肿块,平扫显示肿瘤边界欠规整,尚清晰;增强后肿瘤明显不均匀强化,内有血管影。颈动脉体瘤 CTA 重建可显示颈总动脉分叉处呈杯口状扩张的征象。

2. **MRI 表现**　表现为 T_1WI 等信号、T_2WI 高信号,肿瘤内常见血管流空信号,形成"盐-胡椒征"(即高信号肿瘤中散在低信号的流空血管,类似盐中撒胡椒状,T_2WI 表现最明显),部分肿瘤内还可见液化区,增强扫描明显强化。

【典型病例】

病例 5　患者,女,49 岁,发现右侧颈部肿块 1 余年(图 8-5-5)。

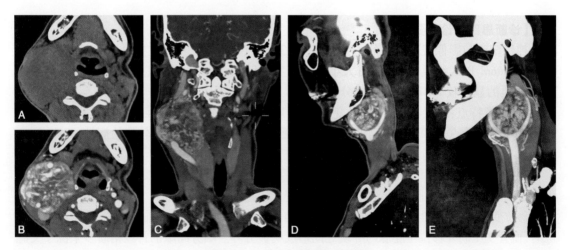

图 8-5-5　右侧咽旁副神经节瘤

CT 平扫(图 A)示右侧咽旁间隙一混合密度肿块,边界尚清;增强动脉期轴位(图 B)示肿块呈明显不均匀强化,内见增多、增粗、迂曲血管影;冠状位、矢状位(图 C、图 D)示肿块位于右侧颈总动脉分叉处,右侧颈内外动脉、颈内静脉受压移位;最大密度投影(图 E)示右侧颈总动脉分叉处呈杯口状扩张。

病例6　患者,男,70岁,头晕1日(图8-5-6)。

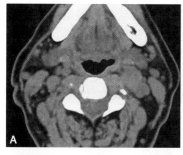
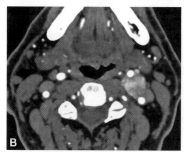
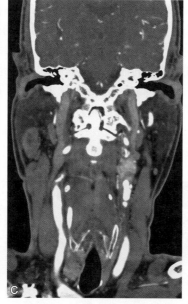
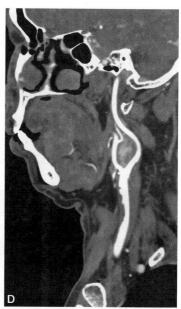

图 8-5-6　左侧咽旁副神经节瘤

CT平扫(图 A)示左侧咽旁间隙一混合密度肿块,边界尚清;增强动脉期轴位(图 B)示肿块呈明显不均匀强化,内见少许增多增粗、迂曲血管影;冠状位、矢状位(图 C、图 D)示肿块位于左侧颈总动脉分叉处,左侧颈内外动脉受压移位,颈总动脉分叉处呈杯口状扩张。

【诊断思路及诊断要点】

神经鞘瘤与影像表现有关的主要病理特点:肿瘤含富于血管的纤维组织,为富血供病变。

CT图像特点:增强后肿瘤明显强化,往往可见血管影。

MRI图像特点:T_1WI、T_2WI上肿瘤内常见血管流空信号,形成"盐-胡椒征"。

咽旁间隙的副神经节瘤发生的位置具有特征性:特殊区域的富血供病变,并且与特定血管或周围结构关系密切。颈动脉体瘤发生于颈内、外动脉分叉处,造成颈内、外动脉分离;迷走体瘤可发生于颈部迷走神经走行的任何部位,与迷走神经鞘瘤一样,造成颈内动脉和静脉前移和分离;颈静脉球瘤常伴颈静脉孔区骨质不规则破坏。

四、动脉瘤

【简介】

动脉瘤(aneurysm)是动脉血管局限性异常扩张。咽旁间隙颈动脉瘤很少见。根据动脉瘤形态分为:①囊状动脉瘤,最常见,病变血管段或分叉部管壁呈球囊状扩张,常并发血栓形成;②梭形动脉瘤,血管壁均匀扩张,两端逐渐均匀缩小,直至原血管壁直径,较少发生附壁血栓。动脉瘤好发于中老年人,年轻人亦可因创伤、感染发病。一般无临床症状,可出现搏动性肿块。颈部动脉瘤常通过切除瘤体或支架植入治疗。

【病理基础】

动脉粥样硬化性动脉瘤主要病理形态表现为内膜明显纤维性增厚,中膜萎缩,弹力纤维断裂和纤维化,甚至钙化,外膜常有纤维性增生和慢性非特异性炎症反应。感染性动脉瘤常由动脉周围或滋养血管炎发展而来,也有因细菌性栓子附着由内向外破坏动脉壁造成,一般瘤壁纤维组织增生明显,与周围组织有炎症性粘连。

【影像学表现】

1. CT 表现　平扫表现为球囊状或梭形稍高密度影,部分伴有钙化,增强扫描显示明显均匀强化或仅有部分强化,强化程度与同层面颈动脉相同,可见与颈动脉鞘区动脉相通。病灶边缘清晰、锐利。

2. MRI 表现　表现为颈动脉鞘区的血管球囊状突起或梭形扩张。平扫 T_1WI 及 T_2WI 均呈流空的低信号,血栓形成时呈 T_1WI 高信号,钙化时 T_1WI 及 T_2WI 均为低信号;增强扫描强化与血管相仿。MR 颈动脉血管成像可帮助诊断。

【典型病例】

病例 7　患者,女,52 岁,头晕、头痛伴右侧肢体乏力 8 日(图 8-5-7)。

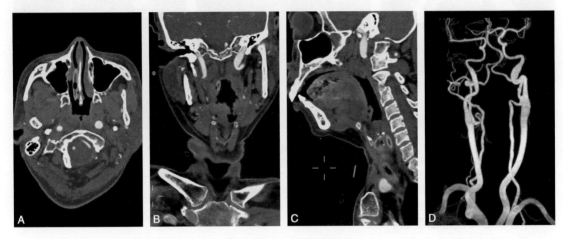

图 8-5-7　颈内动脉瘤

CTA 轴位(图 A)示左侧颈内动脉局部扩张,冠状位及矢状位(图 B、图 C)示病变呈梭形改变,最大密度投影(图 D)示颈内动脉梭形动脉瘤。

病例 8　患者,男,88 岁,发现左侧肢体无力 6 余年(图 8-5-8)。

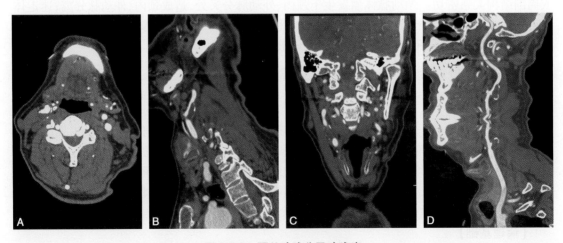

图 8-5-8　颈总动脉分叉动脉瘤

CTA 轴位(图 A)示右侧颈总动脉分叉部及颈内动脉起始部局部扩张,内见附壁血栓。斜矢状位及斜冠状位(图 B、图 C)见病灶呈球囊状突起,边缘伴有钙化,内有附壁血栓形成,不强化。曲面重建(图 D)示右侧颈总动脉分叉部及颈内动脉起始部球囊状动脉瘤,伴瘤内附壁血栓形成。

【诊断思路及诊断要点】

动脉瘤与影像表现有关的主要病理特点：①动脉血管局限性异常扩张；②内膜明显纤维性增厚，中膜萎缩，弹力纤维断裂和纤维化，甚至钙化。

CT 图像特点：增强后显示颈动脉鞘区动脉球囊状突起或梭形扩张，可有钙化和附壁血栓形成，血栓部分不强化。

MRI 图像特点：表现为颈动脉鞘区的血管球囊状突起或梭形扩张。平扫 T_1WI 及 T_2WI 均呈流空的低信号，血栓形成时呈 T_1WI 高信号，钙化时 T_1WI 及 T_2WI 均为低信号；增强后强化程度与血管相仿。MR 颈动脉血管成像可帮助诊断病灶。

五、淋巴瘤

【简介】

淋巴瘤（lymphoma）是头颈部最常见的淋巴增生组织肿瘤，可以是原发于颈部，亦可以是全身淋巴瘤在颈部的一部分。经典的分类可以分为霍奇金淋巴瘤（HD）和非霍奇金淋巴瘤（NHL）。淋巴瘤在头颈部恶性肿瘤占第 2 位，仅次于鳞状细胞癌，而其中以非霍奇金淋巴瘤占多数。

HD 是一种造血系统恶性肿瘤，以累及淋巴结组织多见，累及结外组织少见，而在结外组织中常累及脾脏。HD 以青少年多发，男女比例约为 2∶1。EB 病毒感染、患有自身免疫疾病等（如干燥综合征、类风湿关节炎、结节病和系统性红斑狼疮等）是患病的高危因素。淋巴结活检检出 Reed-Sternberg 细胞可以提示淋巴瘤的诊断。

NHL 原发部位多见于鼻腔，其次为鼻腔周围相邻区域，常累及咽淋巴环。相较于 HD，NHL 好发于老年人，男性多于女性。免疫缺陷病毒和其他各种先天性疾病免疫缺陷状态被认为是诱发因素。

临床表现常为颈部肿块或淋巴结的无痛性肿大。若出现坏死或感染的情况，则可以出现疼痛。淋巴瘤全身症状分为 A、B 组。凡无以下症状者为 A 组、有以下症状之一者为 B 组：①无其他原因解释的体温大于 38℃超过 3 日；②无特殊原因 6 个月内体重减轻10% 以上；③盗汗。以上症状主要见于 NHL，特别是生长速度快、恶性程度高的侵袭性淋巴瘤和Ⅲ、Ⅳ期淋巴瘤。B 症状的出现可以提示淋巴瘤，但是没出现 B 症状，不能排除淋巴瘤的可能。头颈部淋巴瘤有全身症状表现者较少见，预后生存率较高。淋巴瘤对放化疗较为敏感，在短期内复查可以出现明显改善的情况。在治疗后，淋巴结缩小时，囊状坏死区仍可存在。

【病理基础】

1. 镜下表现　HD 淋巴结结构部分或完全被破坏，背景有大量反应性细胞，是由于宿主对瘤细胞的免疫反应（淋巴细胞、中性粒细胞、浆细胞、成纤维细胞及嗜酸性细胞），其中以 T 细胞及组织细胞为主，周围可见毛细血管增生及不同程度纤维化。经典型 HD 可见 R-S 细胞及陷窝细胞，镜下可见 R-S 细胞大小不一，核可呈镜影状、多核，染质粗细不等，核仁大而明显。

NHL 表现为淋巴组织破坏，细胞学特征是肿瘤细胞形态单一，多以一种细胞为主。细胞丰富，多弥散分布，细胞核有异型性，可见核膜皱褶，核沟深浅不一。

2. **免疫组化**　HD 细胞通常 CD30 标记阳性,CD15 和 EB 病毒可见不同程度的阳性,部分可以表达 Bcl-2。

【影像学表现】

1. **CT 表现**　可见双侧性、多发淋巴结肿大,边缘清楚,融合少见,内部密度均匀,多均匀强化,即使肿块巨大,也很少出现坏死,无钙化,较少侵犯邻近结构;增强后病灶呈轻度强化。

2. **MRI 表现**　双侧多发肿大淋巴结常呈 T_1WI 等信号,T_2WI 高信号。较小的病灶,信号均匀;较大病灶可出现液化坏死,但较少见;增强扫描呈均匀强化。在咽旁间隙内呈铸型生长,边界清楚,与周围组织无粘连。

上述影像学特征有利于淋巴瘤与头颈部鳞状细胞癌转移的鉴别诊断。颈部淋巴结在具备上述影像学特征同时出现咽淋巴环肿块、咽旁间隙内铸型生长的肿块,且病变性质与肿大淋巴结类似时,应考虑淋巴瘤的诊断。同时伴有身体其他部位(如纵隔)的淋巴结肿大,对淋巴瘤的诊断亦有提示作用。

【典型病例】

病例9　患者,女,60 岁,发现鼻咽肿物 1 周来诊(图 8-5-9)。

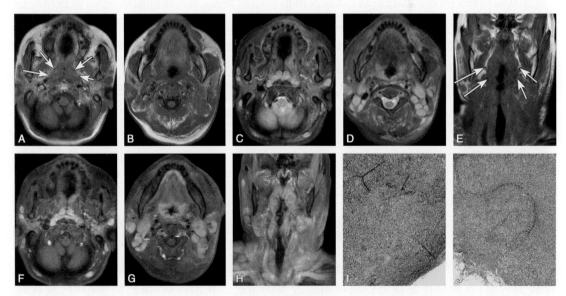

图 8-5-9　淋巴瘤 1

MRI 平扫 T_1WI 轴位(图 A、图 B)示双侧鼻咽及咽旁(箭)类圆形软组织信号;冠状位(图 E)示双侧咽旁间隙(箭)多发类圆形等信号,与肌肉信号相似;T_2WI(图 C、图 D)呈均匀高信号;增强轴位(图 F、图 G)及冠状位(图 H)呈均匀明显强化,未见液化坏死。病理镜下(图 I;HE,×40)(图 J;HE,×40)示细胞呈单一性,中等大小,核分叶、曲折或呈圆形、卵圆形,胞质稀少,染色质细颗粒状或透明,核仁不明显。免疫组化:CD20(部分+)、CD3(部分+)、CD34(血管+)、CD21(FDC 网+)、cyclinD1(−)、CD5(+)、Ki-67 指数约 60%、LCA(+)、D2-40(淋巴管+)、CD31(血管+)、CK(局部+)、TG(−)、CD4(+)、CD8(+)、Bcl-6(−)、CD10(−)、CD56(−)、GrB(部分+)、PD-1(−)。结合免疫组化结果较符合血管免疫母细胞性 T 细胞淋巴瘤。

病例 10　患者,男,49 岁,触及左侧颈部肿物,不适半个月来诊(图 8-5-10)。

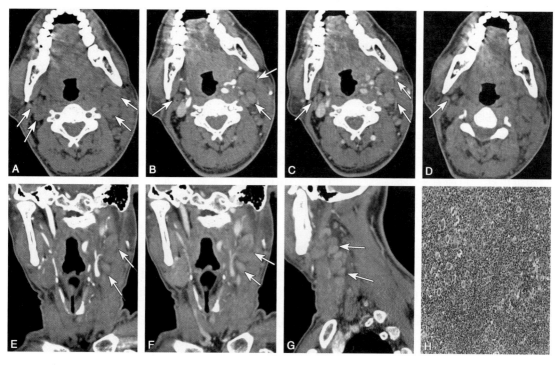

图 8-5-10　淋巴瘤 2

CT 平扫轴位(图 A)示双侧颈部可见多发肿大淋巴结(箭),左侧较明显;增强轴位动脉期(图 B)、静脉期(图 C)、延迟期(图 D)见淋巴结(箭)呈渐进性强化;冠状位动脉期(图 E)、延迟期(图 F)及矢状位延迟期(图 G)呈均匀强化(箭),无液化坏死。病理镜下(图 H;HE,×100)可见 R-S 细胞,背景可见大量反应性细胞(淋巴细胞、浆细胞、嗜酸性粒细胞)。免疫组化:"蜡块 1"CK(－)、LCA(大细胞－)、CD3(大细胞－)、CD20(大细胞－)、CD79a(大细胞－)、CD30(大细胞＋)、CD15(－)、Ki-67(大细胞＋)、MUM-1(＋)、PAX-5(大细胞＋)、CD45RO(大细胞－)、Bcl-2(部分＋)、CD21(FDC 网＋)、ALK(－)、EMA(－)。结合免疫组化结果符合淋巴结混合细胞型经典霍奇金淋巴瘤。

【诊断思路及诊断要点】

CT 图像特点:双侧颈部多发肿大淋巴结,密度均匀,钙化坏死少见。晚期可见双侧淋巴结均增大且融合成团,颈部大血管结构受压移位,侵犯周围时与周围软组织分界不清,周围脂肪间隙模糊。

MRI 图像特点:表现为咽旁间隙肿块性病变,呈铸型生长,包绕颈动脉鞘血管并可以向周围组织侵犯。T_1WI 呈等或稍低信号,T_2WI 呈等信号;增强后肿块及淋巴结均匀强化。

在 CT 和 MRI 的轴位上很难将鳞状细胞癌转移淋巴结表现与 NHL 累及的结外表现区分开来。如果原发的肿块同时伴有肿大且密度/信号均匀的淋巴结,往往可以提示淋巴瘤的诊断。但需要注意的是低分化鳞状细胞癌淋巴结转移也可出现类似表现。而原发于鼻咽的淋巴瘤可以表现为鼻咽部巨大软组织肿块,类似鼻咽癌的侵袭方式,侵犯颅底骨质并沿着神经走行间隙生长。此时,最终的诊断依赖于病理组织学活检。

六、淋巴结转移

【简介】

转移淋巴结(lymph node metastasis)发生部位与原发肿瘤的淋巴引流区域相关。颈部转移性淋巴结的存在是头颈部癌患者的预后决定因素,它的存在降低了患者的生存期。转移淋巴结数量越多,颈部部位越低,预后越差(鼻咽癌和甲状腺癌除外)。颈部淋巴结转移瘤多来自头颈部恶性肿瘤,以鳞状细胞癌最常见,多见于老年人,颈动脉鞘区及咽后淋巴结区多见,常因老年人颈部肿大包块进行性增大来诊,包块多质硬,活动度欠佳。

不同的原发肿瘤有不同的转移好发部位和影像学特点。如鼻咽癌淋巴结转移首站常是咽后组淋巴结。目前有大量的研究利用 CT 和 MRI 上淋巴结大小、淋巴结中央坏死、密度/信号不均匀来区分转移淋巴结和淋巴结反应性增生。

大量研究证实颈部淋巴结转移分布有一定规律,一般绝大多数颈部转移在Ⅰ~Ⅲ区内,口咽、喉、下咽癌最易发生淋巴结转移。口腔癌淋巴结转移主要发生于Ⅱ~Ⅳ区,而口咽癌、下咽癌和喉癌主要发生于Ⅱ~Ⅲ区。声门上型喉癌和下咽癌颈部淋巴结转移主要在颈内静脉链淋巴结,颈内静脉上、中、下区淋巴结受累概率依次下降。鼻咽癌转移淋巴结多为双侧发生,除常见于Ⅱ、Ⅲ、Ⅳ区外,咽后组、颈后三角区为鼻咽癌淋巴结转移的特征性部位,这与其他部位原发肿瘤有极显著性差异,可见淋巴结转移在很大程度上有一定的区域性。但颈部淋巴系统极其复杂,平行的淋巴引流系统间存在广泛的交通吻合,使得头颈部癌的区域淋巴结转移可出现"跳跃"转移现象。

【病理基础】

转移淋巴结病理改变与原发肿瘤病理类型密切相关。

1. **大体检查**　淋巴结体积增大,形态不规则,质硬,切面灰白,与周围组织粘连,失去活动性。

2. **镜下表现**　鳞状细胞癌:角化型癌细胞呈梭形或蝌蚪形,细胞边界清晰,胞质丰富,嗜酸性,核固缩,可见无核鳞状上皮细胞、鹰眼细胞或鳞状细胞珠。非角化型癌细胞呈圆形、卵圆形或多角形,细胞边界清晰,胞质淡染,核染色质呈粗颗粒状,易与分化差的腺癌混淆。

腺癌:细胞常单个或成团,大小各异,有球样、乳头状疏松聚集或腺腔样结构。细胞呈圆形、立方形或柱状。胞质均匀或含明显小或大空泡,核偏位。胃癌常见大的印戒样细胞。结直肠癌常见柱状长形细胞,核呈栅栏状,背景见大量坏死物质。

恶性黑色素瘤:细胞常散在分布,呈圆形、多角形或梭形。圆形和多角形细胞的胞质丰富,细胞边界清晰,核常偏位,使细胞呈浆细胞样外观,可见双核或多核,核呈圆形或多角形,染色质细颗粒状,有 1 个或多个明显核仁,常见核内细胞质包涵体,胞质内常见细颗粒状棕色黑色素颗粒。

3. **免疫组化**　根据不同原发肿瘤的肿瘤类型,选择的免疫组化也不同。以颈部淋巴结转移最常见的两种肿瘤为例:甲状腺癌转移淋巴结一般 TG(+)和 TTF1(+);鼻咽癌通常CK(+),EB 病毒原位杂交阳性(+)。主要根据 HE 染色后镜下形态判别,免疫组化有辅助诊断作用。

【影像学表现】

影像学评价颈部转移淋巴结包括淋巴结大小、数量、密度/信号、内部结构、边缘,与周围组织关系。单独用淋巴结的大小来评估淋巴结转移错误率仍较高,目前所使用各项方法(正常淋巴结最大径/最小径>2,或最大径>1.5cm,颈内静脉附近淋巴结≤1.1cm等)都存在不同的局限性,评估转移淋巴结正确率仍较低。

1. CT 表现　转移淋巴结多呈类圆形,长、短径相似,肿大淋巴结密度可均匀,增强扫描可均匀强化,较大病变内部可见液化坏死不强化区域。平扫 CT 值 10~25HU。增强 CT 可以显示坏死周边均匀强化或不均匀强化,发生包膜外侵犯时,与周围组织分界不清。

2. MRI 表现　早期转移淋巴结往往呈单发类圆形,晚期可融合,发展成为双侧颈部肿大淋巴结。T_1WI 表现为等信号,T_2WI 为稍高信号。出现液化坏死时,平扫 T_2WI 能较 CT 更好地区分坏死和其他细胞成分,坏死呈明显高信号,肿瘤细胞及残存淋巴组织呈等信号。因此,T_2WI 上显示的中央坏死区域要比 CT 显示的低密度范围稍小。增强扫描可见中心坏死并环形强化,常可见包膜外侵犯,与周围组织粘连。

【典型病例】

病例 11　患者,女,68 岁,超声发现右侧甲状腺占位(图 8-5-11)。

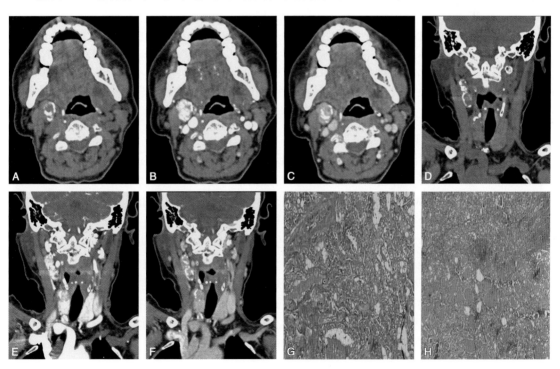

图 8-5-11　甲状腺癌并颈部多发淋巴结转移

CT 平扫轴位(图 A)、冠状位(图 D)示右侧咽旁淋巴结肿大并可见环状钙化,甲状腺右侧叶上极软组织影,边界不清,形态不规则,边缘环状钙化;增强 CT 动脉期轴位(图 B)、冠状位(图 E)示右侧咽旁淋巴结呈不均匀明显强化;静脉期轴位(图 C)、冠状位(图 F)肿大淋巴结强化程度明显减退,呈快进快退增强改变;甲状腺右侧叶上极软组织影动脉期明显强化,静脉期明显减退,瘤体最大径位于甲状腺右侧叶边缘,呈"咬饼征"(图 E、图 F)。病理镜下(图 G;HE、×100)(图 H;HE、×100)可见不规则扩张滤泡、周围可见癌巢形成。免疫组化:"蜡块 6+A3"CD56(-),CK19(+),Gal-3(+),MC(+),TPO(-)。结合免疫组化结果符合甲状腺乳头状癌(滤泡亚型),并颈部多发淋巴结转移。

病例 12　患者,男,49 岁,触及左侧颈部肿物 1 月余,自感不适来诊(图 8-5-12)。

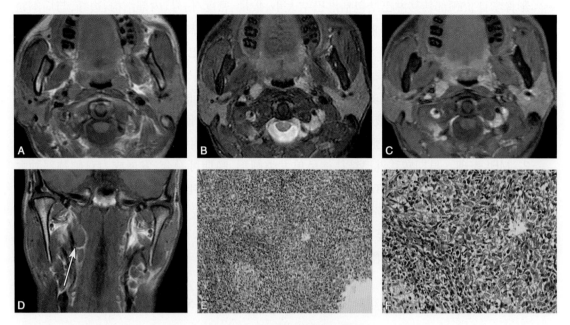

图 8-5-12　鼻咽癌咽旁淋巴结转移

MRI 平扫轴位 T_1WI(图 A)示双侧咽旁间隙多发肿大淋巴结,呈等信号;T_2WI(图 B)呈高信号;冠状位
(图 D)示双侧咽旁间隙多发肿大淋巴结(箭),边界清晰,未见融合成团征象;轴位增强脂肪抑制 T_1WI
(图 C)呈明显均匀强化,淋巴结中央未见液化坏死征象。病理镜下(图 E;HE,×100)(图 F;HE,×200)
可见黏膜下淋巴间质散在分布不规则的梭形细胞巢,瘤细胞界限不清,核圆形或椭圆形,呈泡状,核仁
清楚。

【诊断思路及诊断要点】

CT 图像特点:转移淋巴结多呈圆形/类圆形,密度可均匀或不均匀;增强扫描较明显强化,
可见液化坏死区域。发生淋巴结包膜侵犯时,增强扫描可见其与周边软组织分界不清。

MRI 图像特点:T_1WI 表现与肌肉信号相似,T_2WI 信号稍高于肌肉信号,出现液化坏死时,
T_2WI 信号明显增高;增强扫描可见出现不规则环形强化。

颈部转移淋巴结主要需与淋巴结结核、淋巴瘤及淋巴结炎鉴别。淋巴结结核表现为不规
则厚壁环状强化且略呈花瓣状。而转移淋巴结更多为薄壁的环形强化(强化环的厚度小于淋
巴结直径的 10%),一般认为淋巴结出现厚壁环形强化时(强化环的厚度大于淋巴结直径的
20%),结核的可能性比转移淋巴结高 1 倍,结核的环状强化表现为更不规则。淋巴结炎表现
为双侧,呈串珠状沿颈内静脉排列,淋巴结较小,均质,边界清楚,与转移淋巴结及淋巴结核的
融合和环形强化明显不同,并且经抗炎后,肿大淋巴结恢复正常。

七、其他肿瘤性病变

【简介】

鼻咽部纤维血管瘤(nasopharyngeal fibroangioma)起源于鼻咽顶部、鼻咽后壁咽腱膜和蝶骨
翼板骨外膜等处,由丰富的血管和纤维结缔组织组成,无包膜,常沿颅底自然孔道或骨缝蔓延。
血供非常丰富,主要由颈外动脉的颌内动脉和咽升动脉供血。本病是鼻咽顶部最常见的良性
肿瘤之一,好发于青年男性(10~25 岁),也称男性青春期出血性纤维瘤,病因尚不清楚。

临床主要症状为反复大量出血;肿瘤堵塞后鼻孔和咽口,可有鼻塞、耳鸣和听力下降;若侵及骨质、邻近结构或压迫脑神经,可产生相应症状;累及翼腭窝、上颌窦后壁和其外部可引起面颊部隆起;侵入翼管引起眼干燥症;侵入眼眶引起眼球外突运动受限,视力减退或视野受损等症状也可伴有骨质破坏。该病虽是良性,但因破坏颅底骨质并累及周围软组织结构可导致严重的并发症。

鼻咽部镜检可见红色质韧肿物,由于活检可导致严重出血,一般不做鼻咽部活检。本病术后复发率很高,很难根治,影像学的早期诊断及准确定位对手术全切及预后判断极为重要。

【病理基础】

1. **大体检查** 肿瘤呈圆形或结节状,无包膜,无蒂或有蒂,平均直径约 4cm,表面覆以黏膜较光滑,或有溃疡形成。切面多样,血管成分多时,肿瘤可呈海绵状,纤维成分为主时肿瘤质韧。

2. **镜下表现** 由纤维组织及血管组成,中央区纤维成分多,周边区血管成分多,纤维结缔组织由丰富的梭形、多角形或星形细胞及胶原纤维构成。血管直径不一,薄壁,呈裂隙状,肌层缺如。间质细胞可具有多形性,有时出现奇异核,可黏液样变。栓塞治疗后的肿瘤标本通常显示梗死区,在一些血管内可见血栓。

3. **免疫组化** 血管壁细胞表达 vimentin、SMA,间质细胞仅表达 vimentin,但在纤维化明显的区域也可局灶表达 SMA。内皮和间质细胞通常表达雄激素,偶可表达孕激素。内皮细胞 FMI-R、CD34、CD31 强阳性表达。

【影像学表现】

1. **CT 表现** 鼻咽顶部的不规则软组织肿块,填充鼻咽腔,并经后鼻孔长入同侧鼻腔。密度较均匀,与肌肉密度类似,无明显边界。增强扫描肿瘤明显强化,并见较多密度更高的点条状血管样强化,并有延时增强。增强扫描能清楚显示肿瘤侵犯范围。相较于 MRI,CT 能够清晰显示颅底骨质破坏和侵及周围结构(翼腭窝、翼管、眶上裂、蔓延至颅内)等情况。邻近骨质常伴压迫性的骨质破坏,颅底腔隙常增宽。

2. **MRI 表现** 瘤体以 T_1WI 等或稍低信号、T_2WI 等或稍高信号为主。部分瘤体内可见点条状血管流空信号,形成典型"盐-胡椒征"。鼻咽部纤维血管瘤边界光整或尚光整,边界不清或略呈分叶状。增强扫描瘤体实质部分呈显著均匀或稍不均匀强化,其内可见点片状无强化液化坏死区。骨质改变可见骨质受压变形及骨髓信号缺损改变。

【典型病例】

病例 13 患者,男,33 岁,鼻腔肿物伴鼻塞、鼻衄 2 月余(图 8-5-13)。

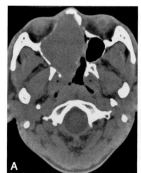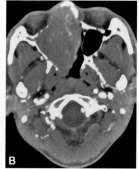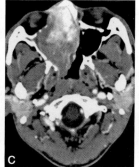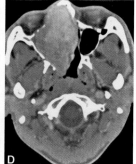

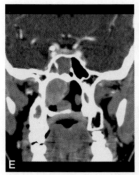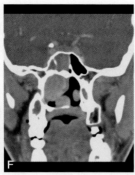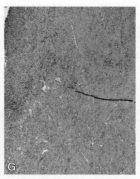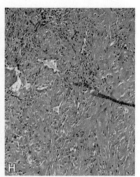

图 8-5-13　鼻咽部纤维血管瘤

CT 平扫轴位(图 A)、动脉期轴位(图 B)、静脉期轴位(图 C)、延迟期轴位(图 D)可见鼻腔软组织肿块,随着强化时间推移,肿块渐进性强化;动脉期冠状位(图 E)、静脉期冠状位(图 F)可见肿块位于鼻腔顶部。病理镜下(图 G;HE,×40)(图 H;HE,×100)可见肿瘤细胞呈束状或波浪状排列,细胞为长梭形。免疫组化:CD34(血管+)、CK(部分+)、Desmin(部分+)、Ki-67(约 40%)、NSE(-)、SMA(+)、vimentin(+)、STAT-6(部分弱+)。结合免疫组化较符合(右鼻腔)鼻咽部纤维血管瘤,伴局灶化脓性炎及脓液形成,灶性黏膜上皮鳞化。

【诊断思路及诊断要点】

CT 图像特点:典型改变为鼻咽部形态不规则肿物,多侵及周围结构,骨缝、骨裂开大居多,也可有骨质破坏,增强扫描明显强化,并有血管样强化和延迟强化。

MRI 图像特点:肿块 T_1WI 呈等信号或偏低信号,T_2WI 呈略高信号,可见"盐-胡椒征",为鼻咽纤维血管瘤的典型改变。肿瘤含纤维成分较多时 T_2WI 信号可降低。增强扫描肿瘤明显强化,血管流空信号显示得更为清楚。MRA 显示肿瘤血管丰富,主要由颈外动脉供血。需注意的是"盐-胡椒征"并非仅鼻咽纤维血管瘤独有,颈静脉球瘤及颈动脉体瘤等富血供肿瘤亦可出现。

第六节　咽旁间隙及咽后间隙继发性病变

一、腮腺深叶肿瘤累及咽旁间隙

【简介】

咽旁间隙的外侧为腮腺间隙,由颈深筋膜包绕而成,内有腮腺。腮腺以面神经为界,分为深叶和浅叶,靠近深叶的颈深筋膜比较薄弱,甚至缺如。因此,腮腺深叶及其肿瘤可进入咽旁间隙,主要为腮腺深叶肿瘤侵及咽旁间隙,累及咽旁间隙的腮腺肿瘤通常为良性。

腮腺深叶肿瘤侵入咽旁间隙后,大多在茎突前间隙自后外向前内方向生长,使咽旁间隙脂肪受压,残留脂肪主要位于肿块内前和/或内后方,同时,肿块与腮腺之间的脂肪消失。如出现"脂肪帽征",特别是肿瘤与腮腺之间的脂肪消失时,应首先考虑腮腺肿瘤累及咽旁间隙。如果肿瘤与腮腺之间的脂肪存在,特别是肿块被脂肪环绕时,肿瘤很可能原发于咽旁间隙,而非来自腮腺。部分累及咽旁间隙的腮腺深叶肿瘤可见到瘤体深入至腮腺深叶内,形似果蒂,称为"腮腺蒂征"。"腮腺蒂征"是腮腺肿瘤累及咽旁间隙的重要征象。其次,茎突后间隙的原发肿瘤常使茎突向前或前外方移位,茎突前间隙的原发肿瘤多使茎突向后或后外方移位。

腮腺深叶肿瘤主要通过茎突前方侵入咽旁间隙,造成茎突向后或后内移位及茎突下颌骨间距扩大。腮腺深叶肿瘤也可通过茎突后方进入咽旁间隙,这是因为茎突后方也有腮腺组织,此区域起源的腮腺肿瘤可以通过茎突后方进入咽旁间隙。较大肿块可同时通过茎突前方和后方进入咽旁间隙,将茎突包绕在肿块内。腮腺深叶肿瘤位于二腹肌后腹浅面,可致二腹肌后腹受压内移。腮腺深叶肿瘤位于颈动脉鞘浅面,通常使颈动脉鞘整体向后内或前内方移位,不造成鞘内血管相互分离。

累及咽旁间隙的腮腺肿瘤通常为良性,其中绝大多数为多形性腺瘤,次为基底细胞腺瘤。多形性腺瘤好发年龄为50岁左右,基底细胞腺瘤常见于60岁以上女性。一般来说,良性肿瘤与邻近结构分界清楚,形态规整,包膜完整,密度/信号较均匀。累及咽旁间隙的恶性腮腺肿瘤多为恶性多形性腺瘤。恶性腮腺肿瘤通常边缘模糊,形态不规则,囊变坏死多见,易侵犯邻近结构或伴淋巴结转移。此外,对于多形性腺瘤,当肿块呈多结节生长、体积较大、密度/信号混杂时也需警惕恶变可能。

【病理基础】

累及咽旁间隙的肿瘤主要有4大类,包括小涎腺肿瘤、副神经节肿瘤、神经源性肿瘤和腮腺肿瘤。其中来源于腮腺肿瘤和小涎腺肿瘤占40%~50%,副神经节肿瘤占10%~15%,神经源性肿瘤占17%~25%,其余10%~33%为其他类别肿瘤,包括淋巴结病变、鳃裂囊肿、淋巴瘤和其他少见肿瘤。而累及咽旁间隙的腮腺深叶肿瘤常见肿瘤与腮腺间脂肪密度/信号消失。腮腺深叶肿瘤多数为良性,良性病变以多形性腺瘤最为常见,其次是腺淋巴瘤。恶性病变以黏液表皮样癌常见。

【影像学表现】

良性肿瘤:多形性腺瘤,常呈分叶状或多结节状生长,典型者 T_2WI 呈明显高信号,动态增强扫描表现为缓慢延迟强化。病变边界清,形态多规则,肿瘤内密度/信号较均匀,强化常呈均匀轻度到明显不同程度强化。基底细胞腺瘤通常直径≤3cm,一般无分叶,T_2WI 信号稍低于正常腮腺,动态增强扫描表现为早期强化和持续强化。

恶性肿瘤:黏液表皮样癌,边缘模糊,形态不规则,肿瘤内密度/信号混杂,且常伴有坏死,强化方式多为不均匀明显强化。

【诊断思路及诊断要点】

累及咽旁间隙的腮腺深叶肿瘤由于肿瘤在茎突前间隙从后外向前内生长,使咽旁间隙内脂肪向内前方推移,出现"脂肪帽征"。如出现"脂肪帽征",特别是肿瘤与腮腺之间的脂肪消失时,应首先考虑腮腺肿瘤累及咽旁间隙。部分累及咽旁间隙的腮腺深叶肿瘤可见瘤体深入至腮腺深叶内,形似果蒂,称为"腮腺蒂征"。部分肿瘤可见腮腺呈宽基底相连。

二、鼻咽部的恶性肿瘤侵及咽旁间隙

【简介】

鼻咽部恶性肿瘤侵及咽旁间隙最常见的是鼻咽癌,其次是非霍奇金淋巴瘤。

【病理基础】

鼻咽癌大部分是鳞状上皮癌,腺癌和囊腺癌相对较少见,也可以来源于咽旁间隙深部的小涎腺。咽旁间隙是鼻咽癌最常见的侵犯部位,约占80%,鼻咽癌侵犯颅底约占20%。

【影像学表现】

1. CT 表现　可见咽旁间隙的变窄、受压、移位,脂肪间隙消失;当侵及咽旁间隙邻近的肌肉时,表现为肌肉肿胀、密度增高;累及颈动脉鞘时,颈动脉鞘增厚;当病变向上累及颅底时,可以出现相应的骨质破坏。

2. MRI 表现　可从信号的强度及与对侧相对应的结构比较来区分受侵的肌层及肌间隙,对于脂肪间隙改变的显示优于 CT。

【典型病例】

病例　患者,女,19 岁,鼻咽部不适半年,发现颈部淋巴结肿大 3 个月(图 8-6-1)。

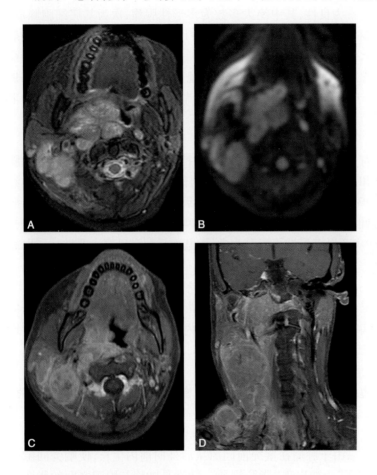

图 8-6-1　鼻咽癌

MRI 平扫轴位 T_2WI(图 A)示右侧鼻咽部见软组织肿块,边界尚清,呈稍高信号,右侧咽隐窝变窄,病灶累及右侧咽旁间隙,并见多发肿大淋巴结;DWI(图 B)示肿块及肿大淋巴结呈高信号;增强(图 C、图 D)肿块呈不均匀明显强化,病灶中央坏死成分无强化。

【诊断思路及诊断要点】

鼻咽部的恶性肿瘤侵及咽旁间隙最常见的是鼻咽癌,患者常伴鼻咽部的恶性病变征象。侵及咽旁间隙表现为咽旁间隙的变窄、受压、移位,脂肪间隙的消失,邻近软组织受累。

第七节　咽旁及咽后间隙病变影像诊断思路

(一) 诊断思路

1. 咽旁间隙及咽后间隙感染性病变影像诊断思路

定位:主要累及咽旁间隙、咽后间隙软组织;咽旁脂肪间隙结构未见明显推移改变,未见占位性改变。

定性:咽旁间隙及咽后间隙感染好发于儿童和青年,主要症状为咽痛、吞咽困难、发热、畏寒等。

早期为蜂窝织炎,CT 表现为咽旁间隙、咽后间隙软组织肿胀,脂肪间隙密度增高或消失,MRI 表现为肿胀的软组织呈 T_1WI 低信号、T_2WI 高信号,边缘模糊,增强扫描呈轻中度强化。若蜂窝织炎得不到有效控制,则形成脓肿。脓肿 CT 表现为肿胀的软组织内出现水样低密度区,增强扫描脓肿壁和周围软组织强化,脓肿壁一般呈环形强化,脓腔不强化,有时脓肿内可见到少量气体。

脓腔随脓液中蛋白含量不同,T_1WI 可表现为低、等、高信号,T_2WI 多为高信号;脓肿壁 T_1WI 表现为中等信号,T_2WI 呈略低信号,增强扫描脓肿壁呈环形强化,脓液无强化。脓肿形成后可有一定的占位效应,可造成呼吸道的狭窄。

应结合临床症状/体征及实验室指标,综合影像学表现进一步定性。

2. 咽旁间隙及咽后间隙肿瘤及肿瘤样病变影像诊断思路

定位:病灶位于咽旁间隙时,周围见受压变薄的咽旁脂肪;颈内动脉位于肿块后方,且颈内动脉可受压移位;腮腺深叶与肿块间有脂肪分隔或形态基本完整;口鼻咽侧壁受压推移改变,翼内肌受压向外侧推移。颅底的孔道可以扩大。

定性:占位边界清晰,形态规则,边缘相对规整,与周围组织关系分界清晰,邻近脂肪间隙清晰,周围大血管结构未见受侵,多考虑为良性病变,病灶平扫及增强扫描密度/信号表现常基于病理基础表现不一。反之,病灶形态不规则,边缘不光整,与周围组织关系分界不清,侵犯邻近大血管结构,破坏邻近骨质结构,伴异常肿大淋巴结,多考虑为恶性病变。

占位定性后,结合病灶单侧/双侧、单发/多发、发病年龄、发病部位、临床表现及重要实验室检查等综合考虑,进一步分析及评价占位情况。

(二) 鉴别诊断

1. 咽旁间隙及咽后间隙感染性病变的鉴别诊断 咽旁间隙及咽后间隙感染好发于儿童和青年,主要症状为咽痛、吞咽困难、发热、畏寒等。早期为蜂窝织炎,CT 表现为咽旁间隙、咽后间隙软组织肿胀,脂肪间隙密度增高或消失。脓肿形成后可有一定的占位效应,增强扫描脓肿壁一般呈环形强化,脓腔不强化,有时脓肿内可见到少量气体。DWI 脓腔呈高信号。

咽旁间隙或咽后间隙结核好发于成年人,早期症状可不明显,黏膜充血不明显。影像表现早期类似于非特异性感染,表现为咽旁间隙及咽后间隙软组织肿胀。结核脓肿的脓肿壁一般较厚,可伴有钙化。骨结核如椎体破坏、畸形、椎间隙变窄或消失为诊断结核脓肿的重要依据。

2. 咽旁间隙及咽后间隙肿瘤及肿瘤样病变的鉴别诊断

(1) 翼内肌、颈内动脉、腮腺深叶咽旁脂肪间隙移位对病变定位的判断有重要作用。翼内肌向内、后侧移位,常提示咀嚼肌来源。翼内肌向前、外侧移位,提示咽旁间隙占位、腮腺深叶肿瘤、颈动脉鞘区病变来源可能性大。腮腺深叶咽旁脂肪间隙消失或向内移位,提示腮腺深叶肿瘤;腮腺深叶咽旁脂肪间隙存在,提示咽旁间隙占位可能性大。病灶推压颈内动脉,包绕颈内动脉,与颈内动脉关系密切,往往提示副神经节瘤、神经鞘瘤可能性大。

(2) 颈动脉间隙外侧及后侧多为淋巴结病变,发生在颈动脉间隙前内侧及后内侧的多为神经鞘瘤。颈部神经源性肿瘤好发于颈动脉间隙、椎旁间隙和咽旁间隙内。

对特征性影像学征象的把握也可以缩小病变考虑范围。"盐-胡椒征"出现往往可以提示副神经节瘤、鼻咽部纤维血管瘤等可能性大;颈动脉分叉处呈"杯口状"结构,颈动脉位于瘤体内部,则高度提示颈动脉体瘤。

(3) 对于双侧多发肿大的淋巴结,边缘清楚,融合少见,均匀强化,坏死程度与肿块大小不成比例往往提示淋巴瘤。诊断性放疗迅速消失有助于诊断淋巴瘤。淋巴结肿大,呈类圆形,相互融合,常发生中心坏死并环形强化,常发生包膜外侵犯,与周围组织粘连常提示转移淋巴结可能。

（4）咽旁间隙及咽后间隙肿瘤及肿瘤样病变鉴别要点见表8-7-1。

表8-7-1　咽旁间隙及咽后间隙肿瘤及肿瘤样病变鉴别要点

肿瘤类别	部位	年龄	性别差异	单/双侧 单/多发	颅底孔道扩大	"盐-胡椒征"	影像特征	强化方式
异位多形性腺瘤	茎突前间隙，腮腺深叶多见	中年（30～50岁）	女性多见	单侧、单发多见			多结节状强化	慢进慢出，延迟强化
神经鞘瘤	茎突后间隙	各年龄段	无	单侧、单发	+		囊变明显，"哑铃状"生长	渐进性强化
副神经节瘤	颈动脉分叉处、颈静脉	中年（30～50岁）	无	单侧、单发		+	颈动脉分叉"杯口状"	明显强化
动脉瘤	咽旁间隙少见	中老年	无	单侧、单发		+	MRI见流空血管，强化与同层面颈动脉相似	明显均匀强化或部分强化
淋巴瘤	颈部淋巴结	霍奇金淋巴瘤:青年 非霍奇金淋巴瘤:老年	男性多见	双侧、多发			多发肿大淋巴结，强化均匀，少囊变坏死	轻中度强化
淋巴结转移	颈部淋巴结	老年	无	双侧、多发			多发肿大淋巴结，强化不均匀，坏死、融合常见	不均匀强化
鼻咽部纤维血管瘤	鼻咽顶部、鼻咽后壁	中青年（10～25岁）	男性多见	可向双侧蔓延、单发	+		血管丰富、由颈外动脉供血	明显强化、延迟强化

报告书写规范要点

在报告的书写过程中，不仅仅要关注病变本身，还要注意病变邻近结构的改变和来源。如发现病灶则要求重点描述部位、大小、形态、边缘、累及或浸润周围结构情况，增强前后密度/信号变化情况。

例如:腮腺深叶多形性腺瘤

影像描述:右侧腮腺体积明显增大，深叶可见一类圆形肿块影，大小约3.9cm×2.7cm×3.1cm，肿块呈T_1WI稍低信号、T_2WI稍高信号，DWI呈稍高信号，信号均匀，形态规则，边界清晰，呈浅分叶状，增强后呈延迟均匀强化。腮腺深叶咽旁脂肪间隙消失，肿块及右侧咽旁间隙，邻近脂肪间隙尚清晰。相邻颅底骨质信号未见明显异常，颅底结构信号未见明显异常。双侧颈部未见明显肿大淋巴结。

影像诊断:右腮腺深叶多形性腺瘤。

═══ 练习题 ═══

1. 名词解释

（1）咽旁间隙

（2）咽后间隙

（3）干酪样坏死

2. 选择题

（1）腺源性感染最常见于

  A. 咽旁间隙   B. 翼下颌间隙   C. 下颌下间隙

  D. 舌下间隙   E. 颞下间隙

（2）下列属咽旁脓肿并发症的是

  A. 咽后脓肿   B. 纵隔炎   C. 血栓性静脉炎

  D. 脓毒血症   E. 大出血

（3）咽旁间隙的位置在

  A. 咽上缩肌与咽侧黏膜之间   B. 咽上缩肌与翼内肌之间

  C. 咽上缩肌与翼外肌之间   D. 咽上缩肌与咽中缩肌之间

  E. 以上都不是

（4）咽旁间隙是指位于

  A. 颅底与舌骨之间的一个倒"金字塔"形结构

  B. 喉旁的一个结缔组织间隙

  C. 椎旁的一个结缔组织间隙

  D. 扁桃体与喉之间的一个倒"金字塔"型结构

  E. 上颌窦和翼突间潜在的间隙

（5）关于椎前间隙的叙述，正确的是

  A. 位于椎前筋膜和颊咽筋膜之间   B. 此间隙向两侧通咽旁间隙

  C. 此间隙经腋鞘可与腋腔交通   D. 间隙内含有颈静脉弓

  E. 间隙内含有甲状腺下动脉、头臂干

（6）以下通过咽旁后间隙的结构错误的是

  A. 颈内动静脉

  B. 咽升动脉、腭升动脉

  C. 舌咽神经、迷走神经、舌下神经、副神经

  D. 颈外动脉

  E. 交感神经、三叉神经

（7）关于淋巴瘤描述正确的是

  A. 仅出现浅表淋巴结肿大

  B. 咽淋巴环病变，口咽、舌根、扁桃体和鼻咽部黏膜和黏膜下具有丰富的淋巴组织

  C. 肿大淋巴结钙化、坏死常见

  D. 常累及、破坏邻近骨质结构

  E. 常发生于青少年

（8）下列关于急性扁桃体炎错误的是

    A. 主要病原菌是乙型溶血性链球菌

    B. 临床症状明显,多有咽痛并伴有全身感染症状

    C. 早期扁桃体肿大,脓肿形成后,脓液在 CT 上表现为低密度,MRI 表现为 T_1WI 低至高信号,T_2WI 高信号,周围脓肿壁呈明显的环形强化

    D. 边界清晰

    E. 好发于青少年

3. 简答题

（1）简述咽旁间隙的恶性肿瘤。

（2）简述咽旁间隙的分界所包括的结构。

（3）简述咽后间隙感染的特点。

（4）简述咽旁间隙淋巴瘤 MRI 表现。

（5）简述咽旁间隙感染的主要影像学表现。

（6）简述累及咽旁间隙的腮腺深叶肿瘤的征象。

（7）简述咽旁间隙神经鞘瘤与多形性腺瘤的鉴别诊断。

选择题答案:（1）C （2）ABCDE （3）B （4）C （5）B （6）E （7）B （8）D

（卢振东 杨 凡 陈济琛 陈晓东 陈立婷 陈武标 张水兴）

推荐阅读资料

[1] 陈凯瑞,罗春媛,谭艳林,等.颞下咽旁间隙原发性肿瘤 CT/MRI 影像学分析.实用口腔医学杂志,2018,34(3):407-411.

[2] 陈星荣,陈九如.消化系统影像学.上海:上海科学技术出版社,2010.

[3] 丁忠祥,袁建华,沈君,等.咽旁间隙在头颈部肿瘤 MRI 诊断中的价值.实用放射学杂志,2007,23(4):455-457.

[4] 韩萍,于春水.医学影像诊断学.4 版.北京:人民卫生出版社,2016.

[5] 胡安·罗塞.外科病理学.10 版.郑杰,译.北京:北京大学医学出版社,2017.

[6] 黄才寿,况光仪.咽后间隙脓肿 43 例临床分析.海南医学,2000,11(2):31.

[7] 贾成,孙敏,罗彩华.多层螺旋 CT 在急性咽旁间隙和咽后间隙脓肿 13 例诊断中的应用.交通医学,2013,27(5):538-539,541.

[8] 李文华.头颈部疾病影像鉴别诊断.北京:化学工业出版社,2007.

[9] 刘寒波,黎可华,文剑雪,等.60 例咽旁隙肿块的 CT 及 MRI 影像学特征分析.中国耳鼻咽喉颅底外科杂志,2017,23(5):466-469.

[10] 刘金刚,王文娟,董鹏,等.咽旁间隙解剖及病变的 CT 和 MRI 表现.实用放射学杂志,2006,22(1):109-112.

[11] 刘彤华.刘彤华诊断病理学.4 版.北京:人民卫生出版社,2018.

[12] 柳林整,孙彦,马兴国,等.咽旁间隙结核性脓肿.山东大学基础医学院学报,2004,

18(2):93-94.

　　[13] 马小义,史大鹏,王东.CT、MRI 影像学在颅底咽旁间隙肿瘤早期诊断及鉴别中的应用研究.中国 CT 和 MRI 杂志,2018,106(8):35-37,57.

　　[14] 王书轩,范国光.CT 读片指南、MR 读片指南.2 版.北京:化学工业出版社,2013.

　　[15] 王振常.中华临床医学影像学:头颈分册.北京:北京大学医学出版社,2016.

　　[16] 王振常,鲜军舫.中华影像医学:头颈部卷.3 版.北京:人民卫生出版社,2019.

　　[17] 吴芹,陈燕萍,徐嬿,等.咽旁间隙多形性腺瘤与神经鞘瘤的影像鉴别诊断.临床放射学杂志,2011,30(8):1116-1119.

　　[18] 鲜军舫,王振常,罗德红,等.头颈部影像诊断必读.北京:人民军医出版社,2007.

　　[19] 于小平.侵及咽旁间隙的腮腺深叶肿瘤影像表现.实用放射学杂志,2015,31(1):28-30,42.

　　[20] 张龙江,卢光明.全身 CT 血管成像诊断学.北京:人民军医出版社,2012.

第 九 章

颈动脉间隙病变

第一节　影像学检查方法

对于颈动脉间隙病变,传统的X线检查不能提供足够的诊断信息,其他影像学检查主要包括CT、MRI、超声、血管造影等,在颈动脉间隙病变的定位、定性方面已成为必不可少的检查手段,越来越受到放射学及临床医师的重视。要得到足够的诊断信息,必须充分了解患者的临床病史及体格检查资料,针对临床要求,使用正确、恰当的检查方法,使各种检查手段发挥其最大的效益。

1. **X线平片**　为最传统的影像学检查方法,但对颈部软组织病变观察价值不大。由于颈部软组织结构之间缺乏对比,无法区分颈部肌肉和淋巴结等软组织,目前已不用于颈部间隙病变的检查。颈部正位平片可显示软组织内钙化及气管狭窄、移位等继发改变,侧位平片可以显示颈椎前方软组织影有无增厚等情况。

2. **CT检查**　为颈部病变的常规检查方法。现已广泛应用于颈动脉间隙各种肿瘤及肿瘤样病变的检查,能清楚显示病变的部位、大小、范围及有无颈部肿大淋巴结,尤其对肿瘤性病变的诊断、分期及疗效评估有重要意义。对于肿瘤及肿瘤样病变,CT平扫难以全面显示病变特点及病变性质,如无碘对比剂使用禁忌证及主要器官严重功能障碍,应常规进行增强CT扫描。

(1)扫描要求及范围:轴位为基础扫描体位,扫描基线为听眶下线,依据病变特点及诊断需要,必要时进行冠状位、矢状位重建,扫描范围应包括全部病变,对疑似肿瘤患者的扫描范围应自颅底上方至胸廓入口,并常规进行冠状位扫描或多平面重建。软组织算法重建,需观察骨质改变的患者同时采用骨算法重建。软组织窗:窗宽300~400HU,窗位30~50HU;骨窗:窗宽1 500~4 000HU,窗位300~700HU。

(2)扫描及重建参数

1)非螺旋扫描方式:球管电压≥120kV,电流≥100mA。层厚2~3mm,层间距2~3mm。FOV为17~25cm,矩阵≥512×512,对于较小病变,层间距应小于层厚。

2)螺旋扫描方式:球管电压≥120kV,电流≥200mA。扫描层厚1~2mm,重建间隔小于或等于扫描层厚的50%,FOV为18~22cm,矩阵≥512×512。源图像重组层厚等于采集层厚,层间距小于采集层厚的50%。根据临床需要进行三维图像重组和后处理,包括MaxIP、SSD和VE。

颈动脉间隙冠状位或矢状位重建基线:冠状位重建基线在矢状位上与颈动脉纵轴平行,矢状位重建基线在冠状位上与颈动脉纵轴平行,必要时使用最大密度投影(maximum intensity projection,MIP)技术可更直观地显示颈动脉影像。重组层厚为2~5mm,重组间隔2~5mm(对较小的病变层间距应小于等于层厚)。

增强扫描:对于软组织病变且无禁忌证者,应常规进行增强扫描。对比剂注射流率≥3ml/s,总量80~100ml,延迟30~40秒扫描,延迟扫描时间依病变及设备情况而定;采用软组织算法重建。

能谱 CT 有去除金属伪影、能谱/衰减曲线、物质分离等多参数成像和分析的优势,在头颈部疾病诊断中具备较好的诊断效能。扫描过程中,通过 80kVp 和 140kVp 两种能量采集的数据进而明确在 40~140kVp 范围内体素的衰减系数,从而获得相应 101 组单能量图像。低能级的单能量图像(如 40kVp)可以更好地显示病灶而提高病灶检出率,高能级单能量图像(>80kVp)可以有效减少金属伪影的影响。能谱曲线指在单能量图中物质的 CT 值随 X 线能量等级变化而改变的曲线,而衰减曲线则可反映出不同能级下感兴趣区(region of interest,ROI)CT 值的变化规律,病灶因成分差异可呈现出不同类型能谱曲线,其差异可通过测量曲线斜率进一步定量分析,如不同病理类型来源转移淋巴结能谱 CT 定量参数存在差异,可为鉴别诊断提供定量评估依据。

3. MRI 检查　具有软组织分辨率高、无辐射及可以多角度、多参数成像等优点,对于颈部间隙病变检查具有重要价值,对病变软组织显示优于 CT 检查。近年来,MR 功能成像能够反映组织血流灌注、水分子弥散情况及组织代谢等多方面信息,对良恶性病变的鉴别、疗效及预后评估提供可靠信息。MRI 梯度回波和血管成像技术可使血流呈高信号,无须注射对比剂即可鉴别血管与其他结构。MRI 增强扫描有助于显示病变与周围结构的关系,显示病变内的血供情况,鉴别肿瘤治疗后复发或瘢痕(纤维化),以及对有特殊要求的 MR 血管成像有帮助。MRI 为颈部病变最有价值的检查方法,尤其适于观察病变与肌肉、神经及血管的关系。但 MRI 空间分辨率低于超声及 CT 检查,且下颈部交易受到磁敏感伪影、运动伪影的干扰,导致图像质量下降。

1)扫描体位:轴位,扫描基线为听眶下线;冠状位及矢状位,根据扫描的器官、部位或需显示的结构确定。

2)扫描线圈:颈部正交线圈或头颅多通道线圈、头颈联合线圈。

3)扫描序列:轴位 T_1WI、T_2WI,冠状位(必要时加矢状位)T_1WI,病变在轴位显示不佳时,需在显示较好的冠状位或矢状位行 T_2WI 扫描。

大部分颈部结构都连通头部与躯干,呈纵向走行。轴位能较好地显示解剖细节。冠状位扫描野大,能覆盖全颈,全面显示位于胸锁乳突肌深面的双侧颈深淋巴链及锁骨上淋巴结。矢状位的正中层面能显示舌根、会厌、气道前后壁及椎前软组织;外侧层面能显示颈深淋巴链、臂丛神经及其与血管的关系。

颈部 MRI 常规选用轴位,辅以冠状位,必要时加用矢状位。轴位扫描时基线应根据所需检查的部位进行选择。冠状位及矢状位应尽量与轴位垂直。

4)扫描参数:层厚 3~5mm,层间距 0.3~1mm,FOV 为 20~25cm,矩阵≥224×256。

4. 超声检查　高频超声扫查是颈部软组织病变初查的首选方法,对诊断颈部淋巴结病变及其他颈部肿瘤性病变有重要价值。超声引导下的细针穿刺活检是最经济可靠的诊断方法,细胞学诊断为恶性病变者其可靠性可达 100%。

第二节　正常解剖基础及变异

颈动脉间隙为纵贯全颈部的管状间隙,颈深筋膜中层向两侧延续,自颅底至主动脉弓水平,包绕颈总动脉、颈内动脉、颈内静脉和迷走神经形成颈动脉鞘,其周围与颈深筋膜深、浅层相融合,构成颈动脉间隙。颈动脉间隙外、后侧为颈深筋膜的浅层,前方为颈深筋膜中层,内侧被颈深筋膜深层包绕。

以舌骨为界,颈动脉间隙可分为舌骨上区及舌骨下区。舌骨上区颈动脉间隙位于腮腺间隙内侧、咽旁间隙后外侧、颈后间隙前内侧、椎周间隙前外侧、咽后间隙外侧,舌骨下区颈动脉间隙位于脏器间隙及咽后间隙外侧、颈后间隙内侧、颈前间隙后侧及椎周间隙前侧。

颈动脉间隙内有颈总动脉、颈内动脉、颈内静脉、第Ⅸ～Ⅻ对脑神经及交感神经链。颈内静脉链淋巴结则松散分布于颈动脉鞘表面筋膜层。颈动脉间隙淋巴结分布以外侧颈深淋巴结群最重要,外侧颈淋巴结群总体上分布于颈内静脉外 2/3 周,其上群淋巴结沿颈内静脉上 2/3 的前外侧分布,中群淋巴结从颈内静脉上部外侧方开始。

颈动脉间隙内有第Ⅸ～Ⅻ对脑神经及交感神经链,以舌骨为标志,第Ⅸ～Ⅻ对脑神经在舌骨上区走行,位于颈动脉和静脉的后内侧,第Ⅸ对、第Ⅺ对、第Ⅻ对脑神经均在舌骨上区水平走行至相应部位,第Ⅹ对脑神经即迷走神经于颈总动脉及颈内静脉之间走行并延伸至舌骨下区。

颈动脉间隙解剖变异以血管走行变异多见。$C_{3\sim7}$ 水平颈动脉系统包括颈总动脉、颈内动脉及颈外动脉均走行于横突孔外侧,单侧或双侧颈动脉向内突向咽后间隙时称为咽后颈动脉,又称为颈动脉转位或颈动脉迂曲。

既往研究发现,咽后颈动脉发病率为 2.6%,多见于颈内动脉,颈总动脉和颈外动脉次之,由动脉粥样硬化或先天发育异常所致颈动脉梭形膨大或迂曲。老年人多见,女性较男性多发,好发于右侧,尤其是 $C_{2\sim5}$ 水平,一般为颈部 CT 或 MRI 检查无意中发现,无明显症状,部分可表现为咽后或扁桃体后搏动性肿物。因颈动脉位置表浅,在涉及咽部的外科手术中,如扁桃体切除术、扁桃体周围脓肿引流术和经口肿瘤切除术等,易误伤咽后颈动脉而引起致命性出血。此外,咽后颈动脉可引起上呼吸道相对狭窄而加重阻塞性睡眠呼吸暂停综合征。

颈动脉间隙内血管、淋巴结、神经相关病变可依据解剖部位及其与周围颈部间隙位置关系改变进行诊断与鉴别诊断。例如,鉴别颈动脉间隙肿瘤与咽旁间隙、腮腺深叶来源肿瘤的标志为颈内、外动脉和咽旁间隙间脂肪的移位方向,颈动脉间隙肿瘤位于咽旁间隙后方,颈动脉鞘血管受压后多数位于肿瘤前方,咽旁间隙脂肪受压呈弧形覆盖在肿瘤前缘,而咽旁间隙和腮腺深叶来源肿瘤则常位于颈动脉鞘血管的前方,咽旁间隙脂肪则后移。

第三节　颈动脉间隙淋巴结病变

颈部肿块性病变中最常见的是淋巴结病变,而位于颈内静脉前外侧的颈深静脉淋巴结链为头颈部淋巴引流的终末淋巴结群,其后方为副神经淋巴结,而颈动脉间隙与颈内静脉链淋巴结关系密切,颈动脉间隙相关的常见淋巴结病变包括淋巴结炎症、淋巴结结核、反应性淋巴结增生、巨大淋巴结增生症、淋巴结转移瘤及淋巴瘤。

一、淋巴结炎症

【简介】

常见的颈动脉间隙相关淋巴结炎症(lymphadenitis)包括病毒性淋巴结炎、细菌性淋巴结炎、真菌性淋巴结炎、原虫性淋巴结炎等,绝大多数淋巴结炎症没有特征性影像学表现,其诊断需要结合临床病史、实验室检查、影像学表现等。

【病理基础】

淋巴结炎症相关致病因素有病毒、细菌、真菌、原虫等,引起急性或慢性病毒性淋巴结炎的常见病毒有单纯疱疹病毒、EB 病毒、巨细胞病毒、麻疹病毒、柯萨奇病毒等,临床上可有病毒性感染前驱症状,如 EB 病毒和巨细胞病毒感染时常表现为 3~6 周的疲乏、发热、咽痛等前驱症状,病毒性淋巴结炎常可自行消退。细菌性淋巴结炎最常见致病菌为 A 组乙型溶血性链球菌和金黄色葡萄球菌,常伴有发热,局部颈部皮肤红、肿、热、痛及外周血中性粒细胞比例增高等临床表现。真菌性淋巴结炎常见于免疫力低下或免疫缺陷患者,常见致病真菌有隐球菌、组织胞浆菌、球孢子菌等,常感染人体表浅部位的皮肤或黏膜。

【影像学表现】

影像学检查有助于明确受累淋巴结的部位、数目、形态、有无包膜外侵犯,以及淋巴结有无坏死或脓肿形成等。

病毒性淋巴结炎有不同影像学表现,常表现为弥漫性淋巴结受侵、淋巴结大小正常或略增大,边缘规则,增强可见轻度强化,CT 平扫可见淋巴结内有稍低密度区,MRI 则表现为 T_1WI 低至等信号、T_2WI 高信号。

细菌性淋巴结炎与真菌性淋巴结炎的影像学表现相似,当淋巴结未出现坏死或脓肿形成时,其影像学表现与病毒性淋巴结炎相似,但所累及淋巴结体积多数明显大于后者。典型影像学表现为多发淋巴结肿大,边界欠清,部分呈融合状,增强扫描见不规则边缘强化伴中央坏死无强化区,常伴周围软组织水肿。

【典型病例】

病例 1 患者,女,44 岁,发现颈部肿物 1 月余,触之质硬、固定,逐渐增大,无憋气、声音嘶哑、吞咽困难等,抗炎 2 周治疗无效果(图 9-3-1)。

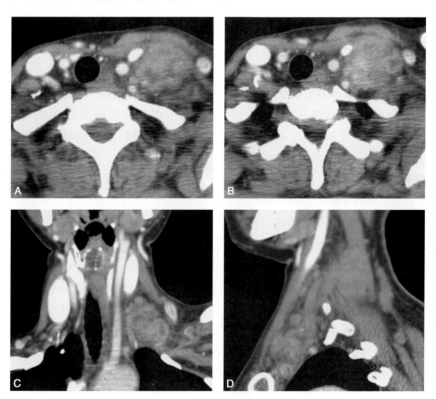

图 9-3-1 化脓性淋巴结炎

CT 增强轴位(图 A、图 B)、冠状位(图 C)及矢状位(图 D)示左下颈、左侧锁骨上区多发淋巴结肿大,呈融合状,强化不均匀,内见点片状低密度区,边缘模糊,贴邻并推压颈前区肌肉及颈动脉鞘。

【诊断思路及诊断要点】

病毒性淋巴结炎临床及影像上常无特征性表现,病变相对弥漫,淋巴结未见显著增大,轻度强化;细菌性淋巴结炎常伴有红、肿、热、痛等临床症状。细菌性及真菌性淋巴结炎典型影像学表现为淋巴结边缘不规则强化伴内部坏死,周围组织呈蜂窝织炎改变。

二、淋巴结结核

【简介】

结核病(tuberculosis)是主要由结核分枝杆菌(mycobacterium tuberculosis)所引起的常见的、且在大多情况下是致命的传染病,仍是现今发展中国家主要的健康问题之一。由于获得性人类免疫缺陷综合征的发病率上升及移民增多,发达国家结核病的发生率呈上升趋势。颈部淋巴结结核是较常见的肺外结核感染之一,好发于儿童及青年,青年女性较多见,主要临床表现为单侧或双侧颈部无痛性肿物,可伴有低热、盗汗等结核中毒症状,少部分合并肺结核或既往有肺结核病史。病变触诊质硬,边界不清,少部分可伴有局部疼痛和压痛。

【病理基础】

颈部淋巴结结核尤其是上颈部多因结核分枝杆菌感染扁桃体、龋齿、鼻咽部等部位,机体免疫力下降时,结核分枝杆菌经淋巴管回流途径侵犯颈部淋巴结群。进入机体后,结核分枝杆菌被巨噬细胞吞噬,2~4周后诱发细胞免疫及迟发型变态反应,前者主要使淋巴细胞致敏、巨噬细胞增生,病变范围局限,可产生特征性结核性肉芽肿,后者则易引起细胞干酪样坏死,破坏组织结构。以上两种免疫反应共同作用,基本病理表现为渗出、增生及干酪样坏死,临床上同一病例中可以一种或两种基本病理改变为主,或混合存在。

淋巴结结核的病理改变可总结为4种类型:Ⅰ型,结节或肉芽肿型,其内尚无或仅有微小干酪样坏死灶(一般<2mm);Ⅱ型,淋巴结干酪样坏死;Ⅲ型,淋巴结包膜坏死、融合,累及周围组织、脂肪间隙,伴纤维组织增生;Ⅳ型,淋巴结干酪样坏死破溃伴周围组织冷脓肿或窦道形成。影像学检查尤其是CT增强检查能反映病理改变的各个阶段及其与周围结构的关系。

【影像学表现】

1. X线表现　10%~40%颈淋巴结结核患者的胸部X线可能有阳性征象,然而胸部X线阴性结果并不能排除颈部淋巴结结核可能。

2. CT表现　依据颈部淋巴结结核的病理分型,其CT表现如下:Ⅰ型为单侧或双侧、单个或多个淋巴结肿大,质地硬,形态规则,包膜完整,无明显粘连,平扫呈密度均匀的软组织影,由于肉芽肿型淋巴结结核血供丰富,增强扫描呈明显均匀强化,但未能显示微小干酪样坏死灶;Ⅱ型为CT平扫时病灶中央可见低密度坏死区,增强扫描可见边缘强化、中央不强化;Ⅲ型为多发淋巴结融合成团或呈肿块状,病灶与周围组织粘连,周围脂肪间隙密度增高及多发条索影形成,平扫时融合淋巴结中央可见低密度坏死区、边缘等密度肉芽肿区,部分受累淋巴结内可见多发分隔影,增强后边缘环状强化、分隔强化、坏死区无强化,呈"花环状"改变,为颈淋巴结结核特征性表现;Ⅳ型为单发或多发不规则肿物,中央可见坏死、低密度无强化区,边缘呈环状强化,病灶侵犯周围组织形成"冷脓肿",部分伴窦道形成。

3. MRI表现　依据颈部淋巴结结核的不同病理分型,其MRI表现亦可分为:Ⅰ型,信号均匀,T_1WI呈低信号,T_2WI及DWI呈高信号,增强后较明显均匀强化;Ⅱ型,T_1WI呈较均匀稍低信号,T₂WI 呈边缘高信号、中央更高信号坏死区,增强后环形不均匀强化;Ⅲ型,MRI 表现与Ⅱ型相似,增强扫描边缘环形强化,周围脂肪间隙模糊伴多发强化条索灶;Ⅳ型,脓肿信号混杂,坏死区 T₂WI 呈明显高信号,增强后呈边缘不规则环状强化,部分脓肿破溃或切开引流后,患处愈合不良可形成窦道,增强可见强化。

【典型病例】

病例2 患者,女,21 岁,发现右侧颈部肿物 5 年,质硬。近 1 年右上颈肿物增大明显及偶发双侧腋窝疼痛(图 9-3-2)。

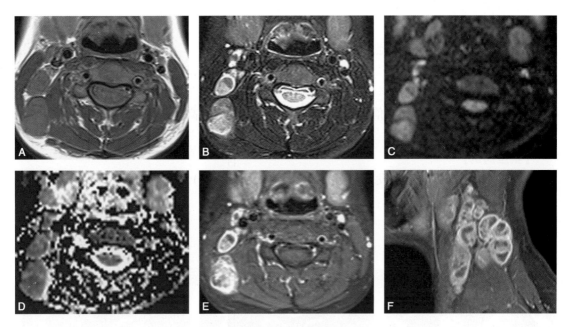

图 9-3-2 淋巴结结核

MRI 平扫轴位(图 A、图 B)示右侧颈部Ⅱ区多发肿大淋巴结,T₁WI(图 A)呈稍高信号,脂肪抑制 T₂WI(图 B)呈高低混杂信号;DWI(图 C)呈高信号;ADC 图(图 D)呈低信号;增强扫描轴位及矢状位(图 E、图 F)病灶呈明显不均匀强化。

【诊断思路及诊断要点】

颈部淋巴结结核以儿童及青年多见,尤其是青年女性。单发或多发淋巴结肿大,边缘多不规则,部分淋巴结周围脂肪间隙模糊,增强后分隔及边缘强化、中央坏死无强化,呈"花环状"改变,为颈部淋巴结结核的特征性改变。

三、反应性淋巴结增生

【简介】

反应性淋巴结增生(reactive lymphadenopathy)是指细菌、病毒、有害化学物等造成机体急、慢性损伤和刺激所引起的淋巴结内淋巴细胞和组织细胞反应性增生,从而导致淋巴结的肿大。各年龄段和性别发生率无明显差异,在淋巴结肿大前期或早期有反复低热史,淋巴结缓慢增大且有时大时小的现象,触诊肿大淋巴结质软,局部皮肤无红、肿、热、痛,无皮肤粘连,血常规检查白细胞计数基本正常。

【病理基础】

病变的肿大淋巴结一般小于 3cm，边界清，仍呈"肾形"。淋巴结反应性增生镜下组织学结构特点因其致病因素的不同而有所变化。组织学表现为淋巴滤泡（B 细胞区）增生、副皮质区（T 细胞区）增生、窦组织细胞增生 3 种方式及上述 3 种方式混合存在。其中以淋巴滤泡增生最为常见，淋巴滤泡增多、增大，生发中心扩大，边界清楚，髓索髓窦内小血管增多，包膜完整，周围脂肪间隙清晰，与周围组织分界清楚。这种增生为良性的过程，淋巴门无明显移位，长径和短径同时增加，使得长短径比值一般≥2，与正常淋巴结相似。

【影像学表现】

淋巴结反应性增生常表现单侧、多发肿大淋巴结，一般短径为 1~3cm，长短径比值较大（一般≥2），长椭圆形多见，形态规则，边界清楚。

1. CT 表现　平扫时密度均匀，密度等或略低于邻近肌肉，较少出现坏死、液化低密度区，增强后以均匀明显强化多见。

2. MRI 表现　T_1WI 呈等信号，T_2WI 呈高信号，DWI 呈中高信号，ADC 值相应减低，增强后中度均匀强化。

【典型病例】

病例 3　患者，女，26 岁，发现左侧颌下结节 1 周（图 9-3-3）。

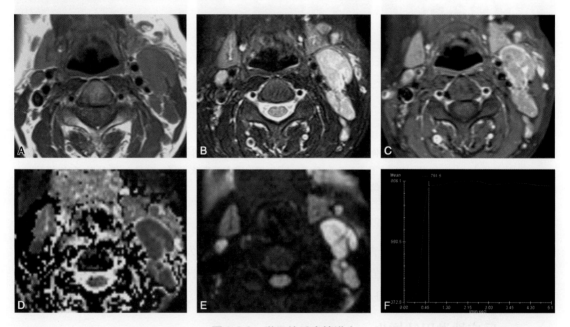

图 9-3-3　淋巴结反应性增生

MRI 轴位（图 A~图 E）示颈部双侧多发淋巴结，大者位于左侧，短径超过 1cm，形态尚规则，边界清楚，平扫 T_1WI（图 A）呈稍高信号，脂肪抑制 T_2WI（图 B）呈不均匀高信号，DWI（图 E）及 ADC 图（图 D）可见明显弥散受限，周围脂肪间隙清晰，增强扫描可见轻度较均匀强化，动态增强曲线（图 F）呈"速升-平台型"。

【诊断思路及诊断要点】

颈部淋巴结反应性增生患者常有反复低热病史，淋巴结轻中度肿大，密度均匀，边界清楚，淋巴门结构存在，包膜完整，强化较明显，呈中等均匀强化，需与淋巴瘤、淋巴结转移瘤及淋巴结结核相鉴别。

四、巨大淋巴结增生症

【简介】

巨大淋巴结增生症(castleman disease)是一种少见的、原因不明的、介于炎症及肿瘤之间的不典型淋巴结增生性疾病,又称为血管滤泡型淋巴结增生症、血管性淋巴错构瘤等。病变多见于纵隔,发生于颈部者少见,占 10%~14%。颈部巨大淋巴结增生症多为单发,部分包膜完整,青壮年女性多见,临床上分为孤立型和多中心型两种类型,孤立型常无明显临床症状,多在体检时偶然发现,或因局部压迫邻近结构或器官如气管而产生症状;多中心型则可出现低热、体重减轻、贫血、红细胞沉降率增快和高免疫球蛋白血症。

【病理基础】

巨大淋巴结增生症病理学分为透明血管型(80%~90%)、浆细胞型(10%~20%)和混合型。

透明血管型:增生淋巴组织内可见散在分布增大的淋巴滤泡,滤泡血管增生显著,生发中心发生玻璃样变性并充满空泡状核的大细胞,即滤泡树突状细胞,其 CD21 和 CD35 免疫反应呈强阳性,滤泡周围淋巴细胞呈多层、环状分布,形成具有特征性的洋葱皮样结构,淋巴窦结构缺失。

浆细胞型:滤泡间浆细胞弥漫性增生,部分伴有 Russell 小体,生发中心无明显玻璃样变但伴有无定形的嗜酸物质沉积,其内可能含有纤维素及免疫复合物。

【影像学表现】

巨大淋巴结增生症的影像学表现与其病理分型密切相关,囊变、坏死极少见,部分孤立型可有特征性的中心分支样钙化。

孤立型巨大淋巴结增生症约 90% 为透明血管型,病灶为单发或多发。平扫密度较均匀,稍低于肌肉密度,边界清楚,T_1WI 多为均匀稍高信号,T_2WI 呈均匀高信号,肿块内或周围可见扭曲扩张的血管影;增强扫描病灶内及周边可见滋养动脉,且多在较早的动脉期明显均匀强化,静脉期仍持续显著强化,部分呈逐渐均匀强化特点。

多中心型巨大淋巴结增生症多为浆细胞型,多发常见,淋巴结密度/信号多均匀,部分对邻近脂肪组织有浸润;增强后病灶在动脉早期不强化或呈弱强化,晚期中等强化。

【典型病例】

病例 4　患者,女,23 岁,发现双侧颈部肿物半年并逐渐增大(图 9-3-4)。

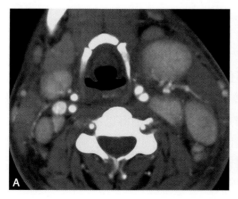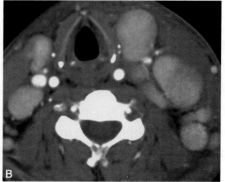

图 9-3-4　双侧巨大淋巴结增生症

CT 增强轴位(图 A、图 B)示双侧颈部多发肿大淋巴结,边界清楚,呈明显均匀强化。

病例 5 患者,女,11 岁,发现右侧下颈肿物 5 年,无不适,逐渐增大(图 9-3-5)。

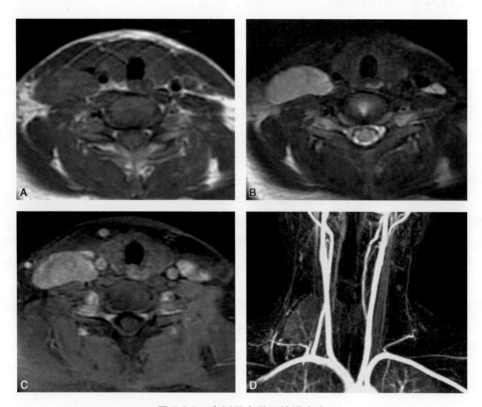

图 9-3-5 右侧巨大淋巴结增生症

MRI 平扫轴位(图 A、图 B)示右侧颈动脉间隙肿物,边界清楚,位于右侧颈动脉鞘血管后外侧,T$_1$WI(图 A)呈低信号,脂肪抑制 T$_2$WI(图 B)呈均匀高信号,增强后(图 C)呈明显较均匀强化,MRA(图 D)未见颈部血管受压移位。

【诊断思路及诊断要点】

巨大淋巴结增生症,尤其发生于颈部者,多为单发肿大淋巴结,边缘光整,CT 平扫密度均匀,与肌肉相近,MRI 上 T$_1$WI 呈均匀低信号,T$_2$WI 呈均匀中高信号,增强后呈均匀显著强化,部分淋巴结周围可见引流血管影。

五、淋巴结转移瘤

【简介】

颈部淋巴结是转移性恶性肿瘤最常见的部位,有时甚至为该疾病的首发临床症状。鼻咽部和扁桃体易藏匿较小的原发灶,临床不易觉察,而表现为颈部淋巴结肿大。颈动脉间隙的转移性淋巴结主要位于颈深静脉淋巴结链,常见的侵及颈内静脉链淋巴结的原发性恶性肿瘤包括上呼吸道、消化道鳞状细胞癌及甲状腺癌等,以及体部肿瘤如卵巢癌、肺癌等。有无颈部淋巴结转移是影响头颈部原发肿瘤预后的重要因素。颈部淋巴结转移的影像学检查对临床制订治疗方案、治疗后随访观察及预后评估有重要价值。

【病理基础】

颈部淋巴结转移瘤以中老年多见,主要表现为单侧或双侧颈部单发或多发肿物,触诊质硬、边界不清,少部分可伴有局部疼痛或压痛。

1. 镜下表现　常为明显巢状结构、广泛坏死、以窦性分布为主及淋巴管内实性瘤栓。

2. 免疫组化　针对累及淋巴结的恶性肿瘤的免疫组化基本组合为 CD45、角蛋白和 S-100,分别作为淋巴细胞、上皮细胞和黑色素细胞的标志物,第二线选用的试剂则包括 EMA、CEA、CD20、CD3、vimentin 等。

不同的原发肿瘤有不同的淋巴结转移好发部位及相应影像学表现,上呼吸道、消化道鳞状细胞癌及甲状腺癌三大类肿瘤的颈部淋巴结转移影像学表现有明显差异,且不同原发部位的上呼吸道、消化道鳞状细胞癌之间亦有所不同。

(1) 上呼吸道、消化道癌淋巴结转移的影像学特点:转移淋巴结发生部位和原发肿瘤的淋巴引流区域相关,鼻咽癌转移淋巴结多为双侧发生,常见于颈静脉链周围淋巴结。咽后组、颈后三角区为鼻咽癌淋巴结转移的特征性部位,其中咽后组淋巴结是鼻咽引流的前哨淋巴结,如咽后组淋巴结肿大时,应首先考虑鼻咽癌的可能。

鼻咽癌淋巴结转移约 60% 边缘规则,增强后有轻中度强化,内部大多密度/信号均匀;约 10% 可有边缘不规则强化、内部低密度坏死区等典型鳞状细胞癌淋巴结转移征象;另约 9% 受累淋巴结内可见密度均匀一致的液性低密度区,内壁光整。

口咽部包括软腭、舌根、双侧扁桃体及口咽后壁,口咽部恶性肿瘤易引起颈部淋巴结转移,好发部位包括颌下及颏下区、咽后组、颈上中深组、颈后三角区,口咽癌淋巴结转移的边缘、内部密度/信号改变介于鼻咽癌与喉癌、下咽癌之间,无明显特征性表现。

喉与下咽恶性肿瘤主要为鳞状细胞癌,转移淋巴结可为单侧或双侧发生,好发部位为颈深组、颈后三角区淋巴结,常有边缘不规则强化伴中央坏死的典型鳞状细胞癌转移特点。喉癌及下咽癌常原发灶不大,但转移淋巴结体积较大,约 80% 形态不规则,边缘不清,常有明显包膜外侵征象。

(2) 涎腺癌淋巴结转移的影像学特点:涎腺包括腮腺、颌下腺、舌下腺及上呼吸道、消化道周围的小涎腺。涎腺恶性肿瘤的病理类型极为复杂,包括黏液表皮样癌及腺样囊性癌在内共 20 余种。依据不同病理类型及解剖部位的涎腺癌,颈部淋巴结转移的生物学特点有很大差异。文献报道,涎腺癌中鳞状细胞癌颈部淋巴结转移概率最高,约 60%,透明细胞癌次之,约 35%,而以腺泡细胞癌最低,仅约 5%。

涎腺癌中的鳞状细胞癌、腺癌等颈部淋巴结转移特点基本与头颈部其他区域的相关类型肿瘤一致,而黏液表皮样癌、腺样囊性癌、腺泡细胞癌等有一定的特点,可有囊变或黏液样变性,增强扫描强化多不明显,可有边缘环状强化。

(3) 甲状腺癌淋巴结转移的影像学特点:甲状腺癌容易发生淋巴结转移,转移部位常为颈静脉链周围淋巴结,其中又以颈内静脉淋巴结下组(包括锁骨上窝)最多,颈内静脉淋巴结上、中组次之,其他依次为气管-食管沟、甲状腺周围淋巴结,上纵隔亦为甲状腺癌淋巴结转移的好发部位,少有咽后组及颈后三角区淋巴结转移,但甲状腺癌术后,尤其是多次术后可出现咽后组淋巴结转移。

甲状腺癌颈部转移淋巴结相对较小,尤其位于气管-食管沟区淋巴结为著,当此处淋巴结 2~3mm 时即需警惕转移可能。约 85% 病变边缘规则,无明显外侵征象,尤以甲状腺乳头状癌为著。淋巴结囊变、壁内明显强化的乳头状结节为甲状腺乳头状癌的特征性改变,约 25% 甲状腺乳头状癌转移淋巴结有此特征性征象,淋巴结内细颗粒状钙化亦为甲状腺乳头状癌的特征性改变,约占 15%。

【影像学表现】

颈动脉间隙转移淋巴结常为多发肿大淋巴结,单侧或双侧均可发生,边界不清,呈结节状、融合状,密度不均匀,常伴坏死、囊变,部分可见钙化,病灶常与颈动脉鞘血管分界不清,多被包绕、推压,大多位于颈动脉间隙的前外侧,病灶推移颈动脉鞘血管向后内侧移位,小部分位于颈动脉间隙后侧,推移颈动脉鞘血管向前移位。

1. CT 表现 颈动脉间隙转移淋巴结的 CT 诊断指标主要根据淋巴结的部位、大小、密度、内部结构、边缘、数目和周围组织结构的改变。

(1) 部位:转移癌累及的淋巴结部位,可提供有关该原发肿瘤的部位信息。容易发生颈深静脉链淋巴结上群转移的常见肿瘤有鼻咽癌、口咽癌、舌癌及肺癌等,容易发生颈深静脉链淋巴结中群转移的常见肿瘤有声门上癌和舌癌,上述常位于颈动脉间隙前外侧;而容易发生颈动脉间隙后侧淋巴结转移的常见肿瘤有下咽癌、口咽癌、舌癌、肺癌等。

(2) 大小:临床常以最小径 10mm 为诊断阈值,最小径大于 10mm 者应警惕转移可能。既往研究提出,头颈部鳞状细胞癌的颈静脉链转移淋巴结以最小径 8mm 为诊断阈值,而甲状腺癌、涎腺癌的转移淋巴结较小,最小径 5~8mm 的淋巴结也应引起警惕,甲状腺癌患者气管-食管沟淋巴结最小径达 3mm 以上需警惕转移可能,咽后组淋巴结以最小径 5mm 作为诊断阈值较为适宜。

(3) 密度和内部结构:转移淋巴结较小者密度可均匀,增强扫描均匀强化,但无论淋巴结大小,淋巴结中心坏死为可靠的转移瘤诊断指征,CT 增强可显示 2mm 范围以上淋巴结中心坏死区,若同时伴有边缘不规则强化、淋巴结门结构消失,且无近期颈部手术史及感染史,可明确淋巴结转移。部分可伴有囊变、钙化,如甲状腺乳头状癌转移淋巴结的典型表现为淋巴结囊变、壁内见明显强化乳头状结构及砂粒样钙化。

(4) 形态和数目:病灶多呈球形,长、短径相仿。头颈部恶性肿瘤患者在淋巴引流区 3 个或以上相邻的淋巴结,即使每个淋巴结的最小径较小,为 5~8mm,也应警惕有转移淋巴结的可能。

(5) 淋巴结的包膜外侵犯:包膜外侵犯可见于增大的淋巴结,也可见于正常大小的淋巴结,约占 23%。淋巴结边缘不完整、模糊,增强后有不规则强化,周围脂肪间隙消失,可包绕、推压及侵犯邻近颈动脉。有研究指出,与颈动脉腔内侵入深度比较,颈动脉包埋超过 180° 可提示临床预后不良。

2. MRI 表现 MRI 对颈部淋巴结转移瘤的大小、形态、数目等的诊断标准与 CT 相似,T_1WI 多呈中、低信号,T_2WI 呈中、高信号,DWI 示明显弥散受限,如果淋巴结内部有坏死成分,则 T_2WI 为高信号,增强后可见明显不均匀强化。此外,当转移淋巴结浸润性生长并包绕颈动脉鞘血管时,增强后可显示颈动脉鞘血管壁情况,为明确颈动脉鞘血管是否受侵提供重要诊断依据。

【典型病例】

病例 6 患者,男,29 岁,发现左侧颈部无痛性肿块 1 年,起初能自行消退,近 2 个月肿块无消退(图 9-3-6)。

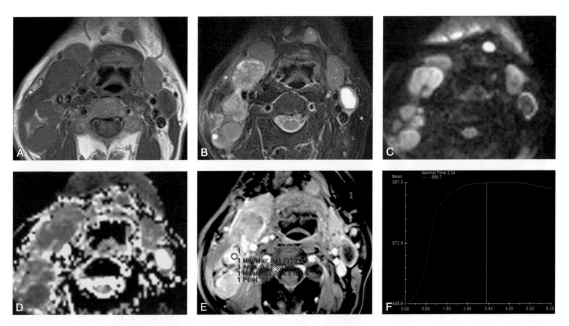

图 9-3-6 鼻咽癌淋巴结转移 1

MRI(图 A~图 D)示双侧颈部 I b、II 区多发肿大淋巴结,部分融合成团;T₁WI(图 A)以稍高信号为主,部分可见中央低信号区,脂肪抑制 T₂WI(图 B)呈混杂稍高/高信号;DWI(图 C)和 ADC 图(图 D)示明显弥散受限,颈动脉鞘向内移位;增强后(图 E)不均匀强化;动态增强曲线(图 F)呈"速升-平台型"。

病例 7 患者,男,43 岁,发现左侧颈部肿物 1 月余(图 9-3-7)。

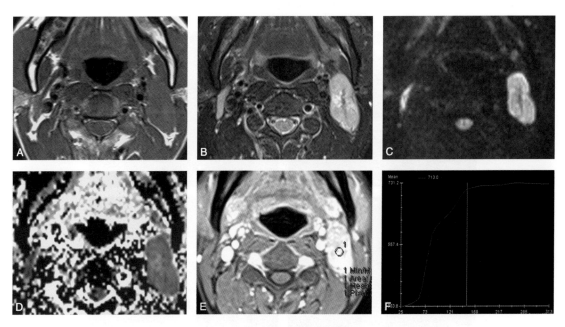

图 9-3-7 鼻咽癌淋巴结转移 2

MRI(图 A~图 D)示左侧颈部 II 区肿大淋巴结;T₁WI(图 A)呈稍高信号,脂肪抑制 T₂WI(图 B)呈混杂高信号;DWI(图 C)及 ADC 图(图 D)示弥散受限;增强 T₁WI(图 E)可见明显不均匀强化,动态增强曲线(图 F)呈"速升-平台型"。

病例 8　患者,男,46 岁,发现扁桃体肿物 4 个月(图 9-3-8)。

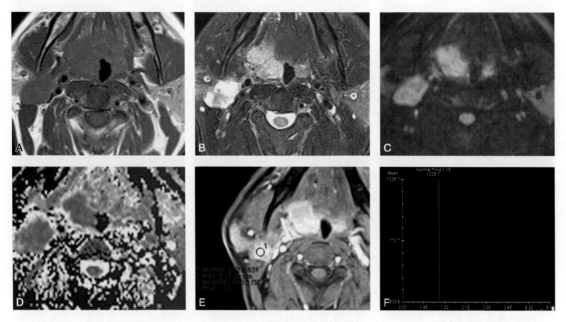

图 9-3-8　扁桃体癌淋巴结转移

MRI(图 A~图 E)示右侧扁桃体癌原发灶,另右侧颈部 Ⅱ 区见一肿大淋巴结,边界毛糙,其内见坏死囊变区,脂肪抑制 T_2WI(图 B)呈混杂高信号;DWI(图 C)及 ADC 图(图 D)示弥散受限;增强 T_1WI(图 E)可见不均匀强化,动态增强曲线(图 F)呈"速升-流出型"。

病例 9　患者,男,46 岁,发现右侧颌下肿物 2 月余(图 9-3-9)。

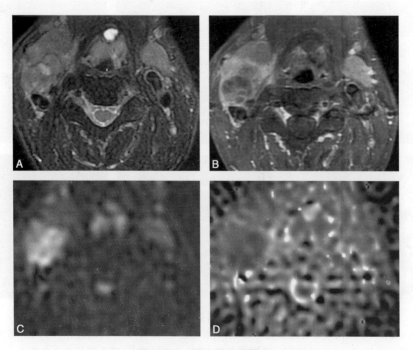

图 9-3-9　喉癌淋巴结转移

MRI 脂肪抑制 T_2WI(图 A)示右侧颈部 Ⅱ 区多发肿大淋巴结,部分融合成团;DWI(图 C)及 ADC 图(图 D)示弥散受限;增强后(图 B)不均匀强化,颈动脉鞘向后外移位。

病例 10　患者,男,30 岁,发现颈部肿物半月余(图 9-3-10)。

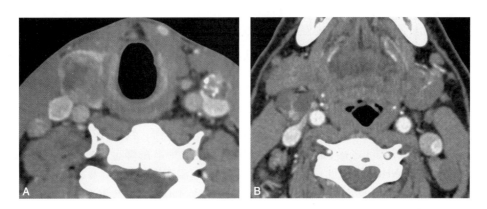

图 9-3-10　甲状腺癌多发淋巴结转移

CT 增强扫描(图 A、图 B)示双侧颈部 Ⅱ、Ⅳ区多发肿大淋巴结,部分伴钙化及囊变坏死。

病例 11　患者,男,54 岁,右侧腮腺导管癌术后 2 周复发(图 9-3-11)。

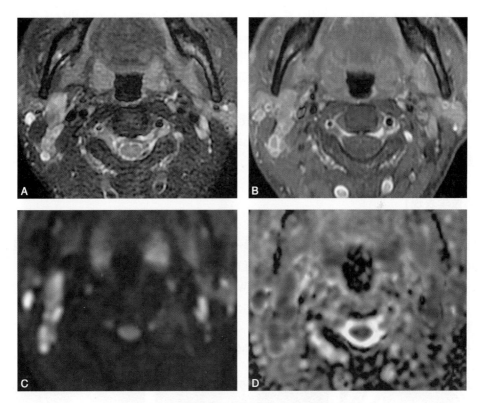

图 9-3-11　腮腺癌术后复发伴多发淋巴结转移

MRI 脂肪抑制 T_2WI(图 A)示右侧颈部 Ⅱ区及Ⅷ区多发肿大淋巴结,部分融合成团,边界欠清;DWI(图 C)及 ADC 图(图 D)示弥散受限;增强后(图 B)不均匀强化,部分呈环形强化,中央见坏死无强化区。

【诊断思路及诊断要点】

颈动脉间隙转移淋巴结以中老年多见,多伴有头颈部原发恶性肿瘤病史,大多数位于颈动脉间隙的前外侧,可见多发或单发肿大淋巴结,呈进行性增大,大多质地硬、活动度差,可单侧或双侧发生,常见融合和坏死。增强扫描病变呈环形或边缘不规则强化,可呈浸润性生长,包绕、推移颈动脉鞘,颈动脉鞘向后内侧移位常见。

六、淋巴瘤

【简介】

原发于颈动脉间隙的淋巴瘤极为罕见,目前仅见个例报道,发生于颈动脉间隙的淋巴瘤多继发于头颈部淋巴瘤。淋巴瘤为第三常见的头颈部恶性肿瘤,约占 12%,位于鳞状细胞癌(46%)及甲状腺癌(33%)之后,而头颈部淋巴瘤以结外型非霍奇金淋巴瘤(extranodal non-hodgkin lymphoma,ENHL)最常见。头颈部 ENHL 主要起源于咽淋巴环(Waldeyer ring)。咽淋巴环主要由咽扁桃体、咽鼓管扁桃体、腭扁桃体、咽侧索、咽后壁淋巴滤泡及舌扁桃体构成内环,内环淋巴结流向颈部淋巴结,后者又互相交通,自成一环,为外环,主要由咽后淋巴结、颈内静脉链淋巴结及下颌下淋巴结等组成。颈动脉间隙颈内静脉链淋巴结隶属于咽淋巴环的外环淋巴结组,为常见的受累部位之一,病变范围一般比较广泛,常表现为多发颈内静脉链淋巴结肿大,以及咽淋巴环及副神经淋巴结链的肿大。

咽淋巴环非霍奇金淋巴瘤(NHL)发病具有明显的地区差异性,在亚洲和拉丁美洲国家发生率较高,在我国可占同期 NHL 的 19%,而在欧美国家少见。病变以 60~70 岁中老年人多见,男性多于女性,临床症状不一,一般伴有发热,单侧或双侧颈部淋巴结肿大,若同时伴有扁桃体或鼻咽受累,可表现为咽部异物感、咽痛、鼻塞或涕中带血等。

【病理基础】

头颈部 ENHL 以弥漫性大 B 细胞淋巴瘤最常见,占 50%~60%。弥漫大 B 细胞淋巴瘤镜下特点为组织内正常淋巴结构消失,见大淋巴细胞呈弥漫性增生活跃,伴有明显核仁的泡状核,胞质丰富。免疫表型上表达 B 细胞标志物,如 CD19 和 CD20,此外也表达 IgM 和/或 IgG,部分也会表达 CD10 和 Bcl-2 等。

【影像学表现】

1. CT 表现　累及颈动脉间隙的淋巴瘤常表现为单侧或双侧颈部多发肿大淋巴结,常伴有咽淋巴环及副神经淋巴结链的肿大。平扫呈等密度,密度均匀,囊变坏死少见;增强后可见轻度均匀强化,大多推压颈动脉鞘向后内侧移位,罕见呈融合状并包绕颈动脉鞘生长。

2. MRI 表现　肿块 T_1WI 呈等低信号,T_2WI 呈均匀高信号,脂肪抑制序列呈高信号;DWI序列明显弥散受限;增强后可有轻度强化,动态增强扫描多呈速升-流出型。

【典型病例】

病例 12　患者,男,45 岁,发现右侧颈部肿物 2 月余(图 9-3-12)。

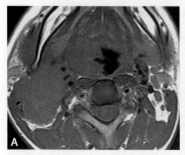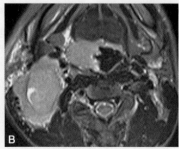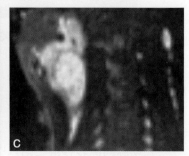

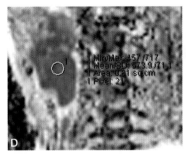
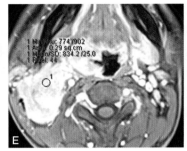
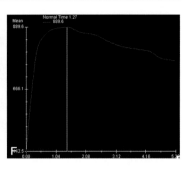

图 9-3-12 淋巴瘤

MRI(图 A~图 D)示右侧扁桃体区及颈动脉间隙内各一不规则肿物影,边界大致清,右侧颈动脉间隙肿物呈分叶状,肿物向前内包绕并推移颈内、外动脉及颈总动脉;平扫 T_1WI(图 A)呈等信号,脂肪抑制 T_2WI(图 B)呈稍高信号,中间见片状更高信号;冠状位 DWI(图 C)及 ADC 图(图 D)示明显弥散受限;增强扫描(图 E)明显强化,内见不强化坏死区,动态增强曲线(图 F)呈"速升-流出型"。

【诊断思路及诊断要点】

发生于颈动脉间隙的淋巴瘤多继发于头颈部淋巴瘤,以 60~70 岁男性多见,一般伴有发热,若同时伴有扁桃体或鼻咽受累,可表现为咽部异物感、咽痛、鼻塞或涕中带血等。影像学表现常为单侧或双侧颈部多发肿大淋巴结,常伴有咽淋巴环及副神经淋巴结链的肿大,密度/信号均匀,囊变坏死少见;增强后可见轻度均匀强化,大多推压颈动脉鞘向后内侧移位。

第四节 颈动脉间隙神经源性肿瘤

神经源性肿瘤为第二常见颈动脉间隙肿物,位于淋巴结病变之后。颈动脉间隙包含第Ⅸ~Ⅻ对脑神经及交感神经链,以舌骨为标志,第Ⅸ~Ⅻ对脑神经在舌骨上区走行,位于颈动脉和静脉的后内侧,第Ⅸ对、第Ⅺ对、第Ⅻ对脑神经均在舌骨上区水平走行至相应部位,第Ⅹ对脑神经即迷走神经于颈总动脉及颈内静脉之间走行并延伸至舌骨下区发出分支,此后舌骨下区仅剩交感神经链走行于颈动静脉之间。

颈动脉间隙常见的神经源性肿瘤以良性多见,包括神经纤维瘤、神经鞘瘤、副神经节瘤(颈动脉体瘤和颈静脉球瘤)等。

一、神经纤维瘤和神经鞘瘤

【简介】

起源于周围神经鞘的良性肿瘤有神经纤维瘤(neurofibroma)及神经鞘瘤(neurilemmoma)。颈动脉间隙神经纤维瘤及神经鞘瘤最常起源于迷走神经及颈交感神经链,可发生于任何年龄,好发于 20~50 岁,一般为生长缓慢、质硬的颈部无痛性包块,纵向活动性较差,极少有恶变,少数局部有触痛、压痛或放射痛等。

【病理基础】

神经纤维瘤由波浪状纤细的梭形细胞构成,疏松分布于黏液基质和胶原纤维中,肿瘤与周围组织界限不清,向脂肪组织和皮肤附件生长,质地均匀,无包膜。

神经鞘瘤起源于神经鞘细胞(施万细胞),由细胞多且排列紧密的 antoni A 区及细胞少而富含黏液样基质的 antoni B 区参与构成,无其他神经成分,边界清楚,有包膜,坏死、囊变较多见。免疫组化 S-100、NSE、vimentin 等阳性。

【影像学表现】

颈动脉间隙神经源性肿瘤的影像学表现与肿瘤细胞成分构成比例、发生部位、与颈动脉鞘及茎突的关系相关。以舌骨为界，根据肿瘤的位置分为舌骨上区和舌骨下区，通过肿瘤与茎突间的关系进行细分。在颈动脉鞘，颈迷走神经走行于颈内动脉/颈总动脉与颈内静脉之间，而颈交感神经则位于颈动脉鞘内后方。因此，起源于迷走神经的神经鞘瘤典型表现为颈动脉和静脉分离；交感神经来源的神经鞘瘤常使颈内、外动脉和颈内静脉向外移位，或伴茎突前移。

1. CT表现 神经纤维瘤边界清楚，常无包膜，实性多见，平扫密度均匀，略低于肌肉密度，少数伴囊变，增强后无或轻微强化。

神经鞘瘤边界清楚，包膜完整。antoni A区为主者表现为均匀较高密度肿块，增强后早期明显强化；antoni B区为主者表现为均匀低密度肿块，增强后呈缓慢延迟强化；若混合存在则表现为斑驳样不均质低密度肿块，增强后不均匀强化。肿瘤较大时可出现囊变，囊变可能与黏液样变性、出血、坏死或微囊形成相关。

2. MRI表现 可清楚显示肿瘤的位置、形态、边缘及与周围神经血管的关系，以及肿瘤内部病理组织信号特点。神经纤维瘤和神经鞘瘤可出现典型"靶征"，即肿瘤中央呈 T_1WI 和 T_2WI 等或低信号，边缘呈环状 T_1WI 等信号、T_2WI 高信号，增强后肿瘤中央明显不均匀强化。

神经纤维瘤 T_1WI 呈等信号，T_2WI 呈稍高信号，边缘毛糙，可包绕神经生长，沿神经干中心呈膨胀性生长，较少出现囊变，囊变区 T_1WI 呈低信号，T_2WI 呈高信号，增强后囊变区无强化。

神经鞘瘤边界清楚，大多包膜完整，呈偏心性生长。与同层面肌肉相比，antoni A区细胞多而排列紧密，T_1WI 呈等信号，T_2WI 呈稍低信号，增强早期可出现明显强化；antoni B区细胞少而稀疏，富含黏液样基质，T_1WI 呈低信号，T_2WI 呈高信号，增强后呈延迟强化特点。坏死、囊变较常见，T_1WI 呈低信号，T_2WI 呈高信号，增强后无强化。

【典型病例】

病例1 患者，女，55岁，声音嘶哑3个月（图9-4-1）。

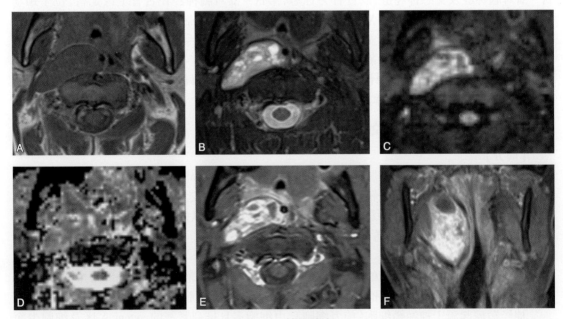

图9-4-1 神经鞘瘤

MRI（图 A～图 F）示右侧颈动脉鞘区一长梭形肿物，信号欠均匀，境界尚清；平扫 T_1WI（图 A）呈等信号，脂肪抑制 T_2WI（图 B）呈不均匀高信号；DWI（图 C）及 ADC 图（图 D）示部分弥散受限；增强 T_1WI 轴位及冠状位（图 E、图 F）明显不均匀强化，上界达右侧咽鼓管区，下界达右侧颈动脉分叉处，右侧颈动脉分叉夹角扩大，右侧颈总静脉明显受压变扁，右侧颈内动脉受挤推向喉咽、口咽移位，最浅处紧贴咽黏膜表面。

【诊断思路及诊断要点】

颈动脉间隙神经纤维瘤及神经鞘瘤最常起源于迷走神经及颈交感神经链,好发于20~50岁,生长缓慢、界清、质硬,大多密度/信号均匀,增强后可见均匀或不均匀强化,起源于迷走神经的神经鞘瘤典型表现为颈动、静脉分离;交感神经来源的神经鞘瘤常使颈内、外动脉和颈内静脉向外移位。两者可有典型"靶征",但神经纤维瘤以实性为主及包绕神经生长,而神经鞘瘤较常出现囊变,呈偏心性生长。

二、副神经节瘤

【简介】

副神经节瘤(paraganglioma)起源于神经嵴的细胞所集聚成的副神经节,而颈动脉间隙最常见的副神经节瘤为颈动脉体瘤(carotid body tumor)和颈静脉球瘤(glomus jugulare tumor),无分泌功能,绝大多数为良性,少数为恶性。本病好发于中青年,单发、单侧多见,部分为多发,生长缓慢,上下活动性差,可左右活动。患者一般无家族史,双侧发生者约1/3有家族史。

颈动脉体瘤常表现为颈部侧面深部无痛性肿块,少数患者有声音嘶哑、眩晕、饮水呛咳等症状。颈静脉球瘤患者临床表现以搏动性耳鸣和听力下降多见,耳鸣与脉搏相一致,压迫同侧颈静脉,耳鸣即消失。

正常情况下颈动脉体位于颈总动脉分叉处的外鞘内。依据形态,颈动脉体瘤可分为局限型和包裹型,局限型位于颈总动脉分叉处的外鞘内,包裹型位于颈总动脉分叉处,包绕颈总动脉、颈内动脉及颈外动脉生长;依据肿瘤与颈内动脉的包绕关系有3种外科分型,即Ⅰ型(<180°)、Ⅱ型(>180°且<270°)和Ⅲ型(大于270°)。

【病理基础】

颈动脉体瘤起源于颈动脉分叉水平血管壁非嗜铬细胞,大体观察表面为纤维组织形成的假包膜,呈分叶状,表面较光滑,可见多条滋养血管,切面观显示血供丰富,少数伴有坏死或囊变。镜下以血管和纤维组织形成网格状瘤巢,少数为恶性,可发生坏死或侵犯周围血管间隙,或转移至淋巴结、肺等器官。

颈静脉球瘤起源于颈静脉球外膜分布的副交感神经节(非嗜铬细胞),为实性,包膜完整,切面呈紫红色。镜下瘤体内纤维血管束形成间隔,间隔内为呈团簇状排列的肿瘤细胞,以及大量嗜酸性上皮细胞。

【影像学表现】

1. CT检查 CT尤其是CTA在诊断颈动脉体瘤中有显著优势,可以显示肿瘤的位置、大小、形态、有无滋养血管及其与邻近组织器官的关系。

颈动脉体瘤常呈圆形或纵向梭形,边缘大多清晰,颈总动脉分叉角度开大,颈内、外动脉受压、推移形成"高脚杯征"。平扫呈均匀软组织密度,增强扫描动脉期明显均匀或不均匀强化,延迟期仍呈较均匀明显强化。

颈静脉球瘤平扫密度较均匀,边界清楚,右侧较多见。瘤体较小时局限于颈静脉孔,仅见颈静脉窝扩大;瘤体较大时以颈静脉孔为中心向周围发展。肿瘤边缘呈虫蚀状骨质破坏,无骨质增生改变,颈总动脉分叉角度未见增大,颈动脉向前内侧移位,颈内静脉向后外侧移位,咽旁间隙脂肪向前外侧移位,茎突向外侧移位。增强扫描可见早期明显强化,随时间延长,强化程度缓慢减低。

2. MRI检查 MRI具备软组织分辨率高、多平面成像及显示细微结构的优势,能够显示肿块的位置、大小、侵犯范围及与邻近血管的关系。颈动脉体瘤及颈静脉球瘤 T_1WI 呈等、稍高信号,肿瘤直径>2cm 时可出现"盐-胡椒征","盐"呈点状高信号(因血流速度减慢或出血所致),"胡椒"则为瘤内多发血管流空信号;T_2WI 呈不均匀高信号,边缘清楚,增强后见明显强化。

【典型病例】

病例2　患者,女,43 岁,发现右侧颌下肿物半年余,近期增大,无明显疼痛(图 9-4-2)。

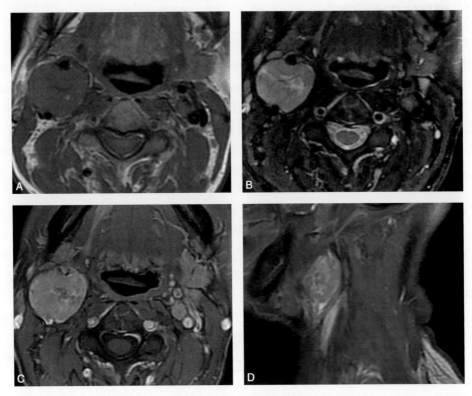

图 9-4-2　Ⅰ型颈动脉体瘤

MRI(图 A~图 D)示右侧颈动脉间隙类圆形肿物,边界清楚;平扫轴位 T_1WI(图 A)以等信号为主、夹杂点状高信号,脂肪抑制 T_2WI(图 B)呈中高信号;增强轴位及矢状位(图 C、图 D)呈明显不均匀强化,颈内、外动脉被肿物包绕,肿瘤包绕颈内动脉<180°,颈总动脉分叉扩大。

病例3　患者,男,26 岁,扪及左侧搏动性肿块 3 月余(图 9-4-3)。

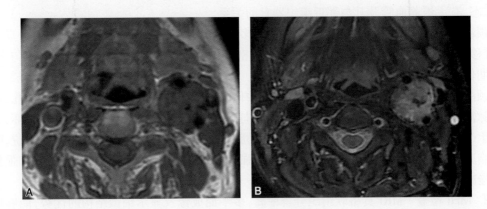

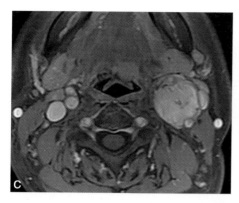
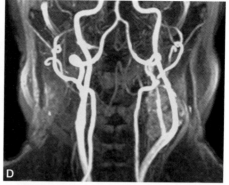

图 9-4-3　Ⅱ型颈动脉体瘤

MRI(图 A~图 D)示左侧颈动脉间隙类圆形肿物,边界清楚;平扫 T_1WI(图 A)呈等信号,脂肪抑制 T_2WI(图 B)以中高信号为主,夹杂不规则斑片状 T_1WI 及 T_2WI 低信号;增强扫描(图 C)呈明显较均匀强化,颈总动脉分叉扩大,肿物包绕颈内动脉大于 180°但小于 270°;MRA(图 D)显示颈内、外动脉分离、移位。

病例 4　患者,男,39 岁,左侧搏动性耳鸣半个月(图 9-4-4)。

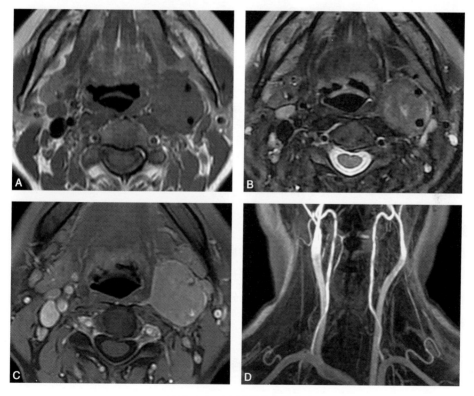

图 9-4-4　Ⅲ型颈动脉体瘤

MRI(图 A~图 D)示左侧颈动脉间隙类圆形肿物,边界清楚;平扫 T_1WI(图 A)呈等信号,脂肪抑制 T_2WI(图 B)呈中高信号;增强扫描(图 C)呈明显强化,颈内、外动脉被肿物包绕,肿物包绕颈内动脉大于 270°,颈总动脉分叉扩大;MRA(图 D)示颈内、外动脉分离、移位。

病例5 患者,男,39岁,右侧搏动性耳鸣半个月(图9-4-5)。

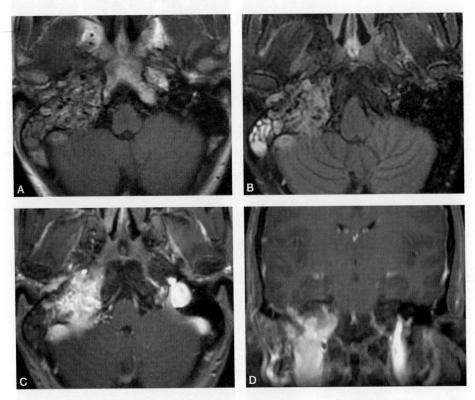

图9-4-5 颈静脉球瘤

MRI(图A~图D)示右侧颈静脉孔扩大,可见软组织肿物影且合并周围骨质破坏;平扫T₁WI(图A)呈混杂稍高信号,T₂WI/FLAIR(图B)以稍高信号为主,可见多发、迂曲扩张的小血管影,呈"盐-胡椒征";增强轴位和冠状位T₁WI(图C、图D)病灶呈明显强化,右侧颞骨岩尖部骨质破坏改变,病变广泛侵犯右侧中耳内听道,向前方与右侧颈内动脉管的颈内动脉分界欠清,局部呈包绕改变,向外侧贴邻右侧茎突。

【诊断思路及诊断要点】

颈动脉体瘤及颈静脉球瘤均为发生于颈动脉间隙常见的副神经节瘤,一般为生长缓慢的良性肿瘤,极少恶变。颈动脉体瘤位于颈动脉分叉处伴颈总动脉分叉角度增大,颈静脉球瘤以颈静脉孔为中心向周围生长,不伴有颈总动脉分叉角度增大,两者瘤体直径>2cm时在T₁WI上易观察到"盐-胡椒征"。

第五节　颈动脉间隙血管源性病变

颈动脉间隙血管源性病变常起源于颈内静脉或颈动脉,如颈内静脉的血栓性静脉炎和血栓形成,颈总动脉或颈内动脉粥样硬化和血栓形成,以及颈内动脉夹层等。颈内静脉血栓性静脉炎的临床表现与颈部脓肿相似,因腔内血栓形成及周围软组织炎性改变等特点而易于诊断。常见的颈动脉病变包括动脉粥样硬化、夹层、假性动脉瘤形成、肌纤维发育不良等,CTA有助于诊断此类疾病,而肌纤维发育不良则需借助血管造影进行诊断。

一、颈动脉假性动脉瘤

【简介】

颈动脉假性动脉瘤(carotid artery pseudoaneurysm)为颈动脉壁内中膜或动脉壁全层局限性破裂出血,由血管外膜或周围纤维组织包裹形成囊腔。常见的临床表现为搏动性颈侧肿块,伴有第IX~XII对脑神经麻痹,脑实质缺血性改变,合并出血(尤其是有头颈部恶性肿瘤放疗史的患者)等。病灶较小者一般采取抗凝保守治疗,较大者则采取血管内支架置入术治疗。

【病理基础】

颈动脉假性动脉瘤的病因机制:在创伤、自发性颈内动脉外膜下夹层形成、动脉粥样硬化、放疗、真菌性感染及肌纤维发育不良等先天性动脉壁畸形等因素作用下,颈动脉壁的强度与受损动脉腔内压力平衡丧失,血液外渗或直接破裂为囊性血肿,囊壁可为血管外膜或周围纤维组织,若长入血管内皮细胞,其囊壁可衬有内皮细胞结构。

肉眼可见颈动脉假性动脉瘤缺乏完整的正常3层动脉壁结构。

【影像学表现】

1. CT表现　表现为边界清楚、直径1~3cm的囊状或梭形颈动脉间隙肿物,常发生于颈总动脉或近颅底的颈内动脉远端,可伴有囊壁钙化、瘤内血栓形成。增强后可见颈动脉局限性膨大伴有中心性或离心性囊腔,其内可见无强化血栓。CTA可见颈动脉局限性膨大,病灶大时邻近血管受压出血、弧形移位和变窄,可伴发动静脉瘘形成。

2. MRI表现　T_1WI可见血管流空信号,血管腔内血流流速快,假性动脉瘤内血液相对静止而形成对比,T_2WI瘤内信号混杂,增强后可见瘤内不均匀强化。

【诊断思路及诊断要点】

颈动脉假性动脉瘤常表现为边界清楚、直径1~3cm的囊状或梭形颈动脉间隙肿物,常发生于颈总动脉或近颅底的颈内动脉远端,可伴有囊壁钙化、瘤内血栓形成;增强后可见颈动脉局限性膨大伴有中心性或离心性囊腔,其内可见无强化血栓;CTA可见颈动脉局限性膨大,病灶大时邻近血管受压出血、弧形移位和变窄,可伴发动静脉瘘形成;MR T_1WI可见血管流空信号。

二、颈动脉肌纤维发育不良

【简介】

肌纤维发育不良(fibromuscular dysplasia,FMD)是一种罕见的、特发性的、非动脉硬化性、非炎性的全身性血管疾病,以肾动脉和颈内动脉颅外段受累最常见。颈动脉FMD多为双侧发生,但颈内动脉近端及颈总动脉分叉部不受累,临床表现无特异性,主要引起缺血性脑梗死,脑实质内出血或蛛网膜下腔出血少见。病情严重程度与病变部位、动脉狭窄程度、侧支循环形成等相关,也与并发血栓、栓塞及夹层等继发性改变相关。FMD可发生于任何年龄段,以20~60岁多见,女性较男性常见。

【病理基础】

FMD病因尚未明确,可能与基因、雌激素、感染、自身免疫等因素相关,以动脉壁纤维和平滑肌细胞异常增生、弹力纤维破坏为特征,血管扩张与狭窄交替出现。依据累及血管壁的不同,分为内膜型、中膜型、外膜型及混合型,以中膜型最为常见,占80%~85%。

【影像学表现】

CTA、MRA及DSA等影像学检查为诊断本病的主要检查方式,依据其受累动脉壁的不同,影像学表现主要分为 3 种：①受累血管表现为狭窄与扩张交替出现，呈典型"串珠状"，多见于中膜型 FMD；②受累血管呈长管状狭窄，多见于内膜型 FMD；③病变累及血管壁一侧，局部向外膨出呈囊袋状，多见于外膜型 FMD。此外，颅内脑实质 CT 和 MRI 上可见多发缺血性改变，梗死灶多呈分水岭分布，脑萎缩、脑软化相对少见。

【诊断思路及诊断要点】

颈动脉 FMD 多为双侧发生，但颈内动脉近端及颈总动脉分叉部不受累，临床表现无特异性，主要引起缺血性脑梗死，脑实质内出血或蛛网膜下腔出血少见。受累血管表现为狭窄与扩张交替出现，呈典型"串珠状"，以中膜型 FMD 最为常见。颅内脑实质 CT 和 MRI 上可见多发缺血性改变，梗死灶多呈分水岭分布，脑萎缩、脑软化相对少见。

三、颈静脉血栓形成和颈内静脉血栓性静脉炎

【简介】

颈静脉血栓形成（jugular vein thrombosis）是在颈静脉血流缓慢、血液高凝状态及血管内膜损伤条件下，静脉发生急性非化脓性炎症 10 日以后血管炎症消退后腔内继发形成的血栓，常见于颈内静脉。颈内静脉血栓性静脉炎（internal jugular vein thrombophlebitis）则是颈内静脉急性/亚急性血栓形成（起病 10 日内）并伴有邻近软组织炎性改变。勒米埃综合征（Lemierre syndrome）又称为咽峡后脓毒症、人坏死杆菌病，是继发于急性口咽感染的一种具有潜在致命的少见并发症，表现为感染性栓塞性颈内静脉炎及局部或血行播散的化脓性炎症。一般好发于老年、有基础疾病的患者，而 Lemierre 病常见于年轻人群。常与颈部手术史、中心静脉置管术后、药物滥用、近期感染、高血凝状态及肿瘤病史有关。急性/亚急性颈内静脉血栓性静脉炎表现为颈侧部肿块伴发热，与颈部脓肿表现相类似；慢性颈静脉血栓形成则颈侧部可触及痛性肿块。

【病理基础】

颈静脉血栓形成有关病理基础主要包括 3 个方面：①血管内皮损伤，感染、血流动力学改变、血液高凝状态；②静脉瘀滞，颈部肿大淋巴结或肿物致颈内静脉受压，以及上腔静脉综合征致颈内静脉瘀血；③胰腺、肺等恶性肿瘤相关的转移性颈内静脉血栓性静脉炎。

【影像学表现】

1. CT 表现 CT 平扫时颈内静脉可见高密度的急性期血栓。急性/亚急性颈内静脉血栓性静脉炎（起病 10 日内）增强后腔内可见中心性无强化的充盈缺损，颈内静脉增粗，血管壁增厚模糊伴边缘强化，颈动脉间隙脂肪密度增高，咽后间隙可伴有积液。慢性颈静脉血栓形成则是起病 10 日后，表现为颈内静脉边缘清晰，腔内可见管状充盈缺损，周围脂肪间隙清晰，无炎性浸润，周围可见多发迂曲增粗血管影（侧支循环形成）。

2. MRI 表现 根据血栓构成成分不同，T_1WI 上血栓信号不同，脂肪抑制序列上急性血栓呈等信号而亚急性者呈高信号，伴有侧支循环形成时可见多发流空信号。T_2WI 上急性血栓呈高信号，亚急性血栓呈低信号。增强后与 CT 增强表现类似，腔内血栓无强化，急性期血管壁可见强化、周围多发渗出，慢性期可见多发迂曲血管影。

CTA 及 MRV 可显示颈内静脉管径增粗、腔内可见充盈缺损。

【诊断思路及诊断要点】

颈静脉血栓性疾病一般好发于老年、有基础疾病的患者，常与颈部手术史、中心静脉置管术后、药物滥用、近期感染、高血凝状态及肿瘤病史有关。

急性/亚急性颈内静脉血栓性静脉炎表现为颈侧部肿块伴发热，与颈部脓肿表现相类似，

其 CT 平扫表现为高密度、MR T_1WI 呈高信号,增强后腔内可见中心性无强化的充盈缺损,颈内静脉增粗,血管壁增厚模糊伴边缘强化,颈动脉间隙脂肪密度增高,咽后间隙可伴有积液。慢性颈静脉血栓形成颈侧部可触及痛性肿块,影像学表现为颈内静脉边缘清晰,腔内可见管状充盈缺损,周围脂肪间隙清晰,无炎性浸润,周围可见侧支循环形成。

第六节　颈动脉间隙其他病变

颈动脉间隙构成复杂,除淋巴结和神经源性病变外,尚可发生先天性病变、脉管类、纤维类、脂肪类及其他结缔组织病变。除颈静脉球瘤以外,颈静脉孔区肿瘤性病变鉴别诊断应包括脑膜瘤。

一、颈静脉孔脑膜瘤

【简介】

颈静脉孔脑膜瘤(jugular foramen meningioma)为第三常见的颈静脉孔肿瘤,仅次于副神经节瘤和神经鞘瘤,可起源于颈静脉孔或继发于累及颈静脉孔的颅后窝脑膜瘤。颈静脉孔脑膜瘤发病率低,占颅后窝脑膜瘤的 0.7%~4%。本病发病原因可能与基因变异、颅脑外伤、放射性照射和病毒感染等因素有关,多见于成年人,女性多于男性,可能与脑膜瘤为性激素的靶器官有关。临床表现为颈静脉综合征,即声音嘶哑、呛咳及吞咽困难。主要治疗方法为手术切除,术后 5 年复发率约 25%。

【病理基础】

颈静脉孔脑膜瘤起源于颈静脉球周围的蛛网膜绒毛,包裹邻近部位的脑神经并向颞骨、颈椎和颅后窝发展。肿瘤有包膜,质韧,可有钙化,囊变、坏死和出血罕见。肿瘤生长缓慢,可包绕颈动脉鞘,颈静脉孔增大不明显,呈离心性生长方式,可引起邻近颅底骨质吸收,边缘骨质增生硬化,部分可延伸至颅内,引起邻近颅底硬膜增厚,或呈斑块状,一般不伴有明显颅内软组织肿块形成。

【影像学表现】

1. CT 表现　常表现为高密度肿块,密度均匀,边界清楚;增强后明显均匀强化,部分可包绕颈动脉鞘生长,边缘颅底骨质增生硬化,可有钙化,囊变、坏死和出血罕见。

2. MRI 表现　T_1WI 呈等信号,T_2WI 呈等信号,无血管流空信号;增强后可见肿瘤明显均匀强化,可见脑膜尾征。

【诊断思路及诊断要点】

颈静脉孔脑膜瘤起源于颈静脉孔,成年女性多见,临床表现为声音嘶哑、呛咳及吞咽困难。CT 平扫为高密度,T_1WI 和 T_2WI 均为等信号,无血管流空信号,增强后明显均匀强化,可见脑膜尾征,部分可包绕颈动脉鞘生长,边缘颅底骨质增生硬化,可有钙化,囊变、坏死和出血罕见。

二、鳃裂囊肿

【简介】

鳃裂囊肿(brachial cleft cyst)是先天性胚胎发育不全所致,由未完全退化的鳃裂组织发育而来,以第二鳃裂囊肿最为常见,占颈部囊性病变的 90%~95%,好发于颈前三角区、胸锁乳突肌上 1/3 前缘或深面、下颌角后方、舌骨内侧及颈动静脉外侧的颈上部区域。本病青年人多见,常单侧发生,时而增大时而缩小,常合并瘘管形成及继发感染。临床表现有颈部无痛性肿块,触诊质软,有囊性感。本病预后良好,极少数可发生恶变。

【病理基础】

第二鳃裂囊肿囊液多为清亮、淡黄色液体,含或不含有胆固醇,继发感染时为黄色混浊液体。镜下特点为囊壁内衬无或有角化的假复层鳞状上皮或假复层柱状上皮,纤维囊壁内含有大量淋巴样组织并形成淋巴滤泡。合并瘘管形成时,其外口常位于胸锁乳突肌前缘中下份,瘘管向上经过颈阔肌深面并沿颈动脉鞘上行,穿过颈内、外动脉,经舌咽神经、茎突咽肌和舌下神经浅面,终止于扁桃体窝上极。瘘管合并感染时,可见大量炎症细胞浸润,以及纤维结缔组织和肉芽组织。本病极少恶变,恶变者囊腔塌陷,囊壁内衬巢状分布的极度不典型鳞状细胞,淋巴样组织及淋巴滤泡结构缺失。

【影像学表现】

1. CT 表现　常表现为长梭形、边界清楚的低密度囊性灶,常位于颈侧部胸锁乳突肌之前及颈动脉鞘前方,颈动脉鞘常受压向内、后移位,增强扫描内部无强化、边缘强化。合并出血及感染时,密度不均匀,边缘模糊。如发现囊壁增厚、边缘不清,出现颈动脉鞘受累或颈部淋巴结肿大时,应警惕癌变可能。

2. MRI 表现　一般表现为边界清楚,有完整囊壁,囊壁厚薄均匀、厚度较薄,呈等信号。因囊内容物不同,T_1WI 和 T_2WI 信号不同,合并出血时,T_1WI 呈高信号,T_2WI 呈高低混杂信号;合并感染时因蛋白含量增高,T_1WI 呈高信号,T_2WI 呈低信号。一般囊内液体信号均匀,T_1WI 呈低信号,T_2WI 呈高信号,增强后囊壁轻度均匀强化,囊内液体不强化。恶变者囊壁增厚模糊,边界欠清,侵犯、包绕颈动脉鞘血管,可伴有颈部多发肿大淋巴结。

【典型病例】

病例1　患者,男,8岁,5个月前发现右侧上颈部肿物,逐渐增大,伴红肿、压痛,予以抗炎后肿物可缩小(图 9-6-1)。

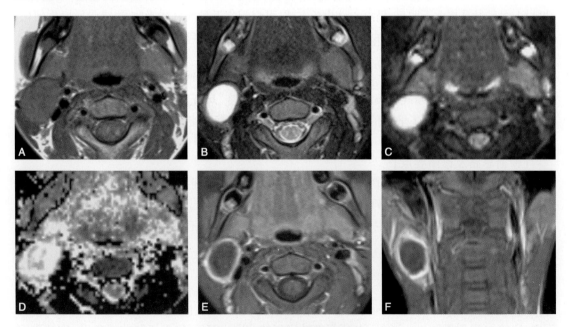

图 9-6-1　第二鳃裂囊肿伴感染

MRI(图 A~图 F)示右侧胸锁乳突肌前内缘、颌下腺后方、颈动脉间隙外侧一类圆形囊性肿物,边界清楚;平扫轴位 T_1WI(图 A)呈稍高信号,脂肪抑制 T_2WI(图 B)囊壁呈稍高信号,囊内呈明显高信号;DWI(图 C)及 ADC 图(图 D)未见明显弥散受限;增强轴位及冠状位 T_1WI(图 E、图 F)示囊壁强化,局部囊壁厚薄不均,局部脂肪间隙稍模糊。

【诊断思路及诊断要点】

第二鳃裂囊肿好发于颈前三角区、胸锁乳突肌上 1/3 前缘或深面、下颌角后方、舌骨内侧及颈动静脉外侧的颈上部区域,单侧多见,常合并瘘管形成及继发感染,极少数可发生恶变。一般为边界清晰的长梭形、无痛性颈侧囊性肿物,CT 上为低密度囊性灶,MR T_1WI 呈低信号、T_2WI 呈高信号,增强后囊壁强化而内部无强化,颈动脉鞘可被推压,向内侧、后方移位,癌变者可包绕、侵犯颈动脉鞘。

三、淋巴管瘤

【简介】

淋巴管瘤(lymphangioma)为起源于淋巴管的良性肿瘤样病变,是淋巴系统的先天发育畸形,主要发生于小儿,2 岁以下多见。淋巴管瘤常沿神经血管轴分布,以颈部最为常见,主要位于颈后、外三角区,尤其是颈动脉间隙。临床表现为出生后即发现无痛性包块,单侧多见,质软,有波动感,边界清楚,随年龄增大而缓慢增大。本病主要治疗方式是手术切除,因术后或硬化剂治疗后易复发,因此影像学检查有助于术前了解病变范围及术后随访。

【病理基础】

淋巴管瘤主要由间叶组织的原始淋巴囊和淋巴管发育形成,原始淋巴囊部分被隔离时会生成淋巴管囊肿,淋巴管局部过度增生会形成淋巴管瘤。组织学上依据异常淋巴管大小将颈部淋巴管瘤分为毛细血管型、海绵状型、囊性和血管淋巴管瘤。颈部以囊性淋巴管瘤为主,呈单发或多发。肉眼可见单房或多房囊性肿块,常较大,直径一般>10cm,囊壁较薄(1~3cm),质软。镜下囊壁含平滑肌纤维、血管、神经、脂肪和淋巴样组织,壁内层衬扁平内皮细胞;多房结构者囊内有分隔,含淡黄色澄清液体及含量不一的蛋白成分,与淋巴管相通者为乳糜液。

【影像学表现】

1. CT 表现　一般为多房型、薄壁、近水样密度包块,边界较清,囊内可见线样分隔,增强扫描囊壁及分隔轻度强化,囊内不强化。合并感染、出血时,囊壁及分隔增厚,囊内容物密度增高,周围脂肪间隙模糊,出血时可见液-液平面,增强后呈中度强化。多沿颈动脉鞘周围蔓延,呈塑型生长,邻近血管或肌肉有包绕或移位征象,病变巨大者周围组织和器官可移位。

2. MRI 表现　一般为 T_1WI 低信号、T_2WI 高信号,边缘光滑,形态不规则,多房型可见囊内线样分隔,囊壁及分隔呈中等信号,增强后囊壁及分隔可见明显强化,囊内未见强化。合并感染时,平扫 T_1WI 呈等信号,T_2WI 呈稍高信号;囊壁及分隔增厚伴中度强化。合并出血时,T_2WI 可见分层液-液平面。

【典型病例】

病例 2　患者,女,28 岁,自幼发现左侧颈部肿物(图 9-6-2)。

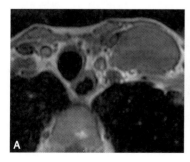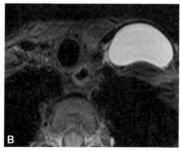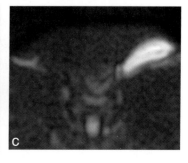

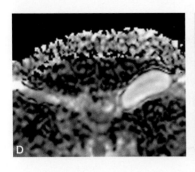
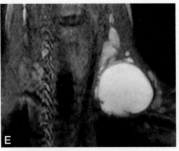
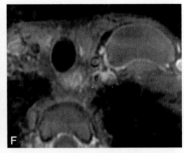

图 9-6-2　淋巴管瘤

MRI(图 A~图 F)示左侧胸锁乳突肌深面、左侧锁骨上区见一椭圆形囊性信号灶,边界清楚;平扫轴位 T_1WI(图 A)呈低信号;轴位及冠状位脂肪抑制 T_2WI(图 B、图 E)呈高信号;DWI(图 C)及 ADC 图(图 D)未见明显弥散受限;增强扫描(图 F)囊壁明显强化,而囊内未见明显强化。

【诊断思路及诊断要点】

颈部淋巴管瘤常表现为多房薄壁囊性肿块,多房者囊内可见线样分隔,增强后囊壁和分隔强化,囊内无强化,肿块多沿颈动脉鞘周围蔓延,呈塑型生长,有血管包绕征象,病变巨大者可出现周围组织和器官移位。合并感染、出血时,囊壁及分隔增厚,囊内容物密度增高,周围脂肪间隙模糊,出血时可见液-液平面。

四、血管瘤

【简介】

血管瘤(hemangioma)是头颈部最常见的血管源性肿瘤,为伴有血管内皮细胞增殖、毛细血管错构瘤样生长的良性病变。国际脉管性疾病研究学会分类系统将血管瘤分为婴幼儿血管瘤和先天性血管瘤。婴幼儿血管瘤一般在生后数周内出现,2 年内迅速增殖,随后自行消退,而先天性血管瘤则是出生时已形成。

【病理基础】

血管瘤的病因及发病机制尚未明确,其主要成分为血管内皮细胞、大小不一的血管及包含纤维组织、平滑肌、脂肪等组织。婴幼儿血管瘤包含血管生成和血管退化 2 种病理过程,部分可自行消退,除病史外,先天性血管瘤与其相区别在于内皮细胞不表达 GLUT-1。血管瘤病理亚型可分为毛细血管型、海绵状、蔓状和混合型 4 种。

【影像学表现】

1. CT 表现　CT 平扫时多呈低或等密度,边界清楚,呈多灶性结节状(串珠状)或迂曲血管状,可有静脉石形成,增强后可见明显强化。海绵状血管瘤可呈渐进性强化特点;蔓状血管瘤则为弥漫性生长,边界欠清,无包膜,增强后可见粗大迂曲血管影。

2. MRI 表现　T_1WI 呈等或低信号,T_2WI 多呈明显不均匀高信号,除蔓状血管瘤呈低信号外,其余亚型可见血管流空信号,以及各序列低信号静脉石影;增强后可见明显强化,蔓状血管瘤可见迂曲增粗血管影。

【典型病例】

病例 3　患者,男,18 岁,发现颈部肿物 10 日(图 9-6-3)。

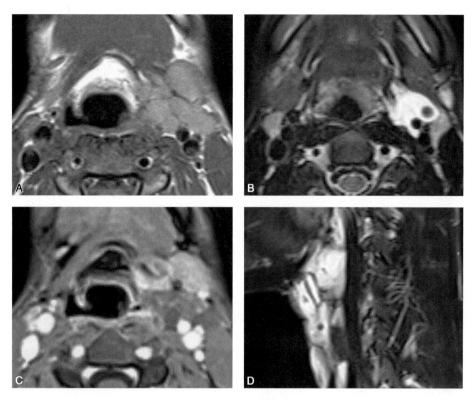

图 9-6-3 血管瘤

MRI(图 A~图 D)示左侧咽旁间隙、颈动脉间隙多发大小不等融合状肿物,部分病灶生长方式为"见缝就钻",形态不规整,边界尚清晰;平扫轴位 T_1WI(图 A)呈稍高信号,脂肪抑制 T_2WI(图 B)呈高信号,其内可见低信号流空征象;增强轴位及矢状位 T_1WI(图 C、图 D)病灶不均匀延迟强化,颈动脉鞘局部被包裹,部分被包绕、推压移位,矢状位呈"葡萄串状"。

【诊断思路及诊断要点】

血管瘤是头颈部最常见的血管源性肿瘤,婴幼儿多见,一般生后不久出现,部分可自行消退。CT 平扫时病变多呈低或等密度,边界清楚,呈多灶性结节状(串珠状)或迂曲血管状,可有静脉石形成,增强后可见明显强化,海绵状血管瘤可呈渐进性强化特点,蔓状血管瘤则为弥漫性生长,边界欠清,无包膜,增强后可见粗大迂曲血管影。MR T_2WI 可见血管流空信号。

五、脂肪瘤和脂肪肉瘤

【简介】

头颈部脂肪瘤(lipoma)约占全身脂肪瘤的 13%,绝大多数发生在颈后部皮下间隙,少数发生在颈深部间隙如咽旁间隙、颈动脉间隙等,中老年男性多见。临床表现一般为缓慢生长的无痛性肿块,无明显临床症状。脂肪肉瘤(liposarcoma)占所有软组织肉瘤的 17%~30%,为成人最常见的软组织肉瘤之一。头颈部脂肪肉瘤相对少见,占头颈部软组织肉瘤的 2%~9%,中老年人多见。与发生在全身其他部位的脂肪肉瘤相比,头颈部脂肪肉瘤患者预后较好。

【病理基础】

脂肪瘤肉眼切面观为浅黄色或黄白色,质软,包膜完整,与周围组织分界清晰,镜下可见由成熟脂肪细胞构成。

脂肪肉瘤有多种病理分型,镜下共同特点为由脂肪母细胞构成,边界欠清,无包膜,常合并出血、坏死、囊变,部分可有黏液样变性。

【影像学表现】

1. CT 表现　脂肪瘤平扫时为典型的脂肪密度,有包膜但显示欠清,邻近器官结构受压移位,增强无明显强化。脂肪肉瘤平扫时为脂肪密度或脂肪密度内混合软组织密度影,边界欠清,与周围组织分界欠清,合并出血时可见瘤体高密度灶,增强后脂肪成分未见明显强化,其余软组织成分可见强化。

2. MRI 表现　脂肪瘤 T_1WI 及 T_2WI 呈高信号,脂肪抑制序列为低信号,增强未见明显强化。分化好的脂肪肉瘤在 T_1WI 及 T_2WI 均呈高信号,分化不好的脂肪肉瘤在 T_1WI 上为低信号,其内可见散在脂肪高信号,部分可见分隔,T_2WI 呈中高信号,增强扫描实性成分可见不均匀强化。

【典型病例】

病例4　患者,男,48 岁,发现右侧颈部肿物 3 余年,呈缓慢增大趋势(图 9-6-4)。

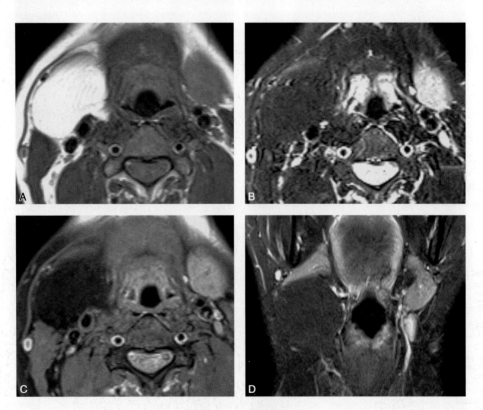

图 9-6-4　脂肪瘤

MRI(图 A～图 D)示右侧颈部皮下胸锁乳突肌前方异常信号灶,边界清楚;平扫轴位 T_1WI(图 A)呈高信号,脂肪抑制 T_2WI(图 B)呈低信号;增强轴位和冠状位 T_1WI(图 C、图 D)示肿物无明显强化,邻近右侧颌下腺及肌肉受压移位改变。

病例5　患者,女,16岁,发现右侧颈部肿物1个月(图9-6-5)。

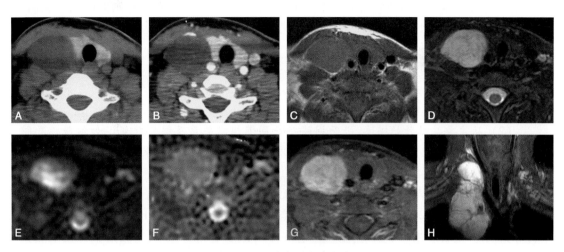

图9-6-5　黏液型脂肪肉瘤

轴位平扫及增强CT(图A、图B)可见右侧颈根部团块状稍低密度影,形态不规则,增强后病灶内不均匀轻度强化,病变位于右侧颈内静脉、颈总动脉间,右侧颈总动脉向内移位,右侧颈内静脉向前移位;肿物平扫轴位T_1WI(图C)呈等低信号;脂肪抑制T_2WI(图D)呈高信号为主,其内可见条索状低信号影;DWI(图E)及ADC图(图F)示部分弥散受限;增强轴位和冠状位(图G、图H)示病灶内明显不均匀强化,病灶向下突入胸廓入口。

【诊断思路及诊断要点】

头颈部脂肪瘤及脂肪肉瘤相对少见,好发于中老年人,脂肪瘤表现为典型的脂肪密度/信号,有包膜,邻近器官结构受压移位,增强未见明显强化。脂肪肉瘤则是脂肪成分内混杂有软组织成分,合并出血、坏死、囊变,部分可有黏液样变性,增强后脂肪成分不强化,实性成分强化。

第七节　颈动脉间隙病变影像诊断思路

(一) 诊断思路

1. 定位　病灶是否位于颈动脉间隙,病灶与颈动脉鞘间的关系及邻近颈部间隙结构的关系。

2. 定性　观察病灶的形态学特点、病变范围及颈动脉鞘受累情况,判断是良性或恶性病变,是非肿瘤性还是肿瘤性病变。如神经纤维瘤边界清楚,密度/信号均匀,颈动脉鞘呈受压移位改变而无侵犯征象。

结合临床病史、实验室检查及影像学表现进一步定性。如淋巴管瘤,主要发生于2岁以下小儿,常沿神经血管轴分布,颈动脉间隙为常见发生部位。临床表现为出生后即发现无痛性包块,单侧多见,质软,有波动感,边界清楚,随年龄增长而缓慢增大,影像表现为边界清楚的囊性包块,增强后囊内无强化,囊壁轻度强化。

(二) 鉴别诊断

颈动脉间隙非肿瘤病变主要为良性淋巴结病变(炎症、结核、反应性增生等)和血管性疾病(颈动脉夹层、假性动脉瘤、肌纤维发育不良及颈静脉血栓等),而颈动脉间隙良性肿瘤性病变常见的有神经源性肿瘤(神经纤维瘤、神经鞘瘤、颈动脉体瘤、颈静脉球瘤等)、颈静脉孔脑膜瘤、淋巴管瘤、血管瘤、脂肪瘤等。颈动脉间隙恶性肿瘤性病变常见的有淋巴结转移瘤、淋巴瘤、神经内分泌癌、脂肪肉瘤等。若出现较为典型或具备特征性的影像学表现,则更有助于明确诊断,如神经纤维瘤和神经鞘瘤可出现"靶征",副神经节瘤可出现"盐-胡椒征",甲状腺乳头状癌转移淋巴结典型征象为淋巴结内囊变、钙化及增强后可见乳头状结构等。

报告书写规范要求

（1）描述病变的部位、数目、大小、形态、边界、范围、与周围器官结构的关系及强化特点。

（2）从主要病灶开始描述,进而描述病灶周围组织关系及继发改变。如颈静脉孔脑膜瘤需注意描述邻近颅底骨质改变、与颈动脉鞘血管关系及颅内受累情况。

例如:颈静脉球瘤

影像描述:右侧颈静脉孔扩大,可见软组织肿物影并周围骨质破坏,边界欠清,最大截面大小约 3.2cm×3.2cm;T_1WI 呈混杂稍高信号,T_2WI 及 $T_2WI/FLAIR$ 以稍高信号为主,其内可见多发、迂曲扩张的小血管,呈"盐-胡椒征";DWI 呈稍高信号;增强后病灶呈明显强化;右侧颞骨岩尖部骨质破坏改变,病变广泛侵犯右侧中耳内听道、舌下神经管、颈静脉结节,向前方与右侧颈内动脉管的颈内动脉分界欠清,局部呈包绕改变,向外侧贴邻右侧茎突,矢状位示约至 C_2 椎体水平。

影像诊断:右侧颈静脉孔区软组织肿物并周围骨质破坏,考虑为颈静脉球瘤。

===== 练习题 =====

1. 名词解释
（1）"盐-胡椒征"
（2）勒米埃综合征
（3）巨大淋巴结增生症
（4）肌纤维发育不良

2. 选择题
（1）颈动脉间隙内走行的脑神经不包括
    A. 第Ⅸ对　　　　　B. 第Ⅹ对　　　　　C. 第Ⅴ对
    D. 第Ⅺ对　　　　　E. 第Ⅻ对

（2）细菌性淋巴结炎的典型影像学表现为
    A. 边界清楚
    B. 单发多见
    C. 可有分隔
    D. 增强可见不规则边缘强化伴中央坏死无强化
    E. 增强后呈花环状改变

（3）关于透明血管型巨大淋巴结增生症的 MRI 表现,描述正确的是
    A. T_1WI 和 T_2WI 呈均匀低信号
    B. T_1WI 呈低信号,T_2WI 呈均匀高信号

C. 边界欠清,对邻近脂肪组织有浸润

D. 增强后病灶在动脉早期不强化或呈弱强化,晚期呈中等强化

E. 增强扫描病灶内及周边可见滋养动脉

(4) 颈动脉间隙常见的神经源性肿瘤不包括

A. 神经纤维瘤   B. 神经鞘瘤   C. 节细胞神经瘤

D. 颈动脉体瘤   E. 颈静脉球瘤

(5) 对颈动脉肌纤维发育不良的描述错误的是

A. 一种非动脉硬化性、非炎性的全身性血管疾病

B. 以肾动脉和颈内动脉颅外段受累最常见

C. 颈内动脉近端及颈总动脉分叉部为主要受累部位

D. 脑梗死灶呈分水岭分布

E. 血管扩张与狭窄交替出现

(6) 颈静脉孔脑膜瘤的影像学表现正确的是

A. T_1WI 可见血管流空信号

B. 邻近颅底骨质呈虫蚀状破坏

C. 囊变、坏死和出血多见

D. 颈静脉孔增大明显,呈中心性生长

E. 增强后可见脑膜尾征

3. 简答题

简述发生在颈动脉间隙的神经鞘瘤与颈动脉体瘤的影像学表现及鉴别要点。

选择题答案:(1) C   (2) D   (3) E   (4) C   (5) C   (6) E

(张妙如 罗德红)

—— 推荐阅读资料 ——

[1] 陈刚,尹家保,徐峰,等.咽淋巴环淋巴瘤的影像学诊断及鉴别.中国临床医学影像杂志,2011,22(10):693-696.

[2] 陈宇,石木兰,罗德红.颈部淋巴结结核的CT及B超表现.临床放射学杂志,1999,18(3):143-145.

[3] 戴林桐,刘军,刘良发,等.颈静脉孔脑膜瘤.中华耳科学杂志,2009,7(3):261-262.

[4] 高传平,刘华,郝大鹏,等.颈动脉体瘤CT和MRI诊断.实用放射学杂志,2008,24(9):1287-1288.

[5] 李建章.对颈动脉肌纤维发育不良诊断的再认识.中国实用神经疾病杂志,2016,19(16):1-2.

[6] 李琳,罗德红,葛江梅,等.头颈部不同原发肿瘤颈部淋巴结转移的CT表现.临床放射学杂志,2005,24(2):116-120.

[7] 任宏宇,林上奇,朱敏,等.颈部淋巴结结核CT及MRI诊断.中华全科医学,2014,12(5):786-788.

［8］王振常,鲜军舫.头颈部影像学:耳鼻咽喉头颈外科卷.北京:人民卫生出版社,2014.

［9］王斌,黄波涛,邓明明,等.外周良性神经纤维瘤与神经鞘瘤的 MRI 表现及鉴别诊断.影像诊断与介入放射学,2014,23(2):99-102.

［10］徐坚民,杜牧,李莹,等.头颈部副神经节瘤影像学诊断.放射学实践,2006,21(10):1003-1006.

［11］徐坚民,沈天真,钱立,等.颈动脉间隙肿瘤的 MRI 诊断.中国医学影像学杂志,1998,6(4):241-244.

［12］张晓雯,梁大鹏,李君,等.头颈部 Castleman 病的诊断与治疗.临床耳鼻咽喉头颈外科杂志,2016,30(19):1561-1563.

［13］张志勇,汪志胜,涂备武,等.淋巴管瘤的影像诊断.临床放射学杂志,1999,18(2):77-80.

［14］赵怡芳,贾俊.头颈部血管瘤和脉管畸形研究回顾与展望.中国口腔颌面外科杂志,2016,14(4):289-301.

［15］郑祥武,潘克华,董丽卿,等.巨大淋巴结增生症的 CT 表现.医学影像学杂志,2006,16(9):910-913.

［16］朱小珊,彭娟.能谱 CT 在头及颈部疾病诊断中的应用.医疗卫生装备,2019,40(4):98-102.

［17］KOCH B L,HAMILTON B,HUDGINS P,et al. Diagnostic imaging:head and neck. 3rd ed. Philadephia:Elsevier,2016.

第 十 章

椎旁间隙病变

第一节　神经源性病变

一、神经鞘瘤和神经纤维瘤

【简介】

神经鞘瘤（neurilemmoma）起源于神经鞘膜的施万细胞（Schwann cell），多见于中年人，无明显性别差异；发生于椎旁间隙的神经鞘瘤主要源于颈丛或臂丛神经，多为单发。病变较小时多无临床症状，较大的肿物可有压痛，一般质软，较少有恶变及复发。

神经纤维瘤（neurofibroma）起源于神经纤维母细胞，部分可有家族史，属于常染色体显性遗传。病变多见于儿童和青年人，无明显性别差异，可分为孤立性、弥漫性、丛状和多发性，多发性神经纤维瘤又称为神经纤维瘤病（neurofibromatosis）。临床常可见皮肤棕色斑，可扪及结节，多发者常呈串珠状、丛状分布，严重者可有面部畸形，部分可有恶变。

【病理基础】

1. 神经鞘瘤常为类圆形，表面光滑，可见完整包膜，镜下神经鞘瘤仅由施万细胞构成，不包含其他神经成分，可见 antoni A 区和 antoni B 区两种组织类型，前者富含细胞，后者主要由脂质和黏液基质组成。

2. 神经纤维瘤无包膜，质地较实，少数可伴有出血、囊变，镜下其由施万细胞、神经束膜样细胞和成纤维细胞构成，瘤内常见神经纤维穿过。

【影像学表现】

神经鞘瘤与神经纤维瘤影像学表现相似。椎旁间隙的神经鞘瘤和神经纤维瘤常使邻近肌肉受压推移，以前斜角肌前移为主，也可经椎间孔延伸入椎管，导致椎间孔扩大。

1. **CT 表现**　平扫肿瘤边界较清，多呈较均匀的等或略低密度，亦可因内部囊变、坏死而呈不均匀密度；增强扫描病灶多呈不均匀强化，且强化方式多样，可表现为周边低密度，中央高密度，也可表现为周边高密度，中央不规则低密度，亦可表现为高低混杂密度，主要与瘤体不同组织类型成分的分布有关；瘤体内的囊变、坏死区无强化。多平面重建骨窗可显示扩大的椎间孔。

2. **MRI 表现**　T_1WI 呈等或略低信号，T_2WI 可表现为周边高信号，中央因含纤维组织而呈低信号，也可表现为不均匀的高信号；增强扫描病灶多不均匀强化，强化方式与 CT 增强扫描相似。

【典型病例】

病例 1　患者,女,43 岁,发现颈部肿物 18 年,质中,活动度好,表面皮肤正常(图 10-1-1)。

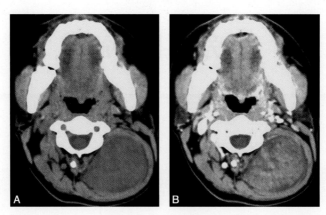

图 10-1-1　神经鞘瘤 1

CT 平扫(图 A)示左侧颈部背侧头半棘肌及头夹肌深面较大类圆形肿物,边界清晰,内部密度不均匀,可见团片状软组织密度;增强扫描(图 B)病灶不均匀中度强化;邻近组织呈受压改变。

病例 2　患者,女,56 岁,颈部疼痛 2 余年(图 10-1-2)。

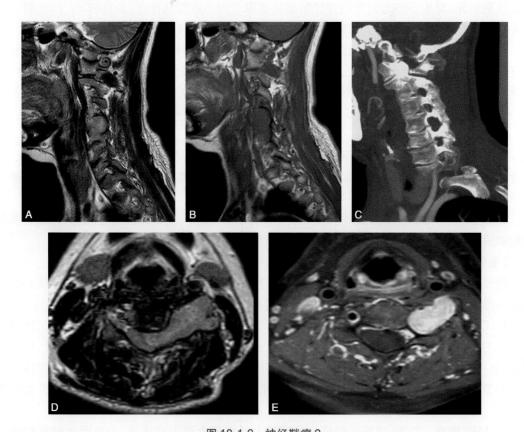

图 10-1-2　神经鞘瘤 2

CT 和 MRI 示 $C_{4/5}$ 左侧椎间孔占位;MRI 矢状位 T_2WI(图 A)呈稍高信号,T_1WI(图 B)呈等信号;CT 椎体重建(图 C)见 $C_{4/5}$ 左侧椎间孔明显扩大;MRI 平扫轴位 T_1WI(图 D)示病灶呈哑铃状横跨椎管内外,增强 T_1WI 轴位(图 E)病变明显较均匀强化。

病例 3　患者,女,51 岁,颈部疼痛 1 余年(图 10-1-3)。

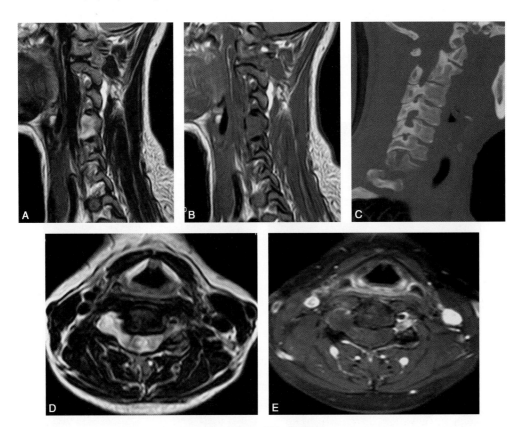

图 10-1-3　神经纤维瘤

CT 和 MRI 示 $C_{4/5}$ 右侧椎间孔占位;MRI 矢状位 T_2WI(图 A)呈高信号,T_1WI(图 B)呈等信号;CT 椎体重建(图 C)见 $C_{4/5}$ 右侧椎间孔明显扩大;MRI 轴位 T_2WI(图 D)示病灶呈哑铃状横跨椎管内外,增强轴位 T_1WI(图 E)病变轻度强化。

【诊断思路及诊断要点】

神经鞘瘤及神经纤维瘤是颈部较常见的良性肿瘤。神经鞘瘤有完整包膜,边界较清,多为单发;神经纤维瘤无包膜,边界相对欠清,可多发,可有皮肤棕色斑及家族史。两者影像表现相似,常较难鉴别,若肿瘤增强扫描表现为周边低密度,中央高密度,则以神经鞘瘤多见;若瘤体呈实性密度并伴其内较大囊变,则多提示为神经纤维瘤。

二、恶性外周神经鞘瘤

【简介】

恶性外周神经鞘瘤(malignant peripheral nerve sheath tumor,MPNST)是罕见的、来源于外周神经施万细胞或以神经鞘分化为特征的恶性肿瘤,约 50% 与 I 型神经纤维瘤病有关。MPNST 多见于躯干和四肢,发生于头颈部者少见,多见于 40 岁以上成年人,无明显性别差异。临床上主要表现为迅速增大的颈部肿物,常有疼痛。

【病理基础】

1. **大体检查**　肿块多有不完整的假包膜,包膜外浸润多见,常伴黏液变、囊变、出血、坏死、钙化。

2. **镜下表现**　可同时出现 antoni A 区和 antoni B 区,后者范围比较小,两区分界不清。

【影像学表现】

1. CT 表现 多表现为较均匀的软组织密度,常因突破包膜而边界不清,可引起邻近骨质破坏;增强扫描多为不均匀强化。

2. MRI 表现 T_1WI 多为等信号,T_2WI 多为不均匀等信号;增强扫描瘤体多可见不均匀强化。

【典型病例】

病例4 患者,女,44岁,发现颈部无痛性肿块1月余,质硬,基底广泛(图10-1-4)。

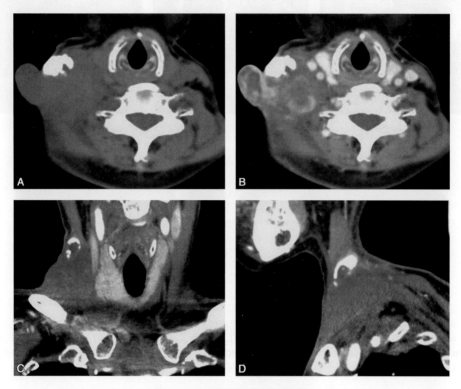

图 10-1-4　恶性外周神经鞘瘤

CT平扫轴位软组织窗(图A)示右颈部巨大软组织肿块,边界模糊,其内密度不均匀,可见结节状钙化灶;增强轴位、冠状位及矢状位软组织窗(图B~图D)示病灶不均匀明显强化,与周围组织分界不清。

【诊断思路及诊断要点】

恶性外周神经鞘瘤缺乏特征性影像学表现,当出现肿瘤边界不清,邻近骨质破坏时,提示肿瘤恶性程度大。本病与其他恶性肿瘤难以鉴别,确诊主要依靠病理。

第二节　椎　体　病　变

一、转移瘤

【简介】

转移瘤(metastatic tumor)是脊柱最常见的肿瘤。脊柱转移瘤好发于中老年人,男女比例约为2.3:1,多发于胸腰椎,约10%的病例累及颈椎。通常多椎体发病,且主要累及椎体的后部和邻近的椎弓根,少数仅累及椎体或附件。病变的椎体处疼痛逐渐加重,至难以忍受,伴不同程度压痛,可导致病理性骨折及脊髓和神经根受压症状。成骨性转移多见于前列腺癌及乳腺癌患者,溶骨性转移多见于肺癌、乳腺癌、肾癌、甲状腺癌、结肠癌及儿童的神经母细胞瘤。

【病理基础】

转移瘤的转移途径包括血源性转移和淋巴转移。

1. **血源性转移** 椎体静脉自椎体后方向外走行,与 Bason 静脉丛广泛吻合。Bason 静脉丛血流缓慢,缺乏静脉瓣,且与胸腔、腹腔静脉广泛吻合,当胸腔、腹腔压力增高,癌细胞易顺 Bason 静脉丛反流至椎体静脉,导致椎体骨转移。

2. **淋巴转移** 淋巴系统将恶性肿瘤细胞收集入胸导管,汇入血液循环系统,播散至全身各处。

【影像学表现】

1. **X 线平片** 转移瘤多转移至骨松质,而在 X 线平片上主要观察骨皮质的骨质破坏。

2. **CT 表现** 转移瘤包括溶骨型、成骨型及混合型 3 种类型,多表现为溶骨性病灶,大小不等,边缘不规则,无硬化边,可突破骨皮质向椎体外生长,病灶内可含有软组织成分。增强扫描呈不均匀强化。成骨性转移可见椎骨增生、硬化。

3. **MRI 表现** MRI 是疑似骨转移的首选检查,对病理性骨折、软组织肿物、椎管受累等情况的检出明显优于 X 线及 CT。T_1WI 上骨髓被低信号的软组织取代,为大小不等的圆形、椭圆形或不规则形,边缘较清晰,T_2WI 上转移灶信号较周围正常骨髓略高。若为成骨性骨转移,则 T_1WI 及 T_2WI 均表现为低信号。增强扫描骨与软组织成分均强化。

【典型病例】

病例 1 患者,女,61 岁,颈部疼痛 1 余年,发现右肺周围型肺癌 3 日(图 10-2-1)。

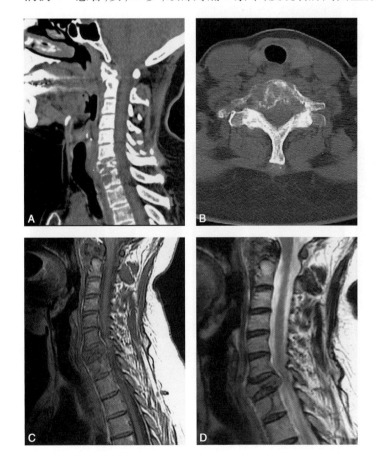

图 10-2-1 颈胸椎转移性腺癌

CT 和 MRI 示 C_1、C_7 及 T_1 多发骨质破坏;CT 平扫矢状位骨窗(图 A)示 C_7 盘状压缩变扁,后缘稍向后突出,C_7 及 T_1 椎体见不规则低密度,轴位骨窗(图 B)示 C_7 椎体及附件骨质呈虫蚀状破坏,边界不清,密度混杂,椎管狭窄;MRI 平扫矢状位 T_1WI(图 C)示肿瘤呈等低混杂信号,形态不规则,边界尚清,T_2WI(图 D)示肿瘤呈等、稍高混杂信号。肿瘤向周围膨胀性生长,可见颈髓受压向后移位。

病例 2 患者,男,65 岁,确诊肺癌半年,全身骨痛 1 月余(图 10-2-2)。

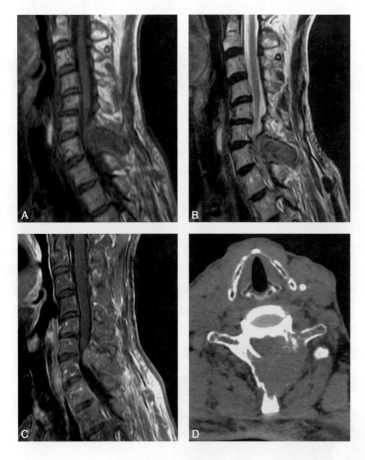

图 10-2-2 颈椎转移性腺癌 1

CT 和 MRI 示 C_7 棘突及双侧附件局部软组织肿块形成;MRI 矢状位 T_1WI(图 A)及 T_2WI(图 B)均呈等信号,增强扫描(图 C)明显强化;轴位 CT(图 D)相应区域呈虫蚀状骨质破坏。

病例 3 患者,女,64 岁,颈痛 1 月余,胸部 CT 增强扫描发现食管下段-贲门壁增厚(图 10-2-3)。

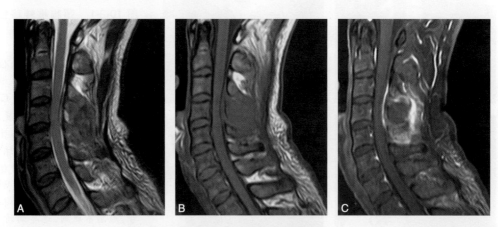

图 10-2-3 颈椎转移性腺癌 2

MRI 示 $C_{3\sim5}$ 椎体棘突骨质破坏,见软组织影;T_2WI(图 A)呈不均匀等及高信号,T_1WI(图 B)呈等信号;增强扫描(图 C)明显强化。

【诊断思路及诊断要点】

颈椎疼痛且逐渐加重,过去或最近有肿瘤病史者,应高度怀疑颈椎骨转移瘤。

二、骨髓瘤

【简介】

多发性骨髓瘤(multiple myeloma,MM)是脊柱最常见的原发恶性肿瘤,主要发病年龄为40~70岁,男性多见,40岁以下发病者少见。常见症状包括骨髓瘤相关器官功能损害的表现,即"CRAB"症状(血钙增高、肾功能损害、贫血、骨病),以及淀粉样变性等靶器官损害相关表现。患者骨痛初为轻度、间歇性,类型、定位、持续时间无特异性,后发展为持续剧烈疼痛。

【病理基础】

镜下表现:骨髓内大量浆细胞增殖,占髓内细胞总数的15%~19%。骨髓瘤细胞大小不等,形态不一,成堆出现。部分细胞分化不成熟,呈异型性,可有2~3个核,并有瘤巨细胞形成。

【影像学表现】

MM表现为溶骨性破坏和广泛的骨质疏松,仅1%患者出现骨质硬化,一般侵犯多个节段,但椎间盘多不受累。

1. **X线平片** 主要表现为脊柱和多个椎体的溶骨性破坏,斑点状至大片状放射透亮区,骨皮质变薄,病灶边缘清晰,呈穿凿状,无骨膜反应及新骨形成。多为膨胀性骨质破坏。发病椎体有一定程度压缩表现,或呈楔形变,有一定程度的后凸畸形。

2. **CT表现** 典型表现为椎体或椎弓内多发小类圆形骨质破坏区,边界清晰、锐利,少见硬化边,较大病灶可导致椎体或椎弓呈中空改变,若病变穿透骨皮质,可侵及周围软组织。

3. **MRI表现** MRI对骨髓瘤敏感,信号变化多样,但当骨髓内仅有少量浆细胞散在浸润且脂肪细胞未受明显破坏时,MRI信号无明显变化。当骨髓中脂肪细胞被大量肿瘤细胞浸润、替代时,骨髓表现为弥漫均匀的T_1WI低信号、T_2WI高信号;当肿瘤性浆细胞聚集成瘤节时,表现为髓内局灶性T_1WI低信号、T_2WI高信号;当肿瘤细胞聚集成颗粒状,与小灶状红骨髓散在分布于骨髓腔内时,表现为典型的"盐-胡椒征",即T_1WI上弥漫性点状或颗粒状黑白相间的混杂信号,低信号为肿瘤颗粒或红骨髓,高信号为脂肪组织。增强扫描T_1WI病灶显著强化,在使用脂肪饱和技术的T_2WI上病灶显示更佳。

【典型病例】

病例4 患者,男,70岁,腰背部疼痛8个月,加重3个月(图10-2-4)。

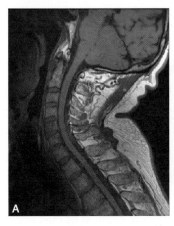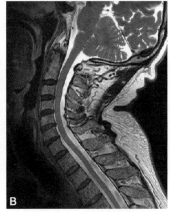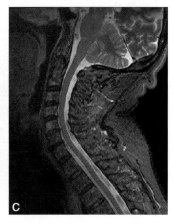

图10-2-4 多发性骨髓瘤1

MRI示颈椎多发斑点状T_1WI(图A)低信号、T_2WI(图B)高信号病灶,呈典型"盐-胡椒征",C_5椎体可见肿瘤细胞聚集而成的"瘤节",病灶在脂肪抑制序列(图C)上显示更清晰。

病例5　患者,女,54岁,背痛,下肢麻木3月余(图10-2-5)。

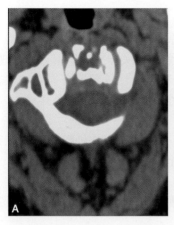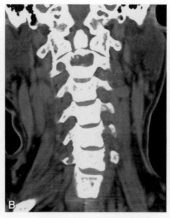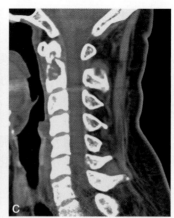

图10-2-5　多发性骨髓瘤2

CT矢状位(图C)示颈椎生理曲线变直,椎体边缘毛糙、变尖;C₂椎体齿突及基底部可见骨质破坏(图A),边缘清晰、锐利;椎旁未见异常软组织影(图B)。

【诊断思路及诊断要点】

依据临床表现、血液检查、骨髓穿刺、尿蛋白检查等,结合多发性溶骨破坏的影像学特征,可诊断MM。若发现颅骨受侵犯,则更支持诊断。

三、骨巨细胞瘤

【简介】

骨巨细胞瘤(giant cell tumor of bone,GCTB)又称富于巨细胞的破骨细胞瘤,是一种好发于成熟骨端的肿瘤。GCTB发生于脊柱少见,且多见于骶椎,其次为胸椎、颈椎和腰椎。一般发生于椎体,可累及椎弓及周围软组织,其中10%~15%的病灶合并有动脉瘤样骨囊肿成分。GCTB好发于20~40岁人群,女性多见。临床症状为局部疼痛和活动受限,若脊髓或神经根受压,则表现为相应的神经根症状和不同程度的瘫痪。

【病理基础】

1. **大体检查**　肿瘤呈实性,黄褐色或淡红色,常见瘤内囊变或出血、坏死,10%~15%合并有动脉瘤样骨囊肿。

2. **镜下表现**　可见大量破骨细胞样多核巨细胞,核呈圆形或卵圆形,数目为十几到一百多不等,无核分裂象;周围为大量卵圆形、圆形或梭形的单核基质细胞,可见核分裂象。肿瘤按良恶性分为3级:Ⅰ级为良性,具有低度侵袭性,基质细胞分化良好,少见核分裂象,富于多核巨细胞;Ⅱ级介于良性与恶性之间;Ⅲ级为恶性,易复发和转移,基质细胞分化差,异型性明显,多核巨细胞数量少,体积小且细胞核数量少。病灶中见大量间质血管,管壁和管腔内可见巨核细胞和基质细胞。

【影像学表现】

1. **X线平片及CT表现**　因脊柱结构复杂,故X线表现往往不典型,可见偏心的膨胀性、溶骨性骨质破坏,骨皮质变薄或中断,附件容易受累。病变无明显骨化、钙化或骨膜反应。受累椎体变扁,横径和前后径增大,可伴有椎体塌陷。皂泡样改变不明显。CT可更好地观察骨质破坏情况,且可见软组织密度的肿块,边界清晰,若为恶性可边界模糊。瘤内可有分隔及囊变低密度区。

2. **MRI 表现** MRI 也有助于诊断,肿瘤 T_1WI 呈均匀的等或低信号;T_2WI 上因组成成分不同,使肿瘤呈混杂信号:细胞成分为主者呈稍高信号,胶原纤维、含铁血黄素呈等或低信号,囊变表现为高信号,同时伴有动脉瘤样骨囊肿时可见液-液平面。T_1WI 及 T_2WI 病灶内均可见线样低信号,代表增粗的骨小梁或纤维间隔。增强扫描为不均匀强化,可区分坏死组织、囊变、出血及低信号假包膜。

【典型病例】

病例 6 患者,男,21 岁,外伤后颈部疼痛伴左上肢疼痛、麻木 2 个月(图 10-2-6)。

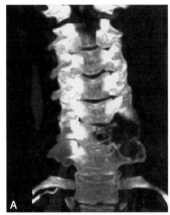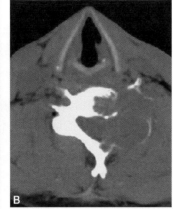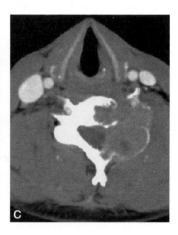

图 10-2-6 骨巨细胞瘤 1

CT 冠状位骨窗(图 A)示 C_6、C_7 椎体左侧附件区膨胀性骨质破坏;平扫轴位软组织窗(图 B)示不规则中等密度影,CT 值约 46HU,边界较清晰,未见死骨,未见硬化边;增强扫描(图 C)呈不均匀明显强化。

病例 7 患者,女,15 岁,外院发现颈椎骨质破坏(图 10-2-7)。

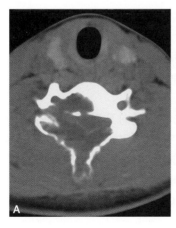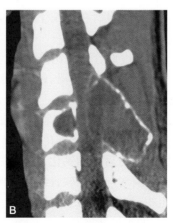

图 10-2-7 骨巨细胞瘤 2

CT 骨窗轴位(图 A)示 C_6 椎体右上缘、棘突软组织影,肿块呈膨胀性改变,右侧椎动脉向前移位,骨皮质尚完整,内可见稍高密度分隔样改变及囊变低密度区;矢状位(图 B)示 C_6 椎体稍塌陷。

病例8 患者,男,25岁,颈部疼痛3月余(图10-2-8)。

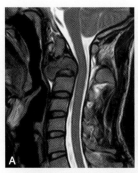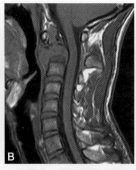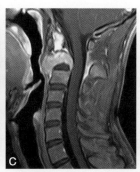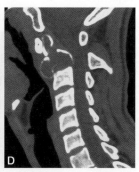

图10-2-8 骨巨细胞瘤3

CT及MRI示C_2椎体骨质破坏,其内可见软组织形成;MRI(图A、图B)T_1WI和T_2WI均呈等信号改变;增强T_1WI(图C)示病灶明显较均匀强化;CT(图D)示C_2椎体呈膨胀性改变,其内见小分隔影。

【诊断思路及诊断要点】

骨巨细胞瘤发生于20~40岁人群的颈椎肿物,骨质呈膨胀性、偏心性溶骨破坏,破坏区无骨化和钙化,周围骨皮质无骨质硬化表现,增强扫描见均匀或不均匀强化,部分强化不明显。

四、骨母细胞瘤

【简介】

骨母细胞瘤(osteoblastoma)是一种较少见的良性成骨性肿瘤,也可有局部侵袭性,不发生远处转移。病变最常发生于脊柱,好发于脊柱后柱,50%位于椎板或椎弓根,20%位于上下关节突。骨母细胞瘤发病高峰年龄为10~30岁,20岁左右的男性青年多见。最常见的临床症状为局部疼痛,常为持续性钝痛,或神经根性疼痛,水杨酸类药物无法缓解,昼夜无明显差异。病情进展可引起神经系统损伤和脊柱侧弯。侵袭性骨母细胞瘤易复发,复发率达50%。

【病理基础】

1. 大体检查 骨母细胞瘤在组织上与骨样骨瘤难以区分,但前者通常较大,直径为2~10cm,瘤体呈红色或棕红色。

2. 镜下表现 为高度血管化的结缔组织,肿瘤内大量的骨样组织互相连接成条索状,其中有不同程度的钙盐沉积形成骨小梁,较大的肿瘤常伴有囊变。

【影像学表现】

1. X线平片及CT表现 骨母细胞瘤为膨胀性的骨质破坏,导致病变椎弓根、椎板或棘突膨胀,病灶内可有小片状、斑点状钙化灶。病变发生于椎体骨松质时通常无骨质硬化。肿瘤早期多为低密度透亮区,之后可随钙化、骨化的出现密度逐渐增高,肿瘤内可见斑点、斑片状或结节状钙化或骨化灶,有时与内生软骨瘤和骨肉瘤的钙化软骨难以鉴别。侵袭性肿瘤可突破骨皮质,侵犯周围组织,瘤周可见钙化环包绕。CT可更好地观察病变对骨皮质的破坏、骨壳、钙化、骨化等情况,有助于早期诊断。

2. MRI表现 肿瘤软组织成分T_1WI呈等信号,T_2WI呈高信号,瘤内的钙化、骨化灶T_1WI和T_2WI均呈条索状、斑点状或不规则低信号,随骨化、钙化的进展,范围逐渐变大。增强扫描为不均匀的明显强化,与其富血管且出血、钙化、骨化的特点有关。MRI可清楚显示瘤周水肿区,有时类似恶性肿瘤或感染。

【典型病例】

病例9　患者,女,14岁,颈部疼痛2年,加重伴活动受限3个月(图10-2-9)。

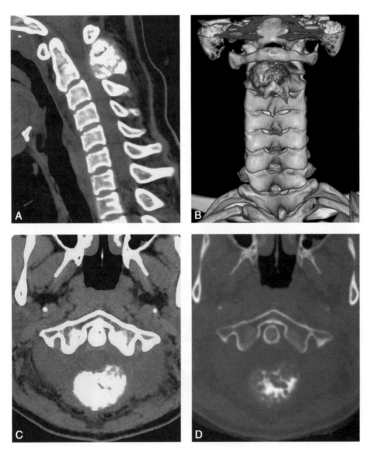

图10-2-9　骨母细胞瘤

CT矢状位(图A)及三维重建(图B)示枢椎棘突及左侧椎板区域团块
状占位;轴位骨窗、轴位软组织窗(图C、图D)见病灶呈膨胀性生长,内
可见大量斑片状骨化及钙化灶,部分病灶突入椎管。

【诊断思路及诊断要点】

10~30岁青少年,于脊柱附件区见膨胀性骨质破坏,且病灶内见骨化、钙化灶,服用水杨酸
类药物无法缓解疼痛,或发生脊柱侧弯,优先考虑骨母细胞瘤。

五、动脉瘤样骨囊肿

【简介】

动脉瘤样骨囊肿(aneurysmal bone cyst,ABC)是在骨巨细胞瘤和骨母细胞瘤之后,第三常
见的脊柱良性骨肿瘤,占所有脊柱原发肿瘤的15%。60%的病变位于椎弓及上下关节突,也可
累及椎体,单纯椎体肿瘤可累及多个节段,可有椎体压缩表现。ABC多见于20岁以下儿童及
青少年,临床表现主要为疼痛、神经功能受损及脊柱后凸侧弯。

【病理基础】

肿瘤内由大小不等的囊腔形成,腔内充满暗红色血液,内衬成纤维细胞和破骨巨细胞,囊
壁间纤维间隔由类骨质和初级骨小梁构成。通常实性成分不到肿瘤体积的一半,但也偶有

ABC 均由固体成分组成。ABC 的复杂多变为诊断增加了难度。

【影像学表现】

1. X 线平片及 CT 表现　病变初期,ABC 表现为边界清楚的溶骨性破坏,随着病情进展,病变呈骨膜下囊性膨胀,呈典型"皂泡征"或"气球样变",骨皮质可变薄或中断破坏,病灶内可见粗细不均的骨小梁间隔或骨嵴,病灶外常见骨膜外形成骨壳包绕。上述征象在 CT 上显示更佳,可清楚显示骨组织及其周围软组织受累程度。部分可见囊腔内血细胞沉积所形成的液-液平面。

2. MRI 表现　病变周围骨壳及内部骨性成分 T_1WI 及 T_2WI 呈低信号,囊性成分信号与内部出血时期有关,囊肿液平面上部为浆液或新近出血的成分,下部为陈旧性出血及含铁血黄素沉积。增强扫描绝大多数病灶可见强化,肿瘤周围水肿在 T_2WI 及脂肪抑制序列上显示更清楚。

【典型病例】

病例 10　患者,女,13 岁,颈部疼痛伴左上肢麻木、无力 2 个月(图 10-2-10)。

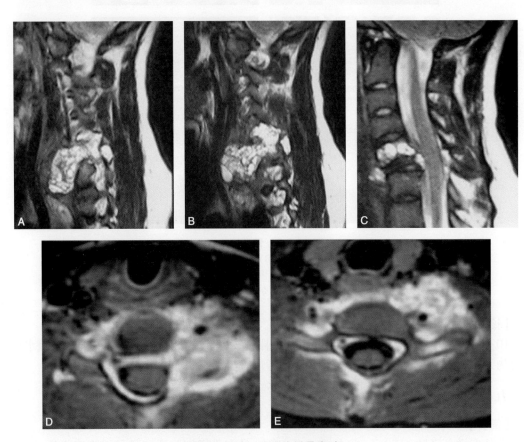

图 10-2-10　动脉瘤样骨囊肿

MRI 矢状位 T_2WI(图 A、图 B)示 C_5 椎体膨大、多房性溶骨性病灶,病灶呈皂泡状高信号;C_5 椎体溶骨性改变,C_6 椎体受压变扁,病变累及硬膜外间隙,颈髓前方和后方受压(图 C);增强轴位 T_1WI(图 D、图 E)示肿块向两侧椎旁间隙扩展,左侧为著,双侧椎动脉均被包绕。

【诊断思路及诊断要点】

ABC 好发于脊柱及其附件,病变呈囊状膨胀性生长,其中可见骨性分隔。CT 对病变周围骨化及病灶内钙化显示清晰。MRI 可更好地观察液-液平面及囊内成分,增强扫描呈不均匀渐进性强化。

六、脊索瘤

【简介】

脊索瘤(chordoma)是一种起源于胚胎残留脊索组织的较少见骨肿瘤,占原发性骨肿瘤的1%~4%,占脊柱原发肿瘤的1/6。脊索瘤可发生于任何年龄段,但以中、老年(40~60岁)多见;男性略多于女性。

在胚胎时期,脊索组织上端分布于颅底的蝶骨和枕骨,下端分布于骶尾部的中央及中央旁等部位,因此脊索瘤以骶尾部及蝶枕区多见,其次为C_2椎体。

【病理基础】

1. 大体检查 病变主要呈圆形或不规则结节状,边界清楚,质地较软,有假包膜,切面可见不完整纤维组织分隔。

2. 镜下表现 典型脊索瘤主要由上皮样细胞所组成,其胞体大,胞核小,核分裂象少见,呈多边形,因胞质内含有大量空泡,故称囊泡细胞或空泡细胞,有时空泡融合并将细胞核推至一旁,故又称"印戒细胞"。大量空泡细胞和黏液形成是本病的病理特点。

【影像学表现】

1. X 线及 CT 表现 颈椎脊索瘤常引起相应椎体溶骨性骨质破坏,可在 X 线及 CT 上显示,骨质膨胀改变常不明显,骨质破坏区周围可见硬化边。CT 平扫上,由于颈椎脊索瘤主要由黏液和空泡细胞组成,瘤体密度常低于周围肌肉组织,其内常可见点状、条片状钙化;增强扫描病变强化不均匀,强化程度因瘤体成分不同而表现多样,主要与瘤体纤维血管成分有关,而瘤体内黏液间质成分一般无强化。

2. MRI 表现 在 T_2WI 上瘤体黏液基质组织呈高信号,纤维分隔呈条索状、点状低信号,故常呈蜂窝状高信号,同时瘤体内钙化、出血、坏死较常见,因此瘤体信号多不均匀;T_1WI 病变多为不均匀等、低信号;增强扫描强化方式与 CT 相似。

【典型病例】

病例 11　患者,男,53 岁,颈部疼痛 2 月余(图 10-2-11)。

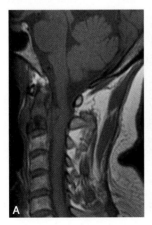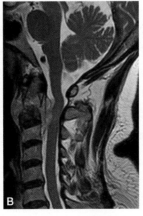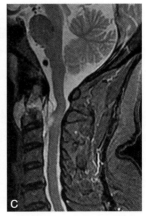

图 10-2-11　脊索瘤 1

MRI 示 C_2 椎体不规则骨质破坏,并见软组织肿块,肿块信号欠均匀;T_1WI(图 A)呈等信号;T_2WI(图 B)呈明显高信号,其内见条索分隔影,肿块包绕椎体,并向后方压迫硬膜囊;脂肪抑制 T_2WI(图 C)病灶仍呈高信号。

病例 12　患者,女,9 岁,颈部疼痛伴活动受限 1 个月(图 10-2-12)。

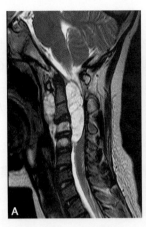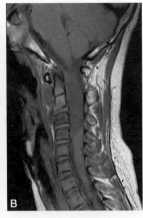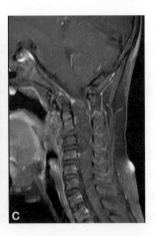

图 10-2-12　脊索瘤 2

MRI 示 $C_{1\sim5}$ 椎体周围软组织肿块影;T_2WI(图 A)呈明显高信号,其内见分隔,呈空泡状,后方脊髓明显受压;T_1WI(图 B)呈等信号;增强扫描(图 C)不均匀强化,C_4、C_5 椎体可见受累,T_1WI 信号减低,T_2WI 信号增高。

【诊断思路及诊断要点】

椎旁间隙脊索瘤好发于 C_2 椎体,常呈溶骨性骨质破坏,瘤体内常可见点状、条片状钙化。MR T_2WI 病灶较有特点,常呈蜂窝状不均匀明显高信号;增强扫描瘤体强化多样。

七、椎体感染

【简介】

临床上脊柱骨髓炎的发病率较低,其中发生于腰椎者占 1/3 ~ 1/2,颈椎骨髓炎并不常见,除非有诱发的危险因素,如免疫功能低下、颈部肿瘤放疗后、颈部的创伤或手术、咽部或上呼吸道感染、拔牙、静脉滥用药物等,很少单独发生。病因通常是化脓性、结核性或少见的由念珠菌引发的感染。

脊柱化脓性骨髓炎的病原菌常为金黄色葡萄球菌,还有一部分表皮葡萄球菌、溶血性链球菌、大肠埃希菌等。若为椎体植入物所致的直接接触感染,病原菌也可为凝固酶阴性的葡萄球菌。颈椎化脓性骨髓炎早期常表现为高热寒战,颈部剧烈疼痛。随着病情发展,亚急性或慢性化脓性骨髓炎可表现为低热、轻度疼痛、脊髓及神经根受压产生的一系列症状;而颈椎结核由于起病隐匿,病程较长,临床症状多不明显或出现结核中毒症状,就诊原因常是明显椎体破坏变形导致的疼痛、神经症状或脊柱畸形,与慢性化脓性骨髓炎较难鉴别。由于颈椎骨髓炎发病率低,常导致临床误诊。

【病理基础】

颈椎骨髓炎感染途径包括血源性感染、直接接种及邻近感染病灶蔓延波及。以血源性感染最为常见,病原菌更多经动脉系统播散,其次经 Bason 静脉丛感染。成人脊柱动脉血供最丰富的区域是椎体终板下骨质,该区域血管管径细小,血流缓慢,细菌易在此滞留,因此化脓性骨髓炎中,此处常为感染始发部位,随病情进展,会引起椎间盘及邻近椎体的感染;小儿尤其 4 岁以下儿童,椎体动脉可穿过椎间板滋养椎间盘,所以常为椎间隙感染首发。

在脊柱结核感染早期,结核分枝杆菌首先经动脉播散还是静脉播散尚无定论。但近年来,更多学者支持结核经 Bason 静脉丛播散,因其与椎管内静脉交汇处血流缓慢,有利于结核分枝杆菌滞留播散。

【影像学表现】

（一）化脓性骨髓炎

1. X 线和 CT 表现 X 线平片对早期诊断急性骨髓炎价值不大,主要作用是排除其他病灶,如转移瘤或骨折。由于化脓性骨髓炎多起病急骤,临床症状明显,病程较短,早期骨质破坏常不明显,常为椎体上下终板的骨质破坏,且骨质破坏与骨质修复常同时进行,常可见受累椎体骨质硬化。在亚急性期或慢性期,化脓性骨髓炎常表现为终板下骨质的虫蚀状骨质破坏,明显骨质硬化及椎间盘受累所致的椎间隙狭窄。

CT 表现与 X 线相似,可发现椎体终板骨质破坏,椎体塌陷,骨质硬化,椎间隙狭窄及正常椎间盘密度消失,还可见 X 线难以发现的小破坏区及死骨。若有椎旁脓肿或肉芽肿,也可见相应低密度影,一般范围较局限。此外,CT 可用于设计和引导穿刺活检。

2. MRI 表现 MRI 为诊断和评价脊柱骨髓炎的首选检查,可见受累椎体终板的破坏及骨髓水肿和炎性组织,骨髓水肿或炎性组织 T_1WI 呈低信号,脂肪抑制 T_2WI 呈稍高信号,信号强度较脊柱结核低。椎体炎症病灶增强扫描通常为均匀一致强化。若病情进展,病变侵犯椎间盘,导致椎间盘局限性破坏,形成 T_1WI 低信号、T_2WI 高信号脓肿,由此累及邻近椎体,椎间盘脓肿增强扫描呈明显强化。硬膜外或椎旁脓肿表现为 T_2WI 高信号积液,增强扫描呈环形强化。椎旁肉芽肿为 T_2WI 高信号,增强扫描呈均匀强化。钆对比剂增强及脂肪抑制序列有助于确定椎旁脓肿的范围和占位效应。

（二）脊柱结核

相较化脓性骨髓炎,脊柱结核更常发生椎旁脓肿。病灶可多发且跳跃性分布。结核分枝杆菌沿前纵韧带播散。

1. X 线平片 急性感染通常无明显表现,可有轻微的骨质破坏及骨小梁变细。亚急性期可表现为椎体内透亮区和终板的破坏。冷脓肿表现为椎旁软组织密度影,慢性期可见骨质硬化、椎体碎裂、塌陷变形及脊柱成角畸形。病变累及椎间盘可见椎间隙变窄。

2. CT 表现 一般可见以下几种骨质破坏类型:①溶骨型,表现为椎体内单发或多发低密度区,边界模糊;②碎片型,椎体大部分或全部破坏,代之以大量死骨或钙化灶,此破坏类型较有特异性;③骨膜下型,表现为椎体骨膜下不规则骨质破坏,其内可有点状钙化影,病变多沿骨膜下或前纵韧带向下蔓延侵蚀邻近椎体;④局灶破坏硬化型,椎体骨质密度减低区周围有硬化边或范围较大的骨质硬化。若骨破坏区密度增高,则表示化疗有效。上述骨质破坏增强扫描常呈不均匀强化。

脊柱结核的椎间盘破坏更为广泛,椎间隙狭窄程度较化脓性脊髓炎更为严重。椎旁冷脓肿表现为局限或沿前纵韧带向下流注的低密度,可导致多个椎体受累或跳跃节段椎体受累,脓腔内可见点条状或砂粒状钙化,颈椎结核的椎旁脓肿增强扫描常呈光滑薄壁的环形强化。若病情迁延,可出现附件区骨质破坏表现。CT 矢状位重建能更好地观察椎体及终板骨质受累情况,可较早发现椎体塌陷及后壁后移。增强 CT 也可以更好地显示椎旁脓肿及其占位效应。CT 有助于结核介入治疗方案的制订,可用于冷脓肿的引流或椎体/椎间盘的活检。

3. MRI 表现 脊柱结核首选 MRI 检查,通常需要全脊柱检查以确定是否有跳跃性病灶。常见多节段受累。在 T_1WI 上,骨质破坏区表现为高信号的骨髓组织被均匀或混杂的等低信号取代;在 T_2WI 上,相应区域则表现为均匀或混杂高信号。

结核的干酪样病变及钙化 T_2WI 表现为低信号。若骨破坏区为肉芽肿性病变,则呈不均匀 T_1WI 稍低信号、T_2WI 稍高信号,增强后均匀强化。骨髓水肿 T_2WI 表现为稍高信号,增强扫描均匀强化。

冷脓肿表现为椎体或椎旁的壁薄而光滑的脓腔,骨破坏区的脓腔可与椎旁脓肿相通,较具特异性,可与化脓性骨髓炎相鉴别,增强扫描为光滑薄壁的强化而周围无明显炎症浸润强化。

死骨较常见,表现为 T_1WI、T_2WI 低信号,增强扫描不强化。椎间盘的破坏表现为椎间盘弥漫性 T_1WI 低信号,T_2WI 混杂高信号,椎间盘与相邻椎体分界不清,增强呈不均匀明显强化。MRI 有助于评价脊髓受压程度及病变范围。

【典型病例】

病例 13　患者,女性,52 岁,颈项部疼痛伴左上肢麻木 1 余年,加重伴右上肢麻木 10 日(图 10-2-13)。

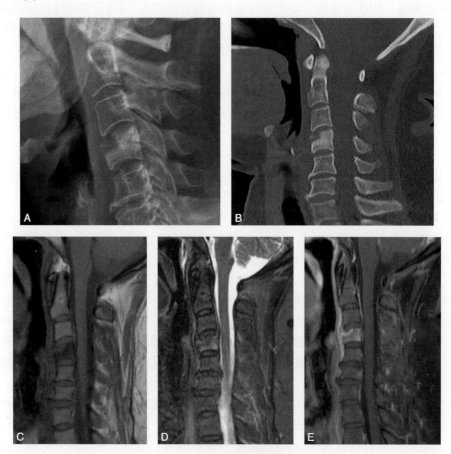

图 10-2-13　颈椎化脓性骨髓炎

X 线和 CT 示颈椎生理曲度稍反弓;颈椎 X 线侧位片及 CT 矢状位骨窗(图 A、图 B)示 C_4 椎体骨质密度不均匀增高,前上缘见片状骨质破坏,边缘毛糙;CT(图 B)尚可见 C_2 椎体齿突及 C_5、C_6 骨质密度不均。MRI 示 C_4 椎体上缘凹陷,T_1WI(图 C)呈混杂低信号;脂肪抑制 T_2WI(图 D)呈混杂稍高信号,$C_{2\sim5}$ 节段前纵韧带增厚;增强扫描(图 E)示 C_4 椎体及前纵韧带明显强化。

病例 14　患者,女,74 岁,颈部、腰部疼痛伴活动受限 1 个月,外院磁共振提示腰椎结核(图 10-2-14、图 10-2-15)。

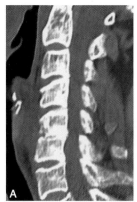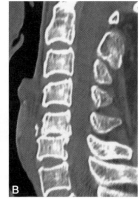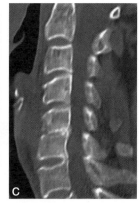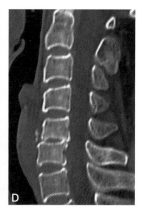

图 10-2-14　颈椎结核 1

CT 矢状位软组织窗及骨窗(图 A、图 C)示 $C_{5/6}$ 椎间隙变窄,伴钙化形成;C_5 椎体轻度向后滑脱(图 B、图 D)。由于病程较短,骨质尚未出现明显破坏,可见 C_5 下终板轻度虫蚀状骨质破坏(图 C)。病变椎体前缘可见梭形软组织密度影,病理结果证实为肉芽肿,其内可见斑点状钙化影。

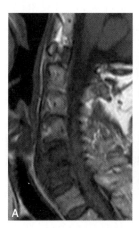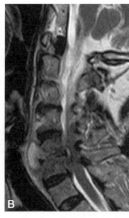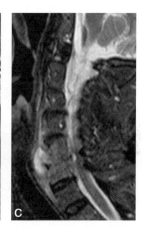

图 10-2-15　颈椎结核 2

MR T_1WI(图 A)示 C_5、C_6 呈混杂低信号;T_2WI(图 B)呈混杂稍高信号;脂肪抑制序列(图 C)高信号更为明显。椎间盘弥漫性感染,椎间隙变窄,椎间盘与相邻椎体分界不清,椎间隙处向前延伸形成团状 T_1WI 低信号、T_2WI 稍高信号的肉芽肿组织,脂肪抑制序列肉芽肿呈高信号。病变周围无明显水肿征象。

【诊断思路及诊断要点】

脊柱骨髓炎常发病较急,全身症状较明显,结合病史及 MRI 通常容易诊断。常需与椎体退行性变、椎体骨折、转移瘤等鉴别。当脊柱结核出现不伴椎旁或椎体脓肿、骨质破坏不明显仅终板毛糙、椎体压缩呈钱币状伴或不伴局部软组织肿块形成、椎间隙无破坏、多发跳跃性椎体骨质破坏不伴椎旁脓肿的不典型征象时,常难以与椎体肿瘤区分,需谨慎鉴别。

化脓性骨髓炎与结核性骨髓炎也需要互相鉴别。化脓性骨髓炎常为单发病灶,椎体骨质破坏范围较局限,椎体硬化较为明显;可见局限性椎间盘脓肿形成伴终板破坏,侵犯邻近椎体,病灶周围炎症浸润明显,椎体弥漫水肿,增强扫描椎体弥漫性增强,脓肿表现为不规则厚壁环形强化。化脓性骨髓炎病灶范围通常不超过 3 个椎体节段。而结核性骨髓炎表现为多椎体跳跃性病变,骨质破坏更为明显,有死骨及钙化形成,椎间盘破坏更广泛、彻底,病变可沿前纵韧带播散,常见骨内和椎旁冷脓肿,脓肿周围炎性反应不明显;增强扫描椎体强化也较为局限,脓肿呈薄壁强化;椎体塌陷及脊柱成角更为常见。

第三节　其他病变

一、软组织感染

【简介】

软组织感染多由椎间盘病变、椎体骨髓炎,或中耳炎、上呼吸道感染等侵犯颈部疏松的脂肪组织所致,可有急性炎性症状,部分患者可有脓肿形成,临床常用抗生素治疗。

【病理基础】

软组织感染以蜂窝织炎为主,即疏松结缔组织的弥漫化脓性炎,常可见淋巴细胞、中性粒细胞等炎性细胞浸润,与周围组织分界不清。当出现组织的溶解坏死时,可以形成脓肿。

【影像学表现】

1. CT 表现　病变常表现为不均匀密度,当出现中央坏死区时呈低密度;增强扫描呈不均匀强化,中央坏死区不强化。当病变范围较大时,可累及周围肌肉及软组织,造成周围软组织的侵犯或受压移位。

2. MRI 表现　病变表现为弥漫的 T_1WI 低信号,T_2WI 高信号,边界不清。当脓肿形成以后,脓液为水样信号,T_1WI 呈低信号,T_2WI 呈高信号;脓肿壁 T_1WI 和 T_2WI 均呈低信号。增强扫描脓液未见强化,脓壁明显强化,呈典型的环形强化。

【典型病例】

病例 1　患者,男,26 岁,发现右侧颈部肿物 1 月余,肺结核病史 6 个月(图 10-3-1)。

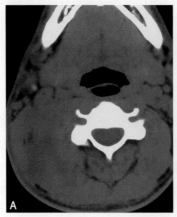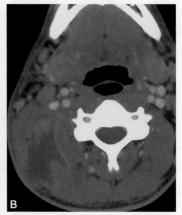

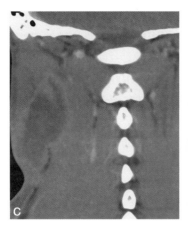
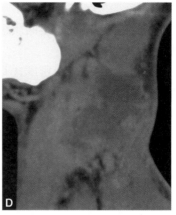

图 10-3-1　化脓性炎 1
CT 平扫轴位软组织窗(图 A)示右侧颈动脉鞘区外侧与胸锁乳突肌内侧之间一不规则占位性病变,边界不清,病变密度欠均匀,中央可见更低密度区;增强扫描(图 B~图 D)示病变周边不均匀明显强化,中央坏死区未见强化,颈动脉区血管及右侧胸锁乳突肌受压移位。双侧颈部、颌下及颏下可见多发肿大淋巴结。

病例 2　患者,男,35 岁,右侧颈部疼痛 1 月余,加重 2 日(图 10-3-2)。

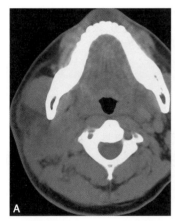
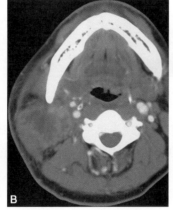
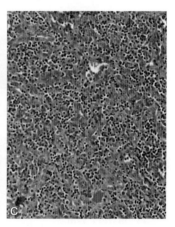

图 10-3-2　化脓性炎 2
CT 平扫(图 A)示右侧颈动脉鞘区外侧与胸锁乳突肌内侧之间一不规则占位性病变,大小约 4.8cm×3.7cm,边界不清,病变密度欠均匀,中央可见更低密度区;增强扫描(图 B)可见病变不均匀明显强化,中央坏死区未见强化,颈动脉区血管及右侧胸锁乳突肌受压移位。双侧颈部、颌下及颏下可见多发肿大淋巴结。颈部组织病理活检(图 C;HE,×100)可见淋巴结反应性增生,局部可见坏死伴小灶钙化,坏死组织周围可见上皮样细胞增生及淋巴细胞、中性粒细胞浸润,周围脂肪组织化脓性炎。

【诊断思路及诊断要点】

CT 为软组织感染首选检查手段,常有原发感染灶。临床上需要与淋巴结结核、急性化脓性淋巴结炎相鉴别。

二、脂肪瘤

【简介】

脂肪瘤(lipoma)是一种常见的良性肿瘤,临床表现为好发于颈外侧部的软组织肿块,质软,无痛,边界清楚,可移动,不侵犯邻近组织,但可使邻近组织受压移位。

【病理基础】

肿瘤由增生成熟的脂肪组织和少量间质组成,周围有一层薄的结缔组织包裹。

【影像学表现】

1. CT 表现　病变呈均匀的脂肪密度,CT 值-80~-100HU,无出血坏死,内部无软组织密度,当脂肪瘤较大时,可出现邻近肌肉及软组织受压移位,但无浸润和侵犯表现。有时可见薄层包膜和纤维间隔。增强扫描肿瘤无强化。

2. MRI 表现　T_1WI 和 T_2WI 呈均匀高信号。脂肪抑制序列呈低信号。增强扫描无强化。

【典型病例】

病例 3　患者,男,55 岁,因"食管恶性肿物"就诊(图 10-3-3)。

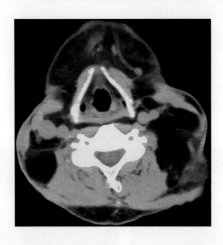

图 10-3-3　脂肪瘤
CT 示环颈部脂肪密度影,较厚处约3.1cm,可见分隔,边界清楚。

【诊断思路及诊断要点】

脂肪瘤的影像学表现较典型,常表现为单一脂肪密度,明确诊断较容易。在 CT 或 MRI 上表现为典型的脂肪密度/信号即可诊断为脂肪瘤。脂肪抑制序列表现为信号不抑制或不减低,可与血肿鉴别。

三、脂肪肉瘤

【简介】

脂肪肉瘤(liposarcoma)是一种起源于脂肪组织的恶性肿瘤,约占软组织恶性肿瘤的 25%,瘤体体积一般较大,呈境界清楚的结节状或分叶状。临床表现与脂肪瘤类似,但肿瘤进展较快,边缘可呈浸润性生长。临床上首选手术治疗,对于无法手术彻底切除或远处转移的病灶可选用放化疗。

【病理基础】

2002 版 WHO 根据病理中细胞成分将脂肪肉瘤分为高分化型、黏液型、多形性型、去分化型、混合型。不同病理亚型的脂肪肉瘤影像学表现及临床预后不同。最常见的病理类型是黏液样脂肪肉瘤,脂肪含量少,主要含脂肪母细胞、毛细血管网和黏液基质 3 种成分。高分化型脂肪肉瘤脂肪含量最高可达 75%,恶性程度较低。

【影像学表现】

1. CT 表现　脂肪肉瘤中可含有纤维组织、黏液样组织、脂肪组织等多种组织,各种成分的含量不一致,而且出现坏死、出血,肿块常表现为不均匀密度。病变边界不清,周围组织可受侵犯。不同病理类型的脂肪瘤由于脂肪含量不同,影像学表现可有不同。当在极低脂肪密度的瘤体中出现一些等密度软组织成分时,应高度怀疑脂肪肉瘤。增强扫描肿瘤常表现为边缘强化。

2. MRI 表现 T_1WI 比正常脂肪信号低,T_2WI 比正常脂肪信号高,边界不清,可向周围组织侵犯。增强扫描呈轻度强化。

【典型病例】

病例 4 患者,男,63 岁,后颈部肿物 4 余年(图 10-3-4)。

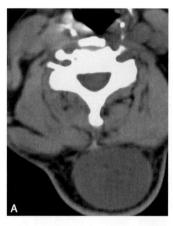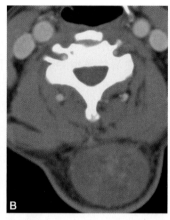

图 10-3-4 脂肪肉瘤

CT 平扫(图 A)示后颈部软组织肿块影,密度不均匀,以等密度为主,其内见少许点状脂肪密度;增强扫描(图 B)明显不均匀强化,病灶边界较清,周围脂肪间隙密度稍混杂。

【诊断思路及诊断要点】

1. 由于脂肪肉瘤各种不同成分含量的差异影像学表现可有不同,密度/信号常不均匀,临床需与脂肪瘤相鉴别。

2. CT 为脂肪肉瘤最常用的诊断方法,常表现为在极低脂肪密度的瘤体中出现一些等密度的软组织成分,可向周围组织侵犯,增强扫描可见强化,常需与脂肪瘤鉴别。

四、淋巴管瘤

【简介】

淋巴管瘤(lymphangioma)是先天性淋巴系统发育畸形,淋巴管无法与静脉系统相通所致的异常增生。淋巴管瘤发生于颈部多见,约占 75%,其次为腋窝、纵隔,腹部少见。淋巴管瘤分为单纯性毛细管型淋巴管瘤、海绵状淋巴管瘤及囊状淋巴管瘤 3 型。颈部淋巴管瘤多为囊状淋巴管瘤。病变好发于后颈部,若肿瘤过大可越过胸锁乳突肌,向上可达腮腺及口底,向下可达腋窝及纵隔。临床上好发于婴幼儿,无明显性别差异,大小不等。病变表现为缓慢增长的无痛性肿块,质柔软,有波动感,易感染及并发囊内出血。淋巴管瘤可向周围组织浸润生长,但不发生远处转移,一般呈进行性或间歇性缓慢生长,如果突然增大,要考虑继发感染或出血。

【病理基础】

淋巴管瘤与病变所在部位的组织结构相关:在皮肤及黏膜浅层好发单纯性毛细管型淋巴

管瘤,肿瘤由壁薄、直径与毛细血管相仿的淋巴管组成;在疏松的结缔组织如颈部间隙、后腹膜腔等处内好发囊状淋巴管瘤,亦称囊性水瘤,肿瘤为直径数毫米至数厘米的单房或多房的囊状病变,此型最多见;肢体、唇、舌好发海绵状淋巴管瘤,由扩张的淋巴腔隙和疏松的结缔组织构成。

【影像学表现】

1. X 线平片 表现为软组织肿块,或无阳性表现。

2. CT 表现 颈部囊状淋巴管瘤 CT 表现为颈后部单房或多房的囊状水样密度囊肿,囊内密度均匀,有分隔,边界光滑,可向周围区域浸润生长。其分隔或包膜由疏松结缔组织构成,可含有血管、脂肪、平滑肌等成分,增强可强化,血管越丰富,强化程度越高;若合并出血或感染,囊内密度不均匀,可出现分层现象。

3. MRI 表现 囊状淋巴管瘤 T_1WI 呈低信号,T_2WI 呈高信号;继发感染时 T_1WI 信号增高,但仍较肌肉低,合并出血则 T_1WI、T_2WI 均为高信号。MRI 可清楚显示肿瘤的边界及浸润情况,冠状位、矢状位可更清楚显示肿瘤的上、下边界及轮廓。

【典型病例】

病例 5 患者,男,6 岁,发热后发现右侧颈部肿物疼痛 1 个月。5 年前同样部位行淋巴管瘤切除术(图 10-3-5)。

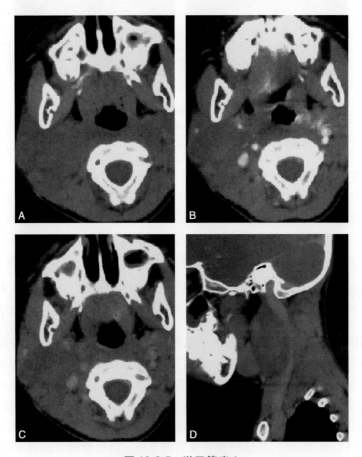

图 10-3-5 淋巴管瘤 1

CT 平扫(图 A)示右侧颈部不规则低密度肿块,密度尚均匀,CT 值约 35HU,边界清楚;增强扫描(图 B~图 D)示病灶轻度强化;矢状位(图 D)示肿块位于颈动脉鞘区,沿间隙蔓延生长,周围组织受压向外推移。

病例6 患者,女,33岁,发现颈部肿物1年(图10-3-6)。

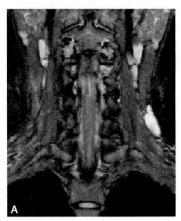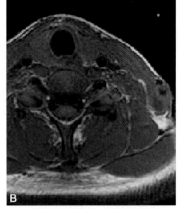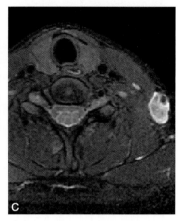

图10-3-6 淋巴管瘤2

MRI冠状位脂肪抑制T_2WI(图A)示左侧颈部皮下胸锁乳突肌外后方一椭圆形欠规则高信号;T_1WI(图B)呈低信号;T_2WI(图C)呈高信号;病灶周围可见血管流空信号。

【诊断思路及诊断要点】

婴幼儿颈部触及柔软、有波动感、进行性生长的囊性肿物,CT表现为水样密度,T_1WI呈低信号,T_2WI呈高信号,首先应考虑囊状淋巴管瘤。病变多位于颈后三角区。

五、血管性病变

【简介】

椎旁间隙血管性病变相对少见,多发生于椎动脉和椎静脉及其分支,除先天变异外,常见病变有动脉瘤、夹层动脉瘤、静脉畸形等。

【病理基础】

椎旁间隙血管性病变病理基础与其他部位相似。

【影像学表现】

在CTA或MRA上多能显示各类血管性病变的特点,一般不难诊断。椎动脉瘤表现为椎动脉的局部膨大,大小不等;夹层动脉瘤可见椎动脉局部内移的内膜片影,在CTA及MRA上内膜片呈线样低密度/信号,累及长度不一;静脉畸形常表现为迂曲、增粗的血管团。

【典型病例】

病例7 患者,男,56岁,颈部疼痛半年余(图10-3-7)。

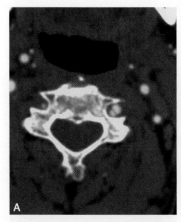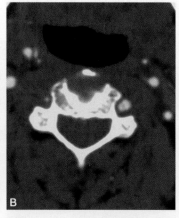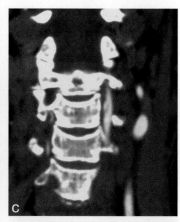

图 10-3-7　左侧椎动脉夹层动脉瘤

CTA 轴位及冠状位(图 A~图 C)示左侧椎动脉约 C$_4$ 椎体层面局部稍膨大,其内可见内移的内膜片影,呈线样低密度,将椎动脉分隔成 2 个腔。

【诊断思路及诊断要点】

在 CTA 和 MRA 上,血管性病变一般不难诊断。如仅行平扫,则需与颈部实质性肿块相鉴别。

第四节　椎旁间隙病变影像诊断思路

(一) 诊断思路

1. **定位**　判断病灶是否位于椎旁间隙,或为颈部其他间隙侵犯所致;若为椎旁间隙原发病灶,则需观察起源于椎旁间隙的组织部位。

2. **定性**　根据病变的形态学特点、影像学表现,对病变的性质进行判断。若病灶为感染性病变,则多有颈部软组织明显肿胀,脂肪间隙模糊、渗出,与邻近肌肉常分界不清。若为结核病灶,则多发冷脓肿改变,临床上常有结核中毒症状及其他部位结核灶。若系良性病变,则分界常较清楚,部分良性病变可见包膜,周围组织常为受压改变。若为恶性肿瘤,则常表现为形态不规则的占位性病变,邻近组织边界如不清晰,则提示肿瘤浸润。若为转移瘤,则常有其他部位的原发恶性肿瘤病史。

(二) 鉴别诊断

椎旁间隙病变根据影像表现常不难定位,但部分病变如淋巴结结核和淋巴结脓肿,仅依靠影像学改变较难鉴别,需结合病史、临床症状、体征、实验室检查等信息对病变进行判断,最终确诊依靠组织活检或术后病理。

报告书写规范要点

(1) 描述病变部位、大小、形态、边界、平扫及增强表现、邻近组织情况等。

(2) 仔细观察病变,首先重点描述病灶主体的表现,同时需注意周围邻近组织关系及伴发改变。

例如:椎旁间隙感染伴脓肿

影像描述:右侧颈动脉鞘区外侧与胸锁乳突肌内侧之间可见不规则占位性病变,大小约 4.8cm×3.7cm,边界不清,周围见较多渗出性改变;病变密度不均匀,中央可见更低密度区,增强扫描可见病变不均匀明显强化,中央坏死区未见强化,邻近血管及右侧胸锁乳突肌受压移位。双侧颈部、颌下及额下可见多发肿大淋巴结影。

影像诊断:右侧椎旁间隙感染伴脓肿形成。

━━━━ 练习题 ━━━━

1. 名词解释

椎旁间隙(颈部)

2. 选择题

(1) 关于颈部影像学检查的说法,错误的是

    A. MRI 是超声检查和 CT 检查的补充检查手段

    B. 对于病灶定位,MRI 比 CT 更为准确

    C. CT 显示钙化更为敏感

    D. MRI 有更好的软组织分辨率

    E. MRI 是颈部病变的首选检查手段

(2) 关于颈部神经鞘瘤的说法,错误的是

    A. 多发于儿童

    B. T_1WI 呈等或略低信号

    C. T_2WI 呈周边高信号,中央低信号,也可表现为不均匀高信号

    D. 可强化

    E. 单发多见

(3) 以下 CT 征象最不符合颈部淋巴结结核的是

    A. 淋巴结中央可见不规则低密度区

    B. 增强扫描呈"花环状"强化

    C. 大片坏死区伴不规则强化

    D. 相互融合的较大面积坏死区,边界不清

    E. 密度均匀,边界清晰,增强扫描呈均匀重度强化

(4) 下列说法正确的是

    A. 鳃裂囊肿易合并出血,但不向周围浸润

    B. 骨髓瘤 CT 常表现为蜂窝状、穿凿状

    C. 颈部骨巨细胞瘤 CT 及 X 线表现为偏心性、成骨性改变

    D. 骨母细胞瘤好发于椎体,少数累及椎板及椎弓根

    E. 动脉瘤样骨囊肿在 T_1WI 上显示更明显

(5) 关于骨母细胞瘤,下列说法正确的是

    A. 常表现为溶骨性骨质破坏

    B. 肿瘤均可见骨化、钙化灶,此为骨母细胞瘤标志性表现

    C. 常有夜间痛,服用水杨酸药物可缓解疼痛

    D. 为良性肿瘤,不发生远处转移

　　E. MRI 为最佳的影像学检查

(6) 以下组织结构不属于椎旁间隙的是

　　A. 头夹肌　　　　　　　　　　B. 颈动脉　　　　　　　　C. 椎体

　　D. 椎旁肌肉间的脂肪组织　　　E. 椎旁淋巴结

(7) 关于淋巴管瘤的 CT 描述,错误的是

　　A. 颈后部单房或多房的囊状水样密度囊肿

　　B. 其分隔或包膜有疏松结缔组织构成

　　C. 囊内密度均匀,有分隔,边界光滑,可向周围区域浸润生长

　　D. 增强扫描未见强化

　　E. 若合并出血或感染,囊内密度不均匀

(8) 以下最不可能提示多发性骨髓瘤的临床症状及影像学表现是

　　A. X 线示椎体多发溶骨性破坏,斑点及大片状放射透亮区

　　B. 贫血

　　C. 肾功能损伤

　　D. 血钙降低

　　E. 椎间盘不受累

(9) 患者,男,28 岁,低热,双侧颈部肿块 1 月余。MRI 示双侧颈部多发淋巴结肿大,部分融合成团,T_1WI 呈等信号,T_2WI 呈稍高信号,淋巴结内信号尚均匀,增强扫描呈轻中度强化。最可能的诊断是

　　A. 淋巴结结核　　　　　　　B. 颈部淋巴结转移　　　　C. 淋巴瘤

　　D. 神经鞘瘤病　　　　　　　E. 急性化脓性淋巴结炎

(10) 患者,女,68 岁,双侧颈部可见多发淋巴结转移。其原发灶最不可能的是

　　A. 舌癌　　　　　　　　　　B. 甲状腺癌　　　　　　　C. 鼻咽癌

　　D. 宫颈癌　　　　　　　　　E. 乳腺癌

3. 简答题

(1) 简述神经鞘瘤的影像学表现。

(2) 简述 MRI 如何鉴别颈部淋巴结转移瘤和颈部淋巴瘤。

选择题答案:(1) E　(2) A　(3) E　(4) B　(5) D　(6) B　(7) D　(8) D
(9) C　(10) D

(文　戈　张晓东)

======= 推荐阅读资料 =======

[1] 安德烈亚斯·亚当,阿德里安·迪克森,乔纳森·盖利德,等.格-艾放射诊断学.张敏鸣,译.北京:人民军医出版社,2015.

[2] 陈更瑞.颈外侧区良恶性病变 MSCT 诊断、鉴别诊断及病理分析.中国 CT 和 MRI 杂志,2019,17(1):56-60.

[3] 李文华.头颈部疾病影像鉴别诊断.北京:化学工业出版社,2007.

［4］王振常.中华临床医学影像学：头颈分册.北京：北京大学医学出版社,2016.

［5］王振常,鲜军舫.中华影像医学：头颈部卷.3 版.北京：人民卫生出版社,2019.

［6］BREMBILLA C,LANTERNA L A,BOSISIO M,et al. Spontaneous regression after extensive recurrence of a pediatric cervical spine aneurysmal bone cyst. Case Rep Oncol Med,2014, 2014:291674.

［7］PERRONE A,GUERRISI P,IZZO L,et al. Diffusion-weighted MRI in cervical lymph nodes:differentiation between benign and malignant lesions. Eur J Radiol,2011,77(2):281-286.

甲状腺病变

第一节　影像学检查方法

（一）超声检查

适用于各种甲状腺病变及颈部淋巴结评估，尤其是甲状腺弥漫性病变和微小结节性病变，由于其几乎无任何检查禁忌证，且具有检查方便、实时成像、费用低、无辐射、无创伤和软组织分辨率高等优势，目前是甲状腺疾病筛查、诊断与监测最重要的影像学方法。

正常甲状腺超声表现为双侧叶对称，边界光滑、完整，有强回声包膜结构，实质呈中等回声，且回声细密均匀（图 11-1-1）。

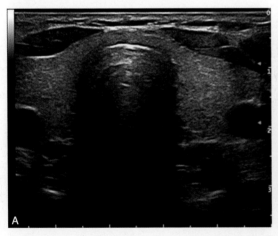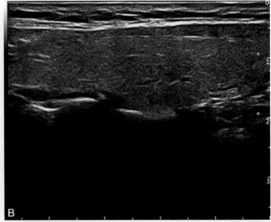

图 11-1-1　正常甲状腺超声表现

横切（图 A）和纵切（图 B）示甲状腺大小正常，对称，边缘锐利，回声细密均匀。

（二）CT 检查

除孕妇、碘剂过敏和甲状腺功能亢进而暂时不手术患者，以及临床证实或高度怀疑分化型甲状腺癌需在术后短期内（2 个月内）行[131]I 治疗者外，CT 检查适用于各种甲状腺及颈部淋巴结病变。在甲状腺疾病评估方面，尤其适用于超声检查不能判断性质的结节性病变或由于超声探头宽度有限而不能同一切面完全涵盖的较大病变，前者如粗或环状钙化性结节、滤泡性病变和胸骨后甲状腺病变等；后者如较大甲状腺结节性病变或弥漫性病变需明确与周围气管、食管和血管的关系等；颈部淋巴结转移的术前评估是 CT 检查的重要目的，尤其对超声评估受限或不能评估的中央组淋巴结、上纵隔组淋巴结和咽后组淋巴结。

正常甲状腺 CT 平扫呈均匀高密度，CT 值 80~150HU，增强扫描明显均匀强化，CT 值 150~240HU（图 11-1-2）。

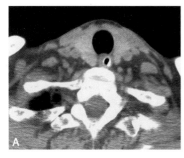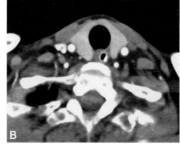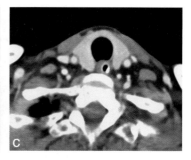

图 11-1-2　正常甲状腺 CT 表现

平扫（图 A）甲状腺两侧叶形态自然，密度均匀，边缘锐利；增强动脉期（图 B）示甲状腺两侧叶均匀显著强化；与动脉期（图 B）比较，增强静脉期（图 C）示甲状腺两侧叶进一步均匀强化。

（三）MRI 检查

MRI 适用于各种甲状腺及颈部淋巴结病变的评估，在诊断效能方面，与 CT 相比各具优势，但相对 CT 而言，MRI 有更多检查禁忌证，如配备心电监护等电子设备、安装心脏起搏器术后、体内存在铁磁性金属异物、烦躁不安而无法配合及幽闭恐惧症者等。

正常甲状腺 MRI 平扫序列中，与肌肉信号相比，T_1WI 呈等信号，T_2WI 呈稍高信号，脂肪抑制 T_1WI 和 T_2WI 呈均匀的等或稍高信号，增强后明显均匀强化（图 11-1-3）。

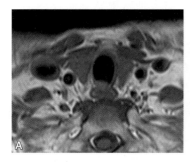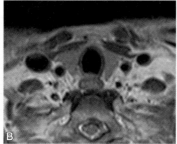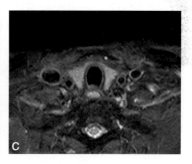

图 11-1-3　正常甲状腺 MRI 表现

T_1WI（图 A）示甲状腺两侧叶形态自然，信号均匀，与肌肉信号相比呈等信号；T_2WI（图 B）示甲状腺两侧叶信号均匀，与肌肉信号相比呈稍高信号；增强脂肪抑制 T_1WI（图 C）示甲状腺两侧叶明显均匀强化。

（四）核医学检查

核医学检查包括静态显像和动态显像，前者主要用于明确甲状腺的位置、大小、形态、重量及功能状态，判断肿块的性质及其与甲状腺的关系，寻找甲状腺癌转移病灶，评价 ^{131}I 治疗效果，估计甲状腺术后残余组织及其功能，辅助诊断各种甲状腺炎等；后者主要用于观察甲状腺功能亢进症和甲状腺功能减退症时的甲状腺血流灌注，了解甲状腺结节血运情况，帮助判断甲状腺结节性质等。

正常甲状腺静态显像放射性分布均匀，边缘基本整齐光滑（图 11-1-4），呈蝴蝶状，当两叶形态发育变异时,静态显像呈相应的形态;动态显像则逐步见锁骨下静脉、颈动脉、颈静脉和甲状腺显像,其影像随时间延长而增强,约至 22s 时,甲状腺内放射性超过颈动脉、静脉,分布也渐趋均匀一致。

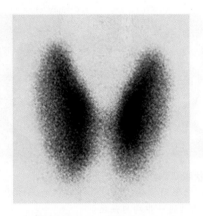

图 11-1-4　正常甲状腺核医学静态显像
甲状腺双侧叶呈蝴蝶状,放射性分布均匀,腺体周边因甲状腺组织较薄,放射性分布相对稀疏。峡部一般不显影或其浓聚程度明显低于双叶,偶尔可见到锥状叶。

第二节　正常解剖基础及变异

(一) 位置及毗邻

甲状腺如"H"形或"U"形,呈棕红色,富含血管,分左右两个侧叶,中间以峡部相连(图11-2-1)。两侧叶贴附在喉下部和气管上部的外侧面,上达甲状软骨中部,下达第 6 气管软骨,峡部多位于第 2~4 气管软骨的前方,有的人峡部不发达甚至缺如。有时自峡部向上伸出一个锥状叶,常随年龄而逐渐退化。甲状腺本身具有真被膜,后者伸入甲状腺腺体内,与实质内的结缔组织相延续。甲状腺外裹颈深筋膜的气管前层(假被膜),后者在腺体的两侧叶内侧缘和峡部后方,与甲状软骨、环状软骨及气管软骨环的软骨膜延续形成甲状腺悬韧带,将甲状腺固定于喉及气管壁上。甲状腺真假被膜之间含有血管、喉返神经及甲状旁腺等重要组织。

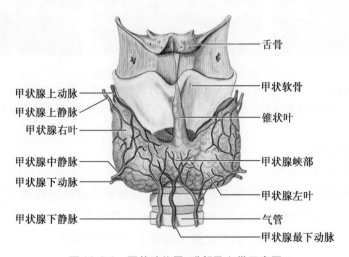

| 舌骨 |
| 甲状软骨 |
| 锥状叶 |
| 甲状腺峡部 |
| 甲状腺左叶 |
| 气管 |
| 甲状腺最下动脉 |

甲状腺上动脉
甲状腺上静脉
甲状腺右叶
甲状腺中静脉
甲状腺下动脉
甲状腺下静脉

图 11-2-1　甲状腺位置、毗邻及血供示意图

（二）血管、淋巴系统、神经

甲状腺的血液供应非常丰富。甲状腺上、下动脉与同名静脉伴行，少数人存在甲状腺最下动脉。甲状腺上动脉容易显示，多数起自颈外动脉起始部，为颈外动脉的第一分支，其在侧叶上极分为前、后两支进入腺体内。甲状腺下动脉多数起自锁骨下动脉的分支甲状颈干，至侧叶后方分上、下两支进入甲状腺。甲状腺的静脉回流在甲状腺表面和气管前方形成静脉丛，从静脉丛发出甲状腺上、中、下静脉，其中甲状腺上静脉与同名动脉伴行，中静脉常单行，甲状腺上、中静脉注入颈内静脉，甲状腺下静脉属支较多，注入头臂静脉。MR 动脉血管成像或 CT 动脉血管成像可以清晰显示血管的走行（图 11-2-2），对于血管变异或瘤体侵犯血管的观察具有重要价值。

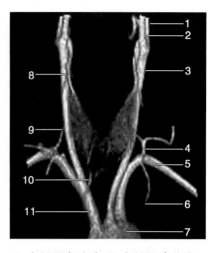

1. 左侧颈内动脉；2. 左侧颈外动脉；3. 左侧颈总动脉；4. 左侧甲状颈干；5. 左侧锁骨下动脉；6. 左侧胸廓内动脉；7. 主动脉弓；8. 右侧甲状腺上动脉；9. 右侧甲状腺下动脉；10. 甲状腺最下动脉；11. 头臂干。

图 11-2-2　甲状腺 MR 动脉血管成像

甲状腺的淋巴结引流也极为丰富，甲状腺滤泡周围的毛细血管丛附近有毛细淋巴管，后者逐级汇集成淋巴管，走行于小叶间结缔组织内，常围绕动脉，并与被膜淋巴管网相通，最后注入颈部的淋巴结。

甲状腺间质内含有交感神经、副交感神经及肽能神经纤维，但数量不多。支配喉部的喉上神经及喉返神经与甲状腺动脉伴行或交叉，解剖关系较密切。

（三）甲状腺周围组织和器官

甲状腺周围组织和器官主要包括气管、食管、颈动静脉、周围神经和周围软组织结构（图 11-2-3）。气管位于甲状腺峡部后方，CT 和 MRI 表现为气体样低密度/信号区，界清。食管位于甲状腺左侧叶后方，或气管与甲状腺左侧叶后方之间，在 CT 和 MRI 检查中，依据食管强化程度或信号特点，将其分为两层结构，即低强化区和高强化区（黏膜层为主），前者在 CT 或 MRI 平扫及增强时均呈等、稍低密度/信号，后者在增强 CT 或 MRI 时强化较明显，呈高密度/信号，黏膜部分 T_2WI 呈稍高信号，脂肪抑制 T_2WI 呈明显高信号（图 11-2-4、图 11-2-5）。

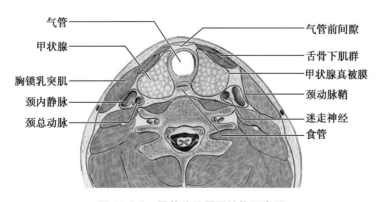

图 11-2-3　甲状腺及周围结构示意图

277

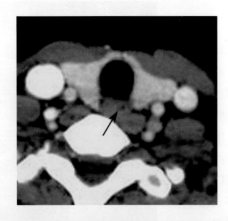

图 11-2-4 正常食管增强 CT 表现
食管内部黏膜层强化较明显(箭),其外侧肌性部分强化不明显。

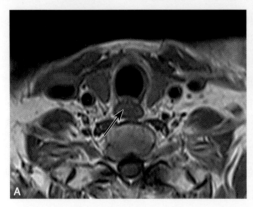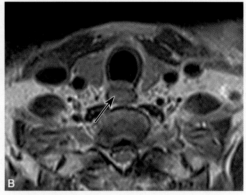

图 11-2-5 正常食管 MRI 表现
T_1WI(图 A)和 T_2WI(图 B)示食管与颈部肌群比较,黏膜呈高信号(箭),其余呈等信号。

CT 检查时,食管腔内的少量气体有助于进一步定位及定性;两侧颈总动脉位于甲状腺外侧,左、右管径对称,CT 平扫呈软组织密度,形态规则,上下层面连续,向上达颈总动脉分叉,向下至主动脉弓(左侧)或头臂干(右侧),增强后显著强化,高于同层面甲状腺。

MRI 检查时,由于血管流空效应,血管在 T_1WI 和 T_2WI 均呈低信号。颈内静脉位于颈动脉外侧,直径大于颈动脉,呈圆形或卵圆形,右侧多较左侧粗,CT 增强静脉期明显强化,部分充盈不理想的颈内静脉呈上层密度低、下层密度高的类充盈缺损表现,由于静脉瓣可引起血液涡流,故 MRI 检查时,其内信号可不均匀,易造成充盈缺损的假象,故对于临床怀疑颈内静脉栓塞的患者,不宜进行 MRI 检查评估。

颈部软组织由前到后、由浅入深分别为皮肤、浅筋膜、颈深筋膜浅层(封套筋膜)、舌骨下肌群和气管前筋膜,其中舌骨下肌群包括胸骨舌骨肌、胸骨甲状肌、甲状舌骨肌及肩胛舌骨肌。目前,CT 和 MRI 检查技术尚不能可靠地鉴别正常迷走神经。

(四) 甲状腺解剖变异

甲状腺形态可有各种变异(图 11-2-6),多与峡部或锥状叶有关,如锥状叶起自于单侧叶或分两支分别起自于双侧叶,以及峡部不连、变薄、增厚等各种形态异常,需与病变进行鉴别。

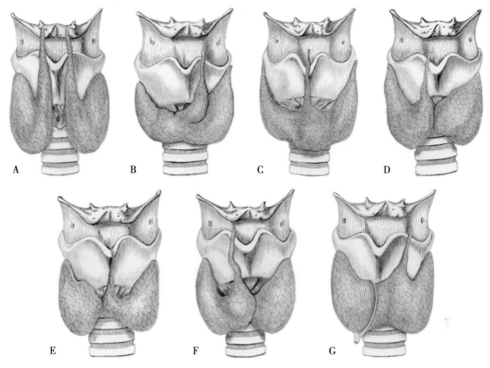

图 11-2-6 甲状腺各种发育变异示意图(图 A~图 G)

第三节 甲状腺病变的影像学评估指标

（一）超声检查

1. 检查方法 甲状腺超声检查无须特殊准备,有颈部[131]I 放射治疗的患者应在治疗 1 个月后进行检查。检查前应了解患者病史、影像学及实验室检查结果,要求先行触诊,大致了解病情。检查时采取仰卧位,头部后仰,对于颈部粗短的患者可以采取肩背部垫软枕的方法,充分暴露颈前区域。检查过程中嘱患者平静呼吸,注意双侧对比观察,扫查手法宜轻,辅以吞咽动作及颈部左右侧转动来帮助鉴别诊断。

对甲状腺进行横切及纵切的连续扫查,必须注意扫查范围的全面,特别是一些变异如锥状叶等,此外还需扫查淋巴结。常规情况下用高频探头进行扫查,建议频率 7~12MHz,甲状腺显著肿大可适当降低频率至 5~7MHz,特别肿大或向胸骨后延续时,可以利用凸阵探头来辅助了解病变全貌。

2. 检查内容 甲状腺超声检查内容包括大小、形态、包膜、实质回声、实质病变分布形式及相对运动度。

（1）大小:甲状腺增大与甲状腺功能亢进、桥本甲状腺炎、急性或亚急性甲状腺炎、甲状腺淋巴瘤等相关;而甲状腺减小与甲状腺功能减退、桥本甲状腺炎的后期、甲状腺功能亢进核素治疗后、甲状腺部分切除术后或甲状腺先天发育不良等相关。

测量方法包括 3 种:①径线测量,正常甲状腺上下径<6cm,前后径<2cm,横径<2cm,峡部前后径<0.5cm;②体积测量(单侧),甲状腺体积公式计算公式有 $V=0.479×$上下径×左右径×前后径、$V=0.529×$上下径×左右径×前后径等,正常腺体单侧体积为男性 5~10cm³、女性 4~

$8cm^3$,当体积为 $10 \sim 20cm^3$ 时为轻度增大,体积 $20 \sim 40cm^3$ 为中度增大(图 11-3-1),体积 $\geqslant$ $40cm^3$ 为重度增大,两侧叶体积之和小于 $6cm^3$ 为甲状腺萎缩(图 11-3-2);③三维容积测量,甲状腺三维容积测量结果与甲状腺实际体积高度符合,且其具有高度的可重复性和可复制性。

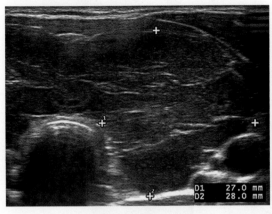
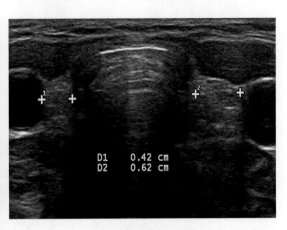

图 11-3-1　桥本甲状腺炎
超声横切示甲状腺峡部增厚,左侧叶增大,回声不均。

图 11-3-2　甲状腺两侧叶缩小

(2)形态:对称甲状腺可见于正常甲状腺、单纯性甲状腺肿、甲状腺功能亢进、甲状腺功能减退、桥本甲状腺炎;不对称甲状腺(图 11-3-3)多见于先天发育异常、结节性甲状腺肿、急性或亚急性甲状腺炎、甲状腺肿瘤、甲状腺单侧叶术后、部分性甲状腺功能亢进、部分性桥本甲状腺炎等。

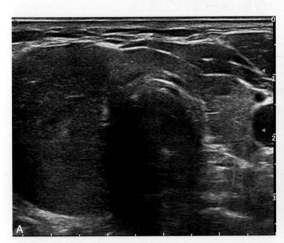
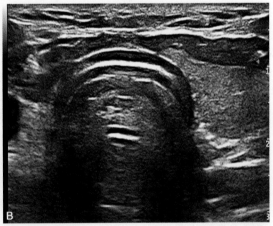

图 11-3-3　部分性桥本甲状腺炎
超声横切(图 A)示两侧叶不对称,右侧叶体积增大,回声减低;甲状腺右侧叶部分切除术后(图 B),见部分残余腺体。

(3)包膜:甲状腺包膜完整,与周围组织分界清晰(图 11-3-4),提示良性病变;包膜模糊或中断,与周围组织分界不清,多见于累及甲状腺包膜或甲状腺外组织的甲状腺炎、甲状腺恶性肿瘤等(图 11-3-5)。

(4)实质回声:回声减低多见于甲状腺功能亢进、甲状腺功能减退、桥本甲状腺炎、甲状腺炎和淋巴瘤等;回声增高少见,可见于部分结节性甲状腺肿的病例。大部分弥漫性甲状腺疾

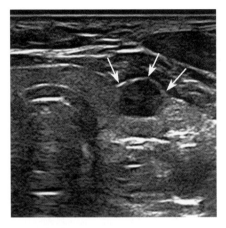

图 11-3-4 甲状腺左侧叶结节
超声横切示结节贴近包膜,包膜连续无中断。

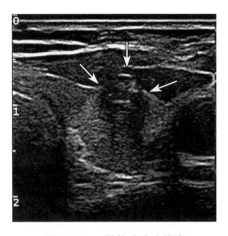

图 11-3-5 甲状腺乳头状癌
超声横切示瘤体累及包膜,包膜连续性中断。

病的病例呈不均匀回声,桥本甲状腺炎表现为数毫米大小的弥漫分布的小片状低回声,间隔回声增强,而呈网格样(图 11-3-6)。

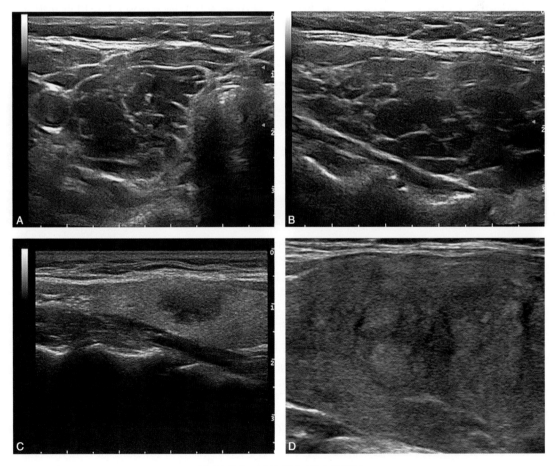

图 11-3-6 甲状腺实质回声表现
桥本甲状腺炎,超声横切和纵切(图 A、图 B)示腺体增大,回声局部减低,不均匀,可见呈网格样分布的强回声光带;亚急性甲状腺炎(图 C)的一侧叶腺体中部可见低回声区,片状,不规则,模糊不清;结节性甲状腺肿(图 D)的腺体内部回声不均匀,呈结节样改变。

（5）实质病变分布形式：弥漫性多见于甲状腺功能亢进、甲状腺功能减退和桥本甲状腺炎等；局限性多见于各种良恶性肿瘤和炎症性病变，如甲状腺癌、结节性甲状腺肿、滤泡性腺瘤、局灶性桥本甲状腺炎和亚急性甲状腺炎等。

（6）相对运动度：甲状腺良性结节及未累及包膜的甲状腺癌可随吞咽上下移动而表现为活动正常；活动异常则多见于累及包膜的甲状腺癌及甲状腺炎，这是因为甲状腺与周围组织粘连，做吞咽动作时甲状腺与周围组织的活动相对固定或呈一致性运动，活动度减低。

3. 彩色多普勒 彩色多普勒血流成像（color Doppler flow imaging，CDFI）可清楚显示甲状腺及病变组织的彩色血流信号，直接观察肿瘤内外的血管走行和分布情况，并可对血流进行相关参数分析，是一种最简便、最常用的研究组织血流的技术。

彩色多普勒对甲状腺病变的主要检测内容包括血流的强度及血流分布的形式：前者分为丰富、正常、减少3种，如部分甲状腺功能亢进病例可以出现血流信号明显增加，呈"火海征"，而甲状腺功能减退的病例可以出现血流减少；后者分为弥漫性和局灶性，分别见于弥漫性和结节性病变。

CDFI可对甲状腺结节血流进行半定量分析。如Rago等将血流分为3型（图11-3-7）：Ⅰ型为无血流；Ⅱ型为结节周边可见较丰富的血流信号，内部无或少许血流信号；Ⅲ型为结节内部和周边血流信号丰富。Kim等将血流分为5级：0级为结节内无血流；Ⅰ级以点状血流为主；Ⅱ级以周边血流为主；Ⅲ级以内部血流为主；Ⅳ级为结节周边及内部均存在血流。显然，血流分型级别越少，操作者间差异越小，但特异度越低，反之亦然。

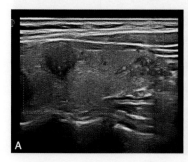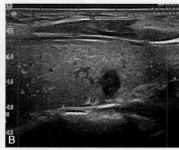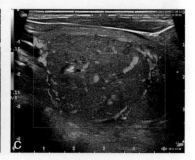

图 11-3-7 Rogo 血流分型

超声纵切示结节内未探及血流信号，即 Rogo Ⅰ型（甲状腺乳头状癌）（图 A）；纵切示上部结节内部及周边少量点状血流信号，即 Rogo Ⅱ型（甲状腺髓样癌）（图 B），下部结节内部及周边血流信号丰富，即 Rogo Ⅲ型（结节性甲状腺肿）；横切示结节内部及周边血流丰富，即 Rogo Ⅲ型（甲状腺乳头状癌）（图 C）。

对于良恶性肿瘤的血流分布特征有不同的结论：一些研究认为由于恶性结节内新生血管生成，血流灌注增加，部分有动静脉瘘形成等原因，使得其内血流多于周边，而良性结节周边血流多于内部；部分研究显示良性结节多为内部血流，恶性结节更多表现为无血流，可能是良性肿瘤的血供主要来源于肿瘤周边已经存在的宿主血管供应，而恶性结节的血管大部分与新生小血管有关。

随着超声造影的应用，发现结节的增强与CDFI表现并不完全一致，因此，认为CDFI不能真实反映结节周边及内部的血流情况。另外，由于不同的仪器对血流的敏感度有差异，结节血流分布模式的评估具有一定主观性，故单独应用血流分布模式鉴别甲状腺结节良恶性的准确度有限。

阻力指数（resistance index，RI）是常用的评估甲状腺结节的多普勒参数，通常对结节的一根或数根血管进行测量。研究表明恶性结节 RI 平均 0.74~0.76，良性结节 RI 平均为 0.56~0.66，因此常以 0.70 为界，RI>0.70 多见于恶性结节（图 11-3-8），这与肿瘤血管常呈盲端，管壁仅有一层内皮细胞和薄层基底膜，缺少平滑肌，使血管不能维持正常的舒张压相关。最大径<1cm 肿瘤内可以无血流信号，可能因肿瘤血管管径比较细、扭曲及血流速度慢而未能检出。

4. 超声造影技术　超声造影又称声学造影，其原理是通过外周静脉注入造影剂，使微泡造影剂悬浮于血液中，血液与气体的声阻抗差增大，进而增强微泡的背向散射，使组织回声信号增强，从而提高超声诊断的分辨率、敏感度和特异度。目前，国内主要使用第二代新型微泡造影剂声诺维（SonoVue）。SonoVue 由单分子层磷脂包裹六氟化硫微气泡构成，其内惰性气体理化性质稳定，小于红细胞直径，能够透过肺循环，到达并较长时间停留在毛细血管网内，使富含毛细血管的实质脏器显影。

超声造影常规观察的内容：①依据病灶与参照组织的造影显示强度不同，分为高增强、等增强、低增强、无增强；②造影剂在靶目标内分布的均匀性，包括均匀、不均匀；③造影剂在靶目标内增强的模式，包括环状增强、向心性增强、离心性增强、整体增强、结节样增强等；④造影剂到达靶目标或消退的时间，包括出现时间、达峰时间、开始廓清时间、完全廓清时间。

超声造影对判断甲状腺结节的良恶性有一定意义：以不均匀增强作为恶性结节的诊断标准，敏感度和特异度较高（85.71% 和 88.89%），以环状增强作为良性结节的诊断标准，敏感度和特异度较高（77.78% 和 95.24%）；恶性结节以低增强为主（图 11-3-9），良性结节主要呈等增强或高增强。

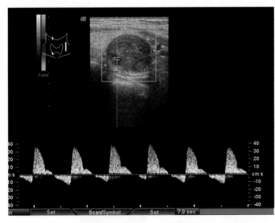

图 11-3-8　恶性结节血流频谱

脉冲多普勒示结节内动脉血流收缩期峰值前移，升降波陡直，舒张期反向血流（微小侵袭性滤泡癌）。

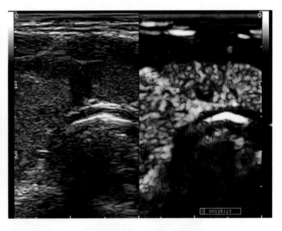

图 11-3-9　恶性肿瘤低增强

超声示甲状腺峡部乳头状癌，最大径 0.6cm，形态不规则，前后径/左右径>1，造影显示呈慢进不均匀低增强。

5. 弹性成像技术　超声弹性成像（ultrasound elastography，UE）是一项超声新技术，由 Oph 等于 1991 年最先提出弹性成像的概念，它能提供相关组织内部弹性特征，反映病灶的软硬度，从而帮助判断病灶的性质。甲状腺的弹性成像技术目前主要有实时组织弹性成像技术、声辐射力脉冲弹性成像（acoustic radiation force imaging，ARFI）技术和剪切波弹性成像（shear wave elastograph，SWE）技术。实时组织弹性成像技术利用弹性图反映组织的应变，为一种定性测量方式。ARFI 和 SWE 技术分别通过测量剪切波速度和杨氏模量值反映组织的硬度，均为定量测量方式。三者虽然原理不同，但是在甲状腺肿瘤的良恶性及鉴别诊断中有广泛应用，其诊断价值得到了肯定。因本书主要为放射影像方面内容,不对此部分进行详细解读。

（二）CT 检查

受检者取仰卧位,颈部充分仰伸,双手尽量向足侧拉伸,扫描范围从颅底至主动脉弓上缘,层厚 3～5mm。增强 CT 检查时,对比剂 80～100ml,高压注射器经肘部静脉团注,速率 2～3ml/s,单期注射后 45～55s 进行扫描,双期注射后 25～30s 和 45～55s 间进行扫描。但甲状腺是射线敏感器官,故优选平扫或单期增强扫描以尽量降低有效辐射剂量,且不建议动态增强检查。

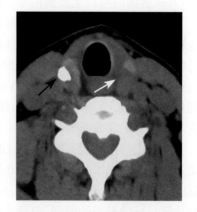

图 11-3-10　甲状腺高密度、低密度病变
CT 平扫示甲状腺右侧叶粗钙化,呈高密度(黑箭);左侧叶见片状低密度(白箭)。

甲状腺 CT 观察内容包括病变的大小、形态、密度、强化程度及实质病变分布形式。

1. **大小**　通过重建可测量甲状腺及病变的左右径、前后径、上下径,进而计算其体积;也可通过两侧是否对称及甲状腺边缘是否饱满进行简单判断。

2. **形态**　同本节"(一)超声检查"。

3. **密度**　与周围正常甲状腺组织对比,甲状腺病变可呈高密度、低密度(图 11-3-10)或等密度(图 11-3-11)。高密度的病变主要是钙化,当合并桥本甲状腺炎时,出血和胶质也可为高密度;等密度病变最少见,以结节性甲状腺肿为主,当合并桥本甲状腺炎时,除钙化外,其他任何病变都可表现为等密度;低密度病变最常见,甲状腺绝大部分病变以低密度为主,如甲状腺各种亚型的癌、淋巴瘤、转移瘤、桥本甲状腺炎和结节性甲状腺肿等。

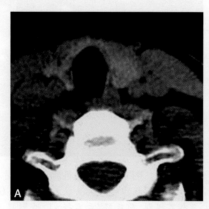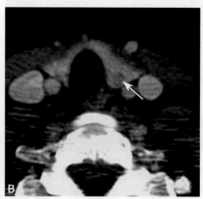

图 11-3-11　甲状腺等密度病变
CT 平扫(图 A)示甲状腺左侧叶密度均匀,未见异常密度灶;增强(图 B)示左侧叶小圆形强化程度减低区(箭)。

4. **强化程度**　同样与周围正常甲状腺组织强化程度对比,甲状腺病变可呈高强化(图 11-3-12)、等强化(图 11-3-13)或低强化(图 11-3-14)。高强化主要见于腺瘤性甲状腺肿、滤泡性腺瘤和结节性甲状腺肿等良性病变,少见于滤泡性癌和髓样癌,极少见于乳头状癌;等强化可见于各种良恶性病变,如乳头状癌、髓样癌、部分上皮增生的结节性甲状腺肿等;低强化同样可见于各种良恶性病变,如结节性甲状腺肿、滤泡性腺瘤、乳头状癌、滤泡性癌、髓样癌和淋巴瘤等。

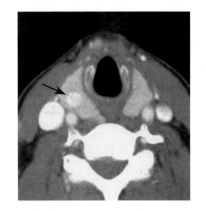

图 11-3-12　甲状腺高强化病变
CT 增强示甲状腺右侧叶明显强化结节,密度高于周围甲状腺。

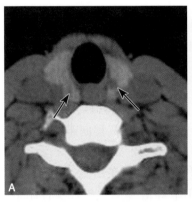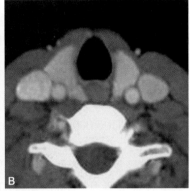

图 11-3-13　甲状腺等强化病变
CT 平扫示甲状腺双侧叶各见一枚低密度结节(图 A)(箭);增强(图 B)示结节与周围正常甲状腺组织呈等密度,边界不清。

图 11-3-14　甲状腺低强化病变
CT 示甲状腺右侧叶结节,强化程度低于周围正常甲状腺组织,呈低强化(箭)。

　　5. 实质病变分布形式　弥漫性多见于结节性甲状腺肿、桥本甲状腺炎和淋巴瘤等;局限性多见于各种良恶性肿瘤和炎症性病变(图 11-3-15),如甲状腺癌、结节性甲状腺肿、滤泡性腺瘤、局灶性桥本甲状腺炎和亚急性甲状腺炎等。

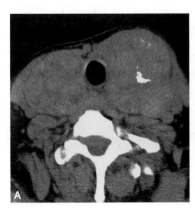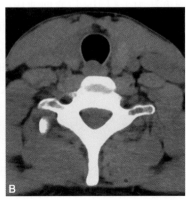

图 11-3-15　甲状腺实质病变
CT 平扫(图 A)示两侧叶低密度结节,内见稍低密度分隔征象,左侧叶部分结节内散在钙化,病理证实为结节性甲状腺肿;平扫(图 B)示两侧叶形态尚可,密度弥漫性减低,与周围软组织分界不清,病理证实为桥本甲状腺炎。

双能量CT成像的扫描参数、方法和观察内容如下。

（1）扫描参数及方法

1）快速管电压切换双能量CT：电压为高、低电压（140、80kVp）瞬时（0.5ms）切换，管电流为600mA。X线管旋转速率0.6s/周，探测器宽度0.625mm×64，FOV 10cm×10cm，层厚5mm，层距5mm。对比剂1.3ml/kg，注射流率3~4ml/s。动脉期采用自动扫描激发软件触发扫描，监测点位于$C_{4~5}$椎间隙层面左侧颈内动脉，注射对比剂10s后启动监测，当阈值达80HU时开始扫描，静脉期于动脉期结束后13s开始扫描。

2）双源双能量CT：选择双能量模式，管电压分别为80kVp、（Sn）140kVp，开启CARE Dose4D，准直器宽度32mm×2mm×0.6mm，矩阵512×512，自动重建层厚0.75mm，重建间隔0.5mm，螺距0.7，球管旋转时间0.33s/转，融合系数0.3或0.6，卷积函数值为D30f。对比剂60~80ml，40ml等渗盐水，注射流率4~5ml/s。ROI定位于主动脉弓，触发阈值100HU，延时4s开始自动扫描。

（2）观察内容：包括碘浓度、能谱曲线斜率和有效原子序数。研究表明，良性病变的碘浓度、能谱曲线斜率和有效原子序数均高于恶性病变，但目前用CT平扫、动脉期或二者结合所获得的数据来判断恶性肿瘤的特异度仍然较低（73.3%~75%）。

（三）MRI检查

1. 平扫及增强扫描 扫描序列包括快速自旋回波轴位T_1WI（TR 520ms，TE 14ms）、T_2WI（TR 3 500ms，TE 95ms）和冠状位T_2WI（TR 3 000ms，TE 85ms）。层厚4mm，层间距1mm，FOV 14cm×14cm，矩阵320×256，NEX 4。

观察内容包括病变大小、形态、信号及强化程度。T_1WI呈高信号常见于出血、富含蛋白的囊性灶等；T_2WI呈高信号可见于各种囊性灶；T_1WI和T_2WI呈等信号见于各种实性结节；T_1WI呈低信号多见于各种囊性结节；T_2WI呈低信号多见于富含含铁血黄素的囊性结节或纤维化、钙化。

2. 弥散加权序列 扫描参数：TR 3 000ms，TE 60ms，b值为300s/mm²、500s/mm²、800s/mm²，FOV 14cm×14cm，矩阵96×128，层厚4mm，层间距1mm，数据采集次数为6次，扫描时间为80s。b值为300s/mm²时，DWI图像质量最好。

由于恶性肿瘤细胞构成致密、细胞核与细胞质比例增高，细胞外间隙减小，组织内水分子的弥散受限，所以甲状腺恶性病变的ADC值明显低于良性病变。因此，可以通过ADC值定量反映甲状腺和病变的组织信息。

3. 动态增强扫描 扫描方法为平扫10s后立即使用高压注射器以0.1mmol/kg的用量注入对比剂Gd-DTPA，注射流率2ml/s。行连续动态增强扫描，每个期相的扫描时间为3.6s，共采集100期相，扫描时间6min。

动态增强扫描可动态观察病变内微循环情况，并绘制时间-信号曲线，通过曲线类型评估性质，如流出型的灌注曲线（Ⅰ型曲线）提示恶性病变，流入型的灌注曲线（Ⅱ、Ⅲ型曲线）提示良性病变。

（四）核医学

1. 检查方法

（1）甲状腺静态显像：用$^{99}Tc^mO_4^-$甲状腺显像剂时，患者无须作特殊准备；用^{131}I显像剂时，根据情况停用含碘食物及影响甲状腺功能的药物1周以上。检查当日空腹，静脉注射$^{99}Tc^mO_4^-$185~370MBq（5~10mCi），20min后行甲状腺平面显像，必要时进行斜位、侧位或断层显像。使用^{131}I 常规甲状腺显像口服剂量为 1.85~3.7MBq(50~100μCi),寻找甲状腺癌转移灶口服剂量 74~148MBq(2~4mCi),24~48h 后进行颈区局部或全身显像,必要时加做 72h 显像。

平面显像时,患者取仰卧位,肩下垫一软枕,颈部尽量伸展以充分暴露甲状腺,采用低能通用准直器或针孔准直器,若显像剂为^{131}I,则需要用高能平行孔准直器。当临床上怀疑甲状腺结节而平面显像不能明确诊断时,需做断层显像,此时患者取仰卧位,使用低能高分辨平行孔准直器,探头旋转 360°共采集 64 帧或 60 帧图像,或旋转 180°采集 32 帧或 30 帧图像,对于吸锝功能良好者每帧采集 15~20s 或每帧采集 80~120K 计数,采集结束后进行图像重建,获得轴位、矢状位及冠状位的图像。

(2) 甲状腺动态显像:是将放射性核素经静脉"弹丸"式注射后,通过用 γ 照相机对随动脉血流流经甲状腺的示踪剂的流量及流速、被甲状腺摄取的情况进行动态连续测定,从而获得病灶部位的血流灌注及其功能状态情况。一般与$^{99}Tc^m O_4^-$甲状腺静态显像或$^{99}Tc^m$-MIBI 甲状腺阳性显像一次完成。检查方法为患者取仰卧位,颈部尽量伸展充分暴露甲状腺,肘静脉"弹丸"注射$^{99}Tc^m O_4^-$或$^{99}Tc^m$-MIBI 370~740MBq(10~20mCi)(体积小于 1ml)后即刻以 1s/帧的速度连续采集 30s,通常采用低能通用或低能高灵敏型准直器。动态采集结束后,根据显像目的和所用显像剂不同,可进行常规甲状腺静态显像或亲肿瘤阳性显像。

2. 结果判断　正常甲状腺静态显像示两叶放射性分布均匀,边缘基本整齐光滑;动态显像依次见锁骨下静脉、颈动脉、颈静脉和甲状腺显像,其影像随时间延长而增强,至 22s 时,甲状腺内放射性超过颈动脉、颈静脉,放射性分布渐趋均匀一致。

异常甲状腺静态显像主要表现为甲状腺肿大、位置异常、甲状腺放射性分布不均匀、形态失常或甲状腺不显影等;动态显像时两侧叶血流灌注不一致,局部出现异常灌注浓聚等。采用计算机定量分析,如甲状腺或甲状腺结节的放射性活度高于颈动-静脉束,则为血流灌注增加;如其活性较颈动-静脉束低、相同或不肯定时,即为血流灌注不增加。

3. 临床意义　主要体现在异位甲状腺的定位、甲状腺结节功能的判断、甲状腺癌转移灶的寻找、颈部肿块与甲状腺关系的评估、甲状腺功能亢进及^{131}I 治疗前甲状腺重量的确定和急慢性甲状腺炎的诊断。

(五) 超声的介入诊断与治疗

由于超声技术的发展,其对甲状腺病变的大小、边界、内部回声、血流情况、周围组织器官及其与血管的关系显示得越来越清晰,使得超声能在甲状腺的介入诊断及治疗中发挥重要的作用。

1. 甲状腺介入诊断　甲状腺结节的定性诊断在临床处理中非常重要,超声引导下甲状腺介入诊断包括超声引导下细针穿刺细胞学检查(fine needle aspiration cytology,FNAC)和超声引导下粗针穿刺组织学检查。

(1) FNAC:细针穿刺细胞学检查是一项适应证广、禁忌证极少、并发症较少、安全方便的技术,目前在美国已被列为临床上诊断甲状腺结节的金标准。

(2) 甲状腺结节粗针穿刺组织学检查:粗针穿刺组织学检查对弥漫性病变、肿瘤组织病理学分类、FNAC 不能明确的病变仍有必要,但粗针穿刺出血的发生率较细针穿刺高,所以要求操作医生熟练掌握操作技巧及并发症的处理。

2. 甲状腺介入治疗　因具有美观、微创、并发症少等优点,超声引导下甲状腺良性结节介入治疗越来越受到临床的重视,主要包括囊性结节的硬化治疗和结节的射频、微波及激光消融治疗。

第四节 甲状腺弥漫性病变

一、毒性弥漫性甲状腺肿

【简介】

毒性弥漫性甲状腺肿(toxic diffuse goiter)为甲状腺功能亢进最常见的一种综合征,是甲状腺呈高功能的一种器官特异性自身免疫疾病,由于多数患者同时有高代谢症和甲状腺肿大,故称为毒性弥漫性甲状腺肿,亦可称为弥漫性甲状腺肿伴功能亢进症、突眼性甲状腺肿、原发性甲状腺肿伴功能亢进症、Graves 病(格雷夫斯病)等。

本病发病率 0.5%～1%,多见于 20～50 岁的青年女性,男女比例 1:4～1:9。主要临床表现有易激动、焦虑烦躁、心慌、怕热多汗、食欲亢进、大便次数增多、消瘦等甲状腺功能亢进症状。因其为多器官受累和高代谢症候群,所以可出现浸润性内分泌突眼、胫前黏液性水肿、指端粗厚等甲状腺以外的表现。本病可以单独存在而不伴有高代谢症。

【病理学基础】

1. **大体检查** 可见甲状腺呈轻至中度的对称性弥漫性肿大,切面呈均匀一致的灰色或红色,部分病程较长的病例呈暗黄色,腺体易碎。

2. **镜下表现** 主要表现为伴有乳头状内折、内衬柱状上皮、核位于基底的显著增生的滤泡,其胞质透明,滤泡内类胶质稀薄而淡染,邻近滤泡上皮表面的胶质内常有空泡,形成扇贝样结构,当出现嗜酸性细胞时则提示可能进展为桥本甲状腺炎,间质淋巴细胞灶状聚集,可伴生发中心形成。

病程较长的病例可轻度纤维化。增生性滤泡可以出现在甲状腺外,有时可长入颈部的骨骼肌内,可能代表了增生性病变在甲状腺外的延伸,或是异位甲状腺的增生表现。

【影像学表现】

CT 表现:平扫为整个甲状腺对称性、均匀性增大,密度减低,与桥本甲状腺炎相仿,单纯依靠 CT 平扫对甲状腺功能亢进患者的诊断价值有限,因为碘剂使得甲状腺功能亢进加重,甲状腺功能亢进内科治疗患者,禁忌 CT 增强检查,故目前影像学方面,基本依赖超声对其形态学及内部结构进行评估。对于甲状腺功能亢进合并肿瘤患者,超声或 MRI 等术前评估不理想而需要 CT 增强检查时,碘剂可以在医嘱下应用。

二、甲状腺功能减退

【简介】

甲状腺功能减退是常见的激素缺乏性内分泌疾病,是由多种原因引起的甲状腺素合成、分泌或生物效应不足所致的一组全身性内分泌疾病。若功能减退始于胎儿或新生儿期,称为克汀病,常出现进食差、心动过缓、黄疸、体温过低、前囟增大、脐疝等表现;若始于性发育前儿童则称为幼年型甲状腺功能减退,出现生长障碍包括骨成熟延迟、迟出牙、肌肉假性肥大、贫血、身材矮小等表现;若始于成人则称为成年型甲状腺功能减退,临床表现包括畏寒、体重增加、皮肤干燥、便秘、心动过缓、疲乏、智力减退、声音嘶哑、反应迟缓等,甚至出现体温过低、充血性心力衰竭、胸腔积液、肠梗阻、抑郁、癫痫、昏迷等不典型的临床症状,成年女性患者最常见的症状是月经紊乱、怕冷、乏力、食欲缺乏及水肿。

甲状腺功能减退按病因可分为原发性和继发性,原发性甲状腺功能减退导致垂体增大后可有头痛、视野缺损等临床症状。在任何年龄段和不同性别,原发性甲状腺功能减退的发病率均高于继发性,约为 1 000∶1。

【病理基础】

原发性甲状腺功能减退由于甲状腺激素减少,对垂体的反馈抑制减弱导致促甲状腺素(TSH)细胞增生肥大。嗜碱性细胞变性,腺垂体增生肥大,甚至发生腺瘤,可同时伴有高泌乳素血症。甲状腺萎缩性病变多见于慢性淋巴细胞性甲状腺炎,早期腺体有大量淋巴细胞、浆细胞等炎性浸润,腺泡受损被纤维组织取代,滤泡萎缩,上皮细胞扁平,泡腔内充满胶质。

【影像学表现】

甲状腺功能减退是甲状腺功能的改变,主要见于甲状腺滤泡破坏严重的桥本甲状腺炎、经 ^{131}I 治疗的甲状腺功能亢进及缺碘患者,这些患者的甲状腺影像学多表现弥漫性异常改变,通过 CT 和 MRI 很难予以定性诊断,故日常工作中,甲状腺功能减退的影像学检查均以超声为主,本节不做详细介绍。需要注意,尽管不推荐对甲状腺功能减退患者的甲状腺进行常规 CT 或 MRI 检查,但对怀疑或需鉴别垂体、下丘脑或其他颅内肿瘤引起甲状腺功能减退的患者,CT 和 MRI 则是不可缺少的检查手段,尤其是 MRI 检查。

第五节　甲状腺炎症性病变

一、桥本甲状腺炎

【简介】

桥本甲状腺炎(Hashimoto's thyroiditis)传统上称为淋巴细胞性甲状腺炎和桥本甲状腺炎的甲状腺疾病,实际上代表了一种器官特异性、免疫介导的炎症性疾病的不同时相或不同表现,通常被称为自身免疫性甲状腺炎,在甲状腺疾病中约占 1/5 以上,且近年来患病率呈上升趋势。桥本甲状腺炎是临床甲状腺功能减退的最常见原因,女性多见,男女比例约为 1∶20,可发生于任何年龄,以 20~50 岁多发。

【病理基础】

桥本甲状腺炎的病理表现主要为间质广泛淋巴细胞浸润和甲状腺滤泡上皮嗜酸性变,淋巴组织内常见具有明显生发中心的大的淋巴滤泡形成,此外,还可见多量浆细胞浸润、增生程度不同的间质纤维组织及多发裂隙状的淋巴管。早期桥本甲状腺炎的病理改变是广泛的淋巴细胞和浆细胞浸润,形成淋巴滤泡及生发中心,而病变质地较为均匀。随着病程的发展,甲状腺滤泡上皮萎缩及间质内结缔组织增生而形成网格状结构,对桥本甲状腺炎的诊断及鉴别诊断具有重要意义。随着病程进一步发展,甲状腺出现功能低下,超声可见甲状腺内丰富的彩色血流信号,甚至形成"火海征"。到晚期,甲状腺滤泡严重萎缩,间质广泛纤维化伴玻璃样变,甚至钙化、骨化,形成大小不等、成分不一的结节。

镜下表现:典型的桥本甲状腺炎呈弥漫性改变,但也有表现为明显呈结节状生长的病例,甲状腺炎与上皮性成分结节性增生合并存在,这种病变被命名为结节性桥本甲状腺炎,另一种形态变异是增生的结节完全由嗜酸性细胞组成,嗜酸性细胞形成滤泡或呈实性排列。

【影像学表现】

CT 表现:影像学上,桥本甲状腺炎多被分为弥漫型和局灶型,后者又被分为单发局灶亚型和多发局灶亚型,其中以弥漫型最为常见,其影像学表现为腺体弥漫性增大,两侧叶对称或不对称,CT 平扫边界多显示不清,增强示甲状腺边缘圆钝,边界清晰,形态规则或不规则,前后径常超过 2cm,峡部厚度常超过 0.5cm。随着病程的进展,桥本甲状腺炎可逐渐恢复至正常大小,甚至因纤维化而萎缩。

　　桥本甲状腺炎的 CT 影像学表现与病理密切相关,因桥本甲状腺炎弥漫性破坏甲状腺滤泡,导致储碘功能丧失,故 CT 上表现为甲状腺密度均匀或不均匀减低,造成结节性病变与周围甲状腺组织间的密度差缩小,以及二者间强化程度差异缩小。因部分平扫被掩盖的结节,可以通过增强显示出来,而部分平扫显示的结节,会在增强时被掩盖,故平扫和增强对照可在一定程度上减少漏诊的发生。在桥本甲状腺炎基础上,对于平扫和/或增强后呈局灶性低密度区者,需要鉴别其是否为结节性病变,以及是否为恶性结节等。

　　尽管弥漫型桥本甲状腺炎占大部分,但桥本甲状腺炎发病人群基数大,故局灶型桥本甲状腺炎也并非少见,表现为多发或单发低密度结节,形态规则或不规则,增强后边界模糊,易与乳头状癌混淆。因桥本甲状腺炎的 CT 诊断价值有限,不建议常规 CT 检查对其进行评价。

　　桥本甲状腺炎在 CT 上均表现为密度减低,通过 CT 值对其进行评价,结果更为客观。选取最大层面作为靶测量面,于前后最大径画 1 条直线,选取相同层面在甲状腺最外缘做该直线的垂线,将该垂线选 3 点做四等分,以等分点为测量点,感兴趣区面积为 5~10mm²,测量时避开血管和肉眼可见的其他异常密度区,取 3 点 CT 值的平均值作为该弥漫型桥本甲状腺炎的CT 值。弥漫型桥本甲状腺炎 CT 值≤75HU。但单纯依赖 CT 值来判断是否为桥本甲状腺炎,也存在一定的不足,如桥本甲状腺炎的 CT 表现为密度减低,可以掩盖最大径 1cm 或更大的瘤体,用肉眼无法鉴别,测量时可能无法避开此病灶,其 CT 值不能反映出弥漫型桥本甲状腺炎的真实 CT 值,另外,其他弥漫性病变也可导致甲状腺弥漫性密度减低,如结节性甲状腺肿,故不宜单独依赖 CT 值对桥本甲状腺炎作出诊断,需结合临床、实验室指标及其他影像学特征。

　　桥本甲状腺炎是由于淋巴细胞的浸润、滤泡大量被破坏、纤维组织增生的病变过程,病程较长,在这一病程中,收集甲状腺淋巴回流的颈部 Ⅵ 组淋巴结可产生反应性增生、肿大,且多为甲状腺下极的下方、气管两侧的双侧性淋巴结肿大,呈轻中度强化(<40HU),这对桥本甲状腺炎鉴别诊断有一定帮助。部分亚急性甲状腺炎及甲状腺癌患者亦可见 Ⅵ 组淋巴结肿大,但常为单侧性。在 Ⅵ 组淋巴结的观察上,虽然 CT 优于超声,但桥本甲状腺炎的淋巴结与转移淋巴结有很多共性,如增多、增大、簇状分布等,故对桥本甲状腺炎合并甲状腺癌患者,CT 无法将少数转移的淋巴结从众多反应性增生的淋巴结中精确地鉴别出来。

【典型病例】
　　病例 1　患者,女,42 岁,体检发现甲状腺肿物 2 余年(图 11-5-1)。

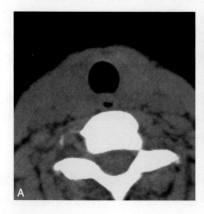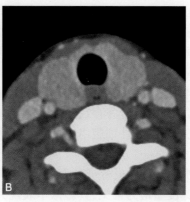

图 11-5-1　桥本甲状腺炎 1
CT 平扫(图 A)示甲状腺两侧叶对称性增大,密度均匀减低,边界不清晰;增强后(图 B)均匀强化,边缘圆钝,边界清晰显示。

病例2 患者,女,38岁,发现颈部肿块1余年(图11-5-2)。

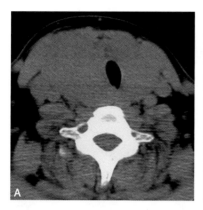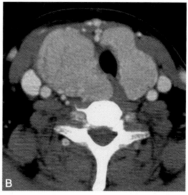

图11-5-2 桥本甲状腺炎2

CT平扫(图A)示甲状腺两侧叶不对称增大,密度均匀减低,边界不清晰;增强(图B)示两侧叶均匀强化,边缘圆钝,边界清晰。

病例3 患者,女,58岁,发现颈部肿块1余年(图11-5-3)。

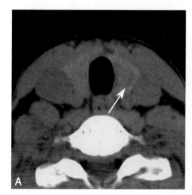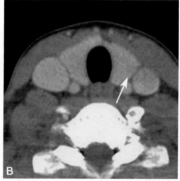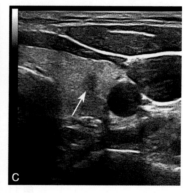

图11-5-3 桥本甲状腺炎3

CT平扫(图A)示甲状腺左侧叶微小低密度结节影(箭),边界清晰;增强(图B)示左侧叶结节强化明显(箭),稍低于周围甲状腺组织而边界不清;超声横切(图C)示左侧叶结节呈低回声(箭),边界欠清晰。

病例4 患者,女,54岁,发现甲状腺结节4个月(图11-5-4)。

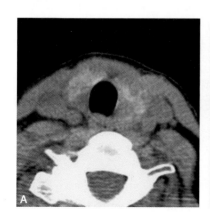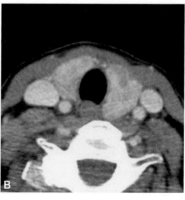

图11-5-4 桥本甲状腺炎4

CT平扫(图A)示甲状腺两侧叶多发低密度结节,部分边界不清;增强(图B)示结节不同程度轻中度强化,与平扫比较,结节与周围甲状腺组织边界模糊。

病例5　患者,男,44 岁,发现甲状腺肿物 3 余年。临床诊断为弥漫型桥本甲状腺炎,CT 值的测量见图 11-5-5。

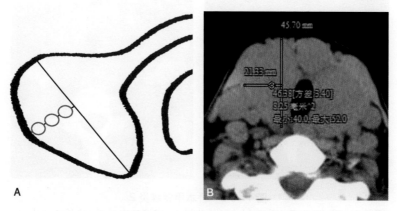

图 11-5-5　弥漫型桥本甲状腺炎 CT 值测量(图 A、图 B)

病例6　患者,女,41 岁,发现甲状腺结节数月(图 11-5-6)。

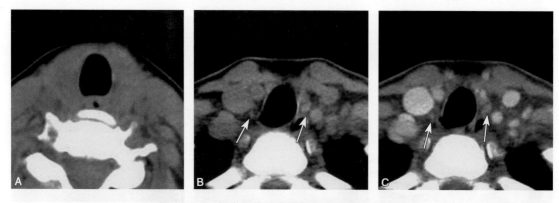

图 11-5-6　桥本甲状腺炎周围淋巴结反应性增生

CT 平扫(图 A)示甲状腺两侧叶大小正常,密度均匀减低;平扫(图 B)示两侧中央区淋巴结增大(箭),以左侧为主,密度均匀;增强(图 C)示左侧中央区淋巴结轻度强化(箭)。

【诊断思路及诊断要点】

1. 桥本甲状腺炎的病理改变是广泛的淋巴细胞和浆细胞浸润,形成淋巴滤泡及生发中心,而病变质地较为均匀,随着病程的发展,甲状腺滤泡上皮萎缩及间质内结缔组织增生而形成网格状结构。典型桥本甲状腺炎早中期在 CT 上表现为甲状腺双侧叶对称或不对称增大,峡部增厚,平扫密度均匀或不均匀减低,前者在增强 CT 上呈均匀强化,内见条索状或网格状更高强化影;晚期甲状腺体积缩小。

2. 女性多见,抗甲状腺球蛋白抗体和过氧化物酶抗体阳性。

3. 甲状腺两侧中央区常见多发稍大、圆形或椭圆形的反应性增生淋巴结,呈轻中度强化,不易与转移淋巴结鉴别。

二、亚急性甲状腺炎

【简介】

亚急性甲状腺炎(subacute thyroiditis)临床上较常见,又称 de Quervain 甲状腺炎、肉芽肿性甲状腺炎、病毒性甲状腺炎、巨细胞性甲状腺炎等。男女发病比例为 1 : (3 ~ 6),30 ~ 50 岁女性发病率最高。本病病因不明,多认为是病毒感染后引起的变态反应,因此亚急性甲状腺炎又被认为是一种自身免疫性疾病。

亚急性甲状腺炎有季节发病趋势,起病形式及病情程度不一。该病主要表现是甲状腺区疼痛及肿大,甲状腺触痛明显,伴或不伴结节,质地较硬,可伴有体温上升、肌肉疼痛、咽痛及颈部淋巴结肿大。亚急性甲状腺炎的病程持续 4 ~ 6 个月,可依病程顺次分为甲状腺毒症期(早期)、甲状腺功能低下期(中期)和甲状腺功能恢复期。

【病理基础】

1. **大体检查** 甲状腺不对称性增大,通常很少或不与周围组织粘连。在疾病进展期,受累腺体质地坚硬,不规则的白色区或一些小的境界不清的结节易误诊为癌。

2. **镜下表现** 早期病变炎症明显,部分滤泡破坏而被中性粒细胞替代并形成微小脓肿,胶质外溢引起组织细胞和多核巨细胞包绕并形成肉芽肿,但无干酪样坏死,间质可见多少不等的嗜酸性粒细胞、淋巴细胞和浆细胞浸润。恢复期多核巨细胞和组织细胞减少或消失,滤泡上皮增生和间质纤维化,可伴瘢痕形成。同一腺体中可见到不同阶段的病变。

【影像学表现】

典型的亚急性甲状腺炎常表现为条片状或斑片状形态,占位效应相对较轻,CT 表现为低密度或稍低密度,MRI 表现为 T_1WI 等信号、T_2WI 稍高信号,病变与正常甲状腺组织间分界不清,周围脂肪间隙较模糊,邻近气管、食管受压不明显。强化程度随着病变的不同时期而异:早期病变血供较少,强化程度较低,表现为低于正常甲状腺;中期病变血供增加,强化程度增高,可表现为高于周围正常甲状腺。MRI 检查的 T_2WI 序列,尤其是脂肪抑制 T_2WI 序列,对周围炎性渗出的显示较 CT 更敏感,故在亚急性甲状腺炎的诊断方面,MRI 优于 CT 检查。

部分位于甲状腺外带的病变,可以出现甲状腺包膜不连续,易与甲状腺癌相混淆。对于较小病变,其形态多不规则,增强后边界亦较平扫模糊,且多不具备典型临床病史,易与甲状腺癌相混淆,尤其是乳头状癌;对于较大病变,可累及几乎整个侧叶,但其形态多保留原有甲状腺形态或边缘稍圆钝,若周围渗出不明显,且不具备典型的临床病史,亦容易与乳头状癌混淆,细针穿刺活检有助于二者的鉴别诊断。

【典型病例】

病例 7 患者,男,66 岁,超声检查发现甲状腺左侧叶肿物 2 个月(图 11-5-7)。

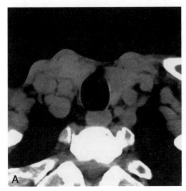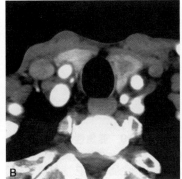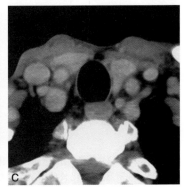

图 11-5-7 亚急性甲状腺炎 1

CT 平扫(图 A)示左侧叶斑片状低密度影,边界不清;增强动脉期(图 B)示左侧叶结节轻度强化,程度低于周围甲状腺组织;增强静脉期(图 C)示结节进一步强化,与周围甲状腺相仿。

病例8 患者,女,54岁,体检发现甲状腺结节2年(图11-5-8)。

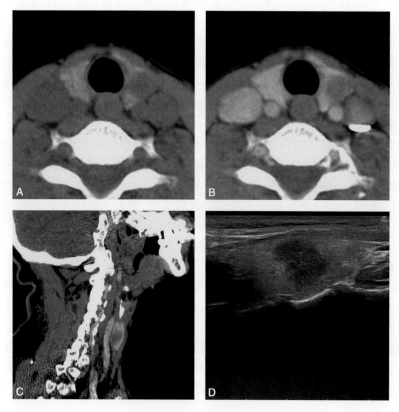

图11-5-8 亚急性甲状腺炎2

CT平扫(图A)示甲状腺左侧叶斑片状低密度影,局部边界欠清;增强(图B)示结节轻度强化,边界较平扫模糊;增强矢状位重建(图C)示结节呈斑片状,占位征象不明显。超声纵切(图D)示结节呈斑片状,低回声,局部边界较模糊。

病例9 患者,女,44岁,发现甲状腺结节1周(图11-5-9)。

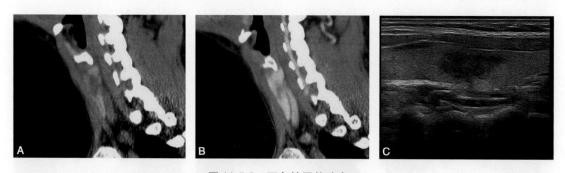

图11-5-9 亚急性甲状腺炎3

CT平扫矢状位重建(图A)示甲状腺右侧叶条片状低密度区,形态不规则,占位征象不明显;增强矢状位重建(图B)示结节强化较明显,边界较平扫模糊,低密度区范围明显缩小。超声纵切(图C)示结节呈条片状,低回声,局部边界较模糊。

病例10 患者,男,69岁,体检发现甲状腺结节1余年(图11-5-10)。

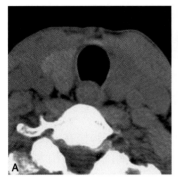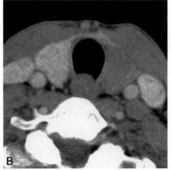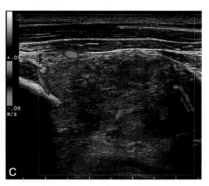

图11-5-10 亚急性甲状腺炎4

CT平扫(图A)示甲状腺左侧叶密度弥漫性均匀减低,甲状腺轮廓保留;增强(图B)示结节轻度均匀强化。超声纵切(图C)示病变累及近左侧叶全部,回声不均,内见散在血流信号。

【诊断思路及诊断要点】

1. 本病夏秋季节好发,患者前驱可有急性上呼吸道感染病史,临床表现为甲状腺区疼痛及不对称肿大,触痛明显。实验室检查红细胞沉降率增快,C反应蛋白增高。

2. CT平扫呈条片状或斑片状低密度或稍低密度影,边缘模糊,占位征象不明显。增强后早期病变血供少,强化程度低于正常甲状腺,边缘仍模糊;中期血供增多,强化可高于正常甲状腺。病变范围较大且急性发作时,同侧甲状腺周围间隙见渗出性密度/信号,此征象对诊断亚急性甲状腺炎具有重要价值。部分病变在肉芽肿形成期占位征象较明显,与甲状腺乳头状癌等恶性肿瘤鉴别困难,需结合临床及实验室检查。

三、甲状腺脓肿

【简介】

甲状腺脓肿(thyroid abscess)是一种较为罕见的感染性甲状腺病变,发病率占甲状腺疾病的0.1%~0.7%,是因为甲状腺具有完整的包膜,腺体内有高浓度的碘离子及过氧化氢,且甲状腺有良好的血供和淋巴液引流。患者一旦发生甲状腺脓肿,则起病较快,脓肿短时间可迅速增大,如得不到正确的诊断和治疗,可引起呼吸和吞咽困难,严重时可危及生命。全身症状可有畏寒、发热,局部表现为颈部疼痛、颈部肿块。

感染的原因及途径:①先天性梨状隐窝瘘管,是常见的感染途径,以甲状腺左侧叶受累常见,多见于儿童、青少年,因胚胎发育过程中,第三鳃裂或第四鳃裂残留瘘管未完全退化,尤其左侧后鳃体退化消失较晚所致,是儿童与青少年发生化脓性甲状腺炎的主要原因;②血源性与淋巴管途径,继发于败血症,或见于免疫缺陷、免疫功能低下患者;③甲状腺附近炎症直接蔓延;④颈部损伤;⑤医源性损伤,甲状腺细针穿刺、中心静脉置管等操作时消毒不严;⑥口咽食管损伤,进食时动物骨头导致食管损伤、穿孔。甲状腺化脓性感染可为局限性或广泛性,梨状窝窦道感染常累及颈部,伴有颈部脓肿,后者可侵入颈部深组织或纵隔,破入气管、食管。

【病理基础】

病原体以细菌常见,包括金黄色葡萄球菌、链球菌、肺炎球菌、大肠埃希菌、分枝杆菌等,其他病原体也有真菌、支原体、寄生虫感染等。

【影像学表现】

甲状腺脓肿发生因素多,且不同因素导致的脓肿影像学表现也有所差异,因梨状隐窝窦道是甲状腺脓肿的常见因素,故无任何诱因下发生甲状腺脓肿的患者,尤其是青少年患者,均需要首先排除是否为梨状隐窝窦道所致。

1. **X线检查** 对于窦道管腔较大的患者,食管钡剂X线检查可以显示窦道起源于梨状隐窝顶点,是显示窦道最为简单、直观及经济的检查方法,但钡剂检查在炎症的不同时间阳性率有较大差异。炎症早期局部水肿、炎症反应,使得窦道闭合,钡剂不能通过而致阳性率低;炎症后期水肿有所缓解,管腔增大,钡剂能够通过而阳性率较高。由此可见,对于部分高度怀疑梨状隐窝窦道而首次钡剂检查阴性的急性期炎症患者,不可轻易作出无窦道的诊断,需嘱其在炎症后期进行复查。

2. **CT表现** 与钡剂和超声相比,CT具有很多独特优势,如钡剂沉积和钩挂在病变局部边缘,可通过CT三维重建显示窦道的确切走行。另外,CT在显示病变及周围解剖结构方面优于超声检查,尤其是炎症向周围蔓延范围。对于钡剂检查阴性而临床高度怀疑梨状隐窝窦道患者,在钡剂后即刻行CT扫描,对显示钡剂未发现的细窦道具有重要意义。

3. **MRI表现** 尽管MRI无法直接观察窦道结构,但其软组织分辨率高,可直接显示病变上极位于梨状隐窝,向下延伸包裹或累及甲状腺,对范围较大的甲状腺脓肿及周围结构受累的情况评估更为精准,适用于窦道伴感染较严重患者。

【典型病例】

病例11 患者,男,19岁,颈前红肿伴触痛6年,加重半个月(图11-5-11)。

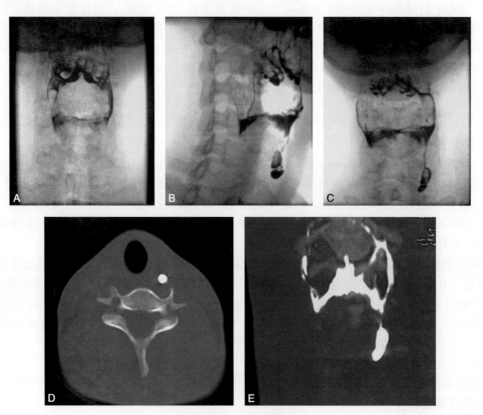

图11-5-11 甲状腺脓肿1

急性化脓性炎症期,食管正位钡剂检查示两侧梨状隐窝正常,未见明显窦道显示(图A);经2个月抗炎治疗,食管正、斜位钡剂复查示左侧梨状隐窝窦道,向下延伸至左侧甲状腺区域(图B、图C);钡剂后CT检查(图D)示甲状腺左侧叶外侧区域类圆形高密度;平扫冠状位最大密度投影(图E)重建示两侧梨状隐窝存在高密度钡剂,左侧梨状隐窝下方亦见类似高密度影,并与梨状隐窝相通,向甲状腺左侧叶延伸。

病例 12 患者,女,9 岁,反复左侧颈部肿痛 2 年(图 11-5-12)。

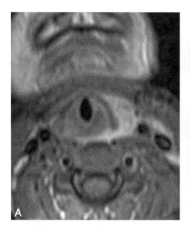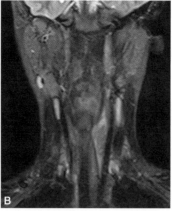

图 11-5-12 甲状腺脓肿 2
MRI 增强脂肪抑制 T_1WI(图 A)示左侧梨状隐窝区条片状强化灶,向外延伸,包绕甲状腺上极;冠状位脂肪抑制 T_2WI(图 B)示病变左侧自梨状隐窝区向下延伸,包绕甲状腺左侧叶。

病例 13 患者,女,12 岁,颈前红肿伴触痛 3 年,加重 1 周(图 11-5-13)。

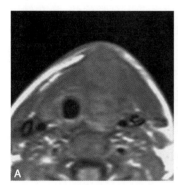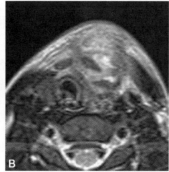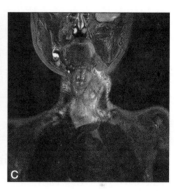

图 11-5-13 甲状腺脓肿 3
MRI 轴位 T_1WI(图 A)示甲状腺左侧叶及颈前肌群较大范围异常信号灶,与肌肉信号相比,以稍高信号为主,内见斑片状等信号区;轴位(图 B)和冠状位(图 C)脂肪抑制 T_2WI 示病变呈稍高及高信号,边界欠清晰,该序列可以更好地显示病变的范围及与周围结构的关系。

病例 14 患者,女,38 岁,反复颈前肿痛 10 年再发 3 日(图 11-5-14)。

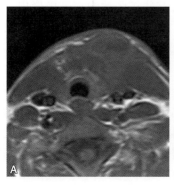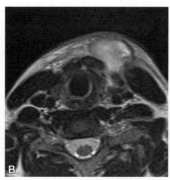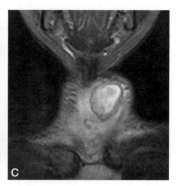

图 11-5-14 甲状腺脓肿
MRI 轴位 T_1WI(图 A)示左侧颈前皮下脂肪间隙团片状等稍低信号灶,边界不清;T_2WI(图 B)示环状软骨左侧周围间隙条絮状高信号,并与皮下病变连续;冠状位脂肪抑制 T_2WI(图 C)示病变内部以稍高及高信号为主,环绕厚薄不均的等信号囊壁,周围见片状高信号的水肿带。

【诊断思路及诊断要点】

儿童和青少年患者,无诱因下颈部红、肿、热、痛,白细胞和 C 反应蛋白等增高,需首先明确是否存在先天性梨状隐窝瘘管伴感染。食管造影检查显示窦道有助于明确诊断甲状腺脓肿,CT 和 MRI 提示甲状腺增大,边界不清,周围见渗出征象,且渗出多与同侧梨状隐窝关系密切。脓肿形成时,甲状腺内或其周围可见环形强化结节或团块,其内坏死区弥散受限,呈 DWI 高信号和 ADC 图低信号。

第六节 甲状腺结节性病变

一、结节性甲状腺肿

【简介】

结节性甲状腺肿(nodular goiter)是甲状腺最常见的良性病变,目前认为其发病原因可能与碘营养状态异常、甲状腺激素代谢障碍、饮食习惯及周围环境等因素有关。本病发病年龄较早,病程较漫长,有些可达数十年,女性明显多于男性。绝大多数患者无自觉症状,常在健康体检或肿物较大致颈部增粗才被发现。当病变呈弥漫性发展,甲状腺肿明显增大或伸入胸骨后时可引起局部压迫症状,表现为呼吸和吞咽困难、声音嘶哑等。如结节性甲状腺肿发生坏死、出血,可短期内迅速增大引起颈部疼痛。结节性甲状腺肿较轻时仅可触及甲状腺结节,较重或呈弥漫性改变时,甲状腺呈 Ⅱ ~ Ⅲ 度肿大,质地中等,表面光滑,局部无压痛,随吞咽上、下活动。

【病理基础】

结节性甲状腺肿的发展可分为 3 个时期:①增生期,即初期,由于碘缺乏,甲状腺素生成不足导致 TSH 分泌增多,滤泡上皮增生呈高柱状,类胶质含量少;②静止期,即弥漫性甲状腺肿,此期胶质蓄积,甲状腺增大、对称,滤泡萎缩,大量类胶质潴留;③结节期,即后期,因长时期交替发生的增生和退缩过程使甲状腺内纤维组织增生,从而包绕增生或萎缩的滤泡形成结节。

1. **大体检查** 结节性甲状腺肿不对称性增大,外形扭曲,被膜紧张而完整,切面呈多结节状,有些结节可有部分或完整的包膜。

2. **镜下表现** 结节性甲状腺肿改变多样:有的结节由被覆扁平上皮的大滤泡构成;有的结节细胞丰富,增生明显,甚至可主要或完全由嗜酸细胞构成;有些扩张滤泡在一极聚集呈增生活跃的团状小滤泡;有些形成乳头状突起突向囊性滤泡腔。滤泡破裂可致间质出现组织细胞和异物巨细胞反应。因结节周围的纤维化包膜可影响一些滤泡的血供,故常继发出血、坏死囊变、纤维化、钙化及骨化。

【影像学表现】

结节性甲状腺肿多表现为两侧叶不规则、非对称性增大。结节大小不一,常多发,部分呈弥漫性分布,也可单发。因结节内滤泡上皮增生与复旧程度不一,以及易出血、坏死囊变、纤维化及钙化等,所以 CT 密度及 MRI 信号常不均匀,CT 平扫常呈等或略低密度,MR T_1WI 呈等或稍高信号,T_2WI 常呈高信号。结节呈膨胀性生长,尽管结节无包膜或有不完整包膜,但其与周围甲状腺实质间有纤维间隔,故大部分结节表现为规则的圆形或椭圆形,少部分结节形态不规则。

囊变是甲状腺结节的常见征象,其中以结节性甲状腺肿发生率最高,约占其一半以上。结节内囊性区域越大,良性可能性越大,完全囊变结节几乎均为良性。CT 平扫时,囊性部分可呈高密度、等密度或低密度,与囊内蛋白含量多少有关,当囊内蛋白含量少、液体稀薄,囊性部分呈低密度,MR T_1WI 呈低信号,T_2WI 呈高信号;当囊内蛋白含量高、液体浓稠时,囊性部分呈高密度,MR T_1WI 呈高信号,T_2WI 呈稍高或高信号,CT 平扫表现为高密度的囊性病变几乎均为良性;当蛋白含量居于二者之间时,则呈等密度。

CT 或 MRI 增强扫描时,结节性甲状腺肿可表现为低强化、等强化或高强化,其中以低强化最常见,其病理基础为结节以大滤泡为主,或纤维成分多、梗死范围大、胆固醇结晶沉着多、玻璃样变性多等情况下,相应成分占据的毛细血管区多于正常甲状腺滤泡所占据的毛细血管区,与平扫比较,增强后表现为形态规则、边界清晰的结节,强化程度低于周围正常或相对正常甲状腺组织;高强化见于约 10% 的结节性甲状腺肿及 67% 的腺瘤样结节,是诊断甲状腺良性结节特异度最高的征象,达 93.9%~99.5%,其病理基础为结节以小滤泡或细胞成分为主,小滤泡或细胞成分所占据的毛细血管区少于正常甲状腺滤泡所占据的毛细血管区,表现为强化程度高于周围正常或相对正常甲状腺组织;对于等强化结节,CT 和 MRI 均容易漏诊,需要综合超声进行判断。

需要注意,尽管 CT 和 MRI 成像基础相同,但二者成像原理、扫描时间及对比剂成分不同,二者高强化征象对良性结节的诊断效能不能完全等同,CT 高于 MRI。

钙化是结节性甲状腺肿的常见征象,属营养不良性钙化,可以呈各种形态,如微钙化(≤2mm)、粗钙化(>2mm)、环形钙化(平行于结节边缘的连续或不连续的曲线状结构,曲线长度总和大于等于结节周长的 2/3)或孤立性钙化结节等,常位于结节边缘或位于间隔内,或在较大结节内散在分布。对于粗钙化成分较多的结节、孤立性粗钙化结节或环形钙化结节,超声检查时常形成明显声衰减,造成诊断信息丧失,从而很难对结节整体表现及性质进行准确判断。

CT 在以上方面具有很大优势:对于粗钙化成分较多的结节,增强后钙化周围出现"晕征"有助于结节性甲状腺肿的诊断,周围"晕征"消失则支持甲状腺乳头状癌的诊断,其病理机制为良性粗钙化周围包绕纤维组织,纤维内部血供少,强化程度明显低于周围甲状腺组织,增强后钙化周围出现低强化带,即"晕征"出现,恶性粗钙化周围也包绕纤维组织,但纤维组织内部分布着富血供的肿瘤巢,强化程度与周围甲状腺组织相仿,增强后钙化周围低密度带消失,即"晕征"消失;对于环状钙化,增强后环状钙化内部或边缘较平扫清晰,或环形钙化内软组织强化高于正常甲状腺,即高强化,有助于结节性甲状腺肿的诊断,其病理机制与结节性甲状腺肿或腺瘤的强化模式一致。对于孤立性粗钙化结节,平均 CT 值>890HU 和/或最大 CT 值>1 200HU、CT 平扫钙化周围有"杯口状"伪影、骨窗示钙化连续等参数或征象出现,说明钙化密实,有助于结节性甲状腺肿的诊断,而若钙化 CT 值低、CT 平扫无伪影、钙化中断甚至呈蜂窝状,说明钙化松散,提示甲状腺乳头状癌的诊断。MRI 在钙化显示方面不占优势,多不用于钙化为主甲状腺病变性质的评估。

形态规则、囊变、增强后清晰和高强化被视为结节性甲状腺肿的 4 大主要影像学征象,其中形态规则的敏感度和准确度均最高,为 80%~86%,高强化的特异度最高,为 93.9%~99.5%。2 项 CT 征象联合时,形态规则和增强后转清晰的敏感度和准确度均最高,分别为 67% 和 81%;形态规则、囊变或增强后转清晰与高强化征象联合时特异度均为 100%,即高强化与其中任何一个征象结合,均能确定结节性甲状腺肿的诊断。3 项 CT 征象联合时,形态规则、增强后转清晰和囊变的敏感度、特异度和准确度均最高,分别为 45%、100%、72%。由此可见,多种 CT 征象联合应用可明显提高结节性甲状腺肿诊断的特异度,从而减少不必要的手术创伤。

【典型病例】

病例 1　患者,女,56 岁,体检发现甲状腺弥漫性肿大 2 余年(图 11-6-1)。

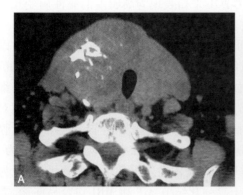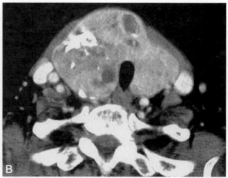

图 11-6-1　结节性甲状腺肿 1

CT 平扫(图 A)示甲状腺两侧叶不对称增大,整体密度减低,内见多发边界欠清的低密度结节,右侧叶内多发微钙化及粗钙化,两侧叶与周围部分血管及软组织分界不清;增强(图 B)示低密度结节边界较平扫清楚,两侧颈部血管呈受推外移表现,甲状腺与周围血管及软组织分界清晰。

病例 2　患者,女,69 岁,发现颈部包块 2 个月(图 11-6-2)。

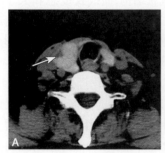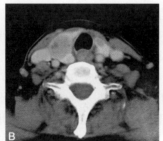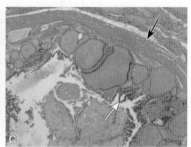

图 11-6-2　结节性甲状腺肿 2

CT 平扫(图 A)示甲状腺右侧叶稍高密度结节,周围有不完整线状低密度假包膜,其前外侧见低密度附壁结节(箭);增强后(图 B)结节无明显强化,附壁结节轻度强化;病理(图 C;HE,×40)示结节有厚的纤维包膜(黑箭),滤泡大小不等,中央区囊变,滤泡上皮扁平或呈立方形,部分区域囊腔面被覆上皮成乳头样结构(白箭),多为无纤维血管轴心的“假乳头”。

病例 3　患者,女,60 岁,发现颈部包块 3 日(图 11-6-3)。

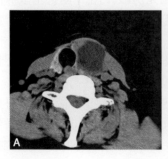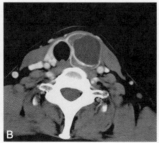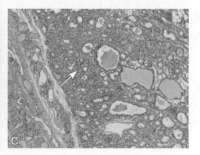

图 11-6-3　结节性甲状腺肿 3

CT 平扫(图 A)示甲状腺左侧叶低密度结节,密度不均,大部分呈水样密度,内见分隔;增强(图 B)示囊壁及分隔强化,囊性部分未见强化;病理(图 C;HE,×40)示结节在甲状腺肿的基础上,呈腺瘤样改变(箭),界限清楚,未见纤维包膜。

病例 4 患者,女,41岁,发现颈部肿物半个月(图11-6-4)。

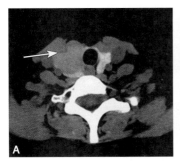
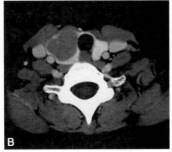
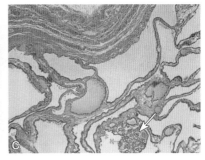

图 11-6-4 结节性甲状腺肿 4

CT 平扫(图 A)示甲状腺右侧叶稍高密度结节,前壁见低密度附壁结节(箭);增强(图 B)示前壁附壁结节明显强化,结节余部未见强化,增强后结节境界较平扫清楚;病理(图 C;HE,×100)示结节有明显厚的纤维包膜,滤泡大小不等,滤泡上皮扁平或呈立方形,部分区域上皮呈乳头样结构(箭),为无纤维血管轴心的"假乳头"。

病例 5 患者,女,66岁,发现甲状腺结节半个月(图11-6-5)。

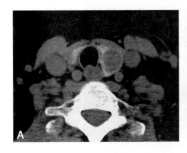
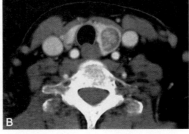
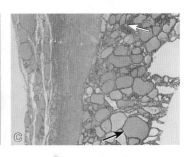

图 11-6-5 结节性甲状腺肿 5

CT 平扫(图 A)示甲状腺左侧叶低密度结节,形态规则,呈椭圆形;增强(图 B)示结节强化较明显,但仍低于正常甲状腺,周围包膜呈相对低或无强化,边界较平扫清晰;病理(图 C;HE,×100)示大小不等的多发性腺瘤样增生结节,结节内结构不一致,见普通滤泡(白箭)和大滤泡(黑箭)。

病例 6 患者,女,58岁,体检发现甲状腺结节 1 余年(图11-6-6)。

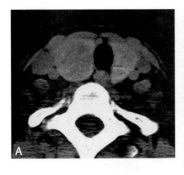
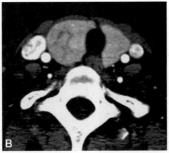
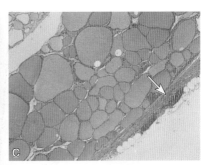

图 11-6-6 结节性甲状腺肿 6

CT 平扫(图 A)示甲状腺两侧叶增大,右侧叶内见一类圆形稍低密度结节,密度欠均匀,内见更低密度线状分隔;增强(图 B)示结节明显强化,主体与正常甲状腺强化相似,局部强化高于正常甲状腺,其内分隔未见明显强化;病理(图 C;HE,×100)示结节有不完整的假包膜(箭),结节内见大小不一的增生滤泡。

病例7　患者,女,58岁,体检发现甲状腺双侧叶多发结节(图11-6-7)。

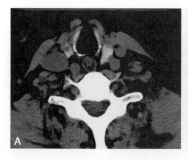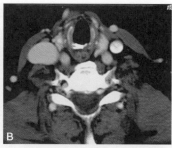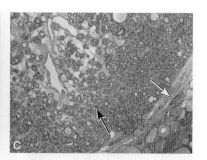

图 11-6-7　结节性甲状腺肿 7

CT 平扫(图 A)示甲状腺右侧叶上极低密度结节,形态规则;增强(图 B)示结节明显均匀强化,高于正常甲状腺,即高强化;病理(图 C;HE,×100)示边界清晰、有较薄且不完整包膜(白箭)的结节在甲状腺肿的基础上形成,呈腺瘤样改变(黑箭)。

病例8　患者,女,15岁,体检发现双侧甲状腺结节半年余(图11-6-8)。

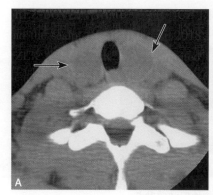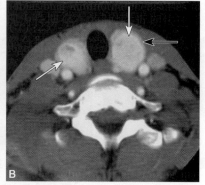

图 11-6-8　结节性甲状腺肿 8

CT 平扫(图 A)示甲状腺两侧叶内低密度结节,形态规则,密度均匀,周围环绕较薄正常甲状腺组织(箭);增强(图 B)示两侧叶结节明显强化(白箭),高于周围残存正常甲状腺组织(黑箭)。

病例9　患者,女,48岁,发现甲状腺左侧叶结节2周(图11-6-9)。

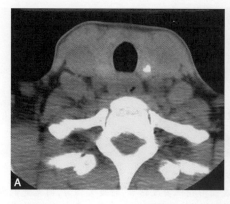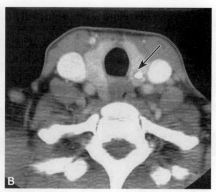

图 11-6-9　结节性甲状腺肿 9

CT 平扫(图 A)示甲状腺左侧叶粗钙化,周围未见明显异常软组织密度影;增强(图 B)示钙化周围带状低密度影,呈"晕征"(箭)。

病例 10　患者,女,66 岁,发现颈部肿块 1 个月(图 11-6-7)。

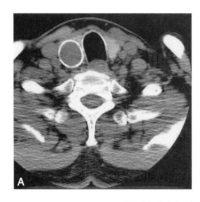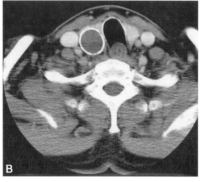

图 11-6-10　结节性甲状腺肿 10
CT 平扫(图 A)示甲状腺右侧叶环形钙化结节,钙化环厚薄均匀、连续、光整,其内见低密度影;增强(图 B)示环内低密度影未见明显强化,结节边界较平扫清晰。

病例 11　患者,女,54 岁,发现双侧甲状腺结节 4 月余(图 11-6-11)。

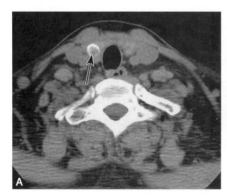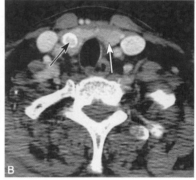

图 11-6-11　结节性甲状腺肿 11
CT 平扫(图 A)示甲状腺右侧叶环形钙化结节,钙化环较连续、光整,内见软组织(黑箭);增强后(图 B)钙化环内软组织强化(黑箭)高于正常甲状腺(白箭),即高强化。

病例 12　患者,女,46 岁,发现甲状腺结节 1 月余(图 11-6-12)。

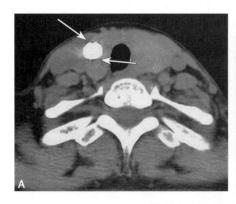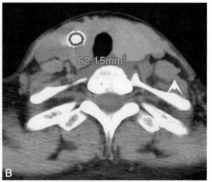

图 11-6-12　结节性甲状腺肿 12
CT 平扫(图 A)示甲状腺右侧叶粗钙化结节,钙化密实,边缘光整,钙化周围见高低密度相间条纹状伪影(白箭);钙化(图 B)CT 平均值 1 378HU,最大 CT 值 2 253HU。

【诊断思路及诊断要点】

结节性甲状腺肿与影像相关的病理基础是长期交替发生的增生和退缩过程使甲状腺内纤维组织增生,从而包绕增生或萎缩的滤泡形成结节,结节具有增生、复旧(坏死、囊变、钙化)特点,导致结节密度/信号往往不均匀。MRI 对囊实性结节显示更好,尤其有利于判断囊性成分,MRI 缺点是对钙化的显示不敏感。

结节性甲状腺肿的影像学征象较多,诊断要点主要包括:①甲状腺两侧叶不对称性增大,结节形态规则,平扫密度偏高或密度不均,增强后边界较平扫清晰或高强化;②孤立性粗钙化,钙化密实,边缘光整,周围有黑白相间条状或杯口状伪影,增强后显示"晕征",钙化 CT 平均值 >890HU 或最大 CT 值>1 200HU;③钙化环连续,光整,钙化内软组织无明显强化或高强化。

附:胸骨后甲状腺肿

胸骨后甲状腺肿又称为胸内甲状腺肿,或纵隔甲状腺肿,按其来源不同分为原发性胸骨后甲状腺肿和继发性胸骨后甲状腺肿。继发性胸骨后甲状腺肿分为两种类型:Ⅰ型为不完全型,指甲状腺部分延伸至胸骨后,与颈部甲状腺组织相连接;Ⅱ型为完全型,指甲状腺完全坠入胸骨后,仅存小血管、纤维索带与颈部甲状腺相连接,其中Ⅰ型更为常见。继发性甲状腺肿生长缓慢,多见于 40 岁以上女性患者。

按照胸骨后甲状腺与纵隔血管的关系,可将其分为左、右和胸腺区 3 种类型,由于左侧受左颈总动脉及主动脉弓影响,甲状腺结节不易向下生长,故临床上右侧发病率明显高于左侧。

发生于右侧者,下缘多止于奇静脉隐窝,周围血管受推向外侧和向前移位;发生于左侧者,下缘多止于主动脉弓上方,表现为主动脉弓受压变形或移位;发生于胸腺区者少见,表现为血管受推向后移位,如瘤体不与甲状腺相连,易与胸腺瘤和副神经节细胞瘤等富血供肿瘤混淆,部分严重病例,表现为 3 种类型同时存在。临床症状多表现为胸闷气短、呼吸困难、吞咽困难、霍纳综合征、声音嘶哑等,与其大小及压迫部位相关。

因为具有相同的组织学基础,胸骨后甲状腺肿的表现与前述正常部位甲状腺肿的 CT 和 MRI 表现并无差异,在此不再赘述。CT 及 MRI 检查不受胸骨的限制,前者可以通过三维重建技术,从多个角度对病变及病变与周围结构的关系进行显示,而后者无须特殊后处理,即可获得轴位、矢状位和冠状位图像,并可通过多参数成像,对病变内的构成进行判断,尤其是囊性灶。

【典型病例】

病例 13 患者,男,55 岁,发现甲状腺结节 5 年(图 11-6-13)。

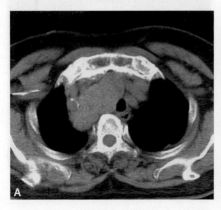
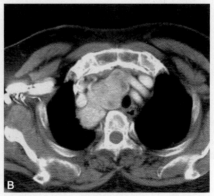

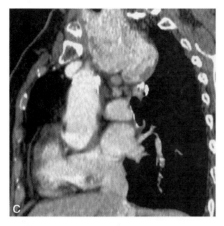
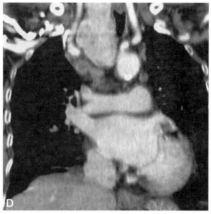

图 11-6-13　胸骨后甲状腺肿 1

CT 平扫(图 A)示奇静脉隐窝异常软组织密度影,呈等、稍低密度,边界光整,周围血管、气管呈受压改变;增强(图 B)示病变强化明显,囊变区无强化,与周围组织分界清晰;增强矢状位重建(图 C)示病灶向胸骨后延伸,病变与周围血管的关系显示清晰;增强冠状位重建(图 D)示病变向胸骨后延伸,气管受压向左侧移位。

病例 14　患者,男,49 岁,体检发现甲状腺结节 3 年(图 11-6-14)。

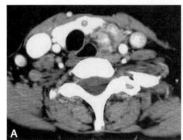
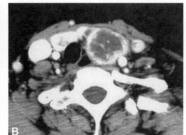
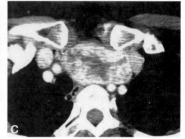

图 11-6-14　胸骨后甲状腺肿 2

由甲状腺左侧叶下方至胸骨上切迹连续 CT 增强层面(图 A~图 C),甲状腺左侧叶后方明显不均匀强化结节,结节与正常甲状腺关系密切,见蒂相连,下部向胸廓内延伸。

病例 15　患者,女,66 岁,胸闷 3 年,加重 3 个月(图 11-6-15)。

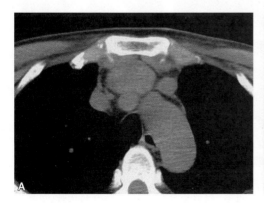
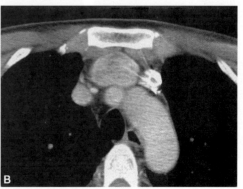

图 11-6-15　胸骨后甲状腺肿 3

CT 平扫(图 A)示胸骨后椭圆形软组织影,形态规则,密度均匀;增强(图 B)示明显强化,强化欠均匀。

病例 16 患者,男,67 岁,咳嗽、咳痰 3 余年,加重 1 个月(图 11-6-16)。

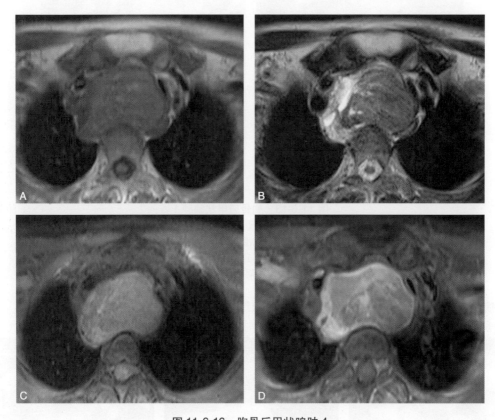

图 11-6-16 胸骨后甲状腺肿 4
MR T$_1$WI(图 A)示奇静脉隐窝异常信号灶,以等信号为主,内见散在斑点状高信号;T$_2$WI(图 B)示病变以等信号为主,病变右侧部分见条状稍高及高信号灶;脂肪抑制 T$_1$WI(图 C)示病变呈欠均匀的稍高信号;增强 T$_1$WI(图 D)示病变强化不均匀,周边及内部见条状明显强化区,余病变呈轻度强化或无强化。

病例 17 患者,男,67 岁,咳嗽、咳痰 3 余年,加重 1 个月。20 年前有甲状腺手术病史(图 11-6-17)。

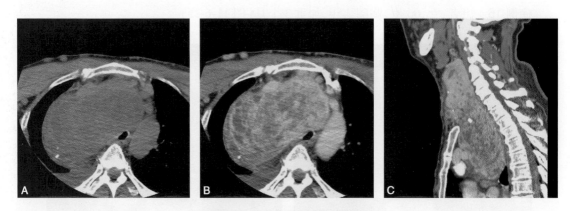

图 11-6-17 胸骨后甲状腺肿 5
CT 平扫(图 A)示奇静脉隐窝类椭圆形软组织密度肿块,呈等、稍低密度,后部伴小结节钙化灶,边界光整;增强(图 B)示肿块明显不均匀强化,内夹杂多量斑片状、小结节无强化或低强化区,上腔静脉受压向右前推移,左锁骨下动脉及颈总动脉向左前移位,主动脉向左侧移位,气管受压向左后移位,肿块与周围结构分界清楚;矢状位重建(图 C)示肿块上部与甲状腺后下极相连,肿块强化略低于正常甲状腺。

二、甲状腺滤泡性腺瘤

【简介】

甲状腺滤泡性腺瘤(thyroid follicular adenoma)是甲状腺最常见的良性肿瘤,起源于甲状腺滤泡细胞,常发生在40岁以下,以20~40岁最多见,女性较男性多见,男女之比为1:5~1:6。该病病程缓慢,临床症状不明显,大部分患者因体检或颈部不适而发现。病变多为单发,圆形或卵圆形,表面光滑,质地韧实,与周围组织无粘连,无压痛,可随吞咽上下活动,瘤体直径一般在1~5cm,巨大瘤体可压迫邻近器官而产生症状,但不侵犯这些器官,少数可因瘤体血管破裂出血,短期内迅速增大,出现颈部胀痛。约20%的甲状腺滤泡性腺瘤属于自主性高功能腺瘤,伴有甲状腺功能亢进。

【病理基础】

甲状腺滤泡性腺瘤是显示滤泡细胞分化的良性肿瘤,通常单发,大体标本和镜下显示瘤体有完整的薄包膜,组织结构和细胞形态与周围腺体不同,周围腺体受压。腺瘤最常见的组织类型为滤泡性,包括正常滤泡性、巨滤泡性和微滤泡性(图11-6-18),或梁状/实性(图11-6-19),这些结构可以单独发生,也可以合并存在。

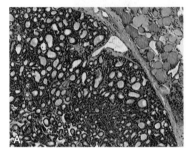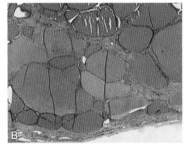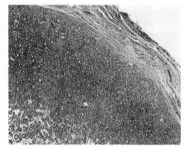

图 11-6-18 甲状腺滤泡性腺瘤 1

滤泡性腺瘤镜下示表面包膜完整,主要呈正常滤泡性结构生长(图 A)(HE,×100),亦可呈巨滤泡性结构生长(图 B)(HE,×100),或呈微滤泡结构生长(图 C)(HE,×100)。

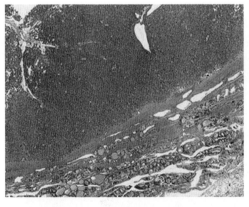

图 11-6-19 甲状腺滤泡性腺瘤 2

滤泡性腺瘤表面包膜完整,主要呈梁状结构生长(HE,×100)。

【影像学表现】

甲状腺滤泡性腺瘤多为单发,双侧叶发病或单侧叶多发者罕见,大小多为1~3cm,形态规则,多呈圆形、椭圆形,或沿甲状腺塑形分布。正常甲状腺因滤泡胶质内含碘而在CT平扫上呈高密度,滤泡性腺瘤可以改变正常甲状腺滤泡的储碘作用,CT平扫表现为相应的密度改变,如瘤体与正常甲状腺胶质含量、浓度及分布相仿,CT表现为等密度;瘤体的胶质含量和浓度高于正常甲状腺,CT平扫表现为高密度;瘤体胶质含量和浓度低于正常甲状腺,CT平扫则表现为低密度。在日常CT检查中,绝大部分为低密度或稍低密度瘤体,结节多数密度均匀,部分发生出血、坏死、囊变、纤维化、钙化而密度不均。

滤泡性腺瘤多有完整的包膜,但 CT/MRI 平扫很难观察到结节的包膜。增强后扫描,由于结节内和正常甲状腺实质明显强化,部分可以显示二者间无强化或低强化的不完整或完整包膜。CT 增强后以高强化为主,约占 2/3,其病理机制主要为结节内细胞密度或小滤泡比例多,细胞和小滤泡之间毛细血管网增多,故表现为高强化;等低强化约占 1/3,机制为病变内滤泡与正常甲状腺滤泡大小相似或以大滤泡为主,滤泡间质内毛细血管少,故表现为等强化或低强化,强化可以均匀或不均匀。MR T_1WI 多呈等、稍低信号,T_2WI 呈高信号,ADC 图呈稍高或高信号,滤泡性腺瘤在 MRI 上的强化模式与 CT 相同,即以高强化为主,其机制为二者具备了相同的组织学和解剖学基础,但是 CT 和 MRI 检查的技术参数完全不同,如扫描速度、对比剂黏稠度、注射速率等,故在日常工作中,滤泡性腺瘤在二者中的强化模式可存在较大差异。

【典型病例】
病例 18　患者,女,44 岁,发现甲状腺右侧叶结节 1 个月(图 11-6-20)。

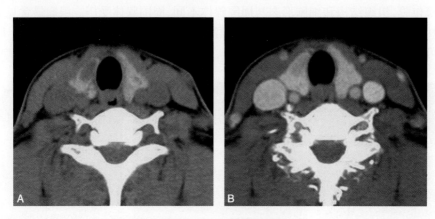

图 11-6-20　甲状腺滤泡性腺瘤 1
CT 平扫(图 A)示甲状腺右侧叶低密度结节,沿甲状腺塑形生长,边界清晰;增强(图 B)示结节强化均匀,低于正常甲状腺组织。

病例 19　患者,女,23 岁,体检发现甲状腺结节 1 周(图 11-6-21)。

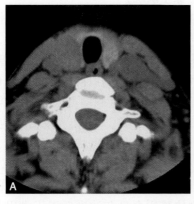
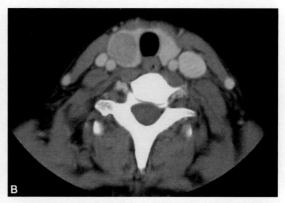

图 11-6-21　甲状腺滤泡性腺瘤 2
CT 平扫(图 A)示甲状腺右侧叶圆形低密度结节,形态规则,密度均匀;增强(图 B)示结节均匀强化,低于正常甲状腺。

病例 20　患者,男,44 岁,发现甲状腺右侧叶结节 3 年,增大 1 个月(图 11-6-22)。

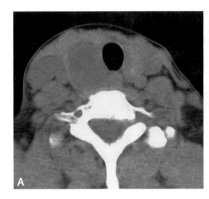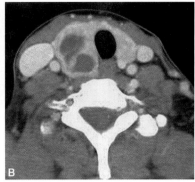

图 11-6-22　甲状腺滤泡性腺瘤 3
CT 平扫(图 A)示甲状腺右侧叶低密度结节,密度欠均匀,形态规则;增强(图 B)示结节明显强化,与正常甲状腺强化相似,结节内见较大范围无强化囊变区。

病例 21　患者,女,25 岁,发现甲状腺结节 4 个月(图 11-6-23)。

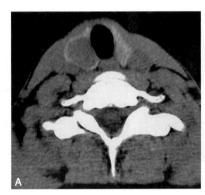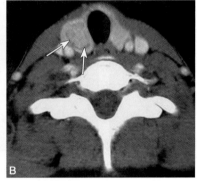

图 11-6-23　甲状腺滤泡性腺瘤 4
CT 平扫(图 A)示甲状腺右侧叶类圆形低密度结节,形态规则,密度均匀;增强(图 B)示结节均匀强化,略低于周围正常甲状腺强化,结节周围见线状无强化或低强化包膜(箭)。

病例 22　患者,女,50 岁,发现甲状腺结节 1 个月(图 11-6-24)。

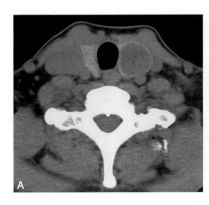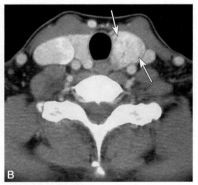

图 11-6-24　甲状腺滤泡性腺瘤 5
CT 平扫(图 A)示甲状腺左侧叶类圆形低密度结节,形态规则,密度均匀;增强(图 B)示结节明显均匀强化,高于周围正常甲状腺,周围隐约见薄线状不完整相对低密度包膜(箭)。

病例 23　患者,男,27 岁,发现甲状腺肿物 1 个月(图 11-6-25)。

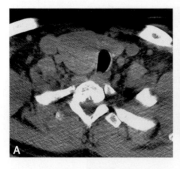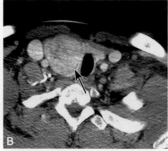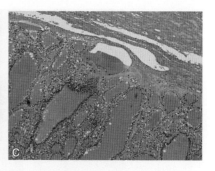

图 11-6-25　甲状腺滤泡性腺瘤 6

CT 平扫(图 A)示右侧叶类圆形稍低密度结节,形态规则,密度均匀;增强(图 B)示结节明显强化,与正常甲状腺相似,强化欠均匀,周围见厚薄均匀线状低密度包膜(箭);病理(图 C;HE,×100)示腺瘤被覆完整的纤维性包膜,腺瘤内滤泡大小不一,滤泡腔充满胶质,滤泡上皮细胞较一致,无血管及包膜侵犯。

病例 24　患者,女,54 岁,体检发现甲状腺结节 5 余年(图 11-6-26)。

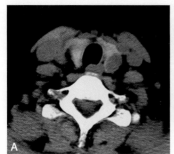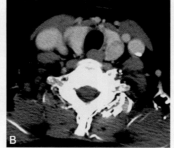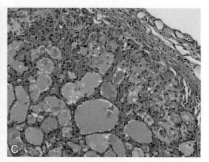

图 11-6-26　甲状腺滤泡性腺瘤 7

CT 平扫(图 A)示甲状腺左侧叶类椭圆形低密度结节,形态规则,密度均匀;增强(图 B)示结节较明显均匀强化,低于正常甲状腺;病理(图 C;HE,×100)示瘤细胞呈大小不等的滤泡性或实性结构排列,胞质有丰富的嗜酸性粒细胞,少量细胞核大深染。

病例 25　患者,女,31 岁,发现甲状腺左侧近峡部区结节 3 年,增大半年(图 11-6-27)。

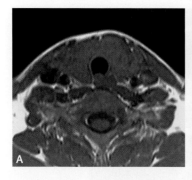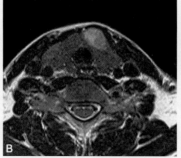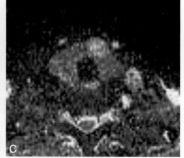

图 11-6-27　甲状腺滤泡性腺瘤 8

MR T_1WI(图 A)示甲状腺左侧叶和峡部隐约见椭圆形等信号结节,边界欠清;T_2WI(图 B)示结节呈欠均匀的高信号,边界清晰;ADC 图(图 C)示结节呈欠均匀的稍高信号。

病例 26 患者,女,53 岁,发现甲状腺右侧叶结节 2 个月(图 11-6-28)。

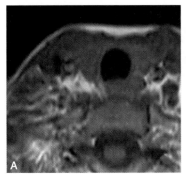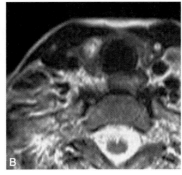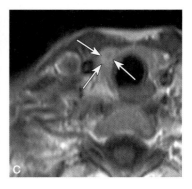

图 11-6-28 甲状腺滤泡性腺瘤 9

MR T$_1$WI(图 A)示甲状腺右侧叶略低信号结节,边界不清;T$_2$WI(图 B)示结节呈椭圆形高信号,界清;增强 T$_1$WI(图 C)示瘤体大部分明显强化,高于周围正常甲状腺(箭)。

【诊断思路及诊断要点】

薄包膜和增生滤泡的大小与甲状腺滤泡性腺瘤的影像学表现直接相关,前者在 CT 或 MRI 增强后呈相对低强化或无强化的弧形线状影,后者的大小决定了结节的强化方式,即典型腺瘤增生滤泡比正常甲状腺滤泡小且大小一致,滤泡间质内微血管多,所以平扫密度往往均匀,强化均匀,且强化高于正常甲状腺强化,不典型腺瘤滤泡小于或等于正常甲状腺滤泡,亦可大小不均,间质内微血管分布不均或少,且部分出现囊变、坏死,强化呈等或低强化,且强化不均匀。

对于甲状腺结节性质的判断,首先观察结节形态,是否为圆形、椭圆形或塑形生长,形态规则有利于良性病变的判断;其次观察结节的数目,腺瘤一般为单发,多发者需考虑结节性甲状腺肿或其他病变;再次观察结节平扫的密度,腺瘤一般密度较均匀,出血、囊变、坏死、钙化少见,如果存在,常规需考虑结节性甲状腺肿;最后观察结节的强化模式,高强化需要与腺瘤样结节性甲状腺肿鉴别,等、低强化需要与结节性甲状腺肿鉴别,当患者年龄较大、结节直径较大、强化不均时则需与结节性甲状腺肿、不典型腺瘤及滤泡细胞癌进行鉴别。总之,对于甲状腺单发、形态规则、平扫密度均匀、高强化的结节,需考虑滤泡性腺瘤的诊断。

三、甲状腺乳头状癌

【简介】

甲状腺乳头状癌(papillary thyroid carcinoma)是起源于甲状腺滤泡上皮细胞的分化型恶性肿瘤,也是甲状腺癌最常见的组织学亚型,约占全部甲状腺癌的 85%~90%。近 30 年来,甲状腺癌发病率不断升高,并以乳头状癌为主,尤其是微小乳头状癌(≤1cm)。至今为止,甲状腺乳头状癌病因及发病机制尚未明确,目前只有射线辐射被确认为乳头状癌发生相关的危险因素。甲状腺乳头状癌多数分化良好,恶性程度较低,预后较好,5 年生存率为 95%~97%,10 年生存率达 93.8%,对于低危的甲状腺乳头状癌,5 年和 10 年生存率接近 100%。

甲状腺乳头状癌以女性多见,男女之比为 1:3,20 岁以后患者明显增多,以 30~60 岁为著,60 岁以上明显减少。甲状腺乳头状癌发展缓慢,病程较长,尤其是微小癌,患者多无自觉症状,常由体检时偶然发现,偶可伴有甲状腺功能减退或亢进。随着病情进展,当瘤体突破被膜侵犯喉返神经时,可出现声音嘶哑;当较大瘤体压迫气管、食管时,可引起呼吸及吞咽困难。

甲状腺乳头状癌常单发,部分有多中心发病特征,包括单侧多发和双侧多发。瘤体较小时,临床难以触及,瘤体较大时可触及甲状腺内非对称的无痛性肿物,质地较硬,边界多较模糊,如瘤体局限在甲状腺内则可随吞咽上、下活动,如瘤体侵犯气管、食管等周围组织时则无法活动。甲状腺乳头状癌淋巴结转移较早,初诊时有20%~90%的患者出现颈部淋巴结转移,部分患者甚至以淋巴结转移为第一主诉就诊,淋巴结转移以中央区转移为主,其次是侧颈部,而远处转移少见。

【病理基础】

镜下甲状腺乳头状癌显示滤泡细胞分化的形态,并具有特征性核特点:核增大,呈卵圆形;核拥挤、重叠,失去极性;典型的核呈磨玻璃样,核型不规则,可见核沟和核内假包涵体。约50%的乳头状癌中存在砂粒体。

【影像学表现】

甲状腺常被分为7个区,即为左上叶、左中叶、左下叶、右上叶、右中叶、右下叶和峡部,80%的微小乳头状癌瘤体仅占据甲状腺的1个区,以甲状腺中叶最常见,其次是上叶,较大的瘤体常跨越两个区生长,甚至单侧3个区域同时受累。病灶以单发多见,但多发并非少见,尤其是微小乳头状癌。发生于甲状腺后突结节的病变以结节性甲状腺肿或腺瘤性结节性甲状腺肿多见,甲状腺乳头状癌少见,该部位的乳头状癌结节形态往往比较规则,呈磨玻璃样强化,与结节性甲状腺肿及腺瘤性甲状腺肿鉴别困难,且结节位置比较深,超声不易发现,容易出现漏诊和误诊,CT在这方面具有一定的优势。

1. CT表现　病变形态不规则、"咬饼征"、增强后边界模糊/缩小和微钙化是CT诊断甲状腺乳头状癌的4大主要征象。形态不规则定义为除圆形、椭圆形、三角形及沿甲状腺塑形生长外的其他形态,其病理基础为瘤体向周围浸润性生长,由生长速度不一及周围组织对瘤体限制程度不一所致,形态不规则诊断乳头状癌的敏感度和特异度分别为77.9%~92%和73%~90%。

需要注意,因绝大部分乳头状癌无包膜,且血供丰富,增强CT并不能客观反映瘤体的真实形态和大小,故对瘤体形态和大小的判断需以平扫序列为主。"咬饼征"又称"甲状腺边缘中断征",其诊断乳头状癌的敏感度和特异度分别为75%~91.9%和81.3~94%,狭义的"咬饼征"是指瘤体最大径位于瘤甲交界区或甲状腺外,广义的"咬饼征"泛指瘤体边缘与甲状腺边缘具有一定的接触面,接触面较平直,非杯口状表现,显然,狭义的"咬饼征"特异度更高,而广义的"咬饼征"敏感度更高,CT增强后瘤体边缘常会发生一定程度的强化,影响瘤体与甲状腺边缘结构关系的观察,故"咬饼征"的判断通常在CT平扫序列中进行。

增强后瘤体边界模糊或缩小,即增强后甲状腺组织与瘤体间的密度差异小于平扫甲状腺组织与瘤体间的密度差异,其诊断甲状腺乳头状癌的敏感度和特异度分别为73.2%~87%和73.6%~88.9%,这种密度差异反映了瘤体内部微循环情况:60%~90%的甲状腺乳头状癌富含纤维结缔组织,后者占据相应的毛细血管床,与周围明显强化的甲状腺组织相比,瘤体表现为低强化,如果瘤体内肿瘤细胞丰富,而纤维结缔组织成分较少,则瘤体表现为等强化,无论是低强化还是等强化,增强后瘤体与甲状腺间的密度差异一般小于二者间平扫的差异。

另外,极少数乳头状癌增强后表现为高强化,极易与甲状腺良性滤泡性病变混淆,需结合形态及钙化的情况予以鉴别。甲状腺乳头状癌多呈渐进性强化,其病理机制与瘤体内纤维结缔组织等间质成分较多、间质内血管纤细、血流速度较慢有关。以囊性为主的甲状腺乳头状癌少见,其发生机制不明确,典型影像学表现为"海-岛-珍珠"征象,"海"为结节内坏死,"岛"为壁结节,"珍珠"为壁结节内的微钙化,"海-岛-珍珠"征对甲状腺乳头状癌的诊断特异度极高,很少有例外。

CT影像中,微钙化常指最大径≤2mm的钙化,其对最大径≤1cm乳头状癌诊断的敏感度和特异度分别为15%和94%,对最大径>1cm甲状腺乳头状癌的敏感度和特异度分别为33%和93%。按分布状态,微钙化常被分为单发微钙化、多发微钙化、簇状分布微钙化、混合型微钙化(微钙化和其他形态钙化混合存在)和弥漫性微钙化,随着微钙化数量的增加,尤其是分布集中的簇状微钙化,甲状腺癌的可能性明显增大,而弥漫性微钙化几乎均为甲状腺乳头状癌,其中1/3为弥漫硬化型乳头状癌,且发现时常伴有淋巴结转移。对于环状钙化,钙化环的中断及增强后环状钙化周围或内部较平扫模糊或一致,被认为是恶性病变的重要依据。

对于钙化周围存在软组织肿块的非孤立性粗钙化,以及钙化形态不规则、多发或簇状粗钙化、增强后"晕征"消失有利于甲状腺乳头状癌的诊断;对于孤立性粗钙化,若钙化CT值低,CT平扫无伪影,钙化中断甚至呈蜂窝状,说明钙化松散,同样提示甲状腺乳头状癌的诊断。

2. MRI表现　甲状腺乳头状癌MRI信号特点与其内成分密切相关,如以纤维成分为主,T_1WI和T_2WI多以等、稍低信号为主,如以细胞成分为主,T_1WI以等信号,T_2WI以等、高信号为主,坏死囊变区呈T_1WI低信号、T_2WI高信号,增强后实性部分渐进性强化,坏死囊变部分不强化。

对于甲状腺乳头状癌患者,淋巴结转移与否,手术方式完全不同,故充分的颈部淋巴结术前评估极为重要,目前淋巴结转移的经典影像学征象包括淋巴结增大、最小径/最大径≥0.5、形态不规则、增强后明显强化、微钙化、囊变等。在淋巴结大小方面,目前多采用最小径0.5cm为阈值,即对于甲状腺乳头状癌患者,淋巴结直径≥0.5cm判为转移,该法虽然简单,但不同学者得出的结果差异较大,且直径<0.5cm的微转移并非少见。

CT影像上,正常淋巴结常呈条、柱状或长椭圆形,不难理解,一旦淋巴结呈圆形或不规则形,多提示内部肿瘤组织浸润、充填,最小径/最大径是体现淋巴结球形程度的重要方法,也是判断淋巴结转移与否的重要依据,目前多采用的阈值是0.5。甲状腺乳头状癌淋巴结转移血供丰富,增强后多明显强化,目前采用的阈值多为增强后强化幅度较平扫高40HU或增强后CT值/平扫CT值>2。

虽然伴有壁结节的囊变和微钙化征象在乳头状癌淋巴结转移的诊断中有确诊价值,但需要注意,这些征象多见于原发灶较大、淋巴结转移较广泛的中、晚期甲状腺癌患者,而目前随着甲状腺超声的常规应用,更多淋巴结转移不典型的微小癌被发现,故在颈部淋巴结评估时,需要合理运用囊变和微钙化征象的临床价值。

除以上淋巴结转移经典CT影像征象外,簇状分布也是判断淋巴结转移的常用方法,即同平面显示的相互邻近的淋巴结≥3枚,或淋巴结呈融合状,而与淋巴结大小无关,但需要注意,桥本甲状腺炎常见反应性淋巴结增生,且多呈簇状分布,并与甲状腺乳头状癌淋巴结转移难以鉴别,故运用此征象时需要排除桥本甲状腺炎。与CT比较,除了微钙化征象外,其他征象同样适用于MRI影像中,另外,DWI对淋巴结转移的判断具有一定的优势,较小的ADC值有助于转移淋巴结的判断。单一征象对淋巴结转移的诊断价值有限,联合运用多种征象可进一步提高诊断的特异度。

【典型病例】

病例27　患者,女,81岁,发现甲状腺结节4个月(图11-6-29)。

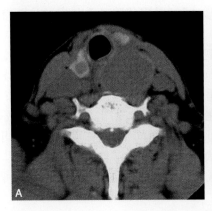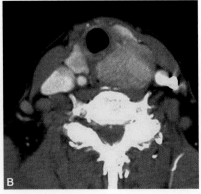

图 11-6-29　甲状腺乳头状癌 1

CT 平扫(图 A)示甲状腺左侧叶后方低密度结节,形态规则,内部密度均匀,周围见细带状甲状腺样高密度影;另见甲状腺右侧叶边界清晰结节;增强(图 B)示左侧叶结节磨玻璃样均匀强化,并与食管左侧壁分界不清,另见右侧叶结节明显强化,边界不清。

病例 28　患者,男,31 岁,突发声音嘶哑 1 个月(图 11-6-30)。

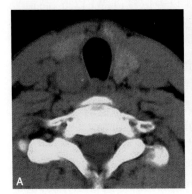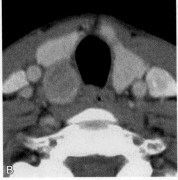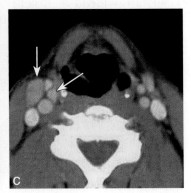

图 11-6-30　甲状腺乳头状癌 2

CT 平扫(图 A)示甲状腺右侧叶后方低密度结节,形态规则,其内见微钙化;增强(图 B)示结节呈磨玻璃样强化,强化欠均匀;增强(图 C)示右颈部Ⅲ组淋巴结增大,明显均匀强化(箭)。

病例 29　患者,女,29 岁,发现颈部包块 10 余年(图 11-6-31)。

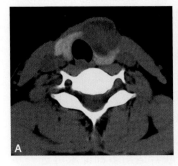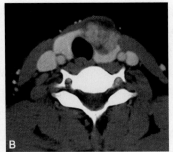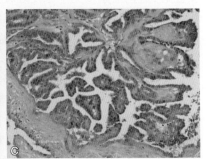

图 11-6-31　甲状腺乳头状癌 3

CT 平扫(图 A)示甲状腺左侧叶至峡部形态不规则低密度结节,密度不均匀,边缘见更低密度区,见"咬饼征";增强(图 B)示实性区呈磨玻璃样强化,周围囊变区未见明显强化,瘤体增强后边界较平扫模糊;病理(图 C;HE,×100)示肿瘤组织呈典型的具有复杂分支的乳头状结构排列。

病例 30 患者,女,46 岁,彩超发现甲状腺结节 1 年(图 11-6-32)。

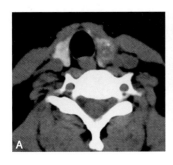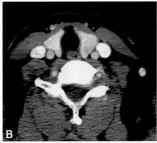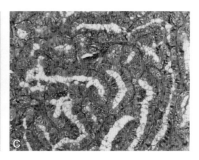

图 11-6-32 甲状腺乳头状癌 4

CT 平扫(图 A)示甲状腺左侧叶低密度结节,形态不规则,密度不均匀,见微钙化和"咬饼征";增强(图 B)示结节磨玻璃样强化,瘤体增强后边界较平扫模糊;病理(图 C;HE,×200)示被覆乳头的滤泡上皮细胞核增大,拥挤,失去极性,可见核沟、核重叠及磨玻璃样核。

病例 31 患者,女,42 岁,体检发现甲状腺结节 1 月余(图 11-6-33)。

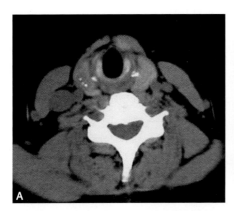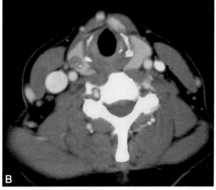

图 11-6-33 甲状腺乳头状癌 5

CT 平扫(图 A)示甲状腺右侧叶低密度结节,形态不规则,密度不均,内见多发微钙化;增强(图 B)示磨玻璃样强化,边界较平扫范围缩小,边界转清晰。

病例 32 患者,男,50 岁,体检发现甲状腺结节 1 月余(图 11-6-34)。

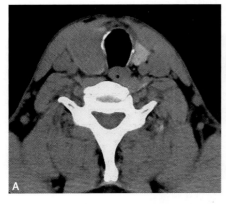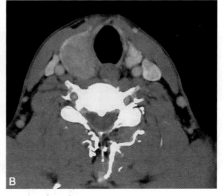

图 11-6-34 甲状腺乳头状癌 6

CT 平扫(图 A)示甲状腺右侧叶低密度结节,形态比较规则,密度均匀;增强(图 B)示磨玻璃样强化,低于正常甲状腺强化,强化均匀。

病例 33　患者,男,26 岁,体检发现甲状腺结节 1 周余(图 11-6-35)。

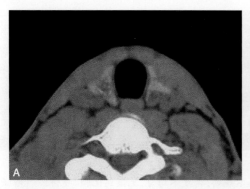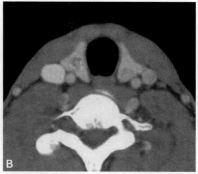

图 11-6-35　甲状腺乳头状癌 7

CT 平扫(图 A)示甲状腺右侧叶低密度结节,形态不规则,密度不均匀,结节周边多发微钙化,左侧叶低密度结节,形态不规则,见"咬饼征";增强(图 B)示右侧叶结节不均匀强化,增强后范围缩小,左侧叶结节明显强化,与正常甲状腺强化几乎相似,边界较平扫模糊。

病例 34　患者,女,33 岁,发现甲状腺结节半个月(图 11-6-36)。

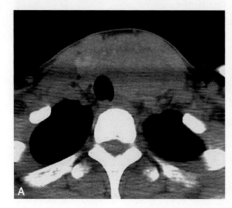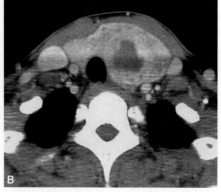

图 11-6-36　甲状腺乳头状癌 8

CT 平扫(图 A)示甲状腺左侧叶至峡部低密度结节,形态不规则,密度不均匀,内见多发微钙化;增强(图 B)示结节明显强化,局部高于右侧正常甲状腺,中心见无强化囊变坏死区。

病例 35　患者,男,48 岁,发现颈部肿块 1 周(图 11-6-37)。

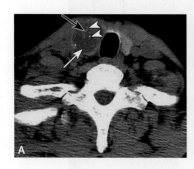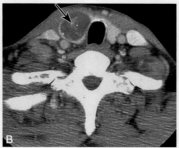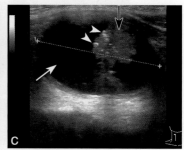

图 11-6-37　甲状腺乳头状癌 9

CT 平扫(图 A)示甲状腺右侧叶结节,以囊性为主(白箭),内见结节状稍高软组织密度影(黑箭)及微钙化(箭头);增强(图 B)示壁结节明显强化(黑箭),周围囊变区无强化。超声纵切(图 C)示结节以囊性为主(白箭),前缘见形态不规则的壁结节(黑箭),内见多发微钙化(箭头),呈"海-岛-珍珠"征。

病例 36　患者,女,53 岁,彩超发现甲状腺结节 19 日(图 11-6-38)。

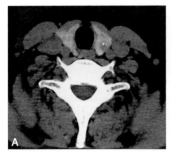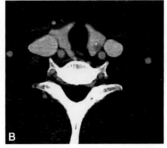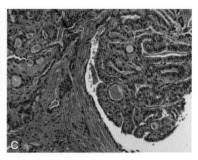

图 11-6-38　甲状腺乳头状癌 10

CT 平扫(图 A)示甲状腺左侧叶低密度结节,形态不规则,见"咬饼征",内见微钙化;增强(图 B)示低密度区范围缩小,边界较平扫清晰;病理(图 C;HE,×100)示瘤细胞异型,呈乳头状排列,混有滤泡结构,间质显著纤维化和瘢痕形成。

病例 37　患者,女,58 岁,体检发现甲状腺结节 30 余年(图 11-6-39)。

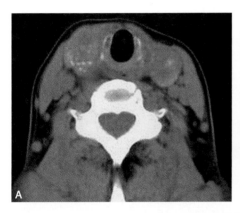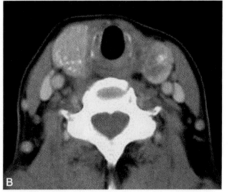

图 11-6-39　甲状腺乳头状癌 11

CT 平扫(图 A)示甲状腺双侧叶低密度结节,形态不规则,右侧叶结节内多发微钙化,左侧叶结节内簇状微钙化;增强(图 B)示结节磨玻璃样强化,境界较平扫模糊。

病例 38　患者,女,35 岁,发现甲状腺结节 2 周(图 11-6-40)。

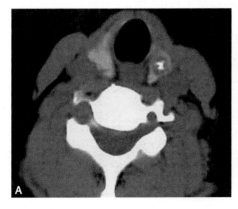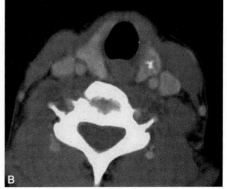

图 11-6-40　甲状腺乳头状癌 12

CT 平扫(图 A)示甲状腺左侧叶低密度结节,形态不规则,内见簇状分布的钙化;增强(图 B)示结节磨玻璃样强化,边界较平扫模糊、缩小。

病例 39　患者,女,41 岁,发现甲状腺结节 1 日(图 11-6-41)。

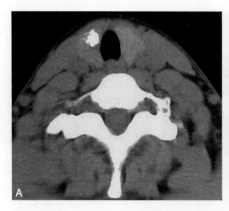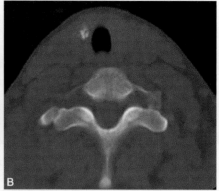

图 11-6-41　甲状腺乳头状癌 13
CT 平扫(图 A)示甲状腺右侧叶粗钙化,无放射状伪影,其旁数枚微钙化;骨窗(图 B)示 A图中的粗钙化呈簇状,边缘毛糙。

病例 40　患者,男,43 岁,甲状腺肿物 4 个月(图 11-6-42)。

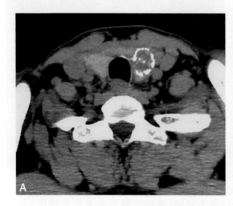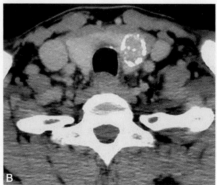

图 11-6-42　甲状腺乳头状癌 14
CT 平扫(图 A)示甲状腺左侧叶环形钙化结节,钙化环不连续,内见低密度软组织及微钙化影;增强(图 B)示钙化环内软组织磨玻璃样强化,稍低于正常甲状腺强化,增强后边界较平扫模糊。

病例 41　患者,女,48 岁,发现左侧锁骨上淋巴结半月余(图 11-6-43)。

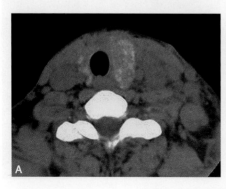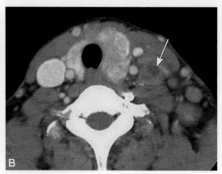

图 11-6-43　甲状腺乳头状癌 15
CT 平扫(图 A)示甲状腺左侧叶增大,左侧叶及峡部至右侧叶局部密度不均匀减低,其内多发微钙化;增强(图 B)示不均匀磨玻璃样强化,左侧颈部多发增大、强化淋巴结,部分伴坏死、囊变(箭)。

病例42 患者,男,47岁,发现甲状腺结节3个月(图11-6-44)。

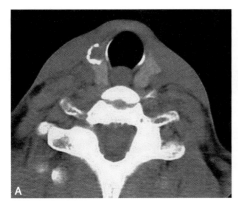
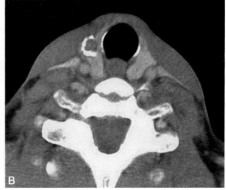

图11-6-44 甲状腺乳头状癌16

CT平扫(图A)示甲状腺右侧叶环形钙化结节,钙化环厚薄不均,边缘毛糙,内见低密度软组织影;增强(图B)示环内低密度软组织磨玻璃样强化,低于正常甲状腺,边界较平扫模糊。

病例43 患者,女,53岁,体检超声发现双侧甲状腺结节4月余(图11-6-45)。

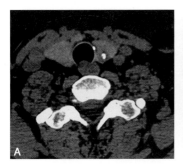
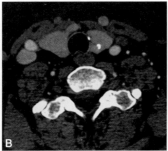
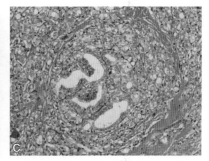

图11-6-45 甲状腺乳头状癌17

CT平扫(图A)示甲状腺左侧叶低密度结节,形态不规则,见"咬饼征",中心见粗钙化;增强(图B)示粗钙化周围软组织强化,与正常甲状腺分界不清,即"晕征"消失;病理(图C;HE,×100)示肿瘤呈乳头状、滤泡性结构排列,具有磨玻璃样核,可见核沟和核内假包涵体,间质纤维化和瘢痕形成。

病例44 患者,男,55岁,发现甲状腺结节1年(图11-6-46)。

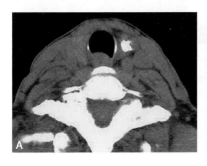
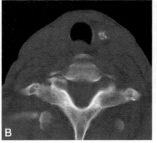
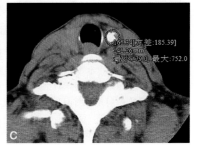

图11-6-46 甲状腺乳头状癌18

CT平扫(图A)示甲状腺左侧叶粗钙化结节,钙化边缘毛糙,周围未见明显伪影;骨窗(图B)示钙化松散,呈蜂窝状;平扫(图C)示钙化最大CT值752HU。

病例 45　患者,女,71 岁,发现甲状腺结节 1 个月(图 11-6-47)。

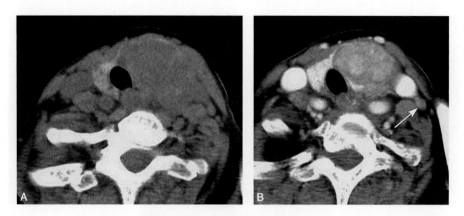

图 11-6-47　甲状腺乳头状癌 19

CT 平扫(图 A)示甲状腺左侧叶低密度肿块,形态不规则,与血管分界不清;增强(图 B)示肿块明显不均匀强化,低于正常甲状腺,左侧颈部Ⅳ组淋巴结增大,明显强化(箭)。

病例 46　患者,女,11 岁,发现颈部增粗 1 余年(图 11-6-48)。

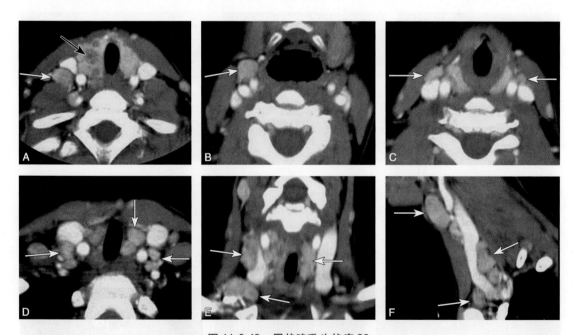

图 11-6-48　甲状腺乳头状癌 20

CT 增强(图 A)示甲状腺右侧叶多发磨玻璃样强化结节(黑箭),右侧颈部Ⅳ组淋巴结转移(白箭);右侧颈部Ⅱ组淋巴结转移(图 B)(白箭);双侧颈部Ⅲ组淋巴结转移(图 C)(白箭);双侧颈部Ⅳ组和Ⅵ组多发淋巴结转移(图 D)(白箭);冠状位及矢状位重建(图 E、图 F)更好地显示颈静脉链周围转移淋巴结情况(白箭)。

病例 47　患者,男,45 岁,发现甲状腺左侧叶结节 1 周(图 11-6-49)。

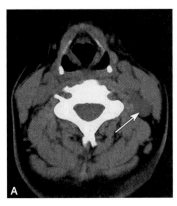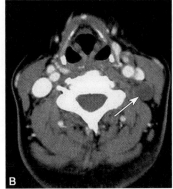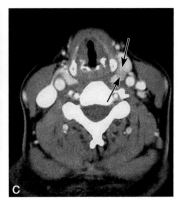

图 11-6-49　甲状腺乳头状癌 21

CT 平扫(图 A)示右侧颈后间隙(Ⅲ组)囊性结节(箭);增强后(图 B)未见明显强化(箭);增强(图 C)示左侧叶上极乳头状癌(箭)。

病例 48　患者,男,56 岁,发现甲状腺左侧叶结节 1 个月(图 11-6-50)。

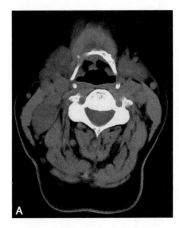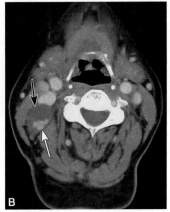

图 11-6-50　甲状腺乳头状癌 22
CT 平扫(图 A)示右侧颈后间隙(Ⅲ组)低密度结节,密度不均,后部密度偏高,形态规则,边界清楚;增强(图 B)示内后侧明显强化的附壁结节(白箭),囊性区未见明显强化(黑箭)。

病例 49　患者,男,55 岁,体检发现甲状腺肿物 1 月余(图 11-6-51)。

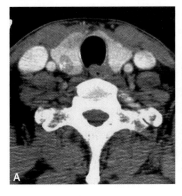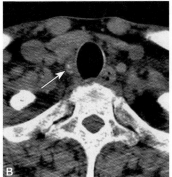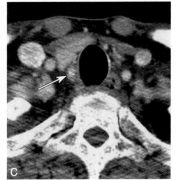

图 11-6-51　甲状腺乳头状癌 23

CT 增强(图 A)示甲状腺右侧叶磨玻璃样强化结节,内见簇状微钙化;平扫(图 B)示右侧中央组增大淋巴结,内见多发微钙化(箭);增强(图 C)示增大淋巴结明显强化(箭)。

病例 50 患者,女,56 岁,发现甲状腺结节 1 年半(图 11-6-52)。

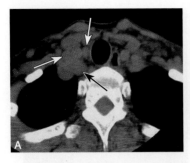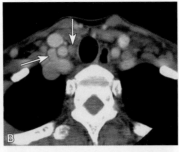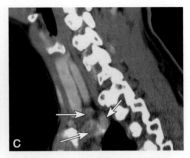

图 11-6-52 甲状腺乳头状癌 24

CT 平扫(图 A)示双侧颈部Ⅳ组及Ⅵ组多发软组织结节(白箭),与邻近肌肉、血管密度相似(黑箭);增强轴位及矢状位重建(图 B、图 C)示增大淋巴结明显强化(箭),部分略低于血管强化,部分伴坏死。

病例 51 患者,女,48 岁,发现甲状腺左侧叶结节 1 个月(图 11-6-53)。

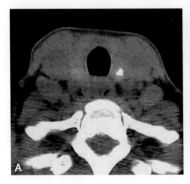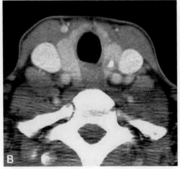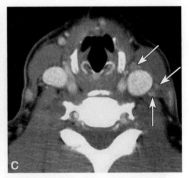

图 11-6-53 甲状腺乳头状癌 25

CT 平扫(图 A)示甲状腺双侧叶密度减低,左侧叶见钙化结节;增强(图 B)示甲状腺双侧叶均匀强化,左侧叶钙化结节周围见低强化软组织影;增强(图 C)示左侧颈部Ⅲ组颈静脉链周围 3 枚强化淋巴结。

【诊断思路及诊断要点】

甲状腺乳头状癌具有特征性核特点:核增大,呈卵圆形;核拥挤、重叠,失去极性;典型的核呈磨玻璃样,核型不规则,可见核沟和核内假包涵体;近 50% 的乳头状癌中存在砂粒体。砂粒体是构成部分微钙化的基础,CT 对于微钙化的显示、分布有一定的优势性。CT 平扫和增强对甲状腺结节良恶性的判断具有重要价值,并对颈部淋巴结术前评估具有很大的优势,尤其是对中央组和上纵隔组淋巴结,可作为高危转移患者术前常规检查;MRI 对钙化的显示不敏感,而微钙化及其分布状态对乳头状癌等诊断具有重要意义。因此,目前 MRI 在甲状腺乳头状癌等恶性病变的诊断中不具有优势,但可用于对颈部转移淋巴结的评估。

对于甲状腺结节性质的判断,首先观察结节的形态,不规则形态有助于恶性肿瘤的判断;其次观察结节的边缘,即有无"咬饼征";观察结节内钙化及分布情况,微钙化,尤其是簇状分布微钙化有助于甲状腺乳头状癌的诊断;观察结节强化情况,增强后结节边界与平扫比较是清晰还是模糊,高强化、无强化或增强后境界较平扫清楚,有助于良性结节的诊断;强化低于正常甲状腺的结节,以及增强后边界较平扫缩小、模糊的结节,需要结合结节形态、有无"咬饼征"及钙化情况综合判断;最后观察侧颈部及中央区淋巴结情况。

掌握甲状腺乳头状癌 4 大主要特征,即形态不规则、"咬饼征"、微钙化、增强后边界较平扫模糊/缩小,多种征象联合更有助于对该病的诊断,对甲状腺原发灶进行判断的同时,需密切关注侧颈部及中央组淋巴结情况。

四、甲状腺滤泡细胞癌

【简介】

甲状腺滤泡细胞癌(follicular thyroid carcinoma)是以滤泡性结构和包膜/血管侵犯为主要组织学特征的分化型甲状腺癌,是仅次于乳头状癌的甲状腺第 2 常见恶性肿瘤,既往文献报道约占甲状腺恶性肿瘤的 20%,而近年来由于甲状腺乳头状癌发病率迅猛增加,其占比下降至 10%~15%,甚至更低。甲状腺滤泡细胞癌分为微小浸润型和广泛侵袭型。本病多见于碘缺乏地区,因此,推测其发病可能与碘营养状态有关。

甲状腺滤泡细胞癌可发生于任何年龄,以老年女性多见,一般生长缓慢,病程较长,少数也可在近期内快速生长,常缺乏明显局部恶性特征。甲状腺滤泡细胞癌多数无明显症状,极少数可引起甲状腺功能亢进表现,瘤体直径多为 1~4cm,少数可形成巨大瘤体,瘤体多为单发,实性、硬韧,较少发生淋巴结转移,但较甲状腺乳头状癌易出现远处转移,尤其多见于广泛侵袭型,初诊时远处转移率可达 10%,转移部位主要是肺和骨,预后多较甲状腺乳头状癌差。

【病理基础】

甲状腺滤泡细胞癌是显示滤泡细胞分化的侵袭性滤泡细胞肿瘤,缺少乳头状癌典型的核特征,可显示不同的形态学变化,生长方式通常类似于胚胎性或胎儿性腺瘤,亦可见含有胶质的滤泡,结构和细胞的非典型性特征不能作为诊断恶性的可靠依据,因为上述变化亦可见于良性病变,如结节性甲状腺肿和甲状腺腺瘤。

甲状腺滤泡细胞癌的诊断取决于包膜和血管侵袭的证据,根据其侵袭程度可分为微小侵袭性滤泡细胞癌和广泛侵袭性滤泡细胞癌两种主要类型:前者有包膜,切面常呈实性,具有有限的包膜和/或血管侵犯(<4 个血管),包膜通常比腺瘤的厚,且更不规则,需要进行充分取材;后者可广泛浸润邻近甲状腺组织和/或血管,通常缺乏完整包膜,显示广泛血管侵犯(≥4 个血管),多为低分化癌形态。

确认包膜侵犯的标准必须是病变穿透包膜全层,常呈蘑菇样向邻近部位扩展(图 11-6-54、图 11-6-55)。血管侵犯受累血管为静脉,位于包膜或紧贴包膜外,其内含一团或数团肿瘤细胞,黏附于管壁并突向管腔,表现与普通的血栓类似,免疫组化染色中血管内皮标志物 CD31、Ⅷ因子相关抗原、FLI-1 等有助于诊断(图 11-6-56)。

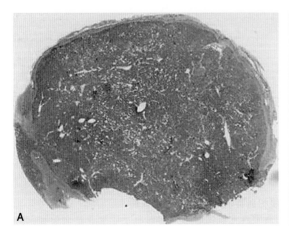
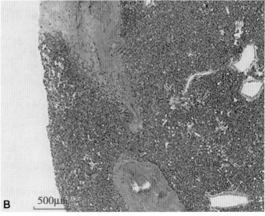

图 11-6-54 滤泡细胞癌包膜穿透镜下表现

图 A(HE,×20)和图 B(HE,×100)示瘤体包膜增厚,局灶性穿透包膜全层,呈蘑菇样向外突出。

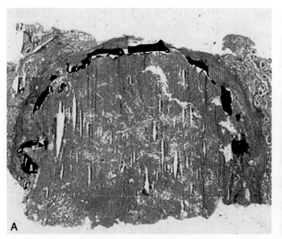
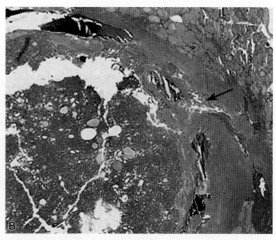

图 11-6-55　滤泡细胞癌包膜穿透镜下表现

图 A(HE,×20)可见瘤体包膜增厚并出现钙化;图 B 可见局灶性穿透包膜(箭)(HE,×100)。

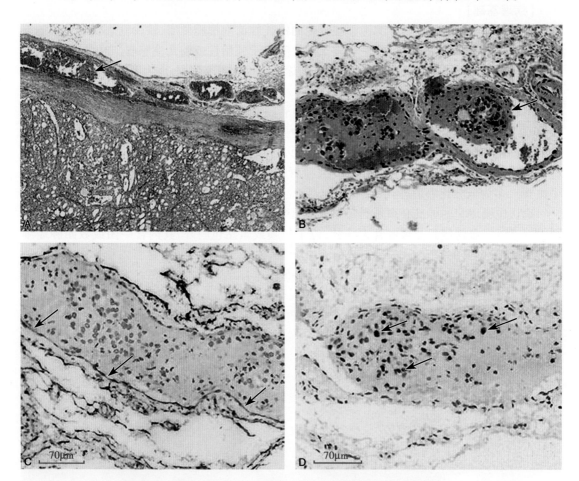

图 11-6-56　甲状腺滤泡细胞癌侵犯血管镜下及免疫组化表现

受累血管为静脉,紧贴包膜外(图 A)(HE,×100)(箭),血管内见数团肿瘤细胞黏附于管壁并突向管腔,类似于血栓(图 B;HE,×100)(箭);血管内皮细胞免疫组化染色(图 C;×100)CD31 阳性(箭),肿瘤细胞免疫组化染色(图 D;×100)TTF1 阳性(箭)。

【影像学表现】

甲状腺滤泡细胞癌多为形态规则的圆形或椭圆形,直径多为 1~4cm,而直径>4cm、触诊固定对滤泡细胞癌的诊断具有很大价值,直径<1cm 的滤泡细胞癌少见,仅占全部滤泡细胞癌的 3%~5%。甲状腺滤泡细胞癌包膜较厚,但 CT 或 MRI 平扫上不能很好地分辨包膜,增强后,由于瘤体内组织与正常甲状腺组织的强化,可显示居二者间的低强化或无强化的包膜,与结节性甲状腺肿伴腺瘤样增生和滤泡性腺瘤比较,增强后包膜显示更常见于滤泡细胞癌中,其机制与滤泡细胞癌的包膜较厚有关,另外,增强后甲状腺组织与瘤体内部间密度差较大也是滤泡细胞癌包膜易显示的一个重要因素。当钙化沿甲状腺滤泡细胞癌包膜时,则形成环形钙化,钙化环可以厚薄均匀或不均匀,钙化环的连续性中断常被认为是恶性病变最重要的一个依据,其病理机制是恶性肿瘤向周围侵袭性生长,破坏钙化环,导致钙化环中断呈短弧形,CT 增强时,环内软组织强化低于周围正常甲状腺或与周围正常甲状腺强化相仿,即增强后钙化环周围及内部边界较平扫模糊有利于甲状腺滤泡细胞癌的诊断,需要注意,环形钙化也可见于乳头状癌,与滤泡细胞癌的环形钙化比较,乳头状癌的环形钙化形态多不规则,壁的钙化多长短不一,常有微钙化,环形钙化内部亦常伴有多种形式钙化,二者鉴别困难时,颈部淋巴结转移的发现对甲状腺乳头状癌的诊断具有重要价值。另外甲状腺滤泡细胞癌瘤体内亦可见粗钙化,这种形式的钙化,对与乳头状癌、未分化癌和结节性甲状腺肿等鉴别价值有限。甲状腺滤泡细胞癌结节密度可均匀和不均匀,增强后结节内部出现低强化或无强化的星芒状瘢痕或坏死是其特征性的表现,部分坏死明显者呈厚壁囊肿状,坏死形态不规则,壁厚薄不均。与甲状腺滤泡性腺瘤比较,增强后高强化的甲状腺滤泡细胞癌少见。甲状腺滤泡细胞癌多为血行转移,淋巴结转移少见,如有淋巴结转移,转移灶与原发灶表现相似,且以中央区和侧颈部区转移多见。

【典型病例】

病例52 患者,女,31 岁,发现甲状腺结节 3 年(图 11-6-57)。

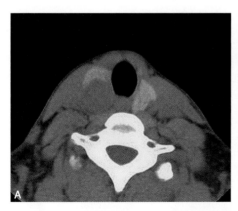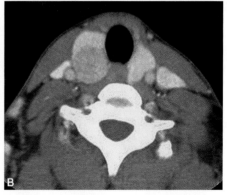

图 11-6-57 甲状腺滤泡细胞癌 1

CT 平扫(图 A)示甲状腺右侧叶后部类圆形低密度结节,形态规则,密度均匀;增强(图 B)示结节磨玻璃样、较均匀强化,低于正常甲状腺,增强后边界较平扫模糊。

病例53 患者,女,38 岁,体检发现甲状腺结节 1 个月(图 11-6-58)。

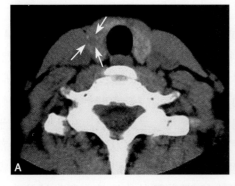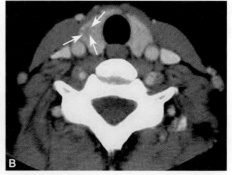

图 11-6-58　甲状腺滤泡细胞癌 2

CT 平扫(图 A)示甲状腺右侧叶低密度结节,边缘见点状钙化,形态欠规则,可见"咬饼征";
增强(图 B)示结节磨玻璃样强化,边界较平扫模糊,该病例 CT 征象与乳头状癌无法鉴别。

病例 54　患者,女,27 岁,体检发现甲状腺结节半月余(图 11-6-59)

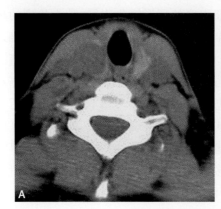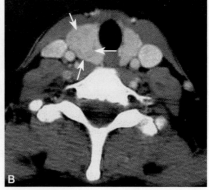

图 11-6-59　甲状腺滤泡细胞癌 3

CT 平扫(图 A)示甲状腺右侧叶低密度结节,形态规则,密度均匀;增强(图 B)示结
节明显强化,略低于正常甲状腺,结节周围见线状低强化包膜(箭)。

病例 55　患者,女,61 岁,发现甲状腺结节 1 个月(图 11-6-60)。

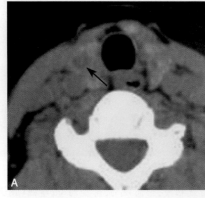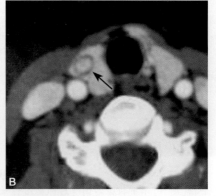

图 11-6-60　甲状腺滤泡细胞癌 4

CT 平扫(图 A)示甲状腺右侧叶低密度结节,直径 0.9cm,边界清,其内密度欠均匀(箭);
增强(图 B)示瘤体内部与正常甲状腺组织强化相似,瘤周见较厚环形低强化包膜(箭)。

病例 56　患者,女,34 岁,体检发现双侧甲状腺结节 1 个月(图 11-6-61)。

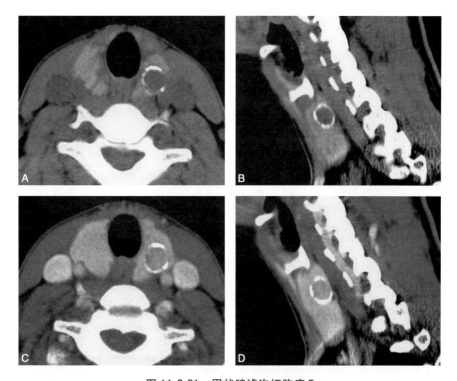

图 11-6-61 甲状腺滤泡细胞癌 5
CT 平扫轴位和矢状位重建(图 A、图 B)示甲状腺左侧叶环形钙化结节,钙化环不连续,且厚薄较均匀,其内见低密度软组织,密度均匀;增强(图 C、图 D)示瘤体内部强化程度稍低于正常甲状腺组织。

病例 57 患者,女,64 岁,发现甲状腺癌肺转移 2 个月(图 11-6-62)。

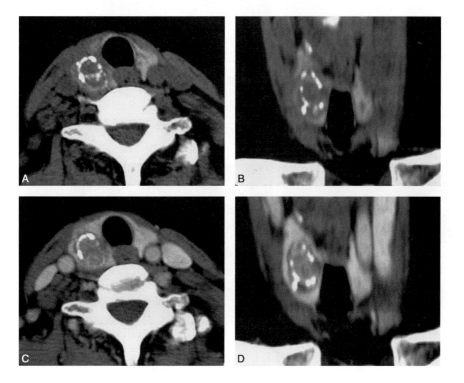

图 11-6-62 甲状腺滤泡细胞癌 6
CT 平扫轴位及冠状位重建(图 A、图 B)示甲状腺右侧叶环形钙化结节,钙化环不连续,且厚薄不均,其内见低密度软组织,密度欠均匀;增强(图 C、图 D)示瘤体内部磨玻璃样强化,低于正常甲状腺组织,瘤周见较厚环形假包膜低强化区。

病例 58 患者,女,57 岁,发现颈部肿块 1 年(图 11-6-63)。

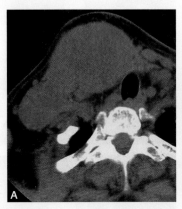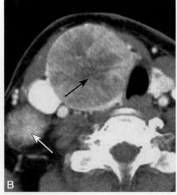

图 11-6-63 甲状腺滤泡细胞癌 7
CT 平扫(图 A)示甲状腺右侧叶球形瘤体,右侧颈部Ⅳ组淋巴结增大,密度
与甲状腺瘤体一致;增强(图 B)示甲状腺瘤体中央强化程度减低呈类星芒
状表现(黑箭),右侧颈部Ⅳ组淋巴结强化程度同瘤体(白箭)。

病例 59 患者,女,76 岁,甲状腺肿大 6 年(图 11-6-64)。

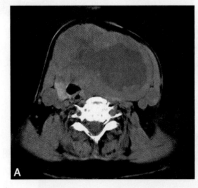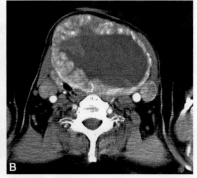

图 11-6-64 甲状腺滤泡细胞癌 8
CT 平扫(图 A)示甲状腺左侧叶巨大瘤体,内部见大范围囊变坏死区,实性囊壁厚
薄不均;增强(图 B)示实性囊壁不均匀明显强化,坏死区无强化。

病例 60 患者,男,63 岁,甲状腺肿物 3 年(图 11-6-65)。

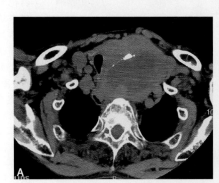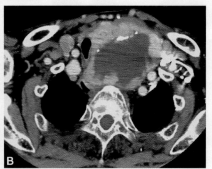

图 11-6-65 甲状腺滤泡细胞癌 9
CT 平扫(图 A)示甲状腺左侧叶巨大瘤体,内见大范围囊变坏死区,实性囊壁厚薄不均,
内见斑片状粗钙化;增强(图 B)示实性囊壁明显均匀强化,坏死区无强化。

病例 61　患者,男,66 岁,体检发现甲状腺结节 9 个月(图 11-6-66)。

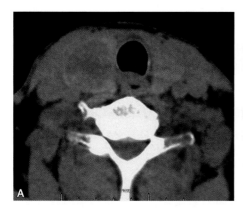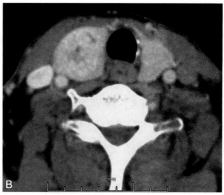

图 11-6-66　甲状腺滤泡细胞癌 10

CT 平扫(图 A)示甲状腺右侧叶瘤体,形态规则,密度欠均匀;增强(图 B)示瘤体明显强化,程度高于周围甲状腺组织,强化欠均匀。

【诊断思路及诊断要点】

甲状腺滤泡细胞癌具有完整或不完整厚而不规则的包膜,镜下确认包膜侵犯必须是病变穿透包膜全层,合并包膜或包膜外血管受侵犯,影像学无论超声、CT 还是 MRI 均不能显示,甚至有时病理判断也困难,是目前滤泡性病变诊断方面的难点。

甲状腺滤泡性病变有腺瘤样结节性甲状腺肿、滤泡性腺瘤、滤泡亚型乳头状癌和滤泡细胞癌,4 者间鉴别非常困难。对于单发、形态规则、密度均匀及强化均匀、高强化者有利于滤泡性腺瘤的诊断;对于多发、密度不均匀、形态规则、高强化者支持腺瘤样结节性甲状腺肿的诊断。滤泡细胞癌的影像学表现多为形态规则、低强化、环状钙化和内部星芒状低强化区,高强化的滤泡细胞癌少见。总之,对于老年人、病变较大、低强化、环形钙化、病变内有星芒状瘢痕或坏死要考虑滤泡细胞癌或不典型腺瘤。

五、甲状腺髓样癌

【简介】

甲状腺髓样癌(medullary thyroid carcinoma)是起源于甲状腺滤泡旁 C 细胞的恶性肿瘤,分为散发性和遗传性两大类,以散发性多见,占 70%～80%,发病高峰年龄为 50～60 岁,女性稍多,常累及一侧腺体,不伴其他内分泌疾病。遗传性髓样癌占 20%～30%,属常染色体显性遗传病,外显率高,发病年龄较散发性提前 10～20 岁,男女发病率无差别,大多数存在多中心病灶,易累及双侧腺体。约 90% 的髓样癌可分泌降钙素。甲状腺髓样癌恶性程度中等,预后不如乳头状癌及滤泡细胞癌,但较未分化癌好。

甲状腺髓样癌主要表现为甲状腺无痛性肿块,可伴颈部淋巴结肿大,有时淋巴结肿大成为首诊原因。约 90% 的髓样癌可分泌降钙素,有的还可分泌其他多种生物活性物质如促肾上腺皮质激素、前列腺素、血清素和 5-羟色胺等,并可引起一系列内分泌综合征,如腹泻、面色潮红、心悸、色素增多等症状。体检时甲状腺肿物多为孤立较硬的结节,边界不清,表面不光滑。遗传性髓样癌可为甲状腺双侧叶肿物,一般发展较慢,少数可急速进展,晚期者侵犯邻近组织后则较为固定,导致吞咽困难、呼吸困难和声音嘶哑等。髓样癌早期即可侵犯区域淋巴结,病程中易向肺、骨、肝等远处器官转移,故预后相对较差。

【病理基础】

甲状腺髓样癌是显示滤泡旁 C 细胞分化的恶性肿瘤。镜下见圆形或多角形细胞无黏附性生长,呈小梁状、器官样、巢状、腺样或假乳头状结构排列,肿瘤细胞染色质呈细颗粒状,常被不等量的纤维血管间质分隔,部分间质见淀粉样物质沉积(图 11-6-67)。免疫组化显示肿瘤细胞除表达嗜铬素 A(CgA)、突触素(Syn)、癌胚抗原(CEA)外,还表达 C 细胞特异性产物即降钙素(calcitonin)(图 11-6-68),但甲状腺球蛋白通常阴性,而 TTF1、PAX8 可局灶阳性,在瘤巢周边可见到 S-100 阳性的支持细胞。

【影像学表现】

甲状腺髓样癌起源于甲状腺滤泡旁 C 细胞,而后者更多见于甲状腺侧叶中上极区域,故该病也多发生于这些区域,但对于较大的病灶,瘤体可占据整个甲状腺侧叶。尽管甲状腺髓样癌是以无包膜、浸润方式生长为主的恶性肿瘤,但形态规则的瘤体占 55%～67.4%,对于形态规则的病灶,常与滤泡性腺瘤及滤泡细胞癌混淆,而对于不规则的瘤体,常难以与乳头状癌进

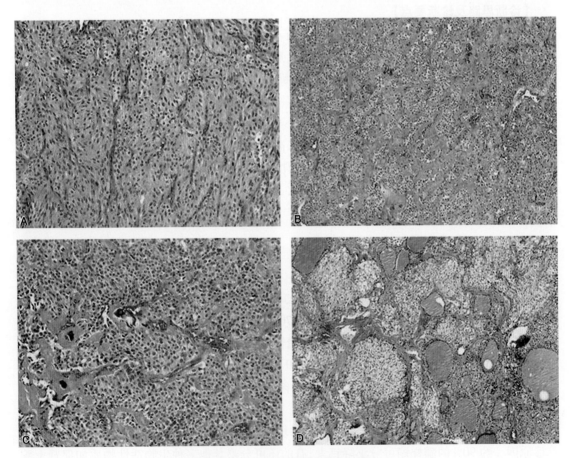

图 11-6-67　甲状腺髓样癌镜下表现

圆形或多角形细胞呈小梁状、器官样结构生长,间质血管丰富(图 A;HE,×100);肿瘤细胞呈实性生长,间质见多量淀粉样物质沉积(图 B;HE,×100);肿瘤细胞中等大,胞质呈颗粒状,间质可见淀粉样变及钙化(图 C;HE,×100);实性生长的肿瘤组织在甲状腺滤泡内呈浸润性生长(图 D;HE,×100)。

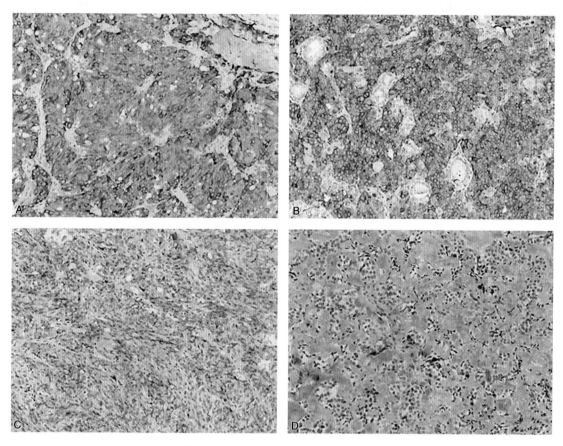

图 11-6-68 甲状腺髓样癌免疫组化表现

肿瘤细胞嗜铬素呈阳性反应(图 A;HE,×200);肿瘤细胞嗜铬素呈阳性反应,其间夹杂的甲状腺滤泡呈阴性反应(图 B;HE,×200);肿瘤细胞降钙素呈阳性反应(图 C;HE,×200);肿瘤间质刚果红染色阳性(图 D;HE,×200)。

行鉴别,尤其是微小乳头状癌。散发型甲状腺髓样癌以单侧、单发为主,但双侧发病也并非罕见,家族遗传型甲状腺髓样癌多为双侧发病,故对于双侧发病者,需要警惕是否为家族遗传型,详细询问家族史及对甲状旁腺、肾上腺、胰腺、垂体、皮肤等进行相应的检查有利于进一步鉴别诊断。

钙化是甲状腺髓样癌的常见征象之一,占 52%~77.3%,其中以微钙化常见,并与乳头状癌无统计学差异,说明钙化的有无对二者的鉴别无意义。甲状腺髓样癌的钙化形成机制与乳头状癌有所不同,前者是由淀粉样物质包绕的局部钙盐沉积所致,而后者主要是由砂粒体构成,故后者的钙化较前者更致密、粗糙,但目前超声或 CT 很难通过钙化的这些差异对其进行诊断和鉴别诊断。CT 平扫瘤体常呈低密度,密度较均匀,实性为主;增强后瘤体强化明显,但常低于周围甲状腺组织,边界较平扫模糊。

本病淋巴结转移率高,易出现钙化。原发灶及转移灶内均出现钙化支持甲状腺髓样癌的诊断,但需注意与乳头状癌的鉴别。

【典型病例】

病例 62 患者,女,55 岁,体检发现甲状腺结节 20 余年,CEA 和降钙素不明(图 11-6-69)。

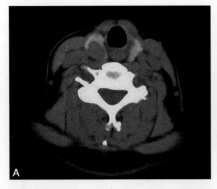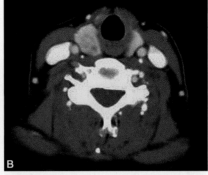

图 11-6-69 甲状腺髓样癌 1

CT 平扫(图 A)示甲状腺右侧叶中、上极低密度瘤体,形态规则,密度均匀;增强(图 B)示瘤体明显强化,略低于周围正常甲状腺,强化欠均匀,周围见不完整线状低强化带。

病例 63 患者,男,45 岁,发现右侧颈部包块 1 个月。CEA 58.5μg/L,降钙素>2 000pg/ml(图 11-6-70)。

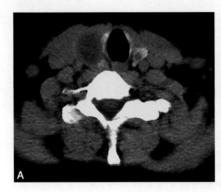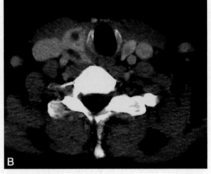

图 11-6-70 双侧甲状腺髓样癌 2

CT 平扫(图 A)示甲状腺双侧叶均匀低密度瘤体,右侧瘤体大,形态规则,左侧叶瘤体小,形态不规则;增强(图 B)示右侧叶结节明显、不均匀强化,内见无强化囊变坏死区,左侧叶结节磨玻璃样强化,边界较平扫模糊。

病例 64 患者,男,59 岁,体检发现右侧甲状腺结节 3 余年。降钙素>2 000pg/ml,CEA 301.79μg/L(图 11-6-71)。

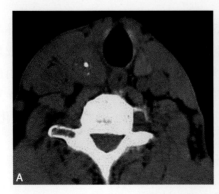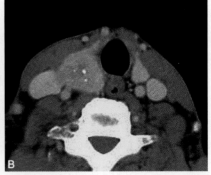

图 11-6-71 甲状腺髓样癌 3

CT 平扫(图 A)示甲状腺右侧叶低密度瘤体,形态规则,密度不均匀,内见多发微钙化;增强(图 B)示瘤体均匀明显强化。

病例 65 患者,男,60 岁,发现 CEA 升高 1 月余,中上腹饱胀不适 1 个月。降钙素 >2 000pg/ml,CEA 310. 11μg/L(图 11-6-72)。

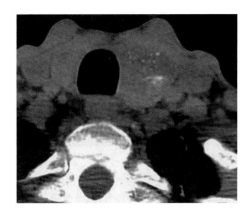

图 11-6-72 甲状腺髓样癌 4
CT 平扫示甲状腺左侧叶稍低密度瘤体,边界模糊,瘤体前部见多发微钙化,外后部见小片状钙化,部分钙化边界模糊。

病例 66 患者,女,47 岁,体检发现甲状腺肿块 20 年。降钙素 >2 000pg/ml,CEA 78. 68μg/L(图 11-6-73)。

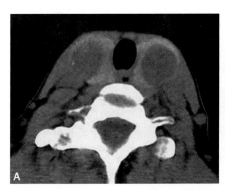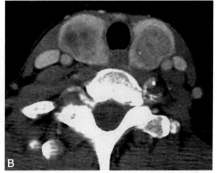

图 11-6-73 甲状腺髓样癌 5
CT 平扫(图 A)示甲状腺两侧叶低密度瘤体,形态规则,右侧瘤体内见多发微钙化,呈散在分布;增强(图 B)示两侧瘤体强化均较明显,与 CT 平扫比较,边界变模糊。

病例 67 患者,男,55 岁,体检发现甲状腺结节 20 余日。降钙素 >2 000pg/ml,CEA 47. 18μg/L(图 11-6-74)。

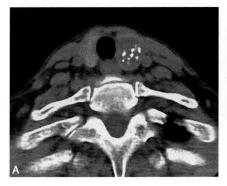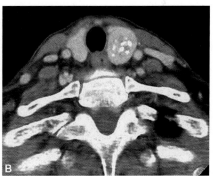

图 11-6-74 甲状腺髓样癌 6
CT 平扫(图 A)示甲状腺左侧叶中、上极低密度瘤体,形态规则,密度不均,内见多发粗、细混合钙化;增强(图 B)示瘤体明显强化,与周围正常甲状腺相似,边界较平扫模糊。

病例 68　患者,男,65 岁,体检发现甲状腺结节 1 余年。降钙素 > 2 000pg/ml,CEA 161.16μg/L(图 11-6-75)。

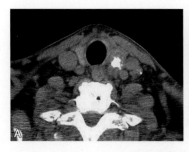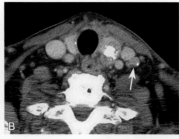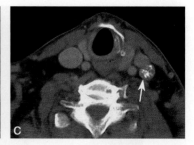

图 11-6-75　甲状腺髓样癌 7

CT 平扫(图 A)示甲状腺左侧叶中、上极低密度瘤体,形态不规则,内见粗、微混合钙化,钙化边缘毛糙;增强(图 B)示瘤体较明显强化,低于正常甲状腺,左侧颈部Ⅳ组淋巴结增大,强化明显,并伴微钙化(箭);增强骨窗(图 C)示左侧颈部Ⅳ组淋巴结增大,内见多发微钙化(箭)。

【诊断思路及诊断要点】

与甲状腺髓样癌有关影像学的病理基础是髓样癌起源于甲状腺滤泡旁 C 细胞,后者更多分布于侧叶中上极区域,故髓样癌多位于甲状腺中上极区域。髓样癌的钙化形成机制是由淀粉样物质包绕的局部钙盐沉积所致,CT 上显示钙化的边缘比较模糊。约 90% 的髓样癌降钙素和 CEA 检测阳性,故对于临床高度怀疑甲状腺髓样癌的患者,应常规检测血清降钙素与 CEA。

甲状腺髓样癌诊断比较困难,直径 >1cm 的瘤体多形态规则,强化明显,易与结节性甲状腺肿伴腺瘤样增生、滤泡性腺瘤和滤泡细胞癌等滤泡性病变混淆;直径 ≤1cm 的瘤体形态多不规则,强化明显者,与乳头状癌鉴别困难,临床及实验室资料有助于二者的鉴别:直径 ≤1cm 的髓样癌降钙素有升高,而 CEA 往往正常或有升高;直径 >1cm 的髓样癌 CEA 和降钙素多均升高。

超声和 CT 只是甲状腺髓样癌定位的手段,真正定性的指标需联合临床和实验室检查。CEA 多是国内住院患者及健康体检者常规检查的指标,对于 CEA 升高且伴有甲状腺结节患者,除非甲状腺结节是明确的良性病变,否则均应该进一步检查血清降钙素。另外,对于双侧发生或单侧多发的甲状腺髓样癌,要注意家族遗传性,即多发性内分泌肿瘤和/或遗传性甲状腺髓样癌。

总之,对发生于甲状腺中上极、形态规则或不规则、伴多发微钙化、强化明显的甲状腺结节患者,如伴有降钙素和 CEA 增高均应考虑髓样癌,并对侧颈部、中央区甚至上纵隔淋巴结进行系统评估。

附:遗传性甲状腺髓样癌

遗传性甲状腺髓样癌占所有病例的 15%~30%,包括 2A 型多发性内分泌肿瘤(multiple endocrine neoplasia 2A,MEN 2A)、2B 型多发性内分泌肿瘤(multiple endocrine neoplasia 2B, MEN 2B)和家族性甲状腺髓样癌(familial medullary thyroid carcinoma,FMTC)。

1. MEN 2A　MEN 2A 是最常见的亚型,以甲状腺髓样癌、嗜铬细胞瘤和原发性甲状旁腺增生为特征,占家族病例的 75%~90%,发病年龄通常低于 20 岁。与散发性甲状腺髓样癌及单纯嗜铬细胞瘤相比,瘤体常表现为双侧、形态不规则、易复发等特点,甲状旁腺增生则常为多个腺体同时、显著增生。

病例 69　患者,女,40 岁,双侧嗜铬细胞瘤术后 2 年(图 11-6-76)。

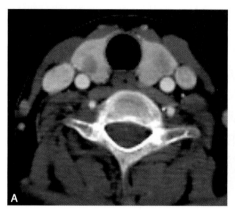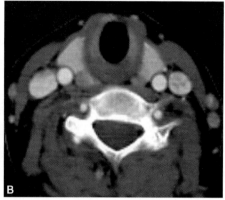

图 11-6-76　甲状腺髓样癌和甲状旁腺增生
CT 增强(图 A)示甲状腺两侧叶中部异常强化灶,边界欠清;增强(图 B)示甲状腺两侧叶上极后方异常强化结节,强化程度低于周围甲状腺,瘤体与甲状腺之间见线状低密度影。

2. **MEN 2B**　MEN 2B 是恶性程度最高的亚型,以甲状腺髓样癌、嗜铬细胞瘤、黏膜神经瘤、胃肠道神经节瘤病和马方综合征为特征,发病年龄通常在 10 岁之前,并且进展快,易转移。与散发性甲状腺髓样癌及单纯嗜铬细胞瘤相比,瘤体同样具备双侧、形态不规则、易复发的特点。

病例 70　患者,男,35 岁,5 年前因双侧嗜铬细胞瘤进行手术治疗,甲状腺手术证实双侧甲状腺髓样癌(图 11-6-77)。

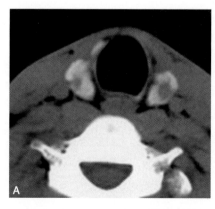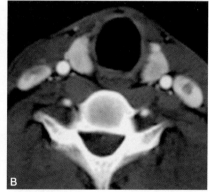

图 11-6-77　甲状腺髓样癌
CT 平扫(图 A)示甲状腺两侧上极不规则结节,边界清晰,左侧结节较大;增强(图 B)示瘤体强化较明显,增强后较平扫模糊、缩小。

3. **FMTC**　以仅患甲状腺髓样癌为特征,常见于 40~60 岁发病,其诊断标准为:①一个家族中超过 10 名携带者;②多数携带者或受累家族成员>50 岁;③受累家族成员或髓样癌高危者无嗜铬细胞瘤或甲状旁腺功能亢进的证据。

六、甲状腺未分化癌

【简介】

甲状腺未分化癌(anaplastic thyroid carcinoma)又称甲状腺间变性癌或肉瘤样癌,是甲状腺癌中恶性程度最高、预后最差的一种组织学亚型。本病占甲状腺恶性肿瘤的 1.3%~9.8%,中位生存期仅 5 个月,1 年生存率约 20%。目前大部分学者认为其来源于甲状腺滤泡上皮,部分起源于先前存在的分化良好的肿瘤出现间变的结果。

与分化型甲状腺癌相比,本病多见于老年人,且男性相对较多。绝大多数患者表现为进行性增大的颈部肿块,质地坚硬,表面凹凸不平,活动度很差,发病前常有较长时间的甲状腺肿物病史。本病发展迅速,确诊时多已侵犯周围组织或器官,如气管、食管、血管、神经等,导致声音嘶哑、呼吸困难、吞咽障碍及霍纳综合征等,颈部淋巴结转移很早且很常见,远处转移主要至肺、骨、脑、肝等。

【病理基础】

1. **大体检查** 甲状腺未分化癌体积大,具有侵袭性,多数肿瘤已取代甲状腺实质的大部分,并侵袭周围软组织和邻近结构。大体上病变呈鱼肉样,常见坏死和出血。

2. **镜下表现** 镜下见肿瘤呈广泛侵袭性,由梭形细胞、多形性巨细胞和上皮性分化细胞混合组成(图 11-6-78),核分裂象常见。肿瘤内常能见到广泛的凝固性坏死,边缘呈栅栏状。肿瘤细胞易于侵犯静脉壁,取代正常平滑肌组织(图 11-6-79)。20%~30%的病例能见到明显的上皮性分化区域,有时呈明显的鳞状分化。

梭形细胞和巨细胞为主或完全由上述两种细胞构成的肿瘤,与多种软组织肉瘤形态相似,肿瘤细胞呈束状或车辐状排列,多量中性粒细胞浸润,血管丰富,可以伴有软骨、骨化生。甲状腺中绝大多数呈肉瘤样形态的肿瘤,事实上是未分化癌。50%~100%病例免疫组化染色见肿瘤表达 CK(图 11-6-80)。超微结构检查发现约 50%病例提示有上皮分化的标志。

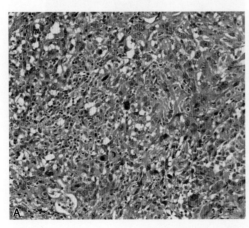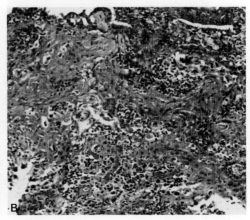

图 11-6-78 甲状腺未分化癌镜下表现 1

梭形细胞、多形性巨细胞呈车辐状排列(图 A;HE,×200)(图 B;HE,×200),形态上类似于多形性未分化肉瘤,可见上皮样分化区域(图 B)。

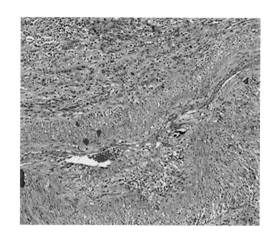

图 11-6-79　甲状腺未分化癌镜下表现 2

肿瘤细胞侵犯静脉壁,取代正常平滑肌组织(HE,×200)。

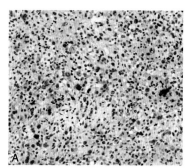
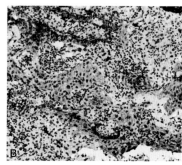
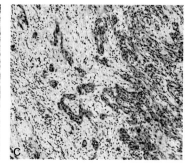

图 11-6-80　甲状腺未分化癌免疫组化

多形性未分化肉瘤样区(图 A;HE,×200)、上皮样分化区域(图 B;HE,×200)和低分化癌区(图 C;HE,×100)均显示 CK(AE1/AE3)阳性。

【影像学表现】

甲状腺未分化癌 CT 平扫多呈稍低及低密度,可伴有粗钙化或环形钙化,增强后以轻中度不均匀渐进性强化为主,内多见斑片状无强化的坏死区,坏死范围较大者,甚至形成囊肿样结构而易与良性病变相混淆。因甲状腺低分化癌的瘤体多较大,并且周围浸润或转移较明显,CT 可以清晰显示瘤体向气管-食管沟延伸,向胸骨后方延伸的情况,以及瘤体包绕和侵犯气管、食管的程度,可包绕、侵犯血管,甚至形成癌栓。MRI 表现为不规则或分叶状软组织信号瘤体,信号多不均,部分可见粗大钙化形成的低信号灶,瘤体边界模糊,大多呈浸润性生长,与周围组织分界不清,DWI 呈高信号,ADC 图呈低信号,增强后不均匀强化。

未分化癌易发生颈部淋巴结转移,占 60%～76.5%,故对于临床及影像学怀疑为未分化癌病例,需要重点对颈部淋巴结进行评估。Ⅵ组是甲状腺癌最常发生淋巴结转移区,尤其是甲状腺乳头状癌,但对于未分化癌,因瘤体较大,常向下延伸与Ⅵ组甚至Ⅶ组淋巴结融合,故Ⅵ或Ⅶ组淋巴结转移的征象多被原发瘤体掩盖,此时,侧颈部淋巴结转移的征象相对突出。发生转移的淋巴结,其影像学表现多与原发灶相仿。未分化癌可有血行转移,如肺、肝、骨等。需要注意,未分化癌、低分化癌及部分分化差的乳头状癌在影像学上表现极其相似,单纯依靠影像学无法进行鉴别。

【典型病例】

病例 71 患者,男,73 岁,发现颈部包块 2 月余(图 11-6-81)。

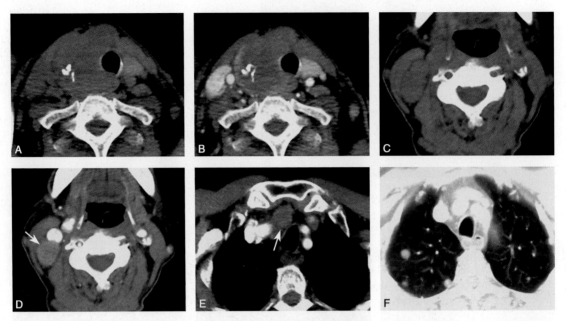

图 11-6-81 甲状腺未分化癌 1

CT 平扫(图 A)示甲状腺右侧叶巨大瘤体,除簇状分布的粗钙化外,呈均匀稍低密度;增强(图 B)示瘤体边缘轻度强化,内部强化不明显,瘤体后内侧向气管-食管沟延伸,与食管右侧壁分界不清,气管受压左移;右侧颈部Ⅲ组及上纵隔淋巴结转移(图 C~图 E)(箭);肺部 CT 平扫(图 F)示双肺内多发转移。

病例 72 患者,女,62 岁,声音嘶哑 20 日,发现颈部包块 2 周(图 11-6-82)。

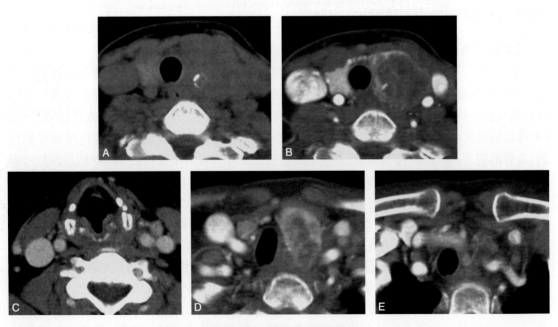

图 11-6-82 甲状腺未分化癌 2

CT 平扫(图 A)示甲状腺左侧叶低密度瘤体,形态不规则,边界不清,内见环形钙化;增强(图 B)示瘤体轻度不均匀强化,见散在斑片无强化坏死区;可见左侧颈部Ⅲ、Ⅳ组及中央区多发淋巴结转移(图 C~图 E)。

病例 73 患者,男,69 岁,发现甲状腺结节 20 年,颈部淋巴结增大 2 个月(图 11-6-83)。

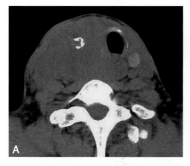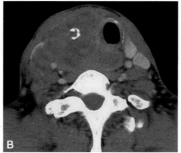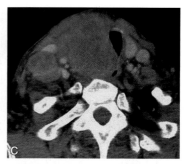

图 11-6-83 甲状腺未分化癌 3

CT 平扫(图 A)示右侧叶低密度瘤体,形态不规则,内见环形钙化,结节后内侧向气管-食管沟延伸;增强静脉期(图 B)示结节不均匀强化,与颈前肌及食管分界不清,气管右侧壁受侵犯,颈总动脉局部被包绕,颈静脉局部受压变窄;增强(图 C)示右侧颈部Ⅳ组淋巴结增大,中等不均匀强化。

病例 74 患者,女性,69 岁,声音嘶哑 15 日。活检示左侧甲状腺乳头状癌 5 日(图 11-6-84)。

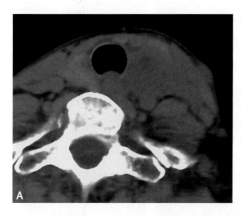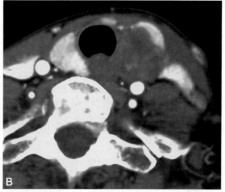

图 11-6-84 甲状腺未分化癌 4

CT 平扫(图 A)示甲状腺左侧叶低密度瘤体,形态不规则,向气管-食管沟延伸,密度欠均匀;增强(图 B)示瘤体轻中度不均匀强化,其内见斑片无强化区,左侧颈部Ⅳ组淋巴结增大。

病例 75 患者,女,62 岁,声音嘶哑 7 个月,发现左侧颈部包块 2 月余,心肺复苏后 4 日(图 11-6-85)。

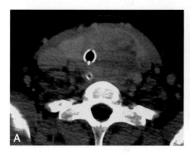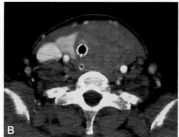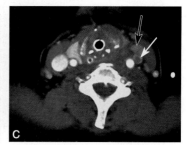

图 11-6-85 甲状腺未分化癌 5

气管和食管插管术后,CT 平扫(图 A)示甲状腺左侧叶瘤体,包绕气管,向气管-食管沟延伸,与食管分界不清(图 A);CT 增强示不均匀轻中度强化,与左侧颈前肌分界欠清,颈静脉未显影(图 B);CT 增强(图 C)示左侧颈部Ⅲ组淋巴结增大(黑箭)及颈静脉内癌栓(白箭)。

病例 76　患者,男,65 岁,声音嘶哑 2 月余,左侧颈部闷胀不适 1 月余(图 11-6-86)。

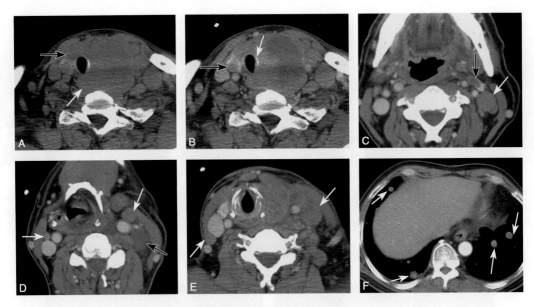

图 11-6-86　甲状腺未分化癌 6

CT 平扫(图 A)示甲状腺左侧叶低密度肿块,密度不均,前外侧见斑片状更低密度区,肿块通过峡部累及对侧甲状腺(黑箭),肿块后内侧向气管-食管沟延伸(白箭);增强(图 B)示肿块轻中度强化,其内见片状无明显强化坏死区,实性与坏死交界区模糊,肿块包绕气管并侵犯(白箭),与左侧颈前肌间脂肪间隙消失,左侧颈静脉未见显示,右侧甲状腺一相似低强化结节(黑箭);左侧颈静脉内癌栓形成(黑箭)(图 C),左侧颈部Ⅱ组淋巴结增大;双侧颈部Ⅲ组淋巴结增大(白箭),其中 1 枚伴囊变(黑箭)(图 D);双侧颈部Ⅳ组淋巴结增大(白箭)(图 E);肺内多发转移(白箭)(图 F)。

病例 77　患者,女,80 岁,发现右侧颈部肿块 2 月余(图 11-6-87)。

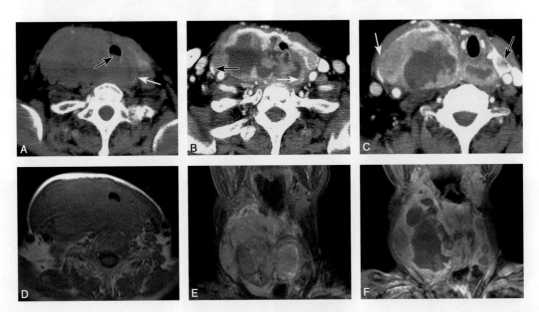

图 11-6-87　甲状腺未分化癌 7

CT 平扫(图 A)示甲状腺右侧叶巨大低密度肿块,后内侧向气管-食管沟内延伸,食管受压推移(白箭),气管膜部内见软组织(黑箭);CT 增强(图 B)肿块轻中度不均匀强化,内见大范围坏死无强化区,气管受压推移,与推移食管壁分界不清(白箭),右侧颈静脉受压变窄、内侧壁毛糙(黑箭);右侧颈前肌受侵(白箭),左侧叶相似低强化结节(黑箭)(图 C);MRI 平扫(图 D~图 F)肿块呈 T_1WI 稍高信号(与肌肉信号比),T_2WI 呈高信号,信号不均匀,增强后中度不均匀强化,内见片状无强化坏死区,左侧叶多发低强化小结节。

病例78　患者,男,91岁,发现颈部肿块10余年,突然增大10余日(图11-6-88)。

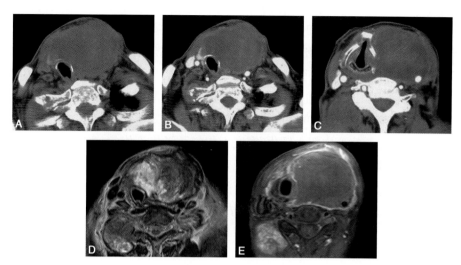

图11-6-88　甲状腺未分化癌8

CT平扫(图A)示甲状腺左侧叶低密度瘤体,密度欠均匀,经峡部侵犯至右侧叶,气管左侧壁受侵,左侧颈前肌受侵并皮下脂肪、皮肤受侵;CT静脉期增强(图B)示瘤体边缘轻度强化,大部分区域无强化,右侧残存正常甲状腺强化明显;CT增强(图C)示左侧甲状软骨板受侵,颈总动脉被包绕,颈静脉未见显影;MRI平扫(图D)软组织肿块形态不规则,信号不均匀,T_2WI呈等高混杂信号,气管受压向右侧推移,甲状腺右侧叶受侵;MRI增强T_1WI(图E)示瘤体外周呈轻度强化,边缘模糊,内部无强化,颈前肌及皮下脂肪受侵,气管左侧壁受侵,颈总动脉被包绕,另见右侧椎旁神经鞘瘤。

病例79　患者,男,69岁,发现甲状腺结节20年,颈部淋巴结增大2个月(图11-6-89)。

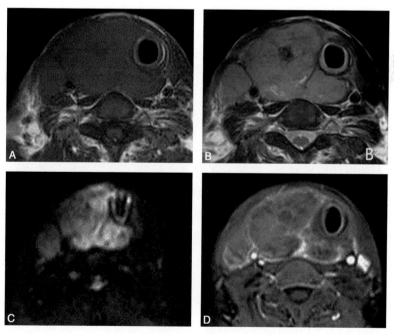

图11-6-89　甲状腺未分化癌9

MRI平扫(图A)示甲状腺右侧叶分叶状软组织瘤体,T_1WI呈等信号,其内见结节状低信号,与邻近颈前肌分界不清,向气管-食管沟延伸;T_2WI(图B)呈稍高信号,内见结节状低信号;DWI(图C)呈高信号;增强T_1WI(图D)后轻中度不均匀强化,外周强化较明显,边缘模糊,右侧颈部Ⅳ组增大淋巴结与肿块趋于融合,颈总动脉被包绕。

【诊断思路及诊断要点】

甲状腺未分化癌具有高度恶性的生物学行为,易侵犯周围软组织和邻近结构,部分侵犯到皮下脂肪、皮肤甚至窦道形成,侵犯静脉壁甚至形成静脉内癌栓;其体积大,常见坏死和出血,肿瘤内常能见到广泛的凝固性坏死;可以伴有软骨、骨化生。甲状腺未分化癌 CT/MRI 影像学特点包括瘤体大,密度/信号不均,强化低,伴边缘模糊的坏死区,部分可见粗钙化或环形钙化,二者均能很好地判断周围结构侵犯情况及评估转移淋巴结情况。

对于老年患者,病史较长,病变进展迅速,肿块较大,形态不规则,向气管-食管沟延伸,对邻近结构有包绕或侵犯,病变内粗大钙化,密度不均匀及强化不均匀,强化程度较其他恶性肿瘤低,且其内有边缘模糊的坏死区,要首先考虑未分化或低分化癌,与分化较差的乳头状癌有时鉴别困难,需要结合免疫组化。对原发肿瘤仔细评估的同时,需充分对侧颈部及中央区淋巴结进行评估,对瘤体与周围结构的关系进行评估。

七、甲状腺转移性肿瘤

【简介】

甲状腺转移瘤(thyroid metastasis)少见,占甲状腺恶性肿瘤的 1.2%~10%,占尸检的 26%。对于原发肿瘤病史明确,甲状腺内从无到有、发展迅速的瘤体,结合临床及影像学检查易于诊断,而对于原发肿瘤病史不明,或原发肿瘤术后及甲状腺内瘤体均存在多年的患者,很难作出原发或转移瘤的判断。

甲状腺血管和淋巴管丰富,任何恶性肿瘤均可出现甲状腺转移。早期转移瘤很难被发现,也很难与发病率高的结节性甲状腺肿和甲状腺乳头状癌等鉴别,而对于中、晚期转移瘤,患者多为原发癌晚期的恶病质体质,瘤体一般在短期内迅速增大,触诊质硬而固定,易侵犯周围组织和器官,继而出现吞咽困难、呼吸困难及声音嘶哑等一系列症状。甲状腺转移瘤常见的原发肿瘤为食管癌、肺癌、乳腺癌、肾癌、恶性黑色素瘤及头颈部小器官的原发癌等。

【影像学表现】

甲状腺转移瘤分为结节型和弥漫型两类。结节型甲状腺转移瘤可单发或多发,以多发常见。对于典型的甲状腺转移瘤,其在一定程度上反映了原发肿瘤的特点,如肾透明细胞癌血供丰富,其转移瘤血供亦丰富;头颈部鳞状细胞癌易发生坏死,其转移瘤亦如此。CT 检查时,可对病史明确、大小不一、增强后边缘模糊的瘤体作出转移瘤的诊断,而对于单发结节或多发微小结节,CT 无法对其进行显示或进一步提供鉴别诊断信息。弥漫型甲状腺转移瘤呈浸润性生长,可呈条状侵犯甲状腺组织,或侵犯甲状腺一侧,甚至侵犯整个甲状腺组织。

甲状腺转移瘤 CT 和 MRI 表现为弥漫性密度/信号异常,前者表现为密度减低,后者表现为 T_1WI 等、稍低信号,T_2WI 稍高信号,甲状腺周围模糊,增强后轻中度强化,可见并存的颈部多发增大淋巴结。当转移瘤表现为甲状腺弥漫性肿大时,应与甲状腺淋巴瘤及弥漫性原发性肿瘤相鉴别,如未分化或低分化癌。在弥漫型甲状腺转移瘤的影像诊断中,CT 和 MRI 可更好地显示瘤体对周围结构的侵犯及淋巴结转移情况。

对于甲状腺内结节型转移,或单侧为主的弥漫型转移,可通过影像学确定转移瘤位于甲状腺,而少数患者,颈部淋巴结、甲状腺及甲状腺周围软组织同时受累,呈弥漫性分布时,难以判断甲状腺是直接转移或周围转移瘤累及所致。

【典型病例】

病例80　患者,女,42岁,右侧腮腺黏液表皮样癌术后,发现甲状腺右侧叶肿块2个月(图11-6-90)。

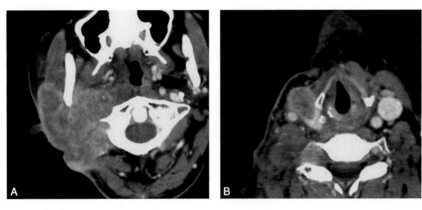

图 11-6-90　甲状腺转移瘤 1

CT 增强(图 A)示右侧腮腺区巨大软组织肿块,不均匀明显强化,向周围浸润性生长,边界不清;甲状腺右侧叶类椭圆形瘤体,强化程度与腮腺区瘤体相仿,内见斑点状强化程度较低区(图 B)。

病例81　患者,男,57岁,食管癌术后9年,左侧梨状隐窝占位3个月(图11-6-91)。

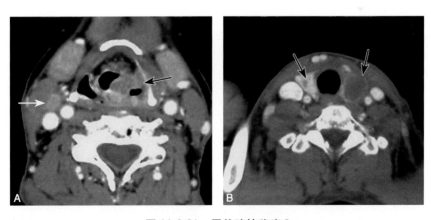

图 11-6-91　甲状腺转移瘤 2

CT 增强(图 A)示左侧梨状隐窝及会厌软骨区异常软组织瘤体(黑箭),中等强化,与周围结构分界不清,同平面右侧颈部Ⅱ组淋巴结转移(白箭);甲状腺两侧叶低强化灶(黑箭)以左侧为著,边缘模糊(图 B)。

病例82　患者,女,73岁,发现甲状腺右侧叶结节半个月。1年前行右肾透明细胞癌根治术和右肺原发性肺癌肺叶切除术(图11-6-92)。

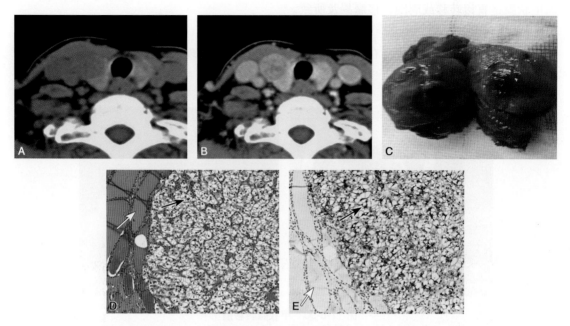

图 11-6-92　甲状腺转移瘤3

CT平扫(图A)示甲状腺右侧叶中极外侧缘类圆形低密度结节,界清;增强(图B)示瘤体不均匀强化,程度低于周围甲状腺组织,瘤体内部见小斑点状无强化区,增强后边界较平扫模糊;大体组织标本(图C)可见灰白色结节,中央可见出血坏死;病理(图D;HE,×200)示甲状腺实质内(白箭)透明细胞巢(黑箭);透明肿瘤细胞免疫组化染色(图E;HE,×200)CD10阳性(黑箭),周围甲状腺组织阴性(白箭)。

病例83　男性,62岁,发现右侧颈部肿块2个月(图11-6-93)。

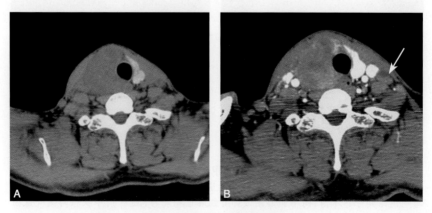

图 11-6-93　甲状腺转移瘤4

CT平扫(图A)示甲状腺右侧叶弥漫性增大,密度减低,并向气管-食管沟延伸,气管部分包绕;增强(图B)示瘤体不均匀轻中度强化,同层面见左侧颈部Ⅲ组淋巴结转移(箭),内见坏死区。

病例 84 患者,男,24 岁,鼻咽癌放疗后 4 年,颈部包块 4 月余(图 11-6-94)。

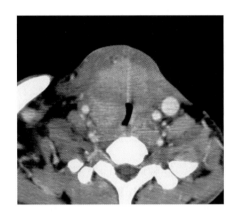

图 11-6-94 甲状腺转移瘤 5
CT 增强静脉期示甲状腺弥漫性增大,强化程度减低,并与周围软组织间隙模糊,左侧叶瘤体向气管-食管沟延伸,气管、食管被包绕,管腔明显变窄。

病例 85 患者,男,68 岁,颈部淋巴结肿大半年,咳嗽、胸闷半个月(图 11-6-95)。

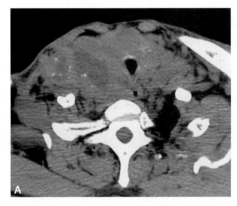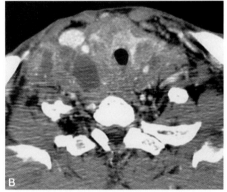

图 11-6-95 甲状腺转移瘤 6
CT 平扫(图 A)示甲状腺两侧叶增大,密度不均,右侧叶见更低密度坏死区及散在点状钙化,局部与周围结构分界不清;增强(图 B)示左侧叶残存甲状腺组织强化较明显,余两侧叶及周围软组织不均匀中等强化,右侧叶低密度区无强化,瘤体与周围结构分界不清,气管、食管被包绕,管腔变窄。

【诊断思路及诊断要点】

对于原发肿瘤病史明确,尤其是头颈部鳞状细胞癌,甲状腺内瘤体从无到有,发展迅速,影像学表现为形态不规则或边界不清晰,向气管-食管沟延伸,坏死边界模糊,合并多发淋巴结增大,均有助于转移瘤的诊断。

八、甲状腺淋巴瘤

【简介】

甲状腺淋巴瘤分为原发性和继发性。原发性甲状腺淋巴瘤(primary thyroid lymphoma)是一种原发于甲状腺的少见恶性肿瘤,约占所有甲状腺恶性肿瘤的 5% 和所有结外淋巴瘤的 2.5%~7%,但近年来有增长的趋势。慢性淋巴细胞性甲状腺炎与原发性甲状腺淋巴瘤有明显相关性,其发生原发性甲状腺淋巴瘤的危险为正常人群的 40~80 倍。多数发生于中老年人,平均年龄 56~67 岁,女性多于男性,男女比例 1:1.4~1:6,几乎所有患者都有慢性淋巴细胞性甲状腺炎。常表现为甲状腺肿物短期内迅速增大,可有吞咽及呼吸困难、声音嘶哑、喘鸣等,但发热、盗汗及体重减轻等症状相对少见。多数患者就诊时可触及甲状腺肿块,大小不等,质地硬韧,固定,活动度差。肿瘤播散时颈部淋巴结最常受累。

【病理基础】

病因未完全明确,多数原发性甲状腺淋巴瘤在慢性淋巴细胞性甲状腺炎或桥本甲状腺炎的基础上发生,这种并存的现象和免疫增生与自身免疫性疾病关系密切,大部分患者抗甲状腺抗体血清测试呈阳性。最常见的类型是弥漫性大 B 细胞淋巴瘤,其次是黏膜相关淋巴组织结外边缘区淋巴瘤(MALT 淋巴瘤),约半数弥漫性大 B 细胞淋巴瘤显示相关的 MALT 淋巴瘤成分,符合由原低级别淋巴瘤转化而来。其他所有类型的淋巴瘤少见,包括滤泡性淋巴瘤、伯基特淋巴瘤(Burkitt lymphoma)、外周 T 细胞淋巴瘤等。

1. **大体检查**　肿瘤形成表面光滑的多结节或弥漫性肿块;切面呈实性、灰白色或鱼肉样。

2. **镜下表现**　甲状腺 MALT 淋巴瘤是一种由形态各异的小 B 细胞组成的结外淋巴瘤,包括边缘区(中心细胞样)细胞、单核样细胞、小淋巴细胞和散在的免疫母细胞和中心母细胞样细胞,部分病例有浆细胞分化。与发生在其他部位的 MALT 淋巴瘤一样,甲状腺 MALT 淋巴瘤含有特征性淋巴上皮病变,由边缘区细胞填充和扩张甲状腺滤泡腔形成圆形聚集灶,即所谓的球状 MALT 淋巴上皮病变,淋巴细胞呈弥漫性或结节状排列,滤泡植入较明显,在一些病例形成明显的滤泡结构,形态与滤泡性淋巴瘤类似,淋巴瘤组织附近常见慢性淋巴细胞性甲状腺炎病变(图 11-6-96)。

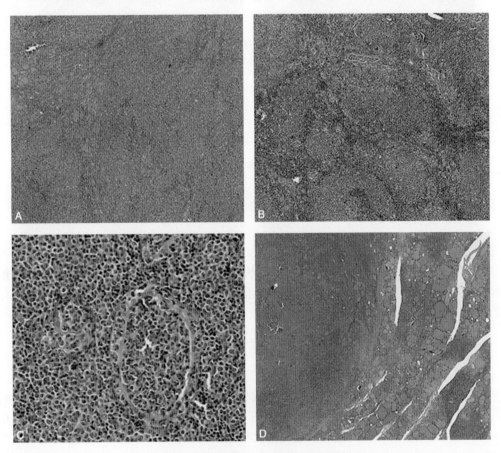

图 11-6-96　MALT 淋巴瘤镜下表现

肿瘤细胞以弥漫分布为主,局灶见模糊的结节(图 A;HE,×100);肿瘤细胞以结节状分布为主(图 B;HE,×100);特征性淋巴上皮病变,由边缘区细胞填充和扩张甲状腺滤泡腔形成的圆形聚集灶(图 C;HE,×200);淋巴瘤周围示桥本甲状腺炎(图 D;HE,×100)。

3. 免疫组化　MALT 淋巴瘤的免疫表型显示 CD20、CD79a、PAX-5、Bcl-2 阳性,而 CD5、CD10、CD23、cyclinD1 和 Bcl-6 阴性,部分病例肿瘤细胞可表达 CD43、CD21 和 CD35,CK(细胞角蛋白)免疫组化染色对判定淋巴细胞浸润和破坏滤泡非常有帮助(图 11-6-97)。

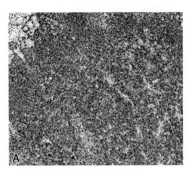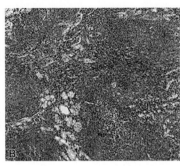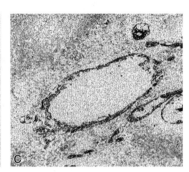

图 11-6-97　MALT 淋巴瘤免疫组化

免疫组化 CD20 染色(图 A;HE,×100)肿瘤细胞弥漫阳性;免疫组化 CD20 染色(图 B;HE,×100)肿瘤细胞结节状阳性;免疫组化 CK(AE1/AE3)染色(图 C;HE,×100)见残留滤泡上皮细胞阳性,滤泡腔内见淋巴细胞聚集灶,即球状 MALT 淋巴上皮病变。

【影像学表现】

甲状腺淋巴瘤较小时,多位于单侧叶,瘤体较大时,常以单侧叶为主,并累及峡部和对侧叶,完全累及双侧叶者罕见。甲状腺淋巴瘤影像学分为单结节型、多发结节型、弥漫型和混合型。单结节型和多发结节型常见于较小瘤体,单发者局限于单叶,多发者分布于单叶或两叶,相互之间无融合,瘤体常呈圆形或卵圆形,边界清晰或模糊,此时容易与更常见的结节性甲状腺肿和甲状腺乳头状癌相混淆。弥漫型的体积多较大,累及单侧全部或大部分瘤体,部分可累及或超过峡部而达到对侧甲状腺,该型表现典型,呈类似甲状腺形态的塑形生长,边缘圆钝,向气管-食管沟延伸。混合型介于单结节型、多发结节型和弥漫性型之间,此型与部分桥本甲状腺炎难以鉴别。

1. CT 表现　对于未合并桥本甲状腺炎的甲状腺淋巴瘤,其与正常甲状腺的高密度相比呈低密度,易于识别,而对于合并桥本甲状腺炎的淋巴瘤,其密度及强化程度与周围桥本甲状腺炎差异较小,甚至瘤体定位都存在困难,更无法对其性质进行诊断,故 CT 在单发或多发结节型淋巴瘤的诊断方面存在很大不足。对于弥漫型淋巴瘤,CT 平扫时,因瘤体密度与周围肌肉和血管密度相似,故常难以判断瘤体是否对其进行侵犯,增强后瘤体多呈轻中度"不愠不火"的均匀强化模式,而残存的甲状腺呈更高强化,周围血管呈显著强化,瘤体边界较平扫更清晰,与周围血管的关系更明确。

多层螺旋 CT 检查后三维重建,可以通过各个角度显示瘤体与周围结构的关系,故对较大甲状腺淋巴瘤患者进行临床评估时,尤其是怀疑存在喉部、气管、食管、血管包绕和侵犯时,推荐多层螺旋 CT 检查后三维重建进行评估。

2. MRI 表现　MRI 检查中,淋巴瘤常表现为 T_1WI 等信号和 T_2WI 稍低信号,后者的病理机制与淋巴瘤的核/浆比值较大有关;较大淋巴瘤信号常不均匀,DWI 呈高信号,ADC 值减低,增强后呈轻中度均匀或不均匀强化。在评估瘤体对周围结构侵犯方面,因具有更高的软组织分辨率和更多参数,故 MRI 较 CT 具有更高的诊断价值。

【典型病例】

病例 86　患者,女,55 岁,发现甲状腺结节 6 年(图 11-6-98)。

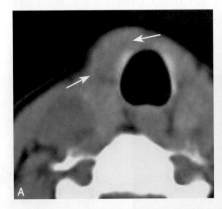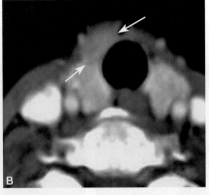

图 11-6-98 甲状腺淋巴瘤 1

CT 平扫（图 A）示甲状腺右侧叶近峡部可疑稍低密度结节（箭），边界不清；增强（图 B）示结节强化较明显（箭），但低于周围甲状腺强化程度。

病例 87 患者，男，55 岁，发现右侧颈部肿大 1 个月（图 11-6-99）。

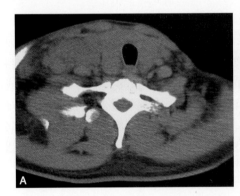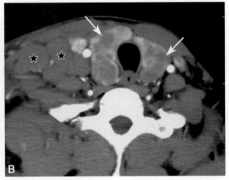

图 11-6-99 甲状腺淋巴瘤 2

CT 平扫（图 A）示甲状腺双侧叶密度减低，右侧颈部多发增大淋巴结，边界不清；增强（图 B）示甲状腺双侧叶多发相对低强化结节（箭），强化均匀，右侧颈部Ⅲ组淋巴结多发增大，轻度均匀强化（黑星），边界较平扫清晰。

病例 88 患者，男，45 岁，体检发现双侧甲状腺肿块 1 周余（图 11-6-100）。

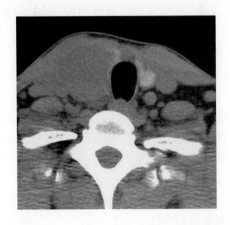

图 11-6-100 甲状腺淋巴瘤 3
CT 平扫示甲状腺右侧叶弥漫性密度减低，呈甲状腺塑形，密度均匀，边缘圆钝。

病例89 患者,女,82岁,发现颈前肿大1月余(图11-6-101)。

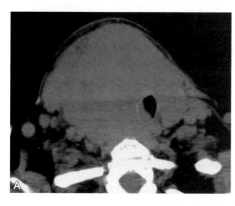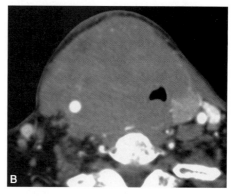

图 11-6-101 甲状腺淋巴瘤4

CT平扫(图A)示甲状腺两侧叶不对称弥漫性增大,右侧为主,病变向气管-食管沟延伸,并包绕和侵犯气管,管腔内见软组织密度影存在;增强(图B)示瘤体均匀轻中度强化,包绕血管、气管、食管征象更清晰。

病例90 患者,女,76岁,发现颈前肿大2月余(图11-6-102)。

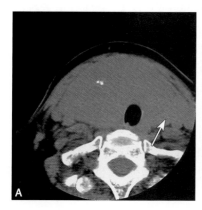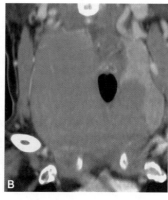

图 11-6-102 甲状腺淋巴瘤5

CT平扫(图A)示甲状腺两侧叶弥漫性增大,沿甲状腺形态分布,呈塑形状,甲状腺左侧叶后缘仅局部密度稍高(箭),气管轻度受压左移,右侧叶见微、粗混合钙化灶,余密度均匀;增强冠状位重建(图B)示甲状腺右侧叶全部、峡部及左侧叶大部分轻度均匀强化,左侧部分残余相对正常甲状腺呈更高均匀强化。

病例91 患者,男,83岁,发现左侧颈部肿块半月余(图11-6-103)。

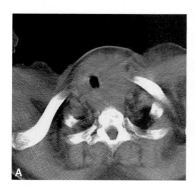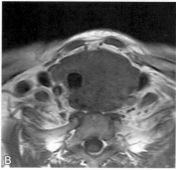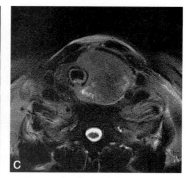

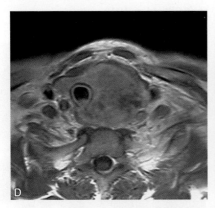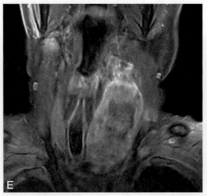

图 11-6-103　甲状腺淋巴瘤 6

CT 平扫(图 A)示甲状腺左侧叶弥漫性软组织密度影,边界不清,瘤体向气管-食管沟延伸。MRI 平扫 T₁WI(图 B)示瘤体以等信号为主,内见散在斑点状稍低及稍高信号区,瘤体与气管-食管沟分界不清;平扫脂肪抑制 T₂WI(图 C)示瘤体以稍低信号为主,边缘见条片状稍高信号区,气管左侧呈包绕表现;增强 T₁WI(图 D)示瘤体轻、中度强化,强化不均匀;增强脂肪抑制 T₁WI(图 E)示瘤体边缘强化较明显,中心区见多发斑片状低强化区,瘤体向下延伸至胸骨上窝水平,气管受推右移。

【诊断思路及诊断要点】

多数原发性甲状腺淋巴瘤在慢性淋巴细胞性甲状腺炎的基础上发生,大部分患者抗甲状腺抗体血清测试呈阳性,最常见的类型是弥漫性大 B 细胞淋巴瘤,其次是黏膜相关淋巴组织结外边缘区淋巴瘤(MALT 淋巴瘤),形成表面光滑的多结节或弥漫性肿块,切面呈实性、灰白色或鱼肉样。

CT 平扫甲状腺多有桥本甲状腺炎基础,甲状腺本底密度低,低密度结节与甲状腺本底密度相似而显示困难,增强后结节轻中度、均匀强化,相对正常甲状腺强化较结节强化明显而使结节凸显出来;淋巴瘤肿瘤细胞多、细胞排列紧密,其细胞外水分及细胞外间隙偏少,从而使细胞外水分子弥散受限,在 DWI 上呈高信号,ADC 值低,在 MRI 上具有一定的特点。

对于桥本甲状腺炎患者,短期内肿块迅速增大,平扫密度均匀,增强后轻中度均匀强化,肿块边界不清晰,向气管-食管沟延伸;MRI 示弥散受限、ADC 值较低,T₂WI 呈较低信号,周围可见增大淋巴结,这些征象均有利于甲状腺淋巴瘤的诊断。

第七节　异位甲状腺

【简介】

异位甲状腺少见,65%~80% 发生在年轻女性。异位甲状腺包括迷走甲状腺和额外甲状腺,前者指固有部位甲状腺缺如,而在其他 1~2 个部位出现甲状腺,后者指固有部位存在甲状腺,而其他部位亦出现甲状腺组织。在异位甲状腺中,舌根异位甲状腺占 90%,其中 70%~90% 为唯一的甲状腺组织,其他可发生于颈中线或近中线舌盲孔至胸骨切迹的任何位置。

【组织胚胎学基础】

异位甲状腺是一种先天性胚胎发育异常引起的疾病,为甲状腺始基沿甲状舌管下降过程中发生的发育性疾病。甲状腺在胚胎第 4 周时,自前肠底部开始发育,通过绕道下降至颈前正中,出生时已定位在第 2~4 气管软骨前,当甲状腺在胚胎期出现发育障碍,甲状腺未能顺利下降至上述位置,而在其他部位则成为异位甲状腺,主要位于舌盲孔与正常甲状腺峡部间。

【影像学表现】

多数异位甲状腺表现为舌盲孔与正常甲状腺峡部间高密度结节影,多单发,呈类圆形,边界清晰且无局部浸润,密度及强化程度均与甲状腺相仿,无正常颈前甲状腺,合并其他病变时,其影像学表现与正常颈前甲状腺相应病变一致,如异位甲状腺结节性甲状腺肿,平扫密度多不均匀,增强后轮廓较平扫清晰,呈明显不均匀强化。

异位腺瘤性结节性甲状腺肿和甲状腺腺瘤形态多规则,增强后呈高强化;异位甲状腺乳头状癌内部可明显坏死形成强化显著的壁结节,如正常颈前甲状腺囊性乳头状癌的"海岛征"。MR T_1WI 和 T_2WI 呈等或稍高信号,增强后明显强化而与正常颈前甲状腺一致。

固有甲状腺与分离的甲状腺间存在 5 种位置关系:①分离的甲状腺仅位于舌骨下方;②分离的甲状腺仅位于舌骨上方;③分离的甲状腺同时位于舌骨上方和下方;④分离的甲状腺位于固有甲状腺的下方或纵隔;⑤分离的甲状腺位于固有甲状腺的侧方。对于第一种情况临床发生率高,在 5 种情况中最常见,是否将其诊断为额外甲状腺是临床及影像科医生经常面临的难题,如果将其诊断为额外甲状腺,无疑额外甲状腺的发生率会明显提高,其临床意义就会降低,另一方面,因其走行区域完全位于正常甲状腺锥状叶,仅是下极与固有甲状腺不相连,临床也无特殊意义,因此更支持锥状叶变异不连的诊断。

【典型病例】

病例 1　患者,男,51 岁,咽部不适 1 周余(图 11-7-1)。

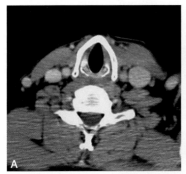 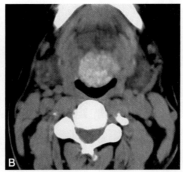 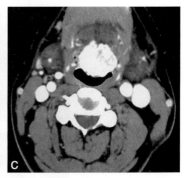

图 11-7-1　异位甲状腺 1

CT 增强轴位(图 A)示正常颈前甲状腺部位未见甲状腺组织;平扫(图 B)示舌根部结节,呈均匀高密度影,边界清晰;增强(图 C)示舌根部结节呈均匀、明显强化,边界清晰。

病例 2　患者,女,34 岁,反复鼻塞多年(图 11-7-2)。

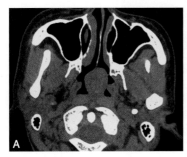 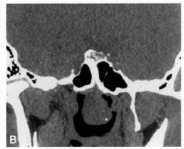 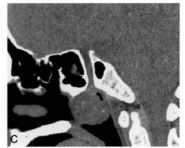

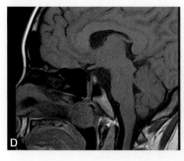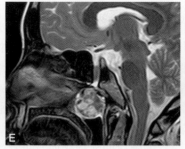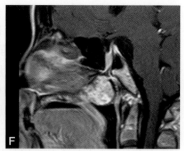

图 11-7-2　异位甲状腺合并甲状腺肿 1

CT 平扫(图 A～图 C)示鼻咽顶后壁向鼻咽腔内突出类圆形略低密度软组织结节,其内密度不均,见散在微钙化。MR T_1WI(图 D)呈等信号,其内信号不均,见小结节低信号;T_2WI(图 E)呈不均匀高信号,包膜及间隔呈低信号,形态规则;增强(图 F)后明显不均匀强化。

病例 3　患者,女,56 岁,右侧鼻塞、流涕 1 余年(图 11-7-3)。

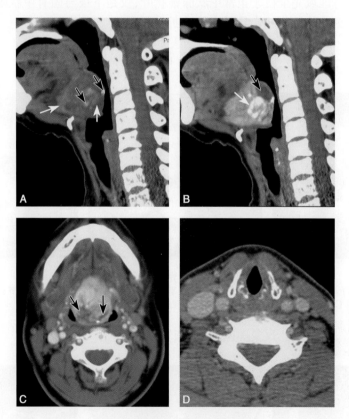

图 11-7-3　异位甲状腺合并甲状腺肿 2

CT 平扫矢状位重建(图 A)示舌根部结节状异常密度灶,以稍低密度为主,边缘及其内见小斑片状稍高密度影(白箭),后缘见钙化灶(黑箭),相应口咽腔变窄;增强 CT 矢状位重建及轴位(图 B、图 C)示结节不均匀强化,以明显强化为主,内见结节状强化更明显区(白箭)及斑片状无强化坏死区(黑箭);增强轴位(图 D)示正常颈前甲状腺部位未见甲状腺组织。

病例 4　患者,男,59 岁,呼吸困难 4 个月(图 11-7-4)。

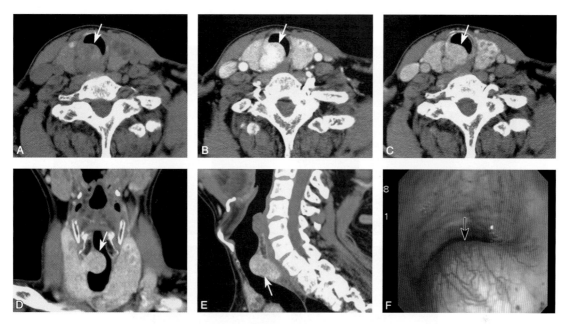

图 11-7-4　异位甲状腺合并甲状腺腺瘤

CT 轴位平扫、增强及冠状位、矢状位增强重建(图 A～图 E)示气管右后稍低密度结节,局部密度稍高,与正常甲状腺密度相似(箭),增强后动脉期结节明显强化,强化较均匀;静脉期与正常甲状腺强化相似,气管腔变窄,另见甲状腺双侧叶多发腺瘤性结节性甲状腺肿。纤维支气管镜(图 F)示气管膜部结节状隆起(箭),其上分布多量粗细不均血管。

病例 5　患者,女,45 岁,呼吸不畅半个月(图 11-7-5)。

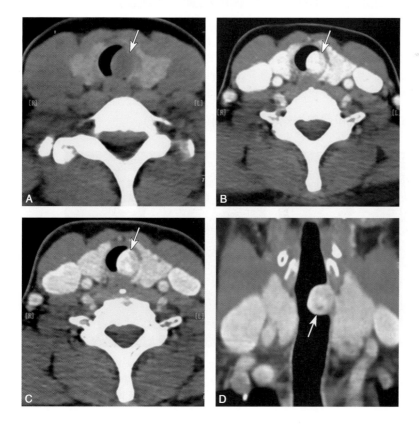

图 11-7-5　异位甲状腺 2

CT 平扫(图 A)示气管左后侧壁向腔内突出类圆形低密度结节,密度较均匀(箭);增强(图 B)后动脉期结节明显均匀强化,高于正常甲状腺组织(箭);静脉期(图 C)示结节强化高于正常甲状腺(箭);冠状位重建(图 D)示支气管腔变窄(箭)。

病例6　患者,女,21岁,发现口底无痛性肿块1个月(图11-7-6)。

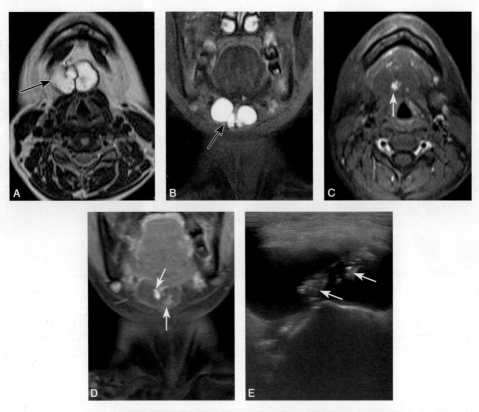

图11-7-6　异位甲状腺合并甲状腺乳头状癌
MRI平扫轴位及冠状位脂肪抑制T_2WI(图A、图B)示口底部高信号分叶状结节(箭),其包膜及间隔呈低信号;增强脂肪抑制T_1WI(图C、图D)示结节边缘及分隔强化,其内见明显强化小结节(箭);超声(图E)示口底部无回声囊性结节,呈分叶状,其内见稍低回声附壁实性结节(箭),附壁结节上见强回声微钙化。

病例7　患者,女,50岁,发现甲状腺右侧叶结节1周(图11-7-7)。

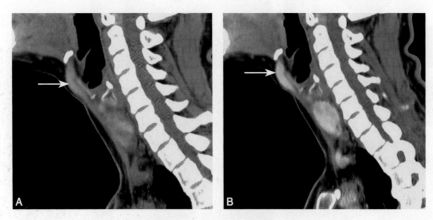

图11-7-7　异位甲状腺3
CT矢状位重建(图A)示舌骨下方条状高密度影(箭),与固有甲状腺分离,密度与固有甲状腺相仿;矢状位增强重建(图B)示病变强化明显(箭),与固有甲状腺相仿。

病例 8　患者,女,49 岁,发现双侧甲状腺肿块 3 个月(图 11-7-8)。

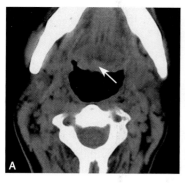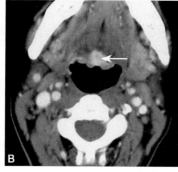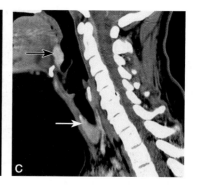

图 11-7-8　异位甲状腺 4

CT 平扫(图 A)示舌根部等密度结节影(箭);增强(图 B)示结节显著强化(箭),程度高于周围软组织而低于血管;增强矢状位重建(图 C)示结节位于舌根部(黑箭),正常甲状腺区域见甲状腺组织(白箭)。

病例 9　患者,女,47 岁,颈部不适 1 个月(图 11-7-9)。

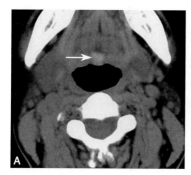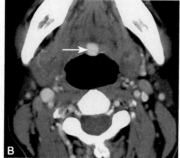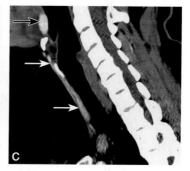

图 11-7-9　异位甲状腺 5

CT 平扫(图 A)示舌根部结节状高密度影(箭),界清;增强(图 B)示结节显著强化(箭),高于周围软组织而低于血管;增强矢状位重建(图 C)示颈部正中条状高密度影(白箭),向上达舌骨下缘水平,舌骨上方、舌根部类椭圆形明显强化灶(黑箭),界清。

病例 10　患者,女,15 岁,体检发现双侧甲状腺结节半年余(图 11-7-10)。

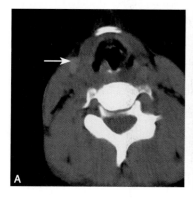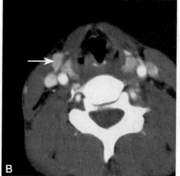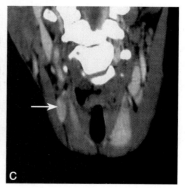

图 11-7-10　异位甲状腺 6

CT 平扫(图 A)示甲状腺右侧叶外上方类椭圆形稍高密度影(箭);增强轴位(图 B)和冠状位(图 C)示病变明显强化(箭),程度与同平面甲状腺相仿,并于右侧叶之间见线状低强化区分隔。

【诊断思路及诊断要点】

年轻女性,CT发现舌盲孔与正常甲状腺峡部间高密度结节影,以舌根部多见,边界清晰,局部无浸润侵犯,平扫呈高密度,增强扫描明显强化。正常颈前有或无甲状腺组织显示,需要首先考虑异位甲状腺的诊断,要注意有无合并病变。

第八节 甲状腺结节性病变 CT 影像诊断思路

甲状腺结节性病变CT影像诊断思路主要从甲状腺密度及结节密度、结节形态、结节与甲状腺包膜交界区、结节内钙化形态及分布状态、增强后结节强化及边界和颈部淋巴结等几个方面进行综合评估。

（1）甲状腺密度及结节密度:甲状腺密度弥漫性减低性病变会影响结节的检出及定性,如桥本甲状腺炎;除钙化外,结节的密度多低于正常甲状腺密度,结节密度较高或高低不均时,对结节性甲状腺肿的诊断具有重要提示价值。

（2）结节形态:形态规则定义为圆形、椭圆形、三角形及甲状腺塑形生长,提示良性病变的诊断;其他形态定义为形态不规则,有利于恶性结节的诊断。

（3）结节与甲状腺包膜交界区:"咬饼征"有利于恶性结节的判断,尤其对于最大径1cm以下结节。

（4）结节内钙化形态及分布状态:微钙化,尤其是簇状分布微钙化,在甲状腺乳头状癌诊断中具有重要价值,簇状分布粗细混合钙化对于判断结节恶性的价值同样重要。较大结节内散在分布的条状、柱状、三角形或边缘弧形钙化,常提示结节性甲状腺肿的营养不良性钙化。

对于孤立性粗钙化,以下几点对于良恶性结节的鉴别均具有重要价值:①观察粗钙化周围有无伪影,有伪影提示良性病变,无伪影提示恶性病变;②骨窗观察钙化是否密实、边缘是否光整,密实而光整的钙化提示良性病变,中断而不光整的钙化提示恶性病变;③测钙化CT值了解钙化的平均CT值与最大CT值,平均CT值>890HU 和/或最大CT值>1 200HU 提示良性病变。

（5）增强后结节强化及边界:高强化与无强化有利于良性结节的判断,低强化则良恶性结节均可见。增强后结节边界较平扫变清晰,有利于良性结节的判断;若增强后边界较平扫模糊,在良恶性结节中均可见,需要结合其他征象综合分析判断。对于粗钙化结节,增强后"晕征"显示有利于良性结节的诊断,"晕征"消失则提示恶性结节的诊断。

（6）颈部淋巴结 囊性淋巴结伴富血供附壁结节有利于乳头状癌淋巴结转移的判断,几乎没有例外;增大淋巴结中出现微钙化、最短径/最长径>0.5、强化CT值升高幅度>40HU、淋巴结簇状分布等亦有利于转移淋巴结的判断。

以上单一征象对良恶性结节判断的特异性低,多征象联合更有利于良恶性结节的判断。注重临床与相关实验室检查,如性别、年龄、结节进展情况等,血清CEA和降钙素,甲状腺功能等。

报告书写规范要点

　　甲状腺左(右)侧叶对称(不对称性)增大,峡部无(有)增厚,密度均匀(不均匀)自然(减低)。甲状腺右(左)侧叶上极(中极、下极或中上极、中下极或峡部)见一形态规则(不规则)结节影,呈圆形(椭圆形、三角形、塑形生长)。CT平扫呈高密度(低密度或等密度),大小约#cm×#cm,密度均匀(不均匀),内部(边缘)见粗(微、环形或混合型)钙化,呈散在(簇状)分布,无(有)"咬饼征"。增强后结节呈低(无或高)强化,强化均匀(不均匀),结节边界较平扫清楚(模糊或缩小),结节周围有(无)包膜显示,结节内后侧向气管-食管沟延伸(有该征象时要描述),与周围结构(颈前肌、气管、食管、颈动静脉等)分界清楚(不清楚),无(有)推移(包绕或受侵)。中央区(Ⅵ组)/上纵隔(Ⅶ组)及侧颈部(Ⅱ/Ⅲ/Ⅳ/Ⅴ组)无(有)增大淋巴结(描述淋巴结形态、大小、最短径与最长径比值、囊变、钙化、强化幅度和分布状态等)。

===== 练习题 =====

1. 名词解释

(1) 先天性梨状隐窝瘘管

(2) "咬饼征"

2. 选择题

(1) 关于桥本甲状腺炎,以下描述正确的是

　　A. 桥本甲状腺炎多被分为弥漫型和局灶型,后者又被分为单发局灶亚型和多发局灶亚型

　　B. 桥本甲状腺炎均表现为体积正常或增大,不可能体积缩小

　　C. 桥本甲状腺炎CT平扫会漏诊内部结节性病变,故取消CT平扫,而做CT增强检查即可

　　D. 单发局灶亚型桥本甲状腺炎易与乳头状癌混淆

　　E. 桥本甲状腺炎常有双侧中央区淋巴结增大,且重度强化(≥40HU)

(2) 关于亚急性甲状腺炎,以下描述错误的是

　　A. 亚急性甲状腺炎影像学呈条片状或斑片状,占位效应不明显

　　B. 亚急性甲状腺炎影像学呈球形,占位效应明显

　　C. CT增强扫描时,亚急性甲状腺炎强化程度均低于周围甲状腺

　　D. 亚急性甲状腺炎的发病与季节因素无关

　　E. 亚急性甲状腺炎急性发作时,可引起同侧甲状腺周围渗出改变

(3) 关于甲状腺脓肿的发生机制,以下观点正确的是

　　A. 先天性梨状隐窝瘘管

　　B. 血源性与淋巴管途径

　　C. 甲状腺附近炎症直接蔓延

　　D. 颈部损伤

　　E. 医源性损伤和口咽食管损伤

(4) 分化型甲状腺癌属于甲状腺癌病理类型中的

    A. 乳头状癌

    B. 滤泡细胞癌

    C. 未分化癌

    D. 髓样癌

    E. 恶性淋巴瘤

(5) CT 影像中易向气管-食管沟延伸的病变是

    A. 淋巴瘤

    B. 转移瘤

    C. 未分化癌

    D. 结节性甲状腺肿

    E. 腺瘤

(6) 临床上出现腹泻、心悸、脸面潮红和血钙降低等症状的甲状腺癌,可能的是

    A. 乳头状癌

    B. 滤泡细胞癌

    C. 未分化癌

    D. 髓样癌

    E. 恶性淋巴瘤

(7) 下述预后最差的甲状腺癌是

    A. 乳头状癌

    B. 滤泡细胞癌

    C. 未分化癌

    D. 髓样癌

    E. 恶性淋巴瘤

(8) 甲状腺癌中最常见的病理类型是

    A. 乳头状癌

    B. 滤泡细胞癌

    C. 未分化癌

    D. 髓样癌

    E. 恶性淋巴瘤

(9) 关于甲状腺钙化性结节的 CT 表现,以下描述正确的是

    A. "晕征"提示良性病变

    B. CT 增强扫描时,环状钙化内部高强化提示恶性病变

    C. 钙化"伪影"提示恶性病变

    D. 钙化中断不连,呈蜂窝状,提示良性病变

    E. 弥漫性微钙化,提示良性病变

(10) 甲状腺乳头状癌最容易出现淋巴结转移的部位是

    A. Ⅱ组

    B. Ⅳ组

    C. Ⅵ组

　　D. Ⅲ组

　　E. Ⅴ组

3. 简答题

（1）简述亚急性甲状腺炎与局限性桥本甲状腺炎的鉴别点。

（2）简述结节性甲状腺肿的4大主要特征。

（3）简述甲状腺乳头状癌的4大主要特征。

（4）简述甲状腺淋巴瘤的临床及影像学表现。

选择题答案：（1）ADE　（2）BCD　（3）ABCDE　（4）AB　（5）ABC　（6）D　（7）C　（8）A　（9）A　（10）C

（张　清　朱晓明　陈宜春　杨光建　项晶晶　韩志江）

=== 推荐阅读资料 ===

［1］韩志江,包凌云,陈文辉.甲状腺及甲状旁腺影像比较诊断学.北京:人民卫生出版社,2016.

［2］燕山,詹维伟,周建桥.甲状腺与甲状旁腺超声影像学.北京:科学技术文献出版社,2009.

［3］陈孝平,汪建平,赵继宗.外科学.9版.北京:人民卫生出版社,2018.

［4］谭艳娟,包凌云,黄安茜,等.超声造影时间-强度曲线在甲状腺结节中的应用.医学影像学杂志,2013,23(5):678-681.

［5］史震山,庄茜,游瑞雄,等.甲状腺间变癌的CT影像特点.中华放射学杂志,2013,47(2):147-151.

［6］KWAK J Y,HAN K H,YOON J H,et al. Thyroid imaging reporting and data system for US features of nodules:a step in establishing better stratification of cancer risk. Radiology,2011,260(3):892-899.

［7］VEIGA L H,NETA G,ASCHEBROOK-KILFOY B,et al. Thyroid cancer incidence patterns in Sao Paulo, Brazil, and the U. S. SEER Program, 1997—2008. Thyroid, 2013, 23(6):748-757.

［8］LONDERO S C,KROGDAHL A,BASTHOLT L P. Papillary thyroid carcinoma in Denmark,1996—2008:outcome and evaluation of established prognostic scoring systems in a prospective national cohort. Thyroid,2015,25(1):78-84.

［9］HORVATH E,MAJLIS S,ROSSI R,et al. An ultrasonogram reporting system for thyroid nodules stratifying cancer risk for clinical management. J Clin Endocrinol Metab,2009,94(5):1748-1751.

［10］HUGHES D T,HAYMART M R,MILLER B S,et al. The most commonly occurring papillary thyroid cancer in the United States is now a microcarcinoma in a patient older than 45 years. Thyroid,2011,21(3):231-236.

[11] NAJAFIAN A, OLSON M T, SCHNEIDER E B, et al. Clinical presentation of patients with a thyroid follicular neoplasm: are there preoperative predictors of malignancy? Ann Surg Oncol, 2015, 22(9): 3007-3013.

[12] WELLS S A Jr, ASA S L, DRALLE H, et al. Revised American Thyroid Association guidelines for the management of medullary thyroid carcinoma. Thyroid, 2015, 25(6): 567-610.

甲状旁腺病变

第一节　影像学检查方法

　　甲状旁腺增生、腺瘤及腺癌在影像学定位及定性诊断中具有很多重叠，很难通过影像学检查完全鉴别，尤其是较小的甲状旁腺腺瘤与增生、较大的腺瘤和腺癌的鉴别。超声、CT、MRI和核医学是甲状旁腺病变术前检查与监测的重要方法。

　　超声软组织分辨率高，能实时成像，且经济、方便，是甲状旁腺病变首选检查方法，可以发现正常位置较小的甲状旁腺病变，尤其是增生，但当瘤体体积较小、位置较深或异位时，会导致一定程度的漏诊。多层螺旋 CT 扫描结合多平面重组，不但可以对甲状旁腺病变进行定位诊断，而且可以对其并发症进行评估，如泌尿系结石和棕色瘤等，但射线暴露、需碘对比剂及软组织分辨率较低是其重要不足。MRI 具有高软组织分辨率及多平面成像的特点，对位置较深和异位瘤体的定位诊断具有很大优势，但 MRI 检查费用高，且检查时间长，检查禁忌证多，不宜作为常规术前检查与监测的方法。核医学可通过 $^{99}Tc^m$-MIBI 是否浓聚来判断甲状旁腺病变的位置，敏感性高，尤其对于异位腺瘤及较大的瘤体，但特异性较低。总之，各种检查方法各具优势及不足，联合多种检查方法可以对甲状旁腺病变进行精准定位，对指导临床医师采取最佳的手术方案具有重要价值。

第二节　正常解剖基础及变异

（一）组织胚胎学基础

　　甲状旁腺表面包有薄层纤维被膜，深入实质成为纤维间隔，将腺体分隔为小叶。实质细胞呈索状或巢状排列，间质中富含毛细血管及少量结缔组织，并散在数量不等的脂肪细胞（图12-2-1）。甲状旁腺的腺细胞有两种类型，即主细胞和嗜酸性细胞。

　　主细胞是甲状旁腺实质的主要细胞成分，呈多边形，核圆，居中，细胞质中等量，淡染，呈颗粒状。超微结构显示，细胞质内粗面内质网较多，高尔基体发达，并有较多分泌颗粒，还含有一些糖原和脂滴（图 12-2-1）。主细胞有活性和非活性两种类型，非活性亚型更富于脂质和糖原，而分泌颗粒小且不明显。主细胞负责甲状旁腺激素（parathyroid hormone，PTH）的产生和分泌，PTH 相关蛋白可以用免疫组化方法显示。主细胞胞质对各种类型的角蛋白和嗜铬素 A 呈阳性反应。

　　7~10 岁时，甲状旁腺才开始出现嗜酸性细胞，此后随年龄增加而增多。嗜酸性细胞的胞

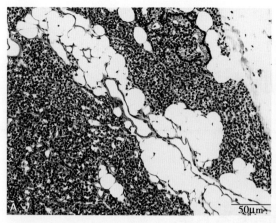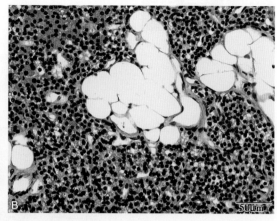

图 12-2-1　正常甲状旁腺镜下表现

甲状旁腺实质细胞呈巢状或索状排列,间质内见脂肪组织(图 A;HE,×100);甲状旁腺组织由主细胞和少量嗜酸性细胞构成(图 B;HE,×200)。

质较丰富,呈深嗜酸性颗粒状,超微结构显示细胞质内有丰富的线粒体,但几乎没有分泌颗粒。

　　甲状旁腺中还见到一些介于主细胞和嗜酸性细胞之间的过渡型细胞。这些细胞含多少不等的线粒体和糖原,也含有分泌颗粒。在甲状旁腺增生时,过渡型细胞增多,并出现水样清细胞。这种细胞因含糖原很多,在常规染色时,糖原溶解而使得胞质清亮如水样。近年研究倾向于甲状旁腺只有主细胞,其他型细胞(包括嗜酸性细胞)有的是不同生理状态时的表现,有的是退化性变化。

　　青春期后,甲状腺间质内出现成熟脂肪组织,40 岁前脂肪含量逐渐增多,其后,脂肪含量保持相对稳定。青春期后,约半数的甲状旁腺出现少数滤泡和大小不等的囊腔,腔内物质形态与甲状腺类胶质难以区分,这些物质被认为是贮存的 PTH 多肽发生了构象变化的结果。当存在滤泡时,甲状腺和甲状旁腺的区分可能出现困难,免疫组化检测甲状腺球蛋白(thyroglobulin,TG)、甲状腺转录因子-1、PTH、GATA-3 和 CgA 有助于二者的区别。

　　(二) 甲状旁腺解剖学基础及变异

　　甲状旁腺是内分泌腺体,呈扁椭圆形小体,棕黄色,如米粒或压扁的黄豆,长 5~6mm,宽 3~4mm,厚约 2mm,重 30~45mg。

　　正常甲状旁腺一般分为上、下两对,共 4 个,位于甲状腺左、右叶背面的真假被膜之间,但位置有较大的变异。上甲状旁腺来自第 4 腮囊,位置较固定,异位较少。下甲状旁腺起源于第 3 腮囊,位置多变,异位的发生率明显高于上甲状旁腺。异位的甲状旁腺可在气管两侧、食管后方、甲状腺内、颈血管鞘内外、颈根部及上纵隔,超声定位较困难,甚至无法定位,核素显像、CT、MRI 有助于异位甲状旁腺病变定位(图 12-2-2)。

　　甲状旁腺的血液供应主要来自甲状腺下动脉,也有来自甲状腺上、下动脉的吻合支,静脉回流至甲状腺上、中、下静脉。甲状旁腺实质内一般认为没有毛细淋巴管,甲状旁腺的淋巴管在其被膜和周围的脂肪组织内,其淋巴结引流与甲状腺相同。甲状旁腺的神经支配同甲状腺。

　　(三) 甲状旁腺正常影像学表现

　　CT 和 MRI 无法观察到正常的甲状旁腺。正常人超声检查中,甲状旁腺总体显示率为 20%~78%,且多数情况下显示 1 枚或 2 枚,下甲状旁腺的显示率高于上甲状旁腺。正常甲状

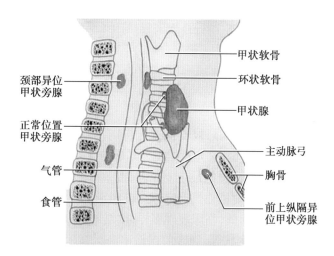

图 12-2-2　甲状旁腺常见位置

旁腺因含脂肪,呈高回声,边界清楚,形态较规则,呈圆形、类圆形或水滴形等(图 12-2-3),正常甲状旁腺内多无血流,少数为星点状血流。

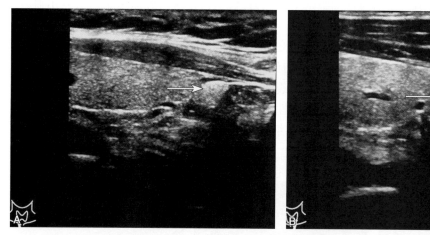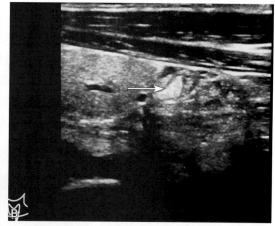

图 12-2-3　正常甲状旁腺声像图

甲状旁腺呈椭圆形、类圆形或水滴形,形态规则,呈中高回声,内部回声均匀(箭);右下甲状旁腺位于甲状腺右侧叶下极下方(图 A),左下甲状旁腺位于甲状腺左侧叶下极(图 B)。

(四)甲状旁腺功能

甲状旁腺分泌 PTH,靶器官为骨和肾,动员骨钙释放入血、促进肾脏和肠道对钙吸收,调节血钙平衡。甲状旁腺功能亢进是一类以甲状旁腺异常过量分泌 PTH 导致的临床综合征,以引起高钙血症、肾结石和骨骼病变为主要临床表现,可分为原发性、继发性和三发性 3 种:原发性甲状旁腺功能亢进是甲状旁腺本身病变所致,其中 80%~90% 为甲状旁腺腺瘤引起,10%~20% 为甲状旁腺增生,2% 为腺癌;继发性甲状旁腺功能亢进是低血钙刺激 PTH 分泌,通常是由于慢性肾病或其他代谢疾病等原因引起;三发性甲状旁腺功能亢进是继发性甲状旁腺功能亢进时甲状旁腺部分转变为腺瘤,自主性分泌过多的 PTH,主要见于慢性肾衰竭患者。

第三节　甲状旁腺实性病变

一、甲状旁腺腺瘤

【简介】

甲状旁腺腺瘤(parathyroid adenoma)以女性多见,且有随年龄增大而增加的趋势,好发年龄为20~50岁,青春期前患者极为少见,儿童罕见。本病分无症状型及症状型两类,多数为症状型,是引起原发性甲状旁腺功能亢进的最主要原因,占80%~90%。无症状型可仅有骨质疏松等非特异性临床表现,常在体检时因血钙升高或颈部超声发现甲状旁腺肿物而就诊;症状型血钙及血PTH常显著升高,血磷降低,临床表现多样,以泌尿系多发结石、骨质疏松多见,也可出现消化性溃疡、腹痛、神经精神症状等,确诊前误诊率高。临床上最有效的治疗手段为手术治疗,因此,术前准确定位诊断对手术方式的选择尤其重要。

【病理基础】

1. **大体检查**　多数腺瘤累及单个腺体,一般较小。腺瘤可呈椭圆形、球形或泪滴状,被覆较光整的纤维包膜,包膜外常有一圈残留的正常甲状旁腺组织。腺瘤切面多呈均质肉样,灰棕或橘棕色,若腺瘤中含有大量嗜酸性细胞则呈巧克力色,生长较快的肿瘤组织内可有出血、坏死、囊变。

2. **镜下表现**　瘤细胞通常呈实性片状生长,也可呈巢状、滤泡性、假乳头状或菊形团样排列,间质血管丰富,一般没有或只有散在的脂肪细胞。腺瘤多数以增大的主细胞为主要成分,细胞核大,深染,可见巨核细胞,但通常无核分裂象,胞质略嗜酸,偶呈颗粒状或空泡状。瘤细胞中常有散在的嗜酸性细胞和/或过渡型嗜酸性细胞。过渡型嗜酸性细胞较嗜酸性细胞小,胞质浅红色。完全由嗜酸性细胞构成(即嗜酸性细胞占腺瘤的90%以上)的功能性腺瘤较少见(图12-3-1)。

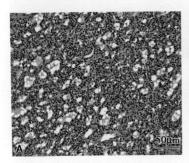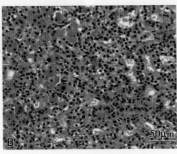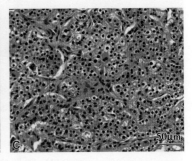

图12-3-1　甲状旁腺腺瘤镜下表现

肿瘤细胞呈巢团状排列,间质血管丰富,无脂肪细胞,瘤细胞以增大的主细胞为主(图A;HE,×200);瘤细胞间常见散在成簇的嗜酸性细胞(图B;HE,×400);部分肿瘤细胞可呈滤泡性、腺泡状结构排列,部分滤泡腔内含有类胶质样物(图C;HE,×400)。

3. **免疫组化**　肿瘤细胞表达PTH、GATA-3、CgA、CK8、CK18、CK19等抗体,TTF1阴性反应。

【影像学表现】

1. **甲状旁腺腺瘤影像学表现**　甲状旁腺腺瘤多数为单发病灶,好发于下甲状旁腺,因此常位于甲状腺叶下极附近气管-食管沟内。甲状旁腺腺瘤位于甲状腺真假包膜之间,具有沿着间隙塑形性生长的特征,形成如圆形、椭圆形、三角形及条柱状。

甲状旁腺腺瘤与甲状腺交界区平直,二者之间存在一定的脂肪成分,在 CT 平扫或增强检查中呈线状低密度,该征象对病变是否来源于甲状旁腺具有重要价值。较小甲状旁腺腺瘤密度均匀,大部分瘤体平扫 CT 值低于甲状腺,与周围肌肉组织及血管密度相仿,单纯依靠平扫易将瘤体误诊为血管或淋巴结;小部分瘤体与甲状腺呈等密度,尤其是合并桥本甲状腺炎等弥漫性病变者,单纯依靠平扫不能将瘤体与甲状腺鉴别开。较大甲状旁腺腺瘤因坏死、囊变或陈旧性出血,呈不均匀的低密度。

在 MRI 平扫图像上,T_1WI 常呈等信号,T_2WI 呈稍高信号,较大病变因坏死、囊变,T_2WI 呈不均匀高信号。CT 或 MRI 增强扫描动脉期(注入对比剂 30~40s),腺瘤为中度至重度强化,但程度多低于甲状腺而高于周围软组织,少见甲状旁腺腺瘤的强化程度高于甲状腺,增强静脉期(注入对比剂 50~60s),几乎所有甲状旁腺腺瘤的强化程度均低于周围甲状腺,甲状旁腺腺瘤的强化模式有利于与甲状腺后突结节性甲状腺肿或甲状腺腺瘤进行鉴别,后者在 CT 或 MRI 增强扫描中可表现为高于周围甲状腺的高强化,即高强化对后突结节性甲状腺肿或甲状腺腺瘤的诊断具有高度特异度;除部分存在坏死、囊变或陈旧性出血而呈不均匀强化外,瘤体大多强化均匀,静脉期强化程度较动脉期降低。CT 三维重组、MRI 矢状位和冠状位检查能较理想地显示病变的纵向生长方式。

约 10% 的甲状旁腺腺瘤异位,可异位于颈根部、上纵隔、气管后、主动脉旁和甲状软骨上方(图 12-3-9)至梨状隐窝区等部位。若颈部甲状旁腺区常规扫描未发现异常而临床高度怀疑甲状旁腺腺瘤时,则应继续向上扫描至下颌水平和向下扫描至主动脉根部水平,以寻找异位的甲状旁腺腺瘤。除颈部软组织内可发生异位甲状旁腺腺瘤外,甲状腺内亦可发生,此时需要和甲状腺源性更常见的良恶性结节进行鉴别,如结节性甲状腺肿、滤泡性腺瘤、滤泡细胞癌和乳头状癌等。与超声比较,CT、MRI 和核医学对发生于上纵隔、气管后、梨状隐窝区域的异位甲状旁腺腺瘤具有不可或缺的定位诊断价值。

2. 甲状旁腺功能亢进性骨质损害　骨质损害是甲状旁腺功能亢进的重要临床表现之一,可由甲状旁腺增生、腺瘤和腺癌引起,以下将对甲状旁腺功能亢进的骨质改变情况进行详细解读。

(1) 全身性骨质疏松:全身性骨质疏松是甲状旁腺功能亢进最常见的骨质异常改变,以脊柱、扁骨、掌指骨及肋骨明显,其中颅骨影像学改变典型,包括颅骨内、外板边缘模糊,密度减低,呈磨玻璃样或伴有颗粒样骨吸收区,呈"盐-胡椒征"样改变。椎体骨质明显疏松时表现为双凹变形或变扁。长骨及短骨疏松骨皮质变薄呈线条状,骨髓腔松质骨几乎消失。慢性肾衰竭引起继发性甲状旁腺功能亢进患者,常表现为椎体终板密度增高,而椎体中间呈相对低密度,形成夹心椎样改变,也称"三明治"征。

(2) 骨膜下骨吸收:骨膜下骨吸收是甲状旁腺功能亢进的特征性骨质异常表现,发现率为 44.1%。影像学见骨干皮质呈花边样吸收,好发于中指和无名指中节的桡侧,病情严重者可以累及双侧大部分指骨。此外,锁骨的两端、末节指骨粗隆、耻骨联合、坐骨结节及胫骨、肱骨、股骨近侧的结节或粗隆等部位也是骨膜下骨吸收较多发生的部位,对临床上怀疑或确诊为甲状旁腺功能亢进患者,需要对这些区域进行详细检查。

(3) 纤维囊性骨炎和棕色瘤:甲状旁腺功能亢进晚期,骨吸收区骨组织可被纤维及肉芽组织代替,继发黏液变性和出血,甚至囊变,称之为纤维性囊性骨炎,因其内富含红细胞及含铁血黄素而呈棕褐色、棕红色，又称为棕色瘤。棕色瘤多见于长管状骨，也可见于椎体、髂骨、肋骨、颅骨、肩胛骨等，表现为边界清楚的溶骨性病变，常为多发，可为膨胀性生长。发生于承重部位的骨质时，易发生骨折。棕色瘤常见于原发性甲状旁腺功能亢进，也可见于继发性甲状旁腺功能亢进，如接受血液透析的肾衰竭患者棕色瘤发生率高。棕色瘤常与甲状旁腺功能亢进的其他病变同时存在。病因解除后，骨质缺损可以有一定程度的修复。

（4）甲状旁腺功能亢进性泌尿系结石：甲状旁腺功能亢进引起钙、磷代谢异常，继而形成尿路结石，常表现为双侧多发，呈鹿角状或斑块状。在日常工作中，对年龄较轻的双侧泌尿系结石患者，需要考虑甲状旁腺功能亢进的可能。

【典型病例】

病例1　患者，女，60岁，发现血钙、PTH升高2周。血清PTH 142.4pg/ml，血钙2.58mmol/L（图12-3-2）。

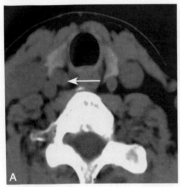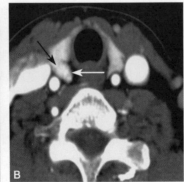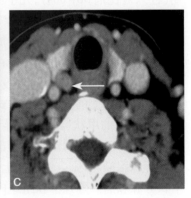

图12-3-2　甲状旁腺腺瘤1

CT平扫（图A）示甲状腺右侧叶后下方稍低密度结节状瘤体（箭），与甲状腺间分界清楚；增强动脉期（图B）示瘤体明显均匀强化（白箭），与周围甲状腺相仿，瘤体与甲状腺间见线状低强化灶（黑箭）；增强静脉期（图C）瘤体强化程度降低（箭），明显低于周围甲状腺。

病例2　患者，女，53岁，腰背部及双膝关节疼痛8年，加重伴右髋关节疼痛1个月。血清PTH 571.7pg/ml，血钙31mmol/L（图12-3-3）。

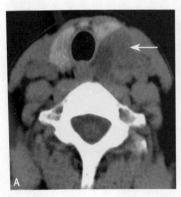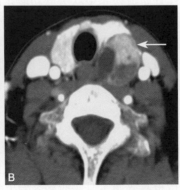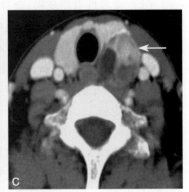

图12-3-3　甲状旁腺腺瘤2

CT平扫（图A）示甲状腺左侧叶后下方密度不均匀软组织瘤体，边界清晰（箭）；增强动脉期（图B）示瘤体不均匀明显强化，其内见小片边界清晰的无强化区（箭）；增强静脉期（图C）示瘤体强化程度降低（箭），明显低于周围甲状腺。

病例 3　患者,男,55 岁,反复腰痛 30 余年,腹痛、黑便 10 余年,全身骨僵 3 余年,加重伴夜尿增多 1 年。血清 PTH 528.5pg/ml,血钙 3.01mmol/L(图 12-3-4)。

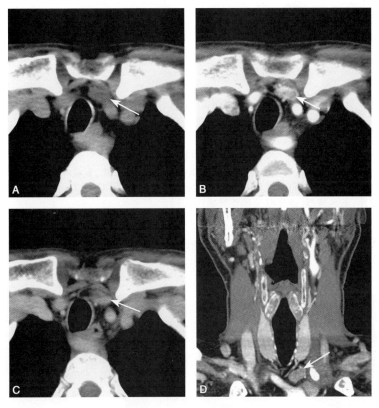

图 12-3-4　甲状旁腺腺瘤 3

CT 平扫(图 A)示左侧颈根部横行类椭圆形瘤体,界清(箭);增强动脉期(图 B)示瘤体明显强化,强化程度不均,局部强化程度高于周围软组织而低于血管(箭);静脉期(图 C)强化程度下降(箭);静脉期冠状位重组(图 D)示瘤体位于左侧颈根部甲状腺下方(箭)。

病例 4　患者,女,53 岁,体检超声发现甲状腺实质回声不均 2 个月,血钙异常 11 日。血清 PTH 186.9pg/ml,血钙 2.96mmol/L(图 12-3-5)。

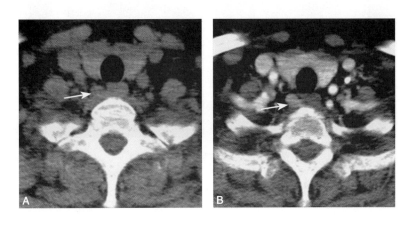

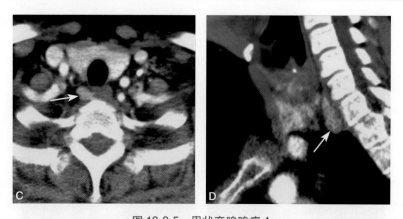

图 12-3-5　甲状旁腺腺瘤 4

CT 平扫(图 A)示气管右后方结节状软组织瘤体,边界清楚,密度均匀(箭);增强动脉期(图 B)示瘤体明显均匀强化(箭);增强静脉期(图 C、图 D)示瘤体位于气管后方,呈水滴形,强化程度低于甲状腺(箭)。

病例 5　患者,男,20 岁,体检发现血钙升高 2 日。血清 PTH 454.2pg/ml,血钙 2.86mmol/L (图 12-3-6)。

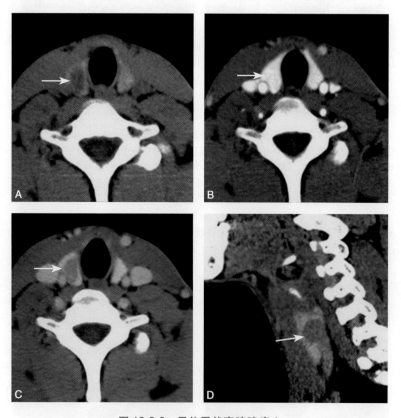

图 12-3-6　异位甲状旁腺腺瘤 1

CT 平扫(图 A)示甲状腺右侧叶稍低密度瘤体,边界清晰(箭);增强动脉期 (图 B)示瘤体明显强化(箭),高于正常甲状腺,与之分界不清;增强静脉期 (图 C、图 D)示瘤体位于右侧甲状腺内,强化程度低于周围甲状腺(箭)。

病例6　患者,男,58岁,反复背痛7年,左侧髋关节术后半年。血清PTH和血钙不明(图12-3-7)。

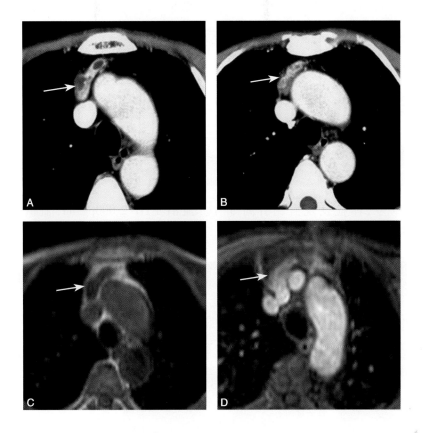

图12-3-7　异位甲状旁腺腺瘤2

CT增强动脉期(图A、图B)示上纵隔条状软组织密度瘤体,强化明显,内见斑片状边界清晰的无强化区(箭)。MRI平扫T₁WI(图C)示瘤体呈与肌肉相似的软组织信号(箭);增强(图D)示瘤体明显强化(箭),强化欠均匀。

病例7　患者,女,65岁,反复双下肢水肿2年,发现血钙升高20日。血清PTH 123.9pg/ml,血钙3.46mmol/L(图12-3-8)。

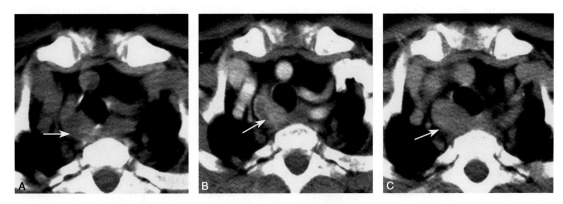

图12-3-8　异位甲状旁腺腺瘤3

CT平扫(图A)示气管右后方椭圆形软组织密度瘤体,边界清楚,密度均匀(箭);增强动脉期(图B)明显强化,内见边界清晰的斑片状强化程度降低区(箭);增强静脉期(图C)强化程度降低(箭)。

病例8　患者,男,82岁,发现血钙升高4个月。血清PTH 532.4pg/ml,血清钙2.95mmol/L(图12-3-9)。

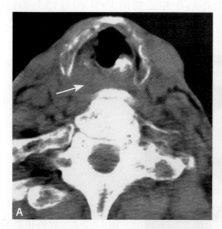
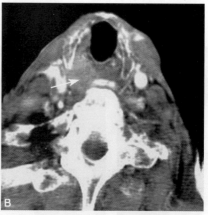

图 12-3-9 异位甲状旁腺腺瘤 4 CT 平扫(图 A)示右侧甲状软骨后上方软组织瘤体,密度均匀,边界不清(箭);增强(图 B)示瘤体中度强化,边界较平扫清晰,强化程度界于软组织和甲状腺之间(箭)。

病例 9 患者,男,35 岁,体检发现血钙升高 3 年。血清 PTH 2 000pg/ml,血清钙 2.90mmol/L(图 12-3-10)。

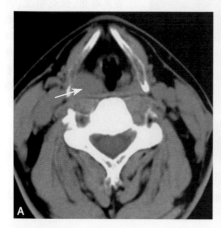
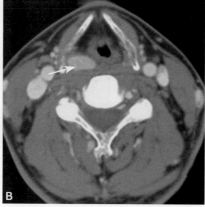

图 12-3-10 异位甲状旁腺腺瘤 5 CT 平扫(图 A)示右侧梨状隐窝区椭圆形软组织瘤体,边界清晰,密度均匀(箭);增强(图 B)示瘤体强化明显(箭),强化程度高于周围软组织及同平面淋巴结。

病例 10 患者,女,64 岁,原发性甲状旁腺功能亢进,反复腰痛 30 余年,发现 PTH 升高 2 日。血清 PTH 250.6pg/ml,血钙 3.01mmol/L(图 12-3-11)。

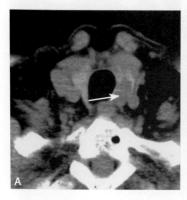
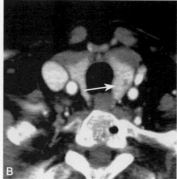
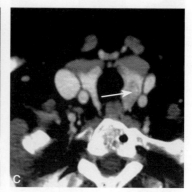

图 12-3-11 异位甲状旁腺腺瘤 6
CT 平扫(图 A)示甲状腺左侧叶内稍低密度瘤体,形态不规则(箭);增强动脉期(图 B)示瘤体明显强化(箭),边界较平扫模糊,低密度区范围明显缩小;静脉期(图 C)示瘤体位于左侧甲状腺内,强化程度低于周围甲状腺(箭)。

病例 11 患者,男,42 岁,确诊尿毒症 8 余年,双下肢疼痛 3 余年,发现 PTH 增高伴胸廓变形 1 余年。血清 PTH>3 000pg/ml(图 12-3-12)。

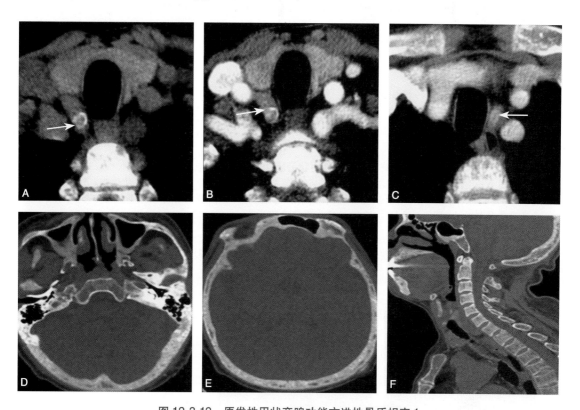

图 12-3-12 原发性甲状旁腺功能亢进性骨质损害 1
CT 平扫(图 A)示甲状腺右侧叶下方小结节(箭),边界清晰,伴钙化;增强扫描动脉期示甲状腺右侧叶下方(图 B)及左侧叶下方(图 C)结节明显强化(箭);颅骨、颌面骨、颈胸椎骨质密度弥漫性减低,见骨质吸收,颅骨和颌面骨呈磨玻璃样改变(图 D~图 F)。病理证实为甲状旁腺增生。

病例 12 患者,女,40 岁,确诊尿毒症 6 年,发现 PTH 增高 4 余年。血清 PTH 4 129pg/ml(图 12-3-13)。

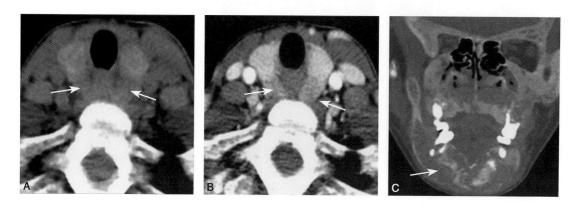

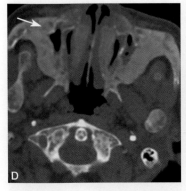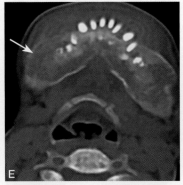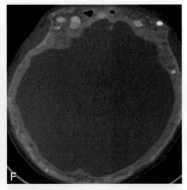

图 12-3-13 原发性甲状旁腺功能亢进性骨质损害 2

CT 平扫(图 A)示甲状腺右侧叶及左侧叶下方多个结节影,边界清晰(箭);增强扫描动脉期(图 B)示结节中度强化(箭);颅骨、颌面骨、颈椎骨质密度减低(箭),骨质疏松显著,颌面骨骨质明显膨胀、破坏,颅骨、颌面骨呈磨玻璃样改变(图 C~图 F)。病理证实为甲状旁腺增生。

病例 13 患者,男,24 岁,跌伤至双小腿、右肩疼痛伴活动受限 3 日。血清 PTH 1 617.3pg/ml,血钙 3.31mmol/L(图 12-3-14)。

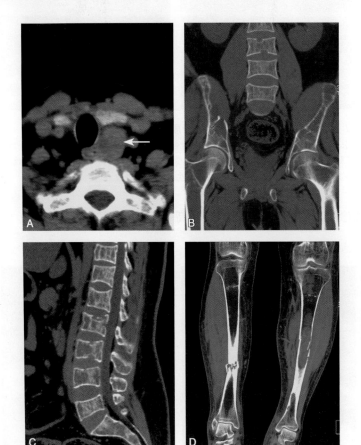

图 12-3-14 原发性甲状旁腺功能亢进性骨质损害 3

CT 平扫(图 A)示甲状腺左侧叶后下方稍低密度软组织瘤体,边界清晰,密度不均匀(箭);三维重组(图 B~图 D)示骨盆、胸椎、腰椎和双侧股骨、胫骨骨皮质变薄,骨小梁稀疏,呈弥漫骨质疏松改变,并见多发骨质吸收破坏区,腰椎压缩变扁,双侧胫骨中下段病理性骨折。

病例 14　患者,男,18 岁,左上臂疼痛半年。血清 PTH 1 746.3pg/ml,血钙 3.28mmol/L(图 12-3-15)。

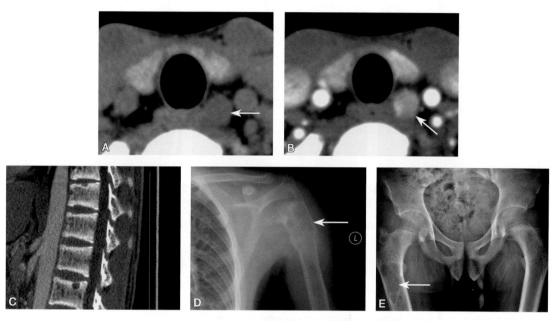

图 12-3-15　原发性甲状旁腺功能亢进性骨质损害 4

CT 平扫(图 A)示左侧甲状腺后下方稍低密度软组织瘤体,边界清晰,密度均匀(箭);CT 增强(图 B)示瘤体明显强化(箭);CT 矢状位重组(图 C)示腰椎弥漫性骨质疏松,多发骨质吸收破坏区,椎体终板密度增高,而椎体中间呈相对低密度,形成夹心椎样改变;平片(图 D、图 E)示左侧肱骨和右侧股骨上段骨质疏松和吸收,见囊状骨质破坏形成,即棕色瘤(箭),其中前者伴病理性骨折形成。

病例 15　患者,女,64 岁,双下肢水肿 2 年,双膝关节疼痛不适 6 个月。血清 PTH>3 230pg/ml,血钙 2.86mmol/L(图 12-3-16)

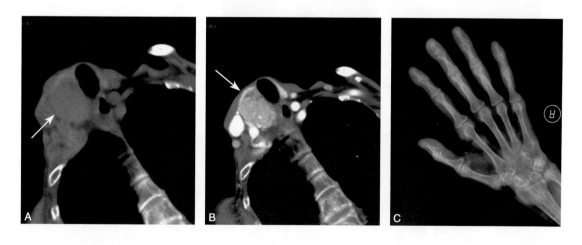

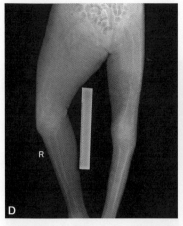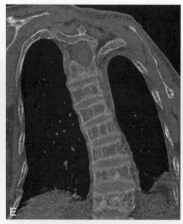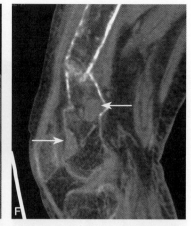

图 12-3-16　原发性甲状旁腺功能亢进性骨质损害 5

CT 平扫（图 A）示甲状腺右侧叶后下方稍低密度瘤体，边界较清晰（箭）；CT 增强动脉期（图 B）示瘤体明显强化，强化欠均匀（箭）；平片（图 C、图 D）示右手、骨盆和双侧下肢弥漫性骨质疏松，右侧股骨下段骨折；CT 冠状位重组（图 E）示胸椎、肋骨弥漫性骨质疏松，并见多发骨质吸收破坏区；CT 矢状位重组（图 F）示右侧股骨弥漫性骨质疏松伴病理性骨折，下段见 2 个稍高密度结节（箭）。

病例 16　患者，男，13 岁，左髋关节疼痛 1 余年，血钙升高 40 日。血清 PTH>2 500pg/ml，血钙 3.25mmol/L（图 12-3-17）。

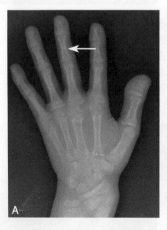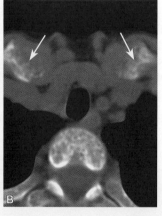

图 12-3-17　原发性甲状旁腺功能亢进性骨质损害 6

右手平片（图 A）示第 2~5 近、中、远节指骨两侧骨质吸收破坏，以桡侧为主（箭），呈花边状表现；CT 平扫骨窗（图 B）示两侧锁骨胸骨端骨质吸收破坏，呈花边状表现（箭），同平面的肋骨及胸椎见弥漫性骨质吸收破坏表现。

病例 17　患者，男，38 岁，腰部疼痛 2 月余，伴双下肢麻木乏力 20 日。血清 PTH 483.9pg/ml（图 12-3-18）。

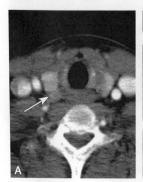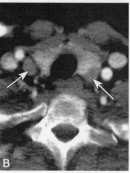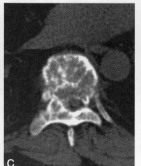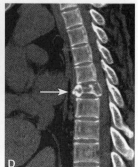

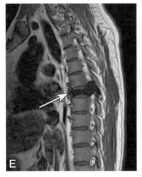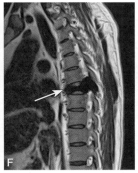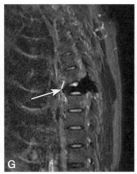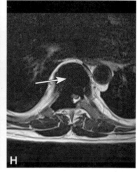

图 12-3-18　原发性甲状旁腺功能亢进性骨质损害 7

CT 增强（图 A、图 B）示甲状腺左侧右叶后下方多发中度强化小结节,边界较清晰（箭）；T_7 椎体轴位（图 C）及矢状位重组 CT（图 D）示胸椎椎体弥漫性骨质疏松,吸收破坏,T_7 椎体压缩性骨折,相应椎体内及右侧椎板膨胀性骨质吸收（箭）；MRI 示胸椎弥漫性骨质疏松,T_7 椎体楔形压缩性改变,T_1WI（图 E）、T_2WI（图 F）、STIR（图 G）及轴位 T_2WI（图 H）示 T_7 椎体及右侧椎板骨质膨胀性改变,均呈低信号（箭）,即棕色瘤伴含铁血黄素沉积形成。病理证实为双侧多发甲状旁腺增生。

【诊断思路及诊断要点】

甲状旁腺腺瘤单发多见,边界清晰,位于甲状腺真、假包膜之间,沿间隙生长,呈圆形、椭圆形、三角形及条柱状；瘤体与甲状腺交界面平直,二者间存在一定的脂肪成分。在 CT 检查中呈线状低密度影；较小瘤体密度均匀,较大瘤体内部易出现坏死囊变；平扫 CT 值低于甲状腺,增强动脉期中度至明显强化,静脉期强化程度降低,无论动脉期还是静脉期扫描,瘤体强化程度多低于周围甲状腺,此征象有利于甲状旁腺与甲状腺瘤体相鉴别。MRI 平扫 T_1WI 常呈等信号,T_2WI 呈稍高信号,较大瘤体因坏死囊变,T_2WI 呈不均匀高信号,MRI 增强类似 CT 强化表现。

临床对甲状旁腺功能亢进患者定位诊断的同时,需要对其扫描范围的骨质损害情况进行评估,包括全身性骨质疏松、骨膜下骨吸收、纤维囊性骨炎和棕色瘤等。

二、甲状旁腺增生

【简介】

甲状旁腺增生（parathyroid hyperplasia）常因肾衰竭或维生素 D 缺乏症所致,其中前者占绝大多数,多同时累及 4 个腺体。甲状旁腺增生临床表现与甲状旁腺腺瘤相仿,有效的治疗方法是甲状旁腺全切除+前臂自体移植术,术前对于增生腺体的准确定位和评估是手术成功的关键。

【病理基础】

甲状旁腺增生以主细胞增生多见,其表现多样,可呈单个腺体的结节状增大或多腺体累及,质地柔软,呈黄褐色至红褐色,并含大小不等的囊腔。单个腺体增大,而其他腺体大小正常时,被称为"假腺瘤样型"或"不对称性增生",此时易与腺瘤混淆。镜下可见增生的主细胞排列成条索、片状或腺泡状结构。间质有散在数量不等的脂肪细胞。增生的腺体保存小叶结构（图 12-3-19）。临床上,几乎所有的家族性甲状旁腺功能亢进均为主细胞增生,而部分主细胞增生是多发性神经内分泌肿瘤（multiple endocrine neoplasia,MEN）Ⅰ型或Ⅱa 型的表现。水样透明细胞增生与主细胞不同,临床上无家族史亦不伴发 MEN。

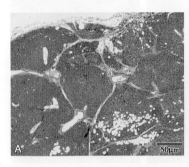
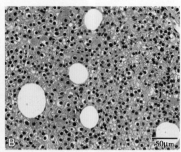
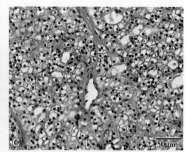

图 12-3-19 甲状旁腺增生的镜下表现

增生的腺体保存小叶结构,间质有脂肪细胞(图 A;HE,×40);主细胞增生(图 B;HE,×200);水样清细胞增生(图 C;HE,×200)。

甲状旁腺增生常表现为 4 个腺体均显著增大,并且上极腺体大于下极腺体,甚至融合成一个腺体。整个病变由透明细胞组成,细胞核呈圆形或卵圆形,位于基底部。

【影像学表现】

除甲状旁腺增生体积较小和多发外,增生与腺瘤在形态、密度及强化程度方面相似,二者很难通过影像学表现进行鉴别。原发性甲状旁腺功能亢进患者的甲状旁腺增生多无钙化,强化均匀,而继发性甲状旁腺功能亢进患者钙化发生率较高,约 60.5%。

【典型病例】

病例 18 患者,男,69 岁,双下肢乏力 1 年,发现血钙升高 5 日。血清 PTH 275.3pg/ml,血钙 3.27mmol/L(图 12-3-20)。

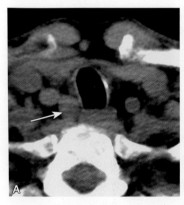
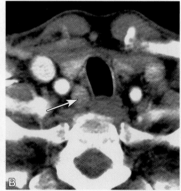
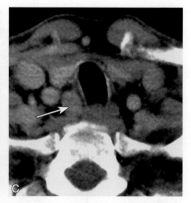

图 12-3-20 甲状旁腺增生

CT 平扫(图 A)示甲状腺右侧叶后下方稍低密度结节(箭),边界较清晰;增强动脉期(图 B)示结节明显均匀强化(箭);增强静脉期(图 C)示结节强化程度降低(箭),低于周围甲状腺。

【诊断思路及诊断要点】

与甲状旁腺腺瘤比较,甲状旁腺增生体积较小,且多发,而对于单发较大病变,二者无法通过影像学进行鉴别。

原发性甲状旁腺功能亢进患者的甲状旁腺增生多无钙化,而继发性甲状旁腺功能亢进患者钙化发生率较高,约 60.5%。

三、甲状旁腺癌

【简介】

甲状旁腺癌是一种罕见的内分泌系统恶性肿瘤,仅占原发性甲状旁腺功能亢进的2%左右,好发于40~55岁的人群。甲状旁腺癌以单发为主,多见于下位甲状旁腺,体积相对较大,约50%的患者可触及颈部肿物,除具有更高的血钙和PTH外,主要临床表现与甲状旁腺腺瘤和增生相仿。部分甲状旁腺腺癌发展缓慢,早期手术切除预后较好,但部分病例发展迅速,伴远处转移,如肺、肝、骨等。

【病理基础】

1. 大体检查 单发多见,肿块质硬而大,形状不规则,常与周围组织紧密粘连,包膜被侵犯。

2. 镜下表现 肿瘤细胞排列呈团块状或索梁状,围绕血管形成假菊形团,癌细胞大,核大而深染,核质比例和细胞核直径增大,有核仁及核分裂象,可有血管和淋巴管侵犯,淋巴结或远处转移。

【影像学表现】

与甲状旁腺腺瘤或增生比较,甲状旁腺癌瘤体常较大,密度不均,易伴出血和囊变,如同时能观察到颈部淋巴结肿大、肿块向周围组织浸润等恶性征象,更支持甲状旁腺癌的诊断。甲状旁腺增生和腺瘤的囊变坏死边缘锐利,而甲状旁腺癌的囊变、坏死边缘模糊,与肿瘤细胞浸润及生长较快有关。甲状旁腺癌钙化多见,而甲状旁腺腺瘤和增生少见,对于含钙化灶的甲状旁腺病变,需要首先排除甲状旁腺癌的可能,但需要注意,部分甲状旁腺病变与甲状腺后突结节性病变极易混淆,在诊断为伴有钙化的甲状旁腺病变的同时,需要首先排除发病率更高的甲状腺病变。甲状旁腺癌与甲状旁腺腺瘤、增生的CT和MRI强化形式相似,无鉴别意义。

【典型病例】

病例19 患者,女,64岁,声音嘶哑伴颈部肿物10日。血清PTH 760pg/ml,血钙3.27mmol/L(图12-3-21)。

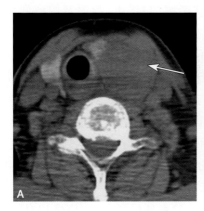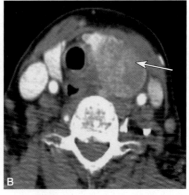

图12-3-21 甲状旁腺癌

CT平扫(图A)示甲状腺左侧叶后下方稍低密度瘤体,与甲状腺左侧叶分界欠清(箭);增强(图B)示瘤体不均匀强化(箭),强化程度低于同层面甲状腺而高于周围软组织,其内见多发斑片状强化程度减低区,边界欠清。

【诊断思路及诊断要点】

甲状旁腺癌的血钙和血 PTH 较甲状旁腺增生和腺瘤更高,体积更大,密度常不均,易伴出血、囊变及钙化,如同时能观察到颈部淋巴结肿大、肿块向周围组织浸润等恶性征象更支持甲状旁腺癌。与甲状旁腺腺瘤和增生坏死的边界清晰不同,甲状旁腺癌的囊变、坏死边缘模糊。

附:多发内分泌肿瘤综合征 1 型

详见第十一章第六节"2A 型多发性内分泌肿瘤"。

第四节 甲状旁腺囊肿

【简介】

甲状旁腺囊肿非常少见,约占甲状腺及甲状旁腺疾病的 0.6%,临床分为功能性甲状旁腺囊肿和非功能性甲状旁腺囊肿,后者更为常见,约占甲状旁腺囊肿的 80%,甲状旁腺囊肿具体发病原因目前尚不清楚。

甲状旁腺囊肿可发生于任何年龄,但以 40~50 岁最常见,多发生在下甲状旁腺,尤以左下多见,也可异位于纵隔、胸腺及甲状腺内。非功能性甲状旁腺囊肿以女性多见,血 PTH 和血钙均正常,临床多无自觉症状,少数较大肿块可有压迫表现,如吞咽和呼吸困难,临床易漏诊。功能性甲状旁腺囊肿以男性多见,呈甲状旁腺功能亢进的临床表现,如血 PTH 和血钙增高,出现骨质疏松、骨痛、骨变形及泌尿系统多发结石等多系统症状,临床相对容易发现。手术切除为首选治疗方式。

【病理基础】

1. **大体检查** 甲状旁腺囊肿为单发囊状肿块,边界清晰,囊腔内为无色清亮液体。
2. **镜下表现** 甲状旁腺囊肿囊壁被覆立方或低柱状上皮,囊壁内含有甲状旁腺组织。

偶见甲状旁腺囊肿并发甲状旁腺功能亢进,可能为功能性腺瘤梗死或退化囊变所致。

【影像学表现】

绝大部分甲状旁腺囊肿来源于两侧下甲状旁腺,与增生、腺瘤及腺癌同样位于甲状腺的真、假被膜之间,均沿着气管-食管沟向下延伸,单发多见。甲状旁腺囊肿常沿气管-食管沟、气管旁与颈总动脉间的间隙铸型生长,呈不规则囊样。因为重力作用,甲状旁腺囊肿的上下径/前后径>1,呈水滴样表现,甚至部分较大甲状旁腺囊肿纵行生长进入纵隔,CT 多平面重组可清晰显示甲状旁腺囊肿的形态及其与周围结构关系,对指导临床医师选择合适的手术方式具有重要意义。甲状旁腺囊肿与甲状腺之间的包膜和脂肪间隙对鉴别甲状旁腺囊肿和甲状腺囊肿样病变具有重要价值,CT 和 MRI 表现为平直的线状低密度/信号。甲状旁腺囊肿的囊液较稀薄、清亮,蛋白及血性成分较少,故 CT 和 MRI 表现为均匀的水样密度/信号,无强化。MRI 检查的 T_2WI 序列对液体信号敏感,且可多平面成像,能清晰显示 CT 所不能识别的较小或等密度甲状旁腺囊肿,但 MRI 检查禁忌证较多,价格相对较贵,不宜作为常规应用。

【典型病例】

病例 1 患者,女,55 岁,发现甲状腺右侧叶结节 15 日(图 12-4-1)。

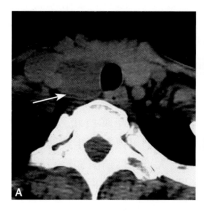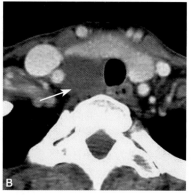

图 12-4-1　甲状旁腺囊肿 1

CT 平扫(图 A)示甲状腺右侧叶下方椭圆形液性低密度灶(箭),密度均匀,
与甲状腺右侧叶分界清晰;增强(图 B)示病变无强化(箭),边界清晰。

病例 2　患者,女,35 岁,发现甲状腺左侧叶结节 1 个月(图 12-4-2)。

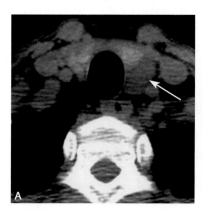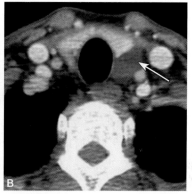

图 12-4-2　甲状旁腺囊肿 2

CT 平扫(图 A)示甲状腺左侧叶下方水滴样液性低密度灶(箭),密度均匀,
与甲状腺左侧叶分界清晰;增强(图 B)示病变无强化(箭),边界清晰。

【诊断思路及诊断要点】

甲状旁腺囊肿位于甲状腺真、假被膜间的腔隙内,在重力作用下,囊肿常沿该腔隙(气管-食管沟、气管旁与颈总动脉间)向下铸形生长,呈不规则囊样或水滴样表现,上下径/前后径>1,部分较大囊肿进入纵隔,CT 和 MRI 表现为均匀的水样密度/信号,无强化。

第五节　甲状旁腺病变影像诊断思路

(一) 诊断思路

1. 定位　大部分正常甲状旁腺及甲状旁腺病变位置比较恒定,多位于甲状腺左、右叶背面的真、假被膜之间,少部分异位的甲状旁腺及甲状旁腺病变可在气管两侧、食管后方、甲状腺内、颈血管鞘内外、颈根部及上纵隔。

2. 定性　对于几乎都具有内分泌功能的甲状旁腺实性或囊实性病变,需要甲状旁腺功能亢进临床症候群、高血钙和高血清 PTH 结合进行定性,而影像学只是用来确定病变位置,故不能单独依靠影像学对某些结节作出甲状旁腺增生、腺瘤或腺癌的诊断。甲状旁腺病变沿着甲状腺真、假被膜间的间隙(气管-食管沟、气管旁与颈总动脉间)生长,并且质地柔软,故病变形态多呈沿间隙塑形的条状或柱状,占位效应较轻微。

（二）鉴别诊断

甲状腺后突结节和肿大淋巴结均可位于甲状旁腺病变区域,需要进行详细的鉴别诊断。典型甲状腺后突结节在 CT 上呈高强化,且与甲状腺交界区呈杯口状,对于不典型者,几乎无法通过影像学特征与甲状旁腺病变进行鉴别;肿大淋巴结可以是增生或转移,前者常见于桥本甲状腺炎,影像学多表现为双侧中央区多发淋巴结增大,轻度强化,而后者强化多明显,且大小不一,并具备原发肿瘤病史。需要强调,因甲状旁腺病变引起的甲状旁腺功能亢进,会引起全身多系统损伤,从而造成严重后果,建议对任何怀疑甲状旁腺病变的患者常规进行血钙和血清 PTH 水平测定,排除甲状旁腺病变后,再进一步对其他病变进行鉴别。

报告书写规范要点

CT 报告模板:甲状腺左(右)侧叶后方见一圆形(椭圆形/三角形影/条柱状/不规则形)稍低密度结节影,大小约#cm×#cm,密度均匀(不均匀),增强后呈轻度(中度/重度)强化,内见(未见)强化不明显的坏死区。结节沿着气管-食管沟、气管旁与颈总动脉间隙向下生长,周围组织受推移位明显(不明显)。甲状腺形态自然,密度均匀,未见明显异常密度灶及异常强化灶。两侧颈部未见明显异常淋巴结显示。

MRI 报告模板:甲状腺左(右)侧叶后方见一圆形(椭圆形/三角形影/条柱状/不规则形)异常结节影,大小约#×#cm,T_1WI 呈低信号(稍低/等信号),T_2WI 呈高信号(稍高信号),增强后呈轻度(中度/重度)强化,内见(未见)强化不明显的坏死区。结节沿着气管-食管沟、气管旁与颈总动脉间隙向下生长,周围组织受推移位明显(不明显)。甲状腺形态自然,信号均匀,未见明显异常信号灶及异常强化灶。两侧颈部未见明显异常淋巴结显示。

═══ 练习题 ═══

1. 名词解释

棕色瘤

2. 选择题

（1）与甲状旁腺激素分泌有关的是

　　A. 垂体控制

　　B. 甲状腺控制

　　C. 下丘脑控制

　　D. 血磷浓度

　　E. 血钙浓度

（2）约 10% 的甲状旁腺腺瘤异位,不常位于

　　A. 颈根部

　　B. 胸骨后

C. 气管后

D. 下纵隔

E. 甲状腺内

（3）甲状旁腺功能亢进性骨质损害不包括

A. 骨质疏松

B. 骨膜下骨吸收

C. 纤维囊性骨炎

D. 丝瓜瓤样骨质破坏

E. 棕色瘤

3. 简答题

简述甲状旁腺腺瘤的CT诊断要点。

选择题答案：（1）E （2）D （3）D

（彭 娟 项晶晶 杨雅莹 韩志江）

===== 推荐阅读资料 =====

［1］丁文龙,刘学政.系统解剖学.9版.北京:人民卫生出版社,2018.

［2］韩志江,包凌云,陈文辉.甲状腺及甲状旁腺影像比较诊断学.北京:人民卫生出版社,2016.

［3］胡亚,廖泉,牛哲禹,等.甲状腺内异位甲状旁腺病变的定位诊断和手术治疗.协和医学杂志,2013,4(3):299-303.

［4］燕山,詹维伟,周建桥.甲状腺与甲状旁腺超声影像学.北京:科学技术文献出版社,2009.

［5］李继承,曾园山.组织学与胚胎学.9版.北京:人民卫生出版社,2018.

［6］CALLENDER G G,UDELSMAN R. Surgery for primary hyperparathyroidism. Cancer,2014,120(23):3602-3616.

［7］HAN Z J,SHU Y Y,LAI X F,et al. Value of computed tomography in determining the nature of papillary thyroid microcarcinomas:evaluation of the computed tomograhic characteristics. Clin Imaging,2013,37(4):664-668.

［8］TONELLI F,GIUDICI F,FRATINI G,et al. Pancreatic endocrine tumors in multiple endocrine neoplasia type 1 syndrome:review of literature. Endocr Pract,2011,17(Suppl 3):33-40.

［9］SILAGHI H,VALEA A,GHERVAN C,et al. Ectopic intrathyroid parathyroid adenoma:diagnostic and therapeutic challenges due to multiple osteolytic lesions. Med Ultrason,2011,13(3):241-244.

［10］LAPPAS D,NOUSSIOS G,ANAGNOSTIS P,et al. Location,number and morphology of parathyroid glands:results from a large anatomical series. Anat Sci Int,2012,87(3):160-164.

索 引

2A 型多发性内分泌肿瘤 multiple endocrine neopla-
sia 2A,MEN 2A　334

2B 型多发性内分泌肿瘤 multiple endocrine neopla-
sia 2B,MEN 2B　334

Castleman 病 Castleman disease　47

HIV 相关良性淋巴上皮病变 benign lymphoepitheli-
al lesions of HIV,BLEL-HIV　155

HIV 相关淋巴上皮囊肿 HIV associated lymphoepi-
thelial cyst　155

IgG4 相关性疾病 IgG4-related disease,IgG4-RD
79,153

Rosai-Dorfman 病 Rosai-Dorfman disease　47

A

癌在多形性腺瘤中 carcinoma ex pleomorphic adeno-
ma,Ca-ex-PA　38,171

B

鼻咽部纤维血管瘤 nasopharyngeal fibroangioma
204

表观弥散系数 apparent diffusion coefficient,ADC
26

表皮样癌 epidermoid carcinoma　171

表皮样囊肿 epidermoid cyst　87,136

C

彩色多普勒血流成像 color Doppler flow imaging,
CDFI　282

超声弹性成像 ultrasound elastography,UE　283

成人型横纹肌瘤 adult rhabdomyoma　38

D

低分化癌 poorly differentiated carcinoma　32

动静脉畸形 arteriovenous malformation,AVM　71,
138

动静脉性血管瘤 arteriovenous haemangioma　45

动脉瘤 aneurysm　197

动脉瘤样骨囊肿 aneurysmal bone cyst,ABC　257

动脉自旋标记 arterial spin labeling,ASL　26

动态增强 MRI dynamic contrast-enhanced MRI,DCE-
MRI　26

毒性弥漫性甲状腺肿 toxic diffuse goiter　288

多发性骨髓瘤 multiple myeloma,MM　253

多发性神经内分泌肿瘤 multiple endocrine neopla-
sia,MEN　375

多形性低度恶性腺癌 polymorphous low-grade ade-
nocarcinoma　37

多形性横纹肌肉瘤 pleomorphic rhabdomyosarcoma
39

多形性腺瘤 pleomorphic adenoma　33,73,156,
191

E

恶性颗粒细胞瘤 malignant granular cell tumor　54

恶性外周神经鞘瘤 malignant peripheral nerve sheath
tumor,MPNST　119,249

恶性外周神经鞘膜瘤 malignant peripheral nerve
sheath tumor,MPNST　54

F

反应性淋巴结增生 reactive lymphadenopathy　219

非典型性脂肪瘤样肿瘤/分化良好的脂肪肉瘤 atypi-
cal lipomatous tumor/well differentiated liposarcoma
42

非霍奇金淋巴瘤 non-Hodgkin lymphoma,NHL　49

非特异性腺癌　adenocarcinoma,no otherwise specified,NOS　168

蜂窝织炎　cellulitis　59

副神经节瘤　paraganglioma　195,231

G

干燥综合征　Sjögren syndrome　77,150

肝脏快速容积采集　liver acquisition with volume acceleration,LAVA　26

感兴趣区　region of interest,ROI　215

孤立性纤维性肿瘤　solitary fibrous tumor　41

骨巨细胞瘤　giant cell tumor of bone,GCTB　254

骨母细胞瘤　osteoblastoma　256

骨外尤因肉瘤　extraskeletal Ewing's sarcoma,E-EWS　54

H

颌下间隙　submandibular space　20

横纹肌肉瘤　rhabdomyosarcoma,RMS　123

霍奇金淋巴瘤　Hodgkin lymphoma,HL　48

J

肌内血管瘤　intramuscular angioma　45

肌上皮瘤　myoepithelioma　35,159

肌上皮腺瘤　myoepithelial adenoma　159

肌纤维发育不良　fibromuscular dysplasia,FMD　235

基底细胞腺瘤　basal cell adenoma　36,160

急性扁桃体炎　acute tonsillitis　184

急性化脓性腮腺炎　acute pyogenic parotitis　141

脊索瘤　chordoma　259

家族性甲状腺髓样癌　familial medullary thyroid carcinoma,FMTC　334

颊间隙　buccal space　19

甲状旁腺癌　parathyroid carcinoma　33

甲状旁腺激素　parathyroid hormone,PTH　361

甲状旁腺腺瘤　parathyroid adenoma　33,364

甲状旁腺增生　parathyroid hyperplasia　375

甲状舌管囊肿　thyroglossal duct cyst,TDC　86

甲状腺滤泡细胞癌　follicular thyroid carcinoma　323

甲状腺滤泡性腺瘤　thyroid follicular adenoma　307

甲状腺脓肿　thyroid abscess　295

甲状腺球蛋白　thyroglobulin,TG　362

甲状腺乳头状癌　papillary thyroid carcinoma　311

甲状腺髓样癌　medullary thyroid carcinoma　32,329

甲状腺未分化癌　anaplastic thyroid carcinoma　336

甲状腺腺瘤　thyroid adenoma　30

甲状腺转移瘤　thyroid metastasis　342

间变性大细胞淋巴瘤　anaplastic large cell lymphoma,ALCL　52

剪切波弹性成像　shear wave elastograph,SWE　283

结核病　tuberculosis　218

结核病性淋巴结炎　tuberculosis lymphadenitis　46

结核分枝杆菌　mycobacterium tuberculosis　218

结节病　sarcoidosis　47,149

结节性甲状腺肿　nodular goiter　29,298

结节性筋膜炎　nodular fasciitis　40,162

结外 NK/T 细胞淋巴瘤,鼻型　extranodal NK/T-cell lymphoma,nasal type　52

结外型非霍奇金淋巴瘤　extranodal non-hodgkin lymphoma,ENHL　228

颈动脉假性动脉瘤　carotid artery pseudoaneurysm　235

颈动脉间隙　carotid space　18

颈动脉体瘤　carotid body tumor　231

颈后间隙　posterior cervical space　20

颈静脉孔脑膜瘤　jugular foramen meningioma　237

颈静脉球瘤　glomus jugulare tumor　231

颈静脉血栓形成　jugular vein thrombosis　236

颈内静脉血栓性静脉炎　internal jugular vein thrombophlebitis　236

静脉畸形　venous malformation　138

静脉-淋巴混合病变　mixed veno-lymphatic lesion　70

静脉性血管瘤　venous haemangioma　45

静脉血管畸形　venous malformation　67

咀嚼肌间隙　masticator space　17

巨大淋巴结增生症　castleman disease　221

K

卡波西肉瘤　Kaposi sarcoma　45

颏下间隙　sublingual space　21

颗粒细胞瘤　granular cell tumor　53

快速三维容积内插屏气检查　volumetric interpolated breathhold examination，VIBE　26

L

朗格汉斯细胞组织细胞肉瘤　Langerhans cell sarcoma，LCS　52

朗格汉斯细胞组织细胞增生症　Langerhans cell histiocytosis，LCH　52

朗格汉斯细胞组织细胞肿瘤　tumors derived from Langerhans cell　52

勒米埃综合征　Lemierre syndrome　236

良性混合瘤　benign mixed tumor　156

良性肌上皮瘤　benign myoepithelioma　159

淋巴管畸形　lymphatic malformation　69，138

淋巴管瘤　lymphangioma　44，69，239，267

淋巴结边缘区 B 细胞淋巴瘤　nodal marginal zone B cell lymphoma　50

淋巴结核　lymphatic tuberculosis　81

淋巴结炎　lymphadenitis　80

淋巴结炎症　lymphadenitis　216

淋巴结转移瘤　lymph node metastasis　82

淋巴瘤　lymphoma　172，199

淋巴上皮样癌　lymphoepithelial carcinoma　170

淋巴细胞性甲状腺炎　lymphocytic thyroiditis　30

流出率　wash-out ratio　164

流行性腮腺炎　epidemic parotitis，mumps　141

隆突性皮肤纤维肉瘤　dermatofibrosarcoma protuberans　41

路德维希咽峡炎　Ludwig angina　61

滤泡癌　follicular carcinoma　31

滤泡树突细胞肉瘤　follicular dendritic cell sarcoma　52

滤泡性淋巴瘤　follicular lymphoma　49

M

脉管畸形　vascular malformation　138

慢性扁桃体炎　chronic tonsillitis　184

慢性复发性腮腺炎　chronic recurrent parotitis　143

慢性阻塞性腮腺炎　chronic obstructive parotitis 143

猫抓病性淋巴结炎　cat-scratch disease lymphadenitis　46

毛细血管畸形　capillary malformation　138

弥漫性大 B 细胞淋巴瘤　diffuse large B cell lymphoma　50

弥漫性毒性甲状腺肿　diffuse toxic goiter　29

弥散峰度成像　diffusion kurtosis imaging，DKI　26

弥散加权成像　diffuse weighted imaging，DWI　26

木村病　Kimura disease　47，147

N

黏液表皮样癌　mucoepidermoid carcinoma　37，163

黏液性囊肿　mucocele　58

黏液样多形性腺瘤　myxoid pleomorphic adenoma　157

黏液样脂肪肉瘤　myxoid liposarcoma　43

P

胚胎性横纹肌肉瘤　embryonal rhabdomyosarcoma　39

皮样囊肿　dermoid cyst　87，136

Q

桥本甲状腺炎　Hashimoto thyroiditis　30，289

曲线性裂隙　curvilinear clefts　162

去分化脂肪肉瘤　dedifferentiated liposarcoma　43

R

乳头状癌　papillary carcinoma　31

S

腮腺间隙　parotid space　19，135

腮腺结核　tuberculosis of parotid gland　145

腮腺转移瘤　metastatic tumor of parotid gland　174

鳃弓　branchial arch　1

鳃裂囊肿　branchial cleft cyst　135，237

鳃器　branchial apparatus　1

上皮-肌上皮癌　epithelial-myoepithelial carcinoma　37

上皮样血管瘤　epithelioid haemangioma　45

上皮样血管内皮瘤 epithelioid hemangioendothelioma,EH 45

神经鞘瘤 neurilemmoma 53,193,229,247

神经纤维瘤 neurofibroma 53,229,247

神经纤维瘤病 neurofibromatosis 247

声辐射力脉冲弹性成像 acoustic radiation force imaging,ARFI 283

时间分辨随机轨道成像 time resolved angiography with interleaved stochastic trajectories,TWIST 26

时间-信号强度曲线 time to signal intensity curve,TIC 26

嗜酸细胞瘤 oncocytoma 161

嗜酸细胞腺瘤 oncocytoma 35,161

嗜酸性粒细胞增生性淋巴肉芽肿 eosinophilic hyperplastic lymphogranuloma 147

嗜酸性腺瘤 oxyphil adenoma 161

梭形细胞/硬化性横纹肌肉瘤 spindle cell/sclerosing rhabdomysarcoma 40

T

胎儿型横纹肌瘤 fetal rhabdomyoma 38

套细胞淋巴瘤 mantle cell lymphoma 49

体素内不相干运动 intravoxel incoherent motion,IVIM 26

透明细胞肉瘤 clear cell sarcoma 54

唾液腺发育不良 salivary gland hypoplasia 58

唾液腺肥大 hypertrophy of salivary gland 85

唾液腺结核 tuberculosis of salivary gland 66

W

外周 T 细胞淋巴瘤,非特殊型 peripheral T-cell lymphoma,unspecified 51

外周原始神经外胚层瘤 peripheral primitive neuro-ectodermal tumor,PNET 54

危险间隙 danger space 19

未分化癌 undifferentiated carcinoma 32

X

细胞性多形性腺瘤 cellular pleomorphic adenoma 157

细针穿刺细胞学检查 fine needle aspiration cytology,FNAC 287

纤维肉瘤 fibrosarcoma 42

纤维性甲状腺炎 fibrous thyroiditis 30

纤维组织细胞瘤 fibrous histiocytoma 40

涎石症 salivolithiasis 65

涎腺导管癌 salivary duct carcinoma 37

腺淋巴瘤 adenolymphoma 158

腺淋巴囊瘤 cystadenolymphoma 158

腺泡细胞癌 acinic cell carcinoma 37,167

腺泡状横纹肌肉瘤 alveolar rhabdomyosarcoma 39

腺样囊腺癌 adenoid cystadenocarcinoma 75

腺样囊性癌 adenoid cystic carcinoma 36,165

小视野弥散加权成像 reduced FOV DWI,r-FOV DWI 26

血管瘤 hemangioma 138,240

血管免疫母细胞性 T 细胞淋巴瘤 angioimmunoblastic T-cell lymphoma 51

血管肉瘤 angiosarcoma 45

Y

亚急性甲状腺炎 subacute thyroiditis 30,292

咽后间隙 retropharyngeal space 19

咽淋巴环 Waldeyer ring 228

咽黏膜间隙 pharyngeal mucosal space 21

咽旁间隙 parapharyngeal space 18,181

炎性肌成纤维细胞性肿瘤 inflammatory myofibroblastic tumor 42

婴幼儿血管瘤 infantile hemangioma 68,138

原发性甲状腺淋巴瘤 primary thyroid lymphoma 345

原发性鳞状细胞癌 primary squamous cell carcinoma,PSCC 171

Z

脏器间隙 visceral space 21

脂肪瘤 lipoma 42,72,163,241,265

脂肪肉瘤 liposarcoma 241,266

中心细胞样细胞 centrocyte like cell,CCL 75

转移淋巴结 lymph node metastasis 202

转移瘤 metastatic tumor 250

椎前(椎旁)间隙 prevertebral/perivertebral space 19

阻力指数 resistance index,RI 282

阻塞性唾液腺炎 obstructive sialadenitis 65

最大密度投影 maximum intensity projection,MIP 214